Voleuse de mémoires

## Récits de vie. Santé et maladie

Cette collection regroupe des récits de vie et témoignages divers concernant la santé, la maladie et aussi la guérison.

Dernières parutions

Bernard Laurent, *Mon engagement et nos actions face à la mucoviscidose*, 2025.
Philippe Crinelli, *Moi, Julie, jambe polio. Reconnaitre son handicap et avancer en vérité,* 2025.
Dominique Sanlaville, *Qui est fou, qui ne l'est pas ? Parcours d'un infirmier psy*, 2025.
Gaëlle Poussardin, *J'ai envie de me tuer Parcours bouleversant d'une fillette à Haut Potentiel Intellectuel (HPI)*, 2025.
Jean Gauthier, *Fais-moi partir. Euthanasie ou mort naturelle, comment choisir ?*, 2024.
Guillaume Robic, *Un AVC et devoir tout recommencer. Le temps de l'autre*, 2024.
Annick Clement, *Une vie presque rêvée, Au cœur de la médecine de l'enfant*, 2024.
Nolwenn Chauvière, *Sur-Vivante. Loin des chimères*, 2024.
Martine Colignon, *Du délire au songe en art-thérapie. Le chemin de Pierre, d'aspérités en avancées*, 2024.
Jean-Sébastien Morvan, *Itinéraire d'un enfant accidenté, Traces, trames, trajectoire*, 2024.
Catherine Bargibant, *Le travail, c'est la santé ? Dans la peau d'une soignante en burn-out*, 2024.
Annie Bléas, *Anamnésie*, 2024.
Alban Plantin, *Lumbago. Le kiné qui ne savait pas soigner son propre mal de dos*, 2023.
Denis Langlet, *Vu de ma fenêtre. Témoignage d'un malade de Parkinson*, 2023.
Benoît Quinquis, *Voyage en Normalaisie. Le pays des gens « normaux » vu par un Asperger* suivi de *Dix signes infaillibles pour ne pas reconnaître un « Aspie »*, 2023.

Manuela Bonfanti

# VOLEUSE DE MÉMOIRES

## Histoires d'Alzheimer
## et d'autres maladies neurodégénératives

*Préface de Catherine Gasser*

*Traduit de l'italien par*
*Rina Sestito Arce*

L'Harmattan

Du même auteur:

*Autoritratti di signora.*
*Percorsi al femminile dalla Svizzera italiana.*
Salvioni, 2025

*Ladra di memorie.*
*Storie di Alzheimer e altre malattie neurocognitive.*
Salvioni, 2021
Prix Grand Cœur d'Alzheimer Suisse 2022

*Punti e interrogativi*
Tombolini, 2016

*La lettera G*
Tufani, 2013

*Ladakh & Rupshu*
*Royaumes du silence,* 2008



5-7, rue de l'École-Polytechnique - 75005 Paris

www.editions-harmattan.fr

ISBN : 978-2-336-55496-9

EAN : 9782336554969

# PRÉFACE

Par Catherine Gasser, présidente Alzheimer Suisse 2020-24

Chacun de nous connaît cette sensation… ne pas réussir à trouver le bon mot… le mot approprié… oublier ce que l'on voulait prendre… fastidieuses, irritantes ces petites erreurs… un moment d'insécurité… peut-être même qu'on sera envahi par de la peur. Nous pensons que nos facultés cérébrales sont acquises mais, d'un coup, le fonctionnement « normal » est perturbé.

Qui sait quelles sensations on éprouve lorsque ces troubles augmentent et que ces moments commencent à faire partie de notre quotidien ? Nous ne parlons pas que de troubles de la mémoire, mais aussi des limitations de la cognition sociale, le manque d'émotions, la diminution de l'empathie et de la perception. Ce sont tous des symptômes particulièrement douloureux pour les personnes qui les présentent et pour celles qui vivent à ses côtés. J'imagine ce processus, dans la première phase de la maladie, comme un stress constant, comme un épuisement croissant dans la vie de tous les jours au travail, parmi les gens, à la maison. Pour se protéger, on se replie sur soi. On fuit les personnes et les évènements, parce que le stress augmente. La vie quotidienne devient de plus en plus difficile, on perd les repères et le contact avec le monde. On se sent perdu. Qu'est-ce qui ne va pas en moi ? Qu'est-ce qui ne va pas en lui, en elle ?

Où trouver la réponse et comment l'affronter, étant donné que, après tout, la démence ne peut être soignée ? Et encore : s'agit-il vraiment de démence ?

Dans une telle situation, je considère qu'un diagnostic précis est fondamental. Un éclaircissement dans une Clinique de la Mémoire enlève tout doute, identifie la vraie raison du trouble cérébral, offre clarté. Clarté pour le patient, pour la patiente, mais aussi pour la famille qui est tout autant touchée et doit chercher un nouveau moyen de comprendre la personne qui lui est chère afin d'être à ses côtés pour l'accompagner durant l'évolution de la maladie. Le changement nous met en difficulté et même un changement diagnostiqué est douloureux. Rien n'est couru d'avance. Le présent est confus et désordonné, par conséquent les souvenirs du passé font partie du présent, les plans de la mémoire se superposent.

La perte consciente dans un processus graduel exige soutien et conseil. Aucune personne ne devrait être laissée seule à affronter tout cela. Après le diagnostic, il est encore plus important de recevoir des informations appropriées et de se faire aider par les Centres de consultations compétents, au niveau local. Cela est le précieux et indispensable travail d'Alzheimer Suisse. Dans sa *Homepage* on y trouve beaucoup d'informations importantes, parmi lesquelles le numéro des Centres de consultations, auprès desquels il est possible d'obtenir des renseignements par téléphone[1]. Cet ensemble de diagnostic, thérapie, consultation, soutien et assistance à long terme, peut être optimisé. Alzheimer Suisse cherche à améliorer ces processus grâce à de nombreuses collaborations, car elles sont le point de départ pour une vie digne et une authentique qualité de vie avec la démence. L'objectif n'est pas seulement d'aider et de renforcer la personne directement touchée par la maladie : la famille soignante a aussi besoin de personnes de référence (les proches aidants) et d'un soutien concret. Leur dignité compte aussi.

La démence est taboue, cette maladie fait peur. Elle mérite d'être reconnue et qu'elle soit objet de recherche scientifique, mais il est aussi nécessaire de combattre le silence qui l'entoure. Vivre avec la démence signifie *vivre*. Nous n'avons pas le droit de juger une vie juste parce que nous n'arrivons pas à la comprendre avec notre esprit. Je ne veux pas magnifier cette maladie, car je connais bien les exigences qu'elle impose dans la vie quotidienne, mais je continue à penser à la rencontre avec un homme d'un certain âge qui s'assît à mes côtés sur un banc dans un centre spécialisé pour la démence, et me prit simplement la main. Il ne dit rien... nous étions assis, moi avec ma main dans la sienne, et il souriait... nous n'avons échangé aucun mot, mais lorsque vingt minutes plus tard, ailleurs dans l'établissement, cet homme s'assît à nouveau à mes côtés et me prit à nouveau la main... la rencontre me toucha. Je fus émue aussi par la mère démente, qui avait oublié depuis longtemps le prénom de son fils, mais elle savait qu'il s'asseyait toujours sur ses genoux et reconnaissait le parfum de ses cheveux... et elle souriait pour cela. Dans ces maladies le temps se superpose, la chronologie devient imprécise, superflue, les émotions se manifestent, le comportement change, et pourtant la personne est toujours là et se présente de manière nouvelle, différente, par fragments.

Traiter avec des personnes touchées par les troubles neurocognitifs majeurs exige beaucoup de courage, ouverture, humilité et amour. La recherche médicale est nécessaire, mais tout autant une réhabilitation orientée aux ressources présentes et surtout des thérapies, de l'assistance et des soins spécifiques individuels et centrés sur la personne. Il est aussi fondamental de disposer de centres compétents, qui servent de point de référence pour l'accompagnement et le soutien, en particulier pour la famille.

En ce sens, le livre de Manuela Bonfanti offre un regard large, qui englobe l'expérience de vie de la personne malade, mais aussi les aspects pratiques et psychologiques de son assistance, explorés du point de vue de la famille et des soignants. Il offre une ultérieure opportunité de connaissance et de confrontation avec une maladie qui concerne tout le monde et que Alzheimer Suisse, liée aux sections régionales associées, s'implique à faire connaître et

[1] Sites de référence en France : consulter la bibliographie.

à soulager en collaboration avec les autres organisations du secteur sociosanitaire.

Je remercie chaleureusement toutes celles et ceux qui prennent soin et s'engagent dans leurs secteurs d'activités, de sorte que les personnes atteintes de démence et leurs familles puissent accueillir avec sérénité les dernières années de vie ensemble. La valeur de notre société se mesure aussi par la dignité et le respect qu'elle octroie aux personnes.

# INTRODUCTION

Maman avait changé. La femme de soixante-huit ans active et optimiste avait laissé la place à une personne qui semblait avoir beaucoup perdu de sa joie de vivre et qui, occasionnellement, pleurait. Pour nous, filles et fils, elle souffrait d'une dépression déclenchée par l'inattendue disparition de notre père et cet évènement expliquait, à nos yeux, les légères anomalies que nous commencions à observer. Comme chez beaucoup d'autres familles dans la même situation, nous étions sur une fausse piste.

Le vrai scénario était inimaginable et, probablement, inacceptable : une maladie était en train de se développer en catimini et le choc émotionnel qu'elle avait vécu était en train de la révéler. Nous étions à la fin de 2014.

Les premiers signes se sont présentés au début de l'été 2016 : difficultés de mouvement suivies de chutes, désorganisation dans la gestion de la maison. Jusqu'à ce moment, les problèmes étaient imperceptibles et justifiables. En effet, à part de rares oublis, maman n'avait pas beaucoup changé son quotidien : parce qu'elle vivait seule, le réfrigérateur était plus vide que d'habitude et elle cuisinait des plats moins élaborés, mais elle lisait encore et faisait les mots croisés. Elle allait également à la piscine et à la gym, elle voyait sa sœur et quelques amies qui faisaient partie de son cercle restreint. Elles avaient été les premières à remarquer les étourderies dont elle se plaignait et ses requêtes répétées pour qu'on la prenne par le bras afin de marcher avec davantage d'assurance. Elle avait donné la faute à ses vieilles lunettes, mais la nouvelle paire n'avait pas changé la donne. En apparence, elle menait une vie normale et pourtant, parfois, elle cherchait des prétextes pour ne pas accomplir des tâches ou des activités liées à son quotidien. Elle partait encore pour de brefs voyages organisés, mais seulement avec une amie en laquelle elle avait confiance. Conquis avec fierté vingt années auparavant, elle avait renoncé volontairement à son permis de conduire, mais sa difficulté à prendre les transports publics nous surprenait. Du coup, dans l'espace de deux ans, sa vie était réduite à une aire géographique limitée, de laquelle elle sortait seulement si accompagnée. Nous la stimulions, sans pour autant obtenir de résultats.

Au début du printemps 2015, lorsque les premiers signes de confusion sont apparus, nous avons effectué des examens neurologiques et, faute de détecter des irrégularités majeures, nous avons continué à imputer la léthargie et l'instabilité motrice à la situation de veuvage. Cette explication avait d'ailleurs paru évidente même au médecin. La disparition soudaine de notre père avait été un tsunami et, comme une marée qui s'écoule sur la plage, elle avait effacé les traces sur le sable : les indices étaient devenus confus, ralentissant ainsi le processus de compréhension de ce qui était en train d'arriver. C'est seulement quand elle, qui était une cuisinière si talentueuse, m'a appelée, exaspérée, parce qu'elle n'arrivait pas à faire des crêpes, que je me suis alarmée. Dans la poêle, en effet, il n'y avait que des œufs battus.

Pour tout dire, quelqu'un s'était aperçu de certaines anomalies : papa avait remarqué les premières manifestations de sa maladie et, deux semaines avant de nous quitter, il avait mentionné des réactions caractérielles insolites, sans pour autant verbaliser de manière exhaustive ses intuitions. Il est certain qu'avec le temps et l'intensification des occurrences, il serait revenu sur le problème. Mais ce temps lui a manqué. Le deuil nous a précipités dans une succession de situations inédites, aussi j'ai oublié sa mise en garde. Nous avons dû attendre que les indices outrepassent un certain seuil, avant d'intervenir. Mais, comme elle vivait seule, désormais, il nous a fallu du temps avant de tirer la sonnette d'alarme. Vivre seule avait clairement joué en sa défaveur.

La raison qui s'ensuivra, certaines situations assumèrent une tout autre nuance et se transformèrent en questions : pourquoi elle ne se sentait plus de s'occuper de ses petits-enfants, qu'elle adorait ? Pourquoi avait-elle demandé à papa de travailler moins, en renonçant à une partie de ses clients ? Sans même pas mentionner son comportement déconcertant, les jours qui ont précédé les funérailles ! Les réponses rationnelles et plausibles ne manquaient pas : les enfants étaient en bas âge, son époux était septuagénaire et méritait de travailler moins, sa disparition subite avait été un choc. Mais elles n'étaient pas les réponses exactes.

A posteriori, je me suis posé des questions : était-elle consciente d'avoir des problèmes et les cachait-elles, ou tout simplement elle ne se souvenait pas de faire les courses, de jardiner, de cuisiner ses fameuses pâtes faites maison… ? Elle racontait à nous et au médecin ses diverses activités pour nous rassurer – et se rassurer – ou parce qu'elle croyait les avoir faites ? Et les hématomes, cela ne lui remémorait pas qu'elle tombait ? Je ne saurais dire. Ce sont des questions restées sans réponse. Quant à nous, nous avions l'intuition du problème, ou nous le dénions afin de repousser à plus tard le moment de l'admettre ? Je pense sincèrement que le scénario d'une maladie était loin de nos pensées. En effet, s'il nous paraissait absurde que notre maman, Anna, jusqu'à présent une femme énergique et heureuse, puisse être malade, même les médecins avaient attribué les légères difficultés et l'humeur déprimée à la phase de vie difficile qu'elle était en train de traverser. Nous ne savions pas que la dépression est une expression typique du mal-être qui accompagne les premières phases de cette maladie ; aussi, étant donné le veuvage et l'absence de signes alarmants, au début personne n'avait compris que quelque chose de grave se passait. Jusqu'à ce maudit été.

Au retour de trois jours au lac en famille, maman se plaignait d'une forte douleur à la jambe. Nous y découvrîmes un hématome étendu, conséquence d'une chute dont nous commencions à prendre conscience, car les problèmes de déambulations étaient déjà visibles. Les jours suivants elle tomba à nouveau et notre appréhension commença à augmenter. Je m'interrogeai lorsqu'elle tomba des escaliers pentus du théâtre, et encore plus lorsque je la vis plusieurs fois par terre et elle déclara qu'elle s'était « assise ». Peut-être qu'elle ne voulait pas nous inquiéter, mais c'était peine perdue, car nous étions déjà très inquiets ! Au rendez-vous de la gériatrie, j'ai clairement énoncé le problème : « Docteur, ma maman tombe ! » - j'ai dit au médecin. Le gériatre, qui selon les résultats du test Minimental penchait pour un léger déclin cognitif lié à l'âge, ne perdit pas de temps pour demander des précisions. Il ne me répondit même pas, il acquiesça et, sans plus attendre, prit le téléphone et fixa un rendez-vous pour des examens neurologiques approfondis. De sa réaction, j'ai eu l'intuition qu'il pouvait s'agir d'une maladie grave. Mais laquelle ? Entre-temps, même les personnes qu'elle fréquentait commençaient à manifester ouvertement leur inquiétude. Durant le mois d'août 2016 la maladie avait atteint le seuil d'alerte, elle était visible aux yeux de tous et les justifications ne suffisaient plus. L'été s'achevait sur des notes alarmantes.

Ensuite, tout se précipite en automne. Le 15 octobre j'arrive chez elle après mon dernier cours de formation à l'Université de l'Autobiographie en Toscane. Je venais d'obtenir le diplôme en méthodologies autobiographiques, en me spécialisant dans le parcours *Morphosis-Mnemon* qui prépare à devenir biographe de communautés en utilisant la méthode du recueil de témoignages de vie. Je ne savais pas encore que, à partir de là, le premier recueil serait né non pas en tant qu'idée intellectuelle, mais en lien avec ma propre expérience personnelle et, de ce fait, elle était chargée émotionnellement. Vivant en France alors qu'elle continuait à vivre en Suisse, je n'avais pas vu ma maman depuis la fin du mois d'août et, ce jour-là, la réalité me frappa en plein visage : quand ma sœur et moi allons la chercher pour l'emmener au restaurant, je la vois s'approcher de moi en s'appuyant sur un bâton ! A ce moment, il ne faisait plus aucun doute qu'elle était malade. Ma sœur et moi avons échangé un regard éloquent. Contrairement à mes frères, qui la fréquentaient au quotidien, je n'avais pas vu maman glisser en douceur dans la maladie : elle y était précipitée. Sur l'échelle de la vie, elle avait brusquement loupé des marches. L'automne de sa vie était arrivé et une rafale glaciale nous a donné la chair de poule. La gravité des symptômes était évidente mais, pour moi qui ne l'avais pas vue depuis un certain temps, l'impact avait été brutal.

La course contre le temps avait commencé et le diagnostic tomba le 24 décembre, cadeau néfaste pour un Noël peu serein : d'abord hypothétique, il lui est diagnostiqué une rare forme neurodégénérative du système cortico-basal, de la même famille que la maladie d'Alzheimer. Sa violence était manifeste : à partir de cet instant, en peu de mois elle perdait la capacité de se déplacer seule et d'organiser sa vie de manière indépendante. Comment l'aider ? Vers quoi allions-nous, en tant que famille ? Quelles difficultés nous attendaient ? Quels évènements devrions-nous affronter ? En serions-nous capables ? À qui pouvions-nous demander de l'aide ? J'ai été envahie par une multitude d'émotions : anxiété, peur, tristesse, préoccupation. Culpabilité. Incrédulité et colère ! Comment était-ce possible ? Pourquoi elle ? Pourquoi si jeune ? Pourquoi n'avions-nous pas compris plus tôt ? Aurions-nous pu faire différemment ? Nous assistions, pétrifiés et confus, à une transformation : celle d'une femme qui était désormais notre « nouvelle » maman. Avec son caractère fort et combattif, je crois qu'au début elle avait opposé une vigoureuse résistance à la maladie. Preuve en sont les mois qui suivirent le deuil, durant lesquels elle semblait avoir pris en main sa vie, comme si elle voulait prouver à soi-même de pouvoir y arriver seule. Elle avait souri et vécu comme si de rien n'était arrivé. Je me souviens qu'elle avait certes pleuré, se blottissant dans mes bras quand je lui demandais comment elle allait, sans pour autant ne jamais relever quoi que ce soit, ou demander de l'aide : elle était convaincue de devoir continuer à être le pilier de la famille. Oui, elle avait certainement lutté. Ensuite elle avait capitulé pour pouvoir investir sa force dans le courage d'accepter ce qui lui arrivait et continuer à vivre. Probablement plus fragiles et apeurés qu'elle, nous cherchions les meilleures modalités d'accompagnement dans une tempête d'appréhensions, d'amertume, de découragement. Comment faire ? Quelle était la solution la plus appropriée ?

Chaque personne ayant affronté la maladie d'une personne qui lui est chère a éprouvé ces sentiments, chacune s'est posé ces questions et se reconnaîtra dans mon récit. Ce livre est une tentative de réponse, pour apaiser nos peurs, nous rassurer et nous aider à nous réconcilier avec la vie en partageant les expériences et le réconfort de ne pas être les seuls face à un défi presque toujours long et ardu. Il est toutefois également un précieux compagnon de voyage durant le parcours de la maladie, duquel sont évoquées les diverses phases avec les fortes émotions vécues par la famille, confrontée à ce qui est communément nommé un « deuil blanc », à savoir la perte de la personne telle qu'elle était connue. Un deuil qu'on doit affronter plusieurs fois, car la maladie évolue par étapes.

Hasard ou destin, mon intérêt pour les histoires de vie et pour la conservation de la mémoire coïncidait avec la maladie de ma maman. Prise de prémonition, encore avant le diagnostic et le projet de ce recueil de témoignages, la semaine suivante je réalisai avec elle une interview biographique. Une partie de son histoire était aussi la mienne et je craignais que la maladie la lui vole. En fixant sur papier le souvenir de sa vie, je voulais arrêter cette « voleuse de mémoires ». Je croyais d'être dans les temps, mais la « voleuse » avait déjà accaparé certains souvenirs et en avait effacé déjà beaucoup ! Mais ça en valait la peine. Ainsi a vu le jour la première histoire de ce livre.

Celles que vous lirez ne seront pas des histoires exceptionnelles dans le sens étymologique du terme. Vous trouverez les aspects communs à toutes les narrations qui tournent autour de la problématique de la mémoire qui s'amenuise ou disparaît. Et pourtant, chacune d'elles est unique et irrépétible. La limite de ce recueil est qu'il ne peut contenir toutes les histoires, mais seulement quelques-unes : celles qui me sont parvenues à travers mes connaissances et celle de professionnelles qui m'ont épaulé durant les deux années d'enregistrements. J'ai fait leur connaissance en contactant l'Association Alzheimer pour des conseils et un soutien concret, et leur ouverture a créé les prémices pour l'ouvrage que vous tenez entre vos mains. Grâce à ce travail, j'ai eu l'opportunité de rencontrer des personnes merveilleuses, avec lesquelles j'ai partagé des moments émotionnellement intenses, de réflexion et de découragement, mais aussi d'apprentissage et de joie. Au-delà de la maladie, j'ai connu la beauté de chaque personne, j'ai été accueillie de familles extraordinaires et j'ai écouté les soignantes, le personnel de l'association Alzheimer et les médecins. Je les ai perçues comme étant des personnes attentives et engagées, et j'ai pu comprendre, avec clarté, ce que signifie prendre soin de personnes en déclin cognitif. J'ai vécu cette expérience à fleur de peau, à travers les mots des familles et des spécialistes de la santé.

La maladie de maman, foudroyante et dévastatrice dans un premier temps surtout pour le corps, nous a obligés à prendre des décisions d'assistance définitive en moins de deux ans. Ses difficultés motrices et organisationnelles étaient importantes et la situation était chargée de préoccupations vu que, à chaque fois que l'on optait pour une aide extérieure, la maladie avait déjà progressé au point de rendre obsolètes les soins choisis. Nous courrions après la solution idéale qui, comme la plupart, nous imaginions celle qui nous aurait permis de la garder à la maison. Aides à domicile, centre d'accueil de jour, auxiliaire de vie… en à peine plus d'un an, nous avons parcouru tout le chemin de l'accompagnement jusqu'à ce que nous nous résignions à l'évidence qu'elle devait être suivie quotidiennement, 24 heures sur 24, par du personnel qualifié qui puisse pallier tous ses besoins, dans un environnement adapté à sa carence de motricité. La phase initiale, durant laquelle il existe encore une autonomie suffisante, a été extrêmement fugace et, lors de la survenue du handicap moteur, le fait de nous alterner lors des soins journaliers, même en y ajoutant des aides extérieures, est devenu inopérant. Nous ne pouvions plus assurer la sécurité et le confort dans l'ancienne maison familiale, devenue inapte pour une personne à mobilité réduite, même pour la maman prévenante qui avait insisté, des années auparavant, de faire construire une petite salle de bains au rez-de-chaussée, conçue toutefois pour une vieillesse sans problème particulier. Chaque fois que je regardais maman, je savais que la confier aux soins d'un EHPAD avait été le juste choix, le seul possible vu la gravité de sa pathologie et probablement même le meilleur, mais certainement pas plus simple du point de vue émotionnel ni pour elle ni pour nous. Seuls les soins attentionnés reçus auprès de l'EHPAD en Suisse italienne où elle habitait, l'attention adressée à elle et à nous en tant que famille et l'ambiance de vie, ont rendu moins douloureux le passage et l'adaptation. Pour cette raison, j'ai écouté avec grande attention tous les témoignages à ce sujet, en reconnaissant en chacun un point décisif : l'impossibilité de s'occuper soi-même de la personne chère parce que l'on habite loin, ou car on travaille à plein temps ; la nécessité de présence de jour et de nuit ou d'un lieu conçu pour faciliter les mouvements en cas de handicap physique ; le manque de ressources financières pour l'emploi d'une auxiliaire de vie à domicile à temps plein et/ou la difficulté de trouver une ou plusieurs personnes de confiance ; les sentiments contrastés concernant les EHPAD ; la demande constante d'un retour à la maison… je les ai tous compris avec l'intensité de celle qui les a vécus en première personne ! J'ai mis la main au feu et l'argument est, en effet, parmi les plus brûlants que vous lirez.

Ma maman a conclu sa vie terrienne le 18 mai 2021. Jusqu'aux derniers jours, elle a communiqué comme elle a pu, très souvent juste avec un oui ou un non, mais elle n'avait pas perdu son sens de l'humour. Elle riait de certaines plaisanteries, elle envoyait des baisers en essayant de soulever avec peine la main ou en donnant à ses lèvres la forme d'un cœur. Même si depuis des mois elle ne prononçait plus nos prénoms, elle nous reconnaissait et son visage devenait plus serein dès qu'elle nous voyait. J'ai fait en sorte que cela me suffise, mieux, je lui étais reconnaissante pour quelque forme d'interaction que ce soit. Grâce aux mots des personnes que j'ai connues, j'ai appris à regarder le verre à moitié plein et, comme dans il est enseigné dans la méthode pour malades d'Alzheimer *Carpe Diem*[1], j'ai vécu dans le « ici et maintenant » en appréciant chaque mot, chaque baiser ou regard. L'embrassade, le chant, le baiser, le fait de se serrer fort la main, l'appel en visioconférence qui était devenu au fur et à mesure un monologue de ma part, ont été nos instruments principaux pour maintenir le contact. La fermeture des établissements sociosanitaires à cause de la pandémie, a aggravé de manière drastique et rapide une situation qui était déjà en déclin inexorable, mais même quand les mots sortaient en compte-gouttes, je lui ai toujours parlé en sachant qu'elle m'écoutait. J'étais consciente que c'était à moi de trouver le moyen de communiquer. Pour elle, mais également pour nous, sa famille qui est restée à ses côtés avec assiduité et amour jusqu'aux derniers instants, ce parcours d'acceptation et d'adaptation a été mutuel, constant et jamais tenu pour acquis.

[1] Philosophie de soins détaillée dans le Glossaire en fin de volume.

Exactement onze mois avant de nous quitter, tandis que la « voleuse de mémoires » était en train de lui voler complètement même la capacité de parler, maman m'a dit distinctement : « J'accepte ma maladie ». J'ai pleuré et j'ai éprouvé une grande fierté pour son courage. Sa maladie a été pour moi une énorme leçon de force, de dignité et d'humilité. Je ne pourrai jamais la remercier suffisamment de l'avoir affrontée, de plus sans jamais se plaindre, et pour m'avoir offert l'opportunité de connaître d'autres personnes qui partagent avec moi une partie de ce chemin.

Celle-ci est mon histoire. Écouter les autres, que vous vous apprêtez à lire, a été intense et réconfortant. Cela m'a aidé à comprendre et à profiter pleinement de tous les moments partagés.

Les maladies neurocognitives sont insidieuses. Je l'ai compris durant mon parcours. Elles le sont parce qu'il est difficile de les reconnaître rapidement, mais aussi parce qu'elles « volent » la mémoire de ceux qui en sont touchés. Les souvenirs s'affaiblissent, les teintes fortes de leur histoire de vie se décolorent et cette histoire risque de devenir une parmi tant d'autres, qui finit avec le même type de maladie. Comme si l'existence d'une personne se réduisait à la dernière phase de la vie et à la maladie ! Et pourtant, si on ne recueille pas la totalité de chaque histoire, toute une vie risque de se résumer en peu de mots : les derniers. Mais on peut faire autrement. En recueillant les histoires de vie, nous en devenons les témoins, en écoutant les histoires de souffrances et de soins, nous sauvegardons le trésor des expériences et des émotions. Les conserver en nous est une manière de défier la « voleuse de mémoires » et d'empêcher le saccage des pensées, des émotions et des expériences. Donner de la *voix* aux malades, aux familles et aux soignantes est le but de ce livre, car en faisant cela, nous pouvons triompher sur la maladie : non seulement nous conservons la mémoire individuelle, mais nous enrichissons la mémoire collective, synthèse et trait identitaire d'une communauté, en restituant une vision d'ensemble profonde et formatrice.

Le réseau d'aide, lorsque l'indépendance se réduit jusqu'à l'os, est fondamental. Pour cette raison, avant même de commencer à m'informer et lire la littérature à disposition, j'avais l'intuition que, en présence de maladies à long terme et lourdes comme celle-là, les acteurs n'étaient pas seulement les malades dont je voulais recueillir la biographie. Pour cette raison j'ai structuré le recueil en trois voix distinctes[1] et, pour compléter le cadre, j'ai intégré les

---

[1] Par la suite je me suis rendu compte que le médecin italien expert en Alzheimer Pietro Vigorelli, dans son livre, avait utilisé cette subdivision tripartite : «*Quand je me suis rendu compte que les voix en jeu étaient au moins trois [...] j'ai cherché à trouver un point de rencontre heureux, c'est-à-dire une situation dans laquelle les trois voix peuvent s'exprimer et s'entendre [et] [...] je l'ai trouvée dans la parole : la parole du patient qui s'exprime comme il peut et quand il veut ; la parole de la personne de la famille qui exprime ses propres besoins,*

expériences et les compétences de certains spécialistes. Le choix effectué n'est en aucun cas une évaluation de la valeur ou de l'importance d'un témoignage. Il repose uniquement sur les propositions reçues dans le laps de temps durant lequel ce travail a été accompli et il ne peut malheureusement pas inclure toutes les personnes qui se sont vouées et engagées pour assurer chaque jour des soins de qualité. Nous avons eu la preuve du fait qu'elles soient indispensables durant la pandémie et chacune mérite un remerciement spécial. Un autre but au fait de réunir des perspectives généralement traitées de manière séparée, en fonction de la technicité de chaque spécialiste, est d'offrir une vue d'ensemble qui s'éloigne du point de vue médical pour englober des perspectives plus personnelles, humaines et sociales. Ce qui émerge est riche et offre un vrai instrument de sensibilisation et de meilleure connaissance des aspects paramédicaux inhérents aux pathologies qui touchent la mémoire, à inclure parmi les soutiens aux familles pour affronter le parcours de manière plus consciente. Il peut être également un autre point de réflexion et d'analyse pour les étudiant/es et le personnel soignant.

La polyphonie présente l'avantage de mettre en lumière les caractéristiques communes, qui sont un fil rouge incontournable. Parallèlement, elle identifie les duplicités, les dichotomies ou les paradoxes qui résultent de voix dissonantes. Au-delà des traits communs, il faut en effet rappeler l'unicité de chaque histoire de vie. Le propos est aussi celui de remettre au centre ce qui est en toile de fond, obscurci par la prééminence de la maladie, amplifiant la voix de celle qui tend à être considérée et à se considérer, à tort, comparse plutôt que protagoniste : la famille et, en particulier, la *caregiver* - la soignante principale à l'intérieur du noyau familial. L'usage du féminin est préférable, car les soignantes, comme cela est bien démontré dans les histoires que vous lirez et dans la pratique quotidienne des métiers de soin, sont à majorité des femmes, pour des raisons culturelles. D'ailleurs, j'ai presque toujours rencontré des femmes : filles, belles-filles, nièces, assistantes de soin, auxiliaires de vie, opératrices et volontaires[1]. Par analogie, la partie *Histoires*

---

*raconte sa propre histoire, devient soin pour le malade ; la parole du soignant qui favorise l'émergence de la parole du patient et qui aide la famille à devenir à son tour un expert soignant. Il est nécessaire que ceux qui soignent, en particulier nous les médecins, apprenions à écouter la famille.* » (P. Vigorelli, Alzheimer senza paura, Rizzoli, 2008, p. 32-38 – non traduit).

[1] Et à l'intérieur du noyau familial, ce sont le plus souvent les femmes, les filles et même les belles-filles qui assument la charge des soins au malade, bien que soutenues par le reste de la famille Selon la Stratégie nationale suisse sur la Démence, *« les membres de la famille et les personnes proches de référence (proches aidants) accomplissent une fonction importante de soutien en assurant de manière permanente l'assistance, l'accompagnement et les soins de la personne malade qui vit à la maison suivie par son conjoint, dans le 25% des cas par ses enfants et dans le 15% des cas par une personne vivant dans la même économie domestique. Environ 30% sont des hommes, autant dans la Suisse alémanique que dans la Suisse latine. Dans le*

*de vie* contient surtout des histoires de femmes, ce type de maladie touchant plus particulièrement la population féminine, qui s'explique entre autres par le fait que leur espérance de vie est plus longue. Les femmes, donc, sont incontestablement les protagonistes de cet ouvrage.

Comme attendu, il a été plus simple de recueillir les témoignages des soignantes et des familles, que je remercie de tout cœur. Trouver des personnes atteintes de problèmes de mémoire désireuses de se raconter a été plus ardu. Pour cette raison, les professionnelles travaillant sur le territoire ont joué un rôle crucial, de même que les familles qui ont donné leurs accords pour l'interview de leurs chers et qui ont été présentes pour les soutenir. A elles est adressé un merci tout particulier. L'écoute et la transcription des histoires de vie a été un moment très beau et délicat. Réaliser une interview biographique exige sensibilité et capacité d'écoute. En outre, elle s'accomplit en une ou plusieurs rencontres assez longues, mais au vu des circonstances, ceci a été impossible : maints souvenirs étaient déjà effacés. En outre, le résultat représente inévitablement une vision instantanée et partielle de l'existence. Je me suis en outre confrontée à une problématique que je n'avais pas anticipée : certaines personnes ne se souvenaient pas de notre interview ! Seule la relecture leur permettait de se retrouver avec plaisir dans les mots énoncés, et elles consentaient à la publication de leur histoire. Bien que rassurée par ce fait, je me sentais soudainement, moi, « la voleuse de mémoires » ! Une voleuse bien intentionnée toutefois, qui restitue le précieux butin dans une forme qui, j'en suis sûre, apportera beaucoup de bénéfices. Je le remets avec une joie immense, comme celle qui a emprunté hier et peut rendre aujourd'hui avec les intérêts. Il est un cadeau pour nous toutes et tous.

---

*75% il s'agit du conjoint et dans le 21% des enfants de la personne atteinte de démence. Parmi les femmes soignantes, il s'agit à 60% des femmes et à 30% des filles ».* (Source : Stratégie Nationale suisse sur la Démence, p. 23, https://www.bag.admin.ch/bag/it/home/strategie-und-politik/nationale-gesundheitsstrategien/nationale-demenzstrategie.html).

# STRUCTURE, MÉTHODOLOGIE, OBJECTIFS

Le cœur de l'ouvrage consiste à présenter une série d'interviews conçues pour recueillir les histoires de vie des personnes qui vivent avec une pathologie impliquant la perte de la mémoire, ainsi que les expériences vécues par celles qui les accompagnent et les soignent au quotidien. Les histoires de vie sont utilisées comme un instrument d'échange entre pairs qui, ne faisant pas partie des compétences liées aux actes de soin et des traitements médicaux à proprement parler, offrent un panoramique complémentaire sur un thème complexe. Le partage permet aux lectrices et aux lecteurs d'appréhender ces pathologies avec un regard plus mûr et conscient, qui englobe l'expérience personnelle vécue par les personnes ayant parcouru un tel chemin.

En deux ans, cinquante-cinq entretiens ont été réalisés, et quarante-cinq d'entre eux figurent dans cet ouvrage. Voici leur distribution :

- 10 histoires de vie de personnes avec une pathologie liée à la mémoire – avec diagnostics avérés ou à un stade initial – désireuses de laisser un témoignage sous forme d'une interview biographique classique, adaptée en longueur et complexité aux difficultés présentes au moment de l'échange verbal ;
- 16 témoignages de familles, basés sur leur expérience pratique et émotionnelle d'assistance à son propre être cher, dans les différentes phases de la maladie ;
- 10 témoignages du personnel soignant opérant soit auprès d'un établissement d'hébergement pour personnes âgées dépendantes (EHPAD), soit à domicile, concernant la satisfaction, les gestes et les expériences du soin ;
- 9 interviews auprès des médecins et des auxiliaires socio-médicaux actifs dans la sensibilisation à la maladie d'Alzheimer au niveau régional.

## Méthodologie de travail et de transcription

Les interviews auprès des soignantes et de la famille ont été conçues afin de montrer surtout les aspects liés à la maladie et au soin pour une personne qui présente une pathologie liée à la perte de la mémoire qui provient d'un trouble neurocognitif majeur, alors que cette dernière délivre une interview biographique témoignant de son parcours de vie. Dans le but de sauvegarder le souvenir de l'interviewé/é, certaines éventuelles divergences détectées par la famille ont été respectées, comme les inexactitudes des dates, des noms ou souvenirs.[1] La biographie présente inévitablement des lacunes plus ou moins importantes, en particulier dans les aspects les plus récents.

Les questions adressées à la famille explorent des thématiques comme la reconnaissance des symptômes et la manifestation des signes, les difficultés et les sentiments éprouvés durant les diverses phases de la maladie, les gestes, les attitudes et les qualités utiles pour l'accompagnement. Par la suite, l'attention se déplace sur les questions éthiques et pratiques, sans pour autant oublier d'évoquer aussi certains aspects positifs, qui apportent réconfort par rapport à l'inéluctabilité de l'évolution de la maladie. La brève présentation de la personne malade reflète la perception et l'expérience de la personne de la famille interviewée.

Les questions pour le personnel soignant portent sur les gestes pratiques, sur les expériences vécues et sur les satisfactions du métier. Pour finir, elles se concentrent sur leurs rôles auprès de la famille du malade en tant qu'unité de soin, comme preuve de l'étroite interdépendance entre ces deux corps vivants, le point charnière étant le malade. En ce sens, ceux qui sont à la fois parents et professionnels de santé affrontent les thématiques des deux points de vue et, de ce fait, elles enrichissent la discussion avec des paramètres spécifiques.

Après l'enregistrement, les témoignages ont été transcrits de manière coordonnée, exempts de répétitions excessives, en privilégiant la sauvegarde fidèle de la voix narrative de son style sémantique et grammatical[2]. Le style est donc très souvent informel et familier. Le passage de la narration originale à la version présentée sous forme fidèle et organisée nécessite plusieurs heures d'élaboration, avant d'arriver à une version définitive en accord avec l'interviewé/e. Le processus est donc particulièrement long et délicat et a été entièrement effectué par l'auteure, formée en méthodologies autobiographiques (aussi pour les interviews réalisées par les volontaires de l'association Alzheimer, qui ont bénéficié au préalable d'une formation brève à l'interview, dispensée par l'auteure). Ce procédé garantit l'homogénéité stylistique des récits.

Aux questions posées, la personne interviewée répond en parlant librement. De cette manière, le fil de la pensée suit souvent un chemin qui mène à répondre à des questions prévues par la suite. Pour ne pas briser le flux de la narration, la personne n'est pas interrompue et la narration est réorganisée par thématiques seulement à la phase de la transcription. En privilégiant l'approche d'une écoute active, parfois j'ai renoncé à l'une ou

---

[1] L'insignifiance quant à la véracité absolue des évènements racontés est brillamment résumée dans la phrase : *La vie n'est pas ce que l'on a vécu, mais ce dont on se souvient et comment en s'en souvient* de l'écrivain Gabriel Garcia Marquez.

[2] Cette méthode est aussi utilisée par des biographes de communautés sociales comme Nuto Revelli, la Prix Nobel 2015 Svetlana Alexievic o l'anthropologue américain Oscar Lewis.

l'autre question, considérant que *« savoir écouter signifie ne jamais perdre le fil du discours qui parfois se déroule de manière désordonnée*[1] *»*. L'écoute s'est avérée être l'expérience la plus enrichissante dans mon processus de travail. La relecture pendant la phase de transcription permet de découvrir des subtilités supplémentaires et de faire ressurgir des émotions. Taire est nécessaire afin de laisser émerger, sans l'influencer, la voix narrative. S'éclipser le plus possible a été parfois compliqué, car un moment fort de partage s'instaurait, une complicité qui encourageait le récit d'expériences réciproques. Pour se concentrer sur le témoignage, les questions ont été substituées par une répartition thématique. S'éclipser signifie aussi s'abstenir d'intervenir au niveau stylistique et lexical, « embellissant » le texte pour garantir une meilleure fluidité, comme cela est d'usage dans le journalisme. Bien qu'il s'agisse d'utiliser la technique de l'interview, en recueillant les histoires de vie ou les biographies de communauté, il est d'usage de ne pas uniformiser ou niveler le langage des voix narratives. Le « nettoyage » est réduit au strict minimum, étant donné qu'une opération de cosmétique rédactionnelle présente le risque d'effacer les particularités individuelles – comme les nuances régionales, dialectales et culturelles – qui constituent une raison d'être et représentent une valeur sociale et anthropologique inestimable. En outre, il ne s'agit pas d'un reportage technique ou de divertissement. Dans ces témoignages il y a de la vie intime... des sentiments, des souvenirs, des joies, des souffrances ! Un langage confidentiel et personnel, sans coupure ou bouleversements, est le gardien de la sphère émotionnelle[2]. Le texte transcrit est complet dans ses contenus[3] et les choix stylistiques opérés durant la transcription ont fait l'objet d'une réflexion anticipée. L'auteure espère avoir trouvé le juste équilibre entre l'adaptation du texte et la préservation de son sens, afin d'offrir aux lectrices et aux lecteurs une lecture fluide et incisive, mais authentique[4].

Concernant les rencontres qui ont donné vie à la section *Histoires de Vie*, il faut considérer les plausibles difficultés de reconstitution, malgré la

---

[1] Nuto Revelli, *L'anello forte*, Einaudi, 1985, p. IX.

[2] *« Les histoires, lorsqu'elles sont racontées, sont pleines de larmes et sang, elles sont riches de pathos [...]. Souvent par contre, lorsqu'elles trouvent place dans une étude, elles s'aplatissent, en assumant une forme éditoriale qui les rend toutes égales »*. (*Traverser le soin. Relations, contextes et pratiques de l'écriture de soi,* de L. Formenti, éd. Erickson, 2009, p. 268. Titre originel: *Attraversare la cura. Relazioni, contesti e pratiche della scrittura di sé).*

[3] *En effectuant les coupures, il est nécessaire d'utiliser le cerveau, pas les ciseaux, sinon on ampute le personnage [...] en cassant cet équilibre qui est propre à chaque témoignage*. (Ibidem, p. X).

[4] *Le défi pour l'experte qui recueille les histoires/biographies consiste à restituer l'unicité de l'histoire avec des techniques et des instruments divers, mais toujours à la faveur de la sauvegarde de la mémoire et de la fluidité [...]. Le travail de la traduction subit les phases de la négociation, jusqu'à obtenir la réalisation d'une histoire partagée et certainement formative*. (*Devenir biographe de communauté,* de Caterina Benelli, éd. Unicopli, 2013, p. 23). Titre originel: *Divenire biografi di comunità.*

présence de presque tous les membres de la famille pour aider leurs proches grâce aux photographies et souvenirs. Leur voix accompagne la narration lorsque la participation a été plus active, tandis qu'il a été possible de l'intégrer au récit de vie lorsque la famille a opté pour une plus grande réserve. Bien que conscients des lacunes de la mémoire, certains membres de la famille se sont attristés en constatant combien leurs êtres chers ne se souvenaient que d'une petite partie de leur vie. Cela est indéniable, mais il reste la fierté de pouvoir conserver la partie qui n'a pas été effacée par la « voleuse de mémoires ». Rester positif et voir le « verre à moitié plein » est la philosophie la plus fructueuse même dans l'accompagnement des personnes atteintes par ce genre de pathologie. Elle est très utile pour vivre au mieux avec les malades : ne nous concentrons donc pas sur les pertes, apprécions ce qui reste. Les histoires des parents et des soignantes nous enseignent précisément cela. Car « chacun de nous a une histoire éducative à raconter et une histoire narrative qui l'a éduquée[1] ».

## Objectifs

*Objectifs de conservation des histoires de vie*

- Préserver l'histoire de vie de la personne malade, pour l'offrir aux familles et à la société ;

- Percevoir la subjectivité dans un contexte dans lequel les mots comme «démence», «perte de mémoire» ou «maladie» ont des traits sémantiques communs. Même lorsque l'identité est menacée par l'oubli, chaque histoire est unique, comme la personne qui la vit.

*Objectifs d'aide concrète est psychologique*

- Offrir aux familles un support pratique et/ou psychologique afin de comprendre l'évolution de ce type de maladie et ses implications au niveau pratique et affectif, afin d'affronter avec plus de sérénité les années d'accompagnement. L'approche polyphonique permet le partage des expériences, augmente la perception personnelle et offre de nouvelles clefs de lecture. Les expériences se transforment en un vadémécum qui, dans le respect des différences, cueille les traits communs au niveau émotionnel et curatif et fournit les pistes à suivre. En ce sens, elle représente une vraie valeur pédagogique[2].

---

[1] Duccio Demetrio, *Educare è narrare*, Mimesis, 2012, p. 23. (Non traduit)

[2] *« Bien que licite, l'important est que les biographies ne se limitent pas à une modalité d'enquête anthropologique, sociologique ou historique, et stimulent auprès des sujets, dans les micro-contextes, dans les nœuds relationnels territoriaux, des processus de changement d'apprentissage. » (Lucia Portis,* Devenir biographe de communauté, de *Caterina Benelli, éd.*

*Objectifs participatifs et de divulgation*

- Développer le sens de l'appartenance à une même communauté, en favorisant l'échange entre personnes qui affrontent la même problématique ;
- Valoriser le travail du soin ;
- Alimenter une plus ample et consciente réflexion sur les divers aspects auxquels on est confronté durant les maladies inhérentes à la mémoire ;
- Présenter une approche qui aide à changer de perspective dans la prise en charge du malade, en conduisant les parents et les soignantes vers un accompagnement plus avantageux pour le bien-être psychologique et physique de toutes les personnes impliquées - soignantes, familles, malades ;
- Fournir un support supplémentaire à des fins préventives et informatives, en contribuant à faire connaître l'offre des structures et de modalité d'aide.

---

*Unicopli, 2013, p. 108). Et encore : « Le trait distinctif d'une pédagogie de la mémoire [...] consiste [...] dans cette intention pédagogique ». (Anna Maria Pedretti, œuvre citée, p. 127).*

# TROUBLES NEUROCOGNITIFS MAJEURS : DÉFINITION ET DONNÉES STATISTIQUES

Il existe plusieurs formes de déclin cognitif. L'une des plus fréquentes est la démence, une maladie chronique dégénérative, caractérisée par la progression des déficits cognitifs qui entraînent la perte d'autonomie. Selon la définition de l'Organisation Mondiale de la Santé (OMS), le terme démence inclut plusieurs maladies qui affectent la mémoire, la pensée et la capacité à réaliser des tâches quotidiennes[1]. Elle se définit par un trouble de la mémoire, associé à au moins un autre trouble : aphasie (trouble du langage) apraxie (trouble du mouvement), agnosie (trouble de la reconnaissance) ou à une capacité limitée de planifier et d'agir[2] (trouble des capacités fonctionnelles).

L'OMS et *Alzheimer Disease International (ADI)* ont défini ces pathologies, en constante augmentation, en tant que priorité mondiale de santé publique car leur facteur de risque majeur est l'âge. Par conséquent, l'augmentation de l'espérance de vie entraînera une amplification de ces maladies, notamment chez la population féminine qui bénéficie d'une espérance de vie plus élevée.

ADI estime à 50 millions les personnes dans le monde vivant aujourd'hui avec une forme de démence[3]. Ce chiffre devrait atteindre 152 millions en 2050, avec des coûts actuels estimés à mille milliards de dollars, et le double dans dix ans[4]. D'après les dernières données de références disponibles, à partir des projections d'une étude[5], le nombre total de personnes âgées de plus de 65 ans souffrant de démence en France en 2010 était de 1'000'000, le nombre de cas attendus en 2030 s'élevant probablement à 1'750'000[6]. Le taux de

---

[1] Source : Organisation Mondiale de la Santé https://www.who.int/fr/news-room/fact-sheets/detail/dementia

[2] Stratégie nationale suisse en matière de démence 2014-2019 (SND), Monsch et al., 2012 ; Bassetti et al., 2011. https://www.bag.admin.ch/bag/fr/home/strategie-und-politik/nationale-gesundheitsstrategien/demenz/nationale-demenzstrategie.html. Pour la France: https://www.santepubliquefrance.fr/maladies-et-traumatismes/maladies-neurodegeneratives/maladie-d-alzheimer-et-autres-demences.

[3] Donnée de 2019.

[4] Rapport de *Alzheimer Disease International*, p. 12 https://www.alz.co.uk/research/WorldAlzheimerReport2019.pdf (en anglais)

[5] Étude de cohorte PAQUID réalisée en Gironde, qui a permis une projection sur le territoire français (https://www.santepubliquefrance.fr/maladies-et-traumatismes/maladies-neurodegeneratives/maladie-d-alzheimer-et-autres-demences/donnees/#tabs)

[6] Source : Santé publique France. https://www.santepubliquefrance.fr/maladies-et-traumatismes/maladies-neurodegeneratives/maladie-d-alzheimer-et-autres-demences/donnees/#tabs.

prévalence a été estimé à 2‰ chez les 40-64 ans et à 60‰ au-delà[1]. En ce qui concerne la Suisse, on estime ce chiffre à environ 128'200, pour un coût total de 11,8 milliards de francs suisses, dont le 47% à la charge des familles[2]. Les dépenses soutenues par les familles, s'élevant à 5,5 milliards, correspondent à la valeur marchande des services non rémunérés de soins et d'assistance, effectués par le membre de la famille qui s'occupe du malade, en général les épouses et les filles. L'impact sur leur santé physique et psychologique, ainsi que sur la vie professionnelle, est notable. Chaque année, on recense environ 30'400 cas, soit un nouveau cas toutes les 17 minutes, et d'ici 2050 315'400 cas sont attendus. Les taux de prévalence augmentent considérablement après 65 ans : entre 65 et 69, une personne sur cinquante est atteinte, et dans la tranche d'âge 80-84, une sur huit[3]. Il n'existe pas de thérapie pharmacologique permettant la guérison, ni d'efficaces critères de prévention.

Cela signifie que n'importe quelle personne peut être atteinte de cette maladie.

---

[1] Source : voir note 6. Santé Publique France précise néanmoins que ces données « *doivent être interprétées avec précaution [car] en effet les critères utilisés pour repérer les cas pris en charge ne permettent pas de repérer l'ensemble des malades [étant donné qu'] elles ne sont pas toujours diagnostiquées, en particulier aux âges les plus avancés et elles ne sont pas toutes traitées par les médicaments. Ainsi, le nombre de personnes atteintes de démence est sous-estimé [...]* ».

[2] Source : Alzheimer Suisse. *La démence en Suisse : des faits et des chiffres.* https://www.alzheimer-schweiz.ch/fr/auguste/recherche/detail/la-demence-en-suisse-des-faits-et-des-chiffres; https://www.alzheimer-schweiz.ch/fileadmin/dam/Alzheimer_Schweiz/Dokumente/Publikationen-Produkte/159_F_Diagnose_2019_new_Juni_19_3e.pdf

[3] Source : Stratégie nationale suisse en matière de démence. Passés les 90 ans, le 45% des femmes et le 30% des hommes sont atteints d'une forme de démence.

# HISTOIRES DE VIE

## TÉMOIGNAGES DE PERSONNES ATTEINTES PAR LA MALADIE

*La vie n'est pas ce que l'on a vécu,*
*mais ce dont on se souvient et comment on s'en souvient.*
*(Gabriel García Márquez, Vivre pour la raconter)*

# DE BELLES EXPÉRIENCES

## Alain

*Lorsqu'il a cinquante-deux ans, Alain remarque les premiers symptômes de celle qui lui sera diagnostiquée comme la maladie d'Alzheimer. Précisément parce qu'elle s'est développée à un âge précoce, elle passe presque inaperçue, insoupçonnée tant par lui que par les médecins pendant quatre ans, lorsque des difficultés le contraindront à abandonner le métier qu'il avait toujours exercé avec passion. Le diagnostic marque le début d'une nouvelle période. Je rencontre un homme de cinquante-huit ans au physique athlétique, qui n'a pas perdu ses habitudes sportives. Alain a accepté sa maladie et souhaite laisser un témoignage qui inclut également la phase qu'il traverse à présent. Il vit actuellement seul, soutenu par son ex-femme Lorena, présente lors de l'interview. Il a vécu plus de trente ans avec la mère de ses trois enfants et elle est la partenaire idéale pour compléter ses souvenirs, quand les mots d'Alain deviennent hésitants et le discours fragmenté. Rapidement, un dialogue à trois s'instaure. La semaine d'Alain est bien planifiée : en plus de pratiquer du sport, il aime fréquenter deux centres d'accueil de jour et rendre visite à ses parents, il fait des séances d'ergothérapie et du shopping avec son ex-épouse. D'ailleurs, depuis quelques mois, une personne vient à la maison et l'aide à rester actif. Bien qu'il ait accepté sa nouvelle condition, il regrette la vie professionnelle aventureuse qu'il a vécue et souffre de la réduction radicale de ses déplacements que la maladie lui impose. En l'écoutant, je comprends qu'Alain a relevé de nombreux défis dans la vie. La maladie d'Alzheimer est sans doute le prochain. Il l'affronte avec beaucoup de courage et la générosité de nous le raconter.*

### La famille et l'enfance

Je suis né en 1962, en octobre, et je suis le deuxième enfant de mes parents. J'ai un frère, Patrick… il a un an de plus que moi. Mon père s'appelait Ernst. Il est déjà mort. Ma mère s'appelle Marguerite, elle est suisse romande, mais nous sommes originaires du Canton suisse de Bâle-Campagne. Maman savait parler anglais avant même de se marier... elle était partie en Angleterre. Mes parents voulaient aller vivre en Alaska, mais cela n'a pas été possible. Mais mon père a dit : « Je veux avoir ma propre entreprise de transports ! » et ils nous ont emmenés ici, au Tessin[1]. J'ai fait l'école ici depuis le CP et mon frère depuis le CE1. Mes souvenirs d'enfance ? Eh bien, la rivière Maggia ! Mon enfance était heureuse, j'aimais aller nager dans la rivière ou au lac, c'était magnifique !

---

[11] Canton suisse, dont la langue nationale est l'italien.

*Alain m'a toujours dit que, lorsqu'il n'était pas au sport, il était à la rivière pour se baigner. Il disait qu'on y était tellement bien.*

Oui et j'ai aussi beaucoup de blessures... physiques... aux jambes. J'ai toutes les cicatrices, mais toutes les bêtises qu'on aurait pu faire étant enfant, je les ai faites. À trois ans, j'ai subi une opération à la jambe. Ils m'ont coupé les... trucs... et maintenant mon frère est plus grand que moi ! Il est plus sportif, il est allé aux JO. Maman nous emmenait toujours marcher, faire des promenades... car si nous étions fatigués, nous étions calmes ! Quand nous étions enfants, nous allions à la rivière ou à des compétitions d'athlétisme. J'ai fait beaucoup de sport : du ski, du plongeon, de la natation, mais maintenant un peu moins... J'avais fait un peu de cyclisme mais étant petit, je pratiquais l'athlétisme de haut niveau, j'étais aussi dans l'équipe nationale... lanceur de poids.

*En fait, Alain aimait beaucoup pratiquer du sport ! Il était champion régional du lancer du poids.*

Mais je n'ai rien fait de dangereux. Avec ma famille... on a pu faire à peu près tout.

*Sa famille lui a donné l'envie de parcourir le monde, c'est le principal !*

Oh oui ! C'est clair !

## L'école et les amitiés

A quatorze ans, je suis venu ici parce que mon père avait le camion et moi... j'ai acquis de l'expérience... je suis devenu apprenti... en expédition de marchandises.

*Tu es parti de la maison à quatorze ans parce que tes parents habitaient loin de ton lieu d'apprentissage. Tu avais une chambre et tu ne rentrais à la maison que le vendredi.*

J'ai travaillé chez Panalpina puis je suis allé travailler à l'aéroport de Zurich. J'ai fait tout ce qui concerne l'expédition de marchandises en Amérique du Sud. J'ai beaucoup aimé ce travail. Si j'aimais l'école... ? Ben... je ne sais pas. C'est un truc que tu fais et c'est tout, n'est-ce pas ?

*Je me souviens de lui comme un intello ! Et regarde cette photo Alain, où étais-tu ?*

En France ?

*Oui c'est ça, tu étais en Corse pour surfer.*

J'ai beaucoup d'amis, je connais beaucoup de gens. Dans le dortoir du *college* américain... c'est-à-dire à la fac, j'avais un ami, Marc... nous sommes d'ailleurs toujours amis...

## Rêves et travail

A vingt ans, je voulais apprendre l'anglais et je suis allé en Amérique... en Floride, parce que j'aime faire du surf et... enfin, j'ai aussi été dans la mer avec des plongeurs et avec... des *sharks*... mais ce n'est pas aussi dangereux qu'on le croit ! J'y suis allé aux États-Unis pendant un an, et puis j'ai voyagé tout autour… j'ai fait le tour.

*Il est resté trois mois en Floride ensuite son ami, Marc, l'a invité dans le Connecticut. Il aurait aimé rester aux Etats-Unis pour mieux apprendre la langue et moi, qui étais en Allemagne à ce moment, j'avais rencontré une prêtresse protestante qui m'avait donné une adresse à New York. Alain s'est donc présenté à cette adresse pour être moniteur pendant les camps d'été avec des enfants difficiles.*

Il y avait deux… deux choses… la première… combien gagnaient-ils ? Un mois ? Quelque chose comme ça... enfin, au début, pendant un mois, ils n'emmenaient dans le camp que ceux qui étaient snobs. Ils ont fait un choix, mais ils ont ensuite pris tous les autres. J'avais des petites filles et garçons noirs et tu pouvais faire ce que tu voulais avec eux ![1] J'ai été moniteur pendant trois mois… puis j'ai voyagé avec Greyhound[2] et j'ai aussi fait du stop. Un jour, un monsieur avec une Rolls s'est arrêté et... à un moment donné, il m'a dit... « Veux-tu conduire ? ». Il était censé faire conduire la dame, mais ensuite il s'est endormi et j'ai conduit. Les Américains sont... eh bien, ils vous ouvrent toujours la porte, mais ensuite ils oublient... après... vous n'avez plus de contact[3]. J'étais aussi capable de piloter un avion[4]… il y avait une femme qui pilotait... elle était de cette famille mormone... bien sûr, le capitaine était à côté de moi lorsqu'elle me laissait conduire. Mais je n'ai jamais atterri seul ! En Amérique, il y avait des gens qui étaient très dangereux, cela se voyait déjà dans ces temps. Une fois, j'étais avec un de mes amis sur… le truc… le

---

[1] Alain veut dire qu'ils étaient des enfants avec lesquels on pouvait s'amuser, car ils étaient enthousiastes de toute activité qu'il leur proposait. L'élocution est très compliquée à cause de la maladie et, parfois, les explications ne sont pas très claires.

[2] Compagnie de bus qui parcourt les États-Unis.

[3] L'homme qui l'avait pris en stop conduisait une Rolls-Royce et, comme il était fatigué, il avait proposé à Alain de conduire à sa place, au lieu de laisser conduire son épouse. Alain était stupéfait de ce geste généreux qui, d'après lui, est une caractéristique du peuple américain. Néanmoins, il remarque que, bien que généreux lors de ce genre de rencontres et situations, il est difficile de garder contact et poursuivre des relations d'amitié.

[4] Alain me montre une photo de lui sur un avion.

campus… nous marchions et un de ces noirs… c'étaient des noirs mais je n'ai rien contre les noirs, absolument… il a sorti son fusil et c'est parti, vas-y ! Et aussi une autre fois… J'ai compris qu'il y avait une maison où il y avait de l'héroïne… et un prêtre m'a aidé, il m'a emmené chez lui pour une nuit. Il y a de tout, n'est-ce pas[1] ? L'Amérique a été importante, ah oui, c'est vrai... Après je suis revenu et à ce moment... qu'avons-nous fait, Lorena ? Ah oui... j'ai travaillé pour l'entreprise Jacky Maedern.

*Quand il est revenu d'Amérique, Alain avait changé, il était plus déterminé sur ce qu'il voulait faire, il avait été influencé par l'attitude américaine au business et selon lui il fallait faire des choses, créer. Étant donné que son père possédait un camion et travaillait dans toute la Suisse, son rêve était de développer ce business. Grâce à son père, il était resté dans le secteur des transports. Et à son retour, il a été embauché à l'aéroport de Zurich-Kloten. Mais il voulait retourner en Amérique ! Il rêvait de partir à l'étranger et cherchait une entreprise qui lui permette de repartir. Chez Maedern, tu gérais l'Amérique du Sud, n'est-ce pas Alain ?*

Oui, oui.

*Il aurait aimé qu'on lui propose une mutation vers là-bas, mais un jour il vient me voir et me dit : « Tu as vu ça dans le journal ? Ils recherchent quelqu'un pour le Consulat... ». Il a postulé, nous avons étudié ensemble les mathématiques, la géographie et l'histoire pour les examens. J'étais la seule avec qui il pouvait étudier. Il a été difficile de le convaincre à retravailler les divisions[2] !*

J'ai commencé l'école à Berne... il faut... ce n'est pas difficile de commencer, mais ensuite beaucoup de gens renoncent. J'ai toujours voulu voyager... mais pas des vacances, je voulais travailler ! J'ai postulé au ministère des Affaires étrangères et j'ai exercé ce métier pendant quatorze ans. J'étais un peu triste de le quitter... J'aurais voulu rester plus longtemps.

*Mais c'est toi qui voulais revenir...*

Eh bien, je ne sais pas... mais c'est comme ça maintenant, n'est-ce pas ?

*Maintenant, tu ne sais si c'était une bonne idée ? Tu sais bien que, pour moi, il valait mieux rester dix ans de plus à l'étranger, surtout pour les enfants. C'est vrai qu'il est difficile de tout changer tous les deux ou trois ans, mais tu t'imagines l'ouverture, l'expérience, les langues ? Nous avions choisi l'école française pour les enfants et donc, lorsque nous étions à Tel Aviv, au*

[1] Il veut dire qu'il existe de personnes bien, et aussi de mauvaises.
[2] Alain et son ex-épouse rient, lorsqu'ils se remémorent de cela.

*bout de deux ans ils parlaient parfaitement français entre eux. Mais pourquoi as-tu voulu changer ?*

Je ne me souviens pas…

*Il me semble qu'Alain disait qu'il n'aimait plus le travail qu'il faisait, qu'il avait besoin de bouger. Vous savez, il était déjà vice-consul depuis un certain temps et l'année suivante il serait devenu consul, mais il a dit qu'il voulait davantage de stimuli, d'émotions... et c'est ce qu'il a trouvé ! Lorsqu'il cherche du travail, il est exceptionnel dans la recherche de problèmes et de complications !*

Et bien.... Merci !

*Nous avions déjà trois enfants, Gael, Oliver et Shari. À notre retour d'Israël, Gael était au CP, Oliver en grande section de maternelle et Shari, qui est née là-bas, avait dix-huit mois. Nous avions environ trente-quatre, trente-cinq ans. Vous me demandez si nous sommes rentrés définitivement ? Oui et non.... Je lui ai demandé : « Tu es sûr de vouloir rentrer ? Tu ne voudras pas repartir dans cinq ans ? ». Nous savions qu'avec les enfants, nous ne pouvions pas changer trop souvent à cause des langues, donc l'idéal était de rester encore dix ans à l'étranger. Ils auraient appris l'anglais et le français, en plus de l'italien que nous parlons à la maison. Mais si vous restez pendant cinq ans et que vous décidez soudainement de repartir... ils ne connaissent pas l'anglais, ils ont oublié le français et à ce moment nous sommes vraiment dans le pétrin. En tout cas, nous sommes rentrés et il commencé à travailler dans une compagnie d'expéditions et a ensuite il a travaillé aussi dans le secteur du déménagement.*

Nous avons tout fait ! Nous sommes également allés à Sanremo chercher des fleurs ! Et après, comme on était doués pour déménager…[1]

*...Alain a finalement ouvert le département déménagements de l'entreprise Gondran ! Il m'a dit : « Tu sais, je deviens directeur d'entreprises qui vont mal, je les fais travailler et quand elles commencent à aller bien, je m'ennuie et je dois changer... ».*

C'est le défi... oh oui...

*Et sa foutue envie de lire... ! Parce que vous savez... encore une fois en lisant le journal, un jour il me dit : « Il y a une annonce qui m'intéresse, je serais curieux... ». Et là, je dis : « Aïe, ne va pas te chercher des ennuis... ! ». Tu te souviens Alain ? Cependant, après son expérience au Consulat, il a souhaité retourner dans le secteur privé car selon lui, travailler pour*

---

[1] Ils rigolent avec complicité.

*l'Administration publique n'est pas stimulant, on « dort » un peu, si on peut dire ça.*

Ah oui, c'est vrai…

*Et puis, de cet emploi, il est passé chez Prosegur à Lugano et... quelle est votre question ? Vous voulez savoir si c'était son dernier emploi ?*

Nooon ![1]

*Je vais vous raconter une chose amusante... chaque année, à la rentrée scolaire, les enfants rapportaient à la maison le bulletin à remplir avec les coordonnées de la famille et chez nous, c'était toujours la panique lorsqu'on il fallait remplir la case « travail du père »[2] !*

J'ai aussi passé trois ou quatre ans à Dubaï, j'ai beaucoup aimé. Mais ma famille n'était pas là, elle ne venait que l'été.

*Dubaï était en plein développement, mais il y avait encore peu d'écoles. Le problème c'est que nos enfants sont tous dyslexiques et quand j'ai contacté la directrice de l'école française, elle m'a dit : « Ne vous inquiétez pas, nous avons des possibilités pour faire récupérer les retardés ». Ce n'était clairement pas l'école qu'il nous fallait ! Ils nous auraient acceptés à l'école américaine parce qu'Oliver était né en Amérique et avait la citoyenneté américaine, mais il fallait attendre une année pour que la nouvelle école soit finie et, en plus, nous étions 43èmes sur la liste d'attente. Alain ne voulait pas rester à Lugano, il cherchait déjà ailleurs et je lui ai dit d'essayer. S'il était content de son travail, nous l'aurions rejoint l'année suivante. À son retour de Dubaï, il a travaillé dans une fac, ensuite à Bâle pour une compagnie d'expéditions qui fait du commerce avec la Russie et la Chine.*

Je suis resté à Dubaï pendant quatre ans. Je suis parti car l'entreprise avait des dettes…. j'ai tout de suite vu ce qu'ils faisaient et j'ai dit assez, fini, terminé. A Zoug, j'ai travaillé dans le domaine des déchets, puis j'ai été directeur du Lugano Hockey Club, ensuite d'un autre club, celui d'Ambrì. Hmm, qu'avons-nous fait après ça ? La Bregaglia, à Vico Soprano. De belles expériences. Oui, si le travail fonctionne... si tu as bien fait ton travail... ce sont toutes de belles expériences. Je me souviens quand j'étais à Tel Aviv pour le Consulat… trois ans…

*Oui, nous étions là quand ils ont tué Rabin[3] et quand il y a eu le scandale de l'argent des Juifs dans les banques suisses…*

---

[1] L'exclamation chorale les fait éclater de rire.
[2] Alain rit aux éclats.
[3] À l'assassinat du Premier ministre, le 4 novembre 1995.

Je me souviens d'une anecdote... il y avait une personne très grande, aussi grande que moi, qui m'a dit : « Je suis Dieu »[1]. Il était psychiatrique mais certainement pas violent. La meilleure période a été Israël, à cause de la complexité de... la... situation politique, parce que j'aime beaucoup ces choses. C'était très intéressant. Nous y étions heureux, nous avions des connaissances et des amis.

## Vie amoureuse

*Nous nous sommes rencontrés à l'école. Il était apprenti au service comptabilité, dans le secteur expéditions. Et moi apprentie dans un garage. Nous nous sommes mariés quand il avait vingt-quatre ans et moi vingt-trois.*

Qu'est-ce qui m'a fait tomber amoureux ? Eh[2]… elle cuisine très bien !

*Mais tu ne le savais même pas à l'époque... ! À cette époque, je faisais tes devoirs de dactylographie.*

Oh oui…

*Lors de notre première rencontre, nous avons eu une dispute.*

Ah oui, c'est vrai !

*Tu te souviens ?*

Oui, oui, mais je ne sais plus les détails. Ah oui, je me souviens… j'étais grand et… je ne voyais rien au tableau parce qu'il était un intello qui était assis au premier rang.

*Une fois, à la récréation, je riais avec un ami et il s'est mis en colère parce que nous faisions du bruit !*

Ha ha ! Oh oui !

*Je lui ai dit : « Écoute, la récré c'est pour s'amuser, si tu n'as pas étudié, c'est ton problème ! ». Mais il a dit qu'il ne faisait que réviser. Ensuite, quand nous avons commencé à travailler, on courait l'un après l'autre car d'abord je travaillais à Winterthour et lui à Kloten, puis moi à Kloten et lui à Berne. Au début de sa carrière consulaire, il était à Bregenz et de là, je faisais des*

---

[1] Il avait rencontré un Suisse qui souffrait tout vraisemblablement du syndrome de Jérusalem. Alain avait été frappé de la ressemblance de cet homme avec les images de Jésus.
[2] Alain rit à nouveau.

*allers-retours jusqu'au Tessin. Nous nous sommes mariés tôt car, après son apprentissage au Consulat, il aurait fallu l'envoyer dans un pays africain et là-bas, si nous ne voulions pas nous marier immédiatement, j'aurais dû le suivre comme femme de ménage. Mais, étant donné que, finalement, ils l'ont mis en poste à Amsterdam, nous nous sommes mariés.*

Quand j'étais à Bregenz, je n'étais pas encore consul...

*Puis d'Amsterdam nous sommes allés à Venise, où Gael est né, à Houston au Texas où est né Oliver et à Tel Aviv en Israël. Shari est née là-bas.*

Le plus important dans ma vie, c'était certainement les trois enfants, même si je n'étais pas toujours présent... Je ne suis pas vraiment la personne idéale pour donner des conseils en matière de mariage...

## La vieillesse et la santé

Je n'ai pas pu travailler depuis presque quatorz... quaran... quatre ans. Oui, c'est ça, quatre ans. Les médecins l'ont dit... nous sommes allés consulter de médecins aussi à Genève, mais... maintenant on sait qu'à un moment donné, on ne peut plus travailler[1]. Eh... alors je... au docteur... je pourrais lui donner une gifle. Je ne le fais pas parce qu'il est petit et je suis grand. C'est clair qu'il n'est pas chirurgien, mais il ne touche personne, bon sang ! Quoi qu'il en soit... nul ne peut contre cette maladie ! Mais on ne meurt pas de la maladie d'Alzheimer. J'avais aussi des médecins dans le Canton des Grisons[2]... mais c'est à Lugano que j'ai eu le diagnostic.

*Le médecin a admis que les choses ne se sont pas bien passées entre eux. Mais je les comprends, les médecins, lorsqu'ils doivent annoncer une mauvaise nouvelle, ils sont embarrassés. Et chez une personne de cinquante ans, le médecin n'a même pas pensé à la maladie d'Alzheimer et a exploré d'autres pistes. Ce n'est qu'après, qu'il s'est résigné à cette possibilité... et il a été déçu car il n'y a pas de médicament pour la soigner. J'avais remarqué depuis un certain temps que quelque chose n'allait pas. Il y avait trop de silences lorsque nous parlions au téléphone... des mots qu'il fallait attendre trop longtemps pour entendre. Cela ne lui ressemblait pas. Et là, nous parlons d'il y a six ans, car certaines choses que je n'avais pas comprises s'étaient déjà produites lors du déménagement, en 2015. Il avait toujours été un expert en matière de téléphones portables et de télévision et là, par contre... En vrai, j'ai pensé à un* burn-out, *un épuisement. C'était l'époque du glissement de*

[1] Alain soupire. Avec une vie professionnelle si active, la décision du médecin n'a pas été facile à accepter.
[2] Jusqu'en 2020, Alain vivait dans les Grisons avec sa nouvelle compagne.

*terrain de Bondo et il travaillait comme directeur du Centre de Santé du Val Bregaglia. Il fallait travailler sans ménager les heures et nous pensions que c'était du stress, on mettait en cause des facteurs psychologiques. Mais je pense qu'Alain l'avait remarqué.*

Je ne sais pas si c'était la faute du glissement de terrain... parce que nous avons très bien travaillé... mais il n'y avait que deux personnes qui travaillaient... mais pour moi, le travail n'était pas un problème. Nous avons fait tout ce qu'il fallait, on a fini et voilà ! Je ne suis pas tombé malade à cause de ce travail, je ne crois pas, non...

*L'indice le plus grave a peut-être été au moment où, lors d'un entretien d'embauche, il a parlé en anglais alors qu'il était convaincu de parler en italien.*

Ah oui, oui. Je me souviens. Et puis il me manquait des mots, ça oui. Comment je vis la maladie... eh bien, je prends les pilules et je me sens bien... mais le problème c'est que je ne peux pas me déplacer ! Je suis là, tout le temps... je gère mon quotidien... je cuisine... je fais du sport, mais moins qu'avant. J'aimerais... eh bien, c'est agréable de voyager. Mais avec cette maladie… ! J'aimerais retourner en Israël... Je n'ai pas peur des voyages, mais le problème, c'est la fatigue ! Ce matin avant d'aller chez mes parents... j'étais à la maison... je me suis couché... mais je ne sais pas combien de temps j'ai dormi ! Maintenant, je peux dormir presque toute la journée, oh... je suis tellement fatigué ! J'aimerais faire beaucoup plus ! Mais je me sens aidé. J'ai tout ce dont j'ai besoin.

*Une dame vient quatre heures par semaine pour faire en sorte qu'il soit actif. Les lundis matin il se rend au groupe de réactivation de la mémoire. Il adore ça car toutes les vieilles dames le dorlotent.*

Je suis le seul homme dans le groupe... en fait il y en avait un autre mais il a dit : « Quoi, c'est que des femmes ? » Et il est parti. Il s'est trompé, car le groupe est très sympa, on rigole, et puis les choses les plus intimes ressortent... mais ce sont les femmes qui les racontent. Moi, pas[1] ! Et puis, je fais de l'ergothérapie et ensuite boum[2], fatigué !

## Prendre congé

Une décision importante dans ma vie… ? Je ne sais pas... il y en a trop. Lorena, écoute, tu te souviens de ce tableau ? L'artiste était un drogué. Il était à

[1] Et il rit à nouveau aux éclats.
[2] Un son qui rappelle le bruit d'une personne qui se jette sur son lit.

Houston… Je l'ai aidé[1]… c'est bien, si tu peux aider quelqu'un qui a des soucis. J'avais une vie active. Mais maintenant… je suis malade. C'est comme ça et je peux prier je ne sais qui, mais... rien ne change ! Cependant, je ne suis ni catholique ni croyant. On ne peut rien contre cette maladie. Ça ne sert à rien de se mettre en colère.

*Témoignage proposé par Katia Tunesi et recueilli par Manuela Bonfanti le 18.7.2021. Alain est décédé le 4.12.2024 à l'âge de 62 ans.*

---

[1] Pendant la période consulaire, la fonction d'Alain lui a permis d'aider un jeune homme suisse qui avait été incarcéré aux États-Unis pour possession de drogue. Il l'avait aidé à retourner dans sa patrie. Le jeune homme, en remerciement, lui a offert l'une de ses peintures, qui est toujours accrochée chez lui. La narration d'Alain fait de la place également à ce genre de souvenir. Les souvenirs sont résumés ici en quelques phrases, car racontés de façon trop fragmentée à cause de sa maladie.

# QUE DES BELLES CHOSES

## Anna

*Anna est assise sur le canapé. La lumière crépusculaire filtre par la fenêtre, la cheminée est allumée. L'ambiance est propice aux souvenirs. Fin mai, elle a eu soixante-dix ans, un âge idéal pour laisser un témoignage de sa propre vie. J'aimerais qu'elle me raconte tout sur elle, en commençant par les anecdotes de son enfance, jusqu'à maintenant. Évènements. Émotions. Pensées. Chaque vie est unique et irremplaçable et, comme le disait Flaubert, mérite un roman. Mais il est trop tard, ses souvenirs se sont déjà en partie effacés. Pour la décrire en quelques lignes, entreprise ardue pour moi qui suis sa fille, je me contenterai de confirmer ce qu'elle voulait qu'on pense d'elle : qu'elle a été une bonne mère et une grand-mère aimante.*

### La famille et l'enfance

Je m'appelle Anna et je suis née dans la région Campanie en Italie. Je suis née à la maison, car autrefois on n'allait pas à l'hôpital et personne ne nous disait si l'accouchement avait été difficile ou facile. Autrefois, on ne disait rien du tout. Je ne sais pas comment j'étais enfant, peut-être que les adultes parlaient de moi, mais jamais directement à moi.

Je ne me souviens plus de grande chose de ma vie. J'ai eu de bons parents avec un caractère calme. Ils partaient toujours tôt le matin pour aller travailler, ma maman aidait mon père. Il s'est toujours bien comporté avec nous, mais il avait une mule et je me souviens qu'il la battait et maman n'était pas contente. Eh, ils cachaient leurs défauts, ils ne nous les avouaient pas ! Et quand papa était avec nous, tout semblait calme. Maman était la personne la plus importante, elle était bonne et j'ai hérité de sa bonté[1].

Je me souviens que, lorsque nous étions enfants, nous allions à la fontaine chercher de l'eau et rincer nos vêtements. Nous courions tout le temps, car il n'y avait pas d'eau dans la maison et il fallait aller la chercher. C'était une difficulté. Pendant la journée, nous restions en groupe, nous sautions pour jouer et, de temps en temps, nous jouions à un jeu, puis chacun rentrait chez soi. La maison où nous vivions n'était pas à nous.

Mes grands-parents vivaient à la campagne. La grand-mère maternelle vivait avec son deuxième mari. Il dormait dans la petite maison, mais elle, il l'obligeait à dormir dans la cabane à côté, sur une meule de foin. Ma grand-

[1] Ce souvenir évoque la perte de sa maman, Rachele, et dans la voix d'Anna, on ressent le regret et la tristesse.

mère s'est mariée deux fois et ma mère est née de son premier mari. Tous les autres enfants étaient également de son premier mari, de son deuxième, elle n'en a même pas eu un. Quand ils m'emmenaient à la campagne, ils me faisaient dormir sur la botte de foin avec ma grand-mère. Le lendemain au petit matin, oncle Carlo me ramenait chez maman. Il vivait dans la ville haute, nous vivions en bas, dans les maisons basses. Grand-mère venait nous voir en cachette parce que son premier mari était décédé et que son nouveau mari ne la laissait pas venir nous rendre visite, je ne savais pas pourquoi. Elle restait un moment, puis elle repartait. Je n'ai aucun autre souvenir de mes grands-parents. Quand ma grand-mère est morte... je ne me souviens pas quand elle est morte, mais je me souviens qu'elle est morte à la campagne. Ils ne sont pas venus me le dire, je ne l'ai découvert qu'à l'enterrement. Autrefois, on était forcés à aller aux funérailles, on ne pouvait pas choisir. Ils m'ont dit : « Allons à l'enterrement de mamie… » et je ne me souviens plus de ce que je pensais, mais je me sentais bizarre… je me disais toujours : « Mais pourquoi mamie nous a-t-elle quittés ? ». Personne ne m'a répondu. Ils ont juste dit que son heure avait sonné. Je ne sais pas si c'était vrai que son heure était venue, car elle est morte assez jeune. Tonton Carlo est également mort jeune. Il était instruit et célibataire. Il enseignait, mais pas dans notre village parce que tu sais, après la formation de maître, ils les envoyaient dans un autre village pour enseigner.

Mon premier souvenir, c'est quand je suis allée dormir chez une cousine qui faisait du pain. La nuit, elle me réveillait pour l'aider à mettre de l'eau dans la farine. Je ne sais pas quel âge j'avais, je ne m'en souviens pas, mais j'étais petite. Elle avait un petit ami qui restait parfois là pour dormir. Moi, je dormais seule.

Autrefois, il se passait peu de choses. Nous ne fêtions jamais notre anniversaire, mais dans le village il y avait la Fête de la Trinité... il fallait grimper sur un poteau... seuls les hommes le faisaient, les femmes regardaient... et s'ils arrivaient au sommet, on applaudissait. C'était une fête religieuse, célébrée chaque année. Nous allions également à l'église, c'était une grande église d'après mes souvenirs. Mais nous n'y allions pas régulièrement : seulement à Noël et à l'Epiphanie. Ma famille était croyante, mais pas très pratiquante. Nous chantions, nous faisions la neuvaine. Nous célébrions également le Père Éternel, mais pas la Sainte Marie. Nous allions à la messe pour écouter le curé et nous restions assis là, calmement. Les parents n'avaient pas le temps de nous accompagner, ils nous laissaient toujours là.

Ma famille m'a bien traité... elle m'a donné de l'amour. S'il y a de l'amour, il y a tout. Tu vois… entre frères et sœurs, nous nous entendons bien. J'ai deux frères et deux sœurs, mais l'une d'entre elles est déjà morte. J'étais la troisième. Je ne sais pas ce j'ai donné d'important à ma famille, c'est à elle de le dire... mais je suis certainement restée calme et je n'ai pas mis en colère mes parents.

Ma famille m'a inculqué une grande valeur : le respect des personnes âgées, car autrefois même les voisins avaient le droit de nous gifler. Ils veillaient sur nous lorsque nos parents partaient travailler. Les parents nous laissaient chez les personnes âgées du village et leur disaient : « Si l'enfant ne vous obéit pas, donnez-lui une gifle... ». Et c'est comme ça que nous étions corrigés ! Et si, à leur retour, les personnes âgées rapportaient que nous ne nous étions pas bien comportés... de temps en temps, il y avait une gifle. On ne croyait jamais les enfants et ce n'était pas juste, mais il fallait obéir et nous essayions de nous comporter comme il fallait. Je respectais les personnes âgées, mais je gardais mes distances. Il fallait se tenir comme il faut.

## L'école et les amitiés

Je n'ai plus aucun ami d'enfance. Il était facile de se faire des amis dans le quartier, mais il y en avait peu. Cependant, si vous alliez en ville, ce n'était pas si facile. J'essayais de m'entendre bien avec tout le monde. Il y avait un garçon qui dirigeait le groupe et nous nous rapprochions de lui, et nous discutions ensemble, garçons et filles ; il n'y avait aucune activité particulière à faire, nous parlions juste, ou bien nous jouions à cache-cache. Je ne me suis jamais ennuyée toute seule. Je ne me souviens plus de rien de mon enfance. Adolescente, j'étais assez heureuse et s'il y avait de mauvaises choses, je les ai oubliées.

J'aimais aller à l'école. Pour y arriver, il fallait passer par les longs escaliers qui montaient en ville et la traverser, c'était un long chemin, ça prenait du temps. L'école était vieille, les professeurs étaient gentils. À l'école, j'allais bien et je me tenais plutôt calme. Je me souviens d'une enseignante qui habitait au centre-ville... elle était si gentille. Elle nous disait toujours de passer quand nous étions dans ce coin de la ville. Elle vivait seule, elle n'était pas mariée. Et elle adorait enseigner. Quand elle parlait de moi, elle ne disait que des mots gentils ! Il y a encore aujourd'hui de bons professeurs. L'école c'est important.

Je ne peux pas dire si je suis vraiment satisfaite du niveau de mes études, car après tout nous ne sommes allés qu'à l'école primaire, mais il fallait s'en satisfaire. Je voulais plus, mais c'était comme ça et on ne pouvait pas changer les choses. La maîtresse était contente de moi, j'étais bonne élève, mais je devais m'occuper de mes petits frères et apporter de la nourriture à ceux qui travaillaient. Oui, il fallait se contenter de ce que nous avions. Quand j'étais petite, je me demandais si j'étais assez intelligente, car on ne m'a pas permis de continuer l'école. Même tonton Carlo, qui enseignait, n'a rien dit lorsqu'ils ne m'ont pas laissé continuer. Il n'y a pas mis son nez. J'avais des petits frères dont il fallait que je m'occupe car maman devait travailler. J'aurais aimé poursuivre mes études mais tu sais, en ces temps-là, le collège était payant. Maintenant, c'est gratuit, mais pas avant. Ce que j'aurais fait... je ne le sais pas, mais j'aurais fait de belles choses. J'aurais pu faire un autre métier, mais je suis devenue femme au foyer. Aujourd'hui, les enfants ont davantage de possibilités. On les avait également autrefois, mais juste si on avait de l'argent. Seule l'école primaire était obligatoire, tandis que le collège... on appelait ça les études supérieures... ils ne t'acceptaient pas si tu n'étais pas riche. Peut-être qu'ils te regardaient même un peu de travers, mais ça, c'était peut-être mon impression.

## Rêves et travail

À quinze ans j'ai quitté la maison et à seize ans j'ai commencé à travailler. La première fois que je suis partie, j'ai ressenti de la mélancolie parce que je quittais mes parents. Ma mère m'a demandé : « Mais où veux-tu aller ? ». Mais elle m'a laissé partir car je lui ai répondu : « Je pars afin d'améliorer ma situation... ». Et lorsqu'elle a entendu ça, elle m'a dit : « Oui, vas-y... ». Je suis partie en Suisse, je voulais être bien et aider ma famille. J'ai vécu un an dans un pensionnat, il y avait des religieuses qui nous confiaient des tâches : nettoyer ceci et cela, les escaliers ou le hall. Ensuite, je suis allée vivre avec ma sœur. Il fallait lui obéir parce qu'elle avait déjà vingt ans, qu'elle était mariée et que j'étais placée sous sa responsabilité. Autrefois, les gens mûrissaient plus tôt. À cette époque, je travaillais dans une usine. On ne pouvait pas avoir beaucoup d'ambitions au travail... et finalement, je me suis dit qu'il fallait laisser la place à ceux qui étaient compétents. Mais je ne sais pas s'il y en avait vraiment de meilleurs que nous. En fait, je ne me souviens pas si j'avais des ambitions ou des rêves. J'ai particulièrement aimé être maman.

## Vie amoureuse

J'ai été mariée à Mario pendant quarante-cinq ans, nous avons eu quatre enfants. Je suis tombée amoureuse de sa simplicité. L'amour était si important, nous étions tellement amoureux ! Nous sortions toujours ensemble, nous étions un couple. Et il me manque tellement... Je l'épouserais à nouveau, bien sûr. Le premier rendez-vous ? La première fois, il m'a emmené chez lui. J'ai dormi chez ses parents, mais à l'étage, seule. J'étais heureuse qu'il amène rencontrer ses parents. Ils m'ont fait bonne impression et je me suis toujours bien entendue avec eux, je n'ai jamais eu de problèmes même pas avec ma belle-mère, qui était une femme assez dure. Je lui ai tout de suite dit : « Je vis comme ça, je ne mets pas mon nez dans tes affaires mais je ne veux pas non plus que tu mettes le nez dans les miennes. » Elle a dit que c'était bien et nous avons continué comme ça.

Les meilleurs moments, c'était quand mes enfants étaient petits. J'ai toujours aimé les enfants et j'étais heureuse de m'occuper d'eux. Heureusement ! Car, autrefois, on ne pouvait pas dire qu'on n'en voulait pas et s'ils arrivaient, il fallait les accepter. Les enfants étaient si importants pour moi ! Je n'ai presque jamais eu de moments difficiles. Quand mes enfants ont grandi et ont quitté la maison, je me suis sentie mal, mais c'est vrai qu'ils sont partis vivre leur vie, ils ont dû faire leur propre chemin, apprendre plein de choses, et finalement j'étais sereine. Je dis toujours que les enfants ne sont pas qu'à moi, ils appartiennent au monde.

Si quelqu'un veut se marier, je lui conseillerais d'aimer la personne, de la respecter, de rester tranquille. Se marier et avoir des enfants ont été des sensations fortes. Je me sentais enfin adulte et je me disais : « Maintenant, j'ai ma propre famille, c'est moi qui commande. » Mais j'ai toujours essayé de ne pas commander, parce que je n'aimais pas ça. Même avec les enfants... ils doivent être libres de choisir ce qu'ils veulent.

## La vieillesse et la santé

J'étais heureuse de prendre ma retraite. Mais maintenant je dois dire que, étant seule, le travail me manque. Quand je travaillais dans le magasin, j'étais davantage occupée. Et je l'avais lui, nous étions ensemble. Quand j'étais jeune, je courais toujours à droite et à gauche, j'allais à l'entrepôt, avec le camion, je m'occupais de la maison, des enfants, du jardin, du potager... Le travail me manque. Maintenant, j'essaie de garder la maison bien rangée pour l'arrivée des enfants. Quand je les vois, je suis contente, je me réjouis. J'ai aussi trois petits-enfants, j'aime passer du temps avec eux. Ils sont fantastiques[1]... tu le vois, celui-là[2] ?

Oh mon Dieu ! Quand mes enfants étaient petits et quand j'étais mariée, ce furent les moments les plus heureux. Et il y a quelques années, j'aidais une femme malade. Elle était âgée et dans le besoin.

Par rapport à il y a dix ans, je ne me vois pas différente. Dans les dix prochaines années, j'espère aller bien, ne pas avoir mal ici ou là. Je ne sais pas ce que j'aimerais faire... aujourd'hui c'est difficile pour moi de faire les choses, mais si je vis de soixante-dix à quatre-vingts... j'aimerais me sentir bien, essayer de bien entretenir ma maison et plein d'autres choses. J'aimerais voir mes petits-enfants grandir et si l'un de mes enfants m'en apporte un ou deux de plus, je ne dirai pas non. Mais je dis toujours : « Les enfants appartiennent aux mamans, elles doivent en profiter. Je ne suis que la grand-mère ».

---

[1] Anna sourit et s'illumine.

[2] Elle montre une photo sur un meuble et rit aux éclats.

## Prendre congé

Je crois en Dieu, mais il ne m'a pas aidé dans la vie. Il y a un but dans la vie, oui : c'est de s'occuper de sa famille et de s'entendre avec son mari et avec tout le monde. Je n'aime pas les compromis. La vie m'a appris qu'il faut respecter les gens. C'est fondamental. Et j'ai aussi appris à me respecter : cela signifie que je n'ai pas besoin de regarder ce que font les autres et comment ils sont, parce que je suis moi et les autres sont les autres. C'est la chose la plus importante que j'ai apprise.

Ce qui m'importe le plus, c'est que mes enfants se portent bien. Et pouvoir mieux marcher. Mais il y a des gens qui m'aident. Il me semble que je n'ai pas de problèmes de mémoire. Je suis heureuse de la vie que j'ai menée jusqu'à présent. J'ai peut-être fait des erreurs, mais je ne sais pas ce que je ferais si je pouvais revenir en arrière. Ma décision la plus importante a été d'aller vivre en Suisse. Je l'ai décidé de mon propre chef, pour me donner une chance de vivre mieux.

Sans aucun doute, la chose la plus importante que j'ai faite est d'élever mes enfants. Je ne sais pas ce qu'ils diront de moi quand je ne serai plus là. J'espère qu'ils diront que j'ai été une bonne mère et grand-mère, rien de plus. Je souhaite que mes enfants et petits-enfants soient heureux. Je leur recommande de se respecter les uns les autres et de faire ce qu'ils veulent, en pensant avec leur tête. Et de s'aimer entre frères et sœurs.

Ma vie a été heureuse, surtout quand j'étais mariée. J'étais très heureuse. Maintenant, il me manque. Non, je ne changerais rien à ma vie. Et je ne veux pas me souvenir des mauvaises choses, c'est terminé. Je ne me souviens que des belles choses.

*Témoignage recueilli par Manuela Bonfanti le 23.10.2016.*

# MA VOIX ÉTAIT LIBRE

Dilva

*Dilva est une octogénaire joyeuse et vitale qui a des trous de mémoire depuis 2016. Légers depuis trois ans, ils ont commencé à devenir plus fréquents, à tel point que le médecin a finalement posé un diagnostic d'Alzheimer en phase initiale. Cependant, ce diagnostic ne semble pas du tout inquiéter la patiente, qui vit sereinement, sans crainte pour l'avenir. Elle est aidée par son mari Aleardo, un homme énergique malgré ses quatre-vingt-onze ans, et qui peut compter sur le soutien de ses filles pour les tâches ménagères et la préparation des médicaments. Alors qu'il gérait la situation seul jusqu'à il y a quelques mois, il a désormais recours à l'aide d'aides-soignantes à domicile. De son côté, Dilva fréquente un centre d'accueil de jour où, grâce également à son caractère ouvert, elle se sent très à l'aise. Notre conversation est joyeuse, elle passe parfois de deux à trois, voire quatre voix, car le mari et la fille Katia sont présents. C'est pourquoi Dilva demande de temps en temps aux membres de sa famille de se souvenir des faits saillants de sa vie, principalement liés aux moments de joie et de plaisir. Et son récit devient, aussi pour son époux, une occasion de raconter ses propres souvenirs. Le sens de l'humour de Dilva, qui fait miroir avec celui de son mari, crée une complicité dans le salon de leur maison qui sent le pain frais préparé dans la boulangerie familiale. Le rire est au menu du jour, léger et croquant. Et c'est un beau moment pour tout le monde. Précieux et irremplaçable, comme la vie.*

## La famille et l'enfance

Je m'appelle Dilva Conti, née Tagliavini. Je suis née le 21 mars 1939 dans la région italienne d'Émilie Romagne. On m'a raconté que lorsque j'allais naître, un groupe d'Allemands très gentils ont emmené ma mère avec une charrette et un âne à Reggio Emilia pour accoucher. Ils l'ont mise sur une charrette pour l'emmener chez une sage-femme. Je suis sortie avec des forceps après trois jours de travail et ma mère, la pauvre, a beaucoup souffert. J'étais une belle petite fille ! C'est vrai ! J'étais toute bouclée et j'étais vraiment belle, je m'en souviens ! Ma tante m'a présentée dans le village pour montrer à tout le monde combien j'étais mignonne. Maintenant je ne suis plus belle… mais peu importe ! Il suffit que ma santé soit bonne.

Ma mère s'appelait Gina, elle était de petite taille comme tous mes oncles du côté maternel. Mon père s'appelait Angelo. Ils étaient bons, je n'ai jamais été giflée. Mon père était... comment dit-on... il était d'une bonté extraordinaire. Bon comme le pain. Nous avions quelques animaux et une petite étable et, à l'intérieur de l'étable, il y avait quelques vaches et mes parents devaient monter et descendre pour aller chercher de l'eau au puits. Pauvre lui et pauvre maman ! Mais pour mon père c'était pire, car il était le plus fort des deux et, même s'il avait un corps très fragile, il devait faire tous les travaux lourds. Ma mère était femme au foyer, mais elle l'aidait si elle le pouvait. Maintenant, une chose me vient à l'esprit... que je ne devrais pas dire parce que c'est mauvais... Je suis allée... nettoyer les crottes des vaches, puis j'y mettais mes pieds dessus. Mes parents étaient très gentils, ils m'ont tout donné mais ils étaient très pauvres. Ils ont vécu la misère parce qu'ils étaient agriculteurs et ne possédaient qu'une prairie, mais le chef des paysans leur prenait tout. Nous étions sous les ordres des métayers. Mais il y a une chose à dire : nous avions de bons voisins. Mes parents ont eu de la chance car ils avaient un pré près d'une autre famille et ils y allaient couper le foin. Certains ont même tué le cochon pour nous nourrir. Je suis partie de là-bas parce qu'il n'y avait presque plus rien à manger. J'avais deux frères, Giovanni et Giuseppe. Ils habitent toujours là : Giovanni s'est marié, il est parti vivre à Bologne avec sa femme et a étudié comme enseignant, mais il n'a jamais trouvé de travail en tant que tel et a toujours travaillé pour une compagnie d'assurance. Giuseppe était venu ici pour travailler et y était resté quatorze ans. Puis, lorsque nos parents furent seuls, il est rentré à la maison. Plus ou moins, tout s'est bien passé dans ma vie. Mais il n'y en avait pas ça *(N.d.T : elle utilise le pouce et l'index pour faire allusion à l'argent)*. Je suis donc partie en Suisse pour travailler et j'y suis restée.

Quand je suis née, en 1939, la guerre a commencé et il y avait un avion qui passait toujours la nuit et...oh aide-moi Aleardo à me souvenir ! L'avion passait tous les soirs rien que pour nous embêter. Je me souviens d'une fois où je me suis cachée sous la table et je me suis endormie. Ma grand-mère a oublié de m'emmener au lit et j'ai dormi sous la table toute la nuit. Mais je suis encore là, j'ai survécu. J'appelais l'avion « pippo », j'étais petite, je devais avoir cinq ans. Mon père était au combat et... oh, ma mémoire n'est plus la même qu'avant mais tout ce que je peux dire, vous allez l'écrire n'est-ce pas ? Mon père est donc parti à la guerre pendant six ans. C'était difficile ! Nous étions à la maison et… aide-moi Katia !

*Pendant la guerre, grand-mère Gina était seule. Elle avait trois enfants, ma mère qui est née en 1939, tonton Giuseppe en 1943 et l'oncle Giovanni en 1945. Pratiquement à chaque fois que mon grand-père revenait d'un congé militaire, elle tombait enceinte ! Et puis elle s'est retrouvée seule à la maison avec des petits enfants. De la guerre, mon grand-père est revenu malade du paludisme. Oui, oui, il y en avait aussi en Italie à cette époque ! Et maman, tu te souviens comment grand-père Angiolino est revenu de la guerre ? Raconte-le...*

Il était rentré chez lui à pied depuis Foggia. Lorsqu'il est arrivé à Reggio, il s'est arrêté chez une famille qu'il connaissait et ils l'ont emmené dans notre village. Quand je l'ai revu, j'étais heureuse ! Parce que mon père ne m'a jamais frappée et ma mère ne me grondait même pas. J'étais une fille tranquille, mais ça, c'est moi qui le dis...

## L'école et les amitiés

À l'école, j'étais moyenne, je n'ai été qu'à l'école primaire, mais je m'en suis sortie. Et puis j'ai fait une année dans une école pour devenir couturière. J'aime toujours coudre. Je voulais étudier, mais ma famille n'avait pas d'argent. C'est pour cela que je suis partie en Suisse. Je suis allée travailler dans un restaurant. J'étais triste de quitter toutes mes copines, mes amis et mes amoureux en Émilie-Romagne, mais je me suis tout de suite bien intégrée ici.

Quand j'étais jeune fille nous jouions à ... comment ça s'appelle ça déjà.... Ciel et Terre, c'est un jeu où il faut lancer la pierre et sauter au-delà[1]. Et puis j'aimais danser. Bon sang, c'était inimaginable de ne pas aller danser ! On pouvait danser dans mon village, mais nous allions également dans les villes voisines à vélo, lorsque l'orchestre y jouait. Je n'ai rien fait de mal, mais je me suis amusée. Ma mère ne me laissait pas aller danser seule et elle m'accompagnait avec la mère de Lina, ma meilleure amie. En haut il y avait... comment ça s'appelle déjà... une espèce de mezzanine et en bas on pouvait danser. La famille de Lina m'aimait tellement ! Ils m'ont aussi nourri. Son père jouait du saxophone. Et quand j'allais au cinéma avec mon ami Adriano... eh eh... ma mère envoyait Giuseppe me surveiller. Mon ami et moi allions en haut tandis que mon frère était en bas, mais il ne regardait pas l'écran, il me surveillait ! Et ensuite le surveillant du cinéma l'avait renvoyé. Et toi Aleardo, tais-toi veux-tu ? J'étais vraiment amoureuse ! Car vous savez... c'est lui, celui-là exactement... il s'appelle Aleardo et c'est lui qui m'en a fait voir de toutes les couleurs... ! Mais il suffisait qu'il m'emmène danser et j'étais heureuse.

## Rêves et travail

À quinze ans, je suis allée travailler dans la rizière de Frascarolo, dans le Piémont, pendant trois ans. J'aimais faire le nettoyage du riz, même si j'étais pieds nus au milieu de l'eau, avec les petites couleuvres qui fuyaient. Je ne me fatiguais jamais et je chantais. Ils me disaient : « Allez, Dilva, chante ! » et voilà ! J'en garde un beau souvenir. Et après, j'ai rencontré aussi un amoureux. C'était juste pour aller s'amuser le soir, danser un peu. C'était un garçon très

[1] Le jeu de la marelle.

gentil, Giuliano, et avec mon mari nous sommes allés lui rendre visite il y a dix ans. Nous avons mangé ensemble et après voilà, nous sommes partis. J'aimais beaucoup danser, je ne serais pas une fille d'Émilie-Romagne si je n'aimais pas ça ! C'était l'époque des dancings. Mais je n'ai pas passé toute ma jeunesse dans les dancings, car ensuite je suis partie et j'ai rencontré *celui-ci* ! C'est de sa faute ! Non... il n'y a aucune faute. Je l'aimais bien et il était excellent danseur !

J'avais aussi une autre passion quand j'étais jeune : le chant. Et j'ai gagné le prix du « micro d'argent » de mon village. Ah oui, que j'aurais aimé être chanteuse ! J'avais l'habitude de faire des concours de chant et ils m'appelaient pour que je vienne chanter. Tu parles comme je chantais bien ! Ma voix était libre !

## Vie amoureuse

La décision la plus importante de ma vie a été de rester ici et de me marier. Je suis arrivée à dix-neuf ans et j'ai travaillé comme serveuse dans le restaurant de la gare. Quelqu'un est venu me chercher à l'arrêt de tram... le fils de la dame où je logeais... ou la Célestine, je ne me souviens plus très bien. J'ai regardé autour de moi et je me suis dit : « Oh, mais où suis-je arrivée ? ». Parce qu'il y avait des montagnes et j'avais peur. Moi je suis née dans la plaine, que puis-je y faire ? J'étais triste et je pleurais. Bien sûr, j'avais peur de partir de chez moi mais Edda, une femme de ma ville qui travaillait dans un restaurant ici, m'a dit qu'ils cherchaient une serveuse. Je ne pensais pas rester, je pensais repartir... mais... dès mon arrivée, je suis tombée amoureuse de ce type ! Il m'a fait tomber amoureuse de lui ! Il dansait bien et il était beau, oui, disons que oui... regarde-moi ce beau gosse !

*Lorsque Dilva est arrivée, on faisait des travaux au barrage et elle était venue travailler comme serveuse. Au Carnaval, nous sommes allés danser le boogie. Ton frère et Sandrino étaient là, tu te souviens Dilva ? J'ai été le premier à la ramener à la maison. Eh, Dilva, dis-le, qui est-ce qui est venu te chercher au resto ? Et puis nous nous sommes mariés presque immédiatement, le 23 octobre 1958. Elle avait dix-neuf ans et moi trente. Après seulement un mois de mariage, comme j'aimais aller à la pêche, j'ai attrapé une truite et nous avons fait une fête. Ce soir-là, elle voulait rentrer à la maison, je voulais finir la partie de cartes. Elle est partie seule et quand je suis rentré à la maison, elle était là en train de pleurer, on s'est couché et elle frappait, boum boum boum. Ça a été la seule fois où je l'ai laissée toute seule. Voyez-vous, après un mois de mariage, elle me « frappait » déjà ?*

Tu le méritais ! Car j'étais jeune ! Heureusement avec moi il a été correct, il ne me trompait pas, sinon je l'aurais quitté.

*Nous vivions dans cette maison là-bas, regardez. Non loin du restaurant. Mais pendant le weekend, il y avait des gens qui faisaient la fête et qui criaient, alors nous avons décidé que nous ne pouvions pas vivre là-bas. De plus, la maison n'avait qu'une cuisine et une chambre et nous avions déjà trois enfants. Ils avaient mis le terrain de notre maison actuelle aux enchères et j'avais économisé treize mille francs. J'ai eu de la chance que le directeur de la banque soit client de la boulangerie, sinon nous étions obligés de louer.*

Nous sommes immédiatement tombés amoureux ! Je n'ai pas honte de le dire. Et regardez ici, ce sont les photos des noces d'or. Soixante... non, soixante et un ans de mariage ! Je prends soin de mon mari ! Je ne suis pas méchante, pas vrai ? Mais il fallait que je le surveille...

*Eh bien, je ne pouvais danser avec personne parce qu'elle était jalouse. Mais quand j'allais travailler, elle dansait. Nous nous sommes mariés le jeudi et le samedi nous sommes allés à un autre mariage et quel bruit faisait le lit, Dilva ?*

Trac-trac-trac ! J'ai dit allez, arrête, les gars en bas vont nous entendre ! Ah, c'était super, cette fois-là ! Ah, j'aurais bien des choses à raconter ! Mais... dites-moi Madame, est-ce que je parle bien ou mal ? Regardez les photos, tous mes enfants sont là. Cinq, quel effort ! J'aimais les enfants et j'en aurais même eu un autre, mais le problème c'est la douleur ! Ce n'est pas comme maintenant. Mes enfants sont tous mariés, sauf un qui vit avec sa copine. Ils ont fait leurs propres choix. Et regardez, ici, c'est Michetta !

*Ils m'appelaient « Michetta », du nom de mon père, parce que nous faisions du pain en forme de boule et c'est comme ça qu'on l'appelle ici : « michetta ». Ou bien on m'appelait « Cinq centimes », car je suis née à sept mois et j'étais riquiqui comme une pièce de cinq centimes. Ils m'ont mis dans du coton et j'étais si petit que ma mère m'avait appelé comme ça. Je n'ai pas vraiment connu ma mère : elle a souffert d'une dépression postnatale en 1929, l'année après ma naissance. Elle a été admise dans un hôpital psychiatrique et lorsque je suis allé lui rendre visite pour la première fois, j'avais 6 ans. Quand mon père a dit à ma mère : « C'est Cinq centimes », elle m'a reconnu et m'a fait une caresse. Elle était encore au lit, avec des électrochocs... dans ces années-là... et avec trois jeunes enfants, comment mon père aurait-il pu s'en sortir ? Des domestiques venaient faire les corvées et s'occuper de nous, mais elles ne duraient pas longtemps, un mois ou deux, et mon père devait toujours en chercher une autre. Celui dont j'ai pris soin jusqu'à la fin, c'était mon père, car il avait toujours fait du bien. Malheureusement, à cause de ses nombreux chagrins, il avait le vice de boire et vieillissait ! Quand il s'est marié, il avait une calèche. Maman était serveuse... elle était dans le village depuis cinq mois et elle aussi était déjà tombée enceinte. J'ai fait la même chose avec la Dilva et mon père, tu sais ce qu'il m'a dit ? « Maintenant tu fais comme moi et tu l'épouses ! ». Le restaurant et la femme avaient changé, mais la situation était la même. Quand nous nous sommes mariés, elle avançait en vacillant à l'église et s'est évanouie parce qu'elle était déjà enceinte. Dilva a également souffert de dépression post-partum après son deuxième enfant, mais je l'ai soignée à la maison et elle s'est rétablie.*

Il a dit que je vacillais exprès, mais l'émotion était là ! Peut-être qu'il était un charmeur, mais la Dilva... elle était belle comme une fleur[1] ! Mais aujourd'hui, je ne vais à la messe que de temps en temps. Un mauvais moment a été celui où j'étais enceinte de Sonia et ils ont emmené mon mari dans une ambulance. Katia, aide-moi ! Je ne me souviens plus ce que j'ai fait pour résoudre le problème.

*On ne savait pas ce qu'avait papa, et toi tu avais quatre enfants, tu étais enceinte de la cinquième et tu avais une boulangerie à gérer. Isolina est venue t'aider. Elle faisait le porte-à-porte pour vendre le pain. Pas vrai papa ?*

*Oui, j'ai eu un problème neurologique qui s'est résolu un mois plus tard. J'ai commencé à travailler, mais la tête me tournait, je n'arrivais pas à rester debout. C'était difficile, très difficile. Parce qu'en tout ça a duré en tout un an et demi et j'avais des crises. Malgré tout ils n'ont pas découvert de quoi il s'agissait, ils ont aussi fait un prélèvement de la moelle épinière. J'étais à l'hôpital avec des tubes, un dans le nez, et un autre dans la bouche. Ils pensaient que j'avais mangé des champignons vénéneux mais, le vendredi, le docteur Legobbe est arrivé et a dit : « Vous avez tout faux, il faut l'envoyer auprès d'un spécialiste, car il a une maladie vestibulaire... ». Mais on ne pouvait voir que les cervicales. Le docteur m'a fait une traction et j'ai commencé à aller mieux. Ç'a été difficile, car j'avais quatre enfants et un en route. Même au travail j'étais seul, je n'avais pas d'ouvriers, je faisais tout moi-même, les factures, le pain, le service à domicile. Dilva s'occupait déjà des enfants et ne pouvait donc pas m'aider. Heureusement, tout ça c'est du passé.*

## La vieillesse et la santé

Moi aussi j'ai fait le scanner. C'est un tube ouvert et moi je riais. Ma santé va bien, n'est-ce pas ? La mémoire n'est pas complètement partie, il y en a un peu, mais pas beaucoup. Malgré tout, je m'en sors quand même ! À la maison je vis bien, c'est lui qui cuisine. Mais j'étais une bonne cuisinière. On apprenait par la force des choses, avec cinq enfants à la maison et un frère qui

[1] Elle parle d'elle-même à la troisième personne, comme si le compliment venait d'une autre personne.

travaillait à l'usine et venait manger chez moi. Maman me l'a envoyé parce que je vivais seule, loin de la famille.

Maintenant je vais au centre de jour et je suis en paix. J'y suis bien. Seule à la maison je n'y resterai pas, mais je ne sais pas si j'aimerais vivre en maison de retraite… ça je ne me le suis pas mis en tête, mais je ne sais pas pourquoi. Ce n'est pas parce qu'il y a des personnes âgées, car je le suis moi-même. Par chance j'ai mon mari : c'est lui la plus belle chose de ma vie ! Et aussi les enfants et les petits-enfants. Comment ils s'appellent ? Attends…attends…j'ai Stefano, Christian, Maura, Sabrina, Sara… *aidez-moi* ! Elia, Giulia, Giona, puis Joelle et Nicolò e la dernière, Sofia, qui est ma préférée, mais je les aime tous. Et puis je suis même arrière-grand-mère : j'ai Alice, qui a déjà neuf ans, Alessandra, Serena et Alissa. Et Sommer qui vient de naître.

### Prendre congé

Noun sommes arrivés jusqu'ici, soixante-et-un ans de mariage. J'aime me souvenir du passé.

*Témoignage proposé par Patrizia Arcioli et recueilli par Manuela Bonfanti le 16.11.2019. Dilva vit en EHPAD depuis 2020.*

# UNE FAMILLE SE CRÉAIT

## Flavia

*Femme résolue et énergique, infirmière de formation, Flavia Consagra aime parler d'elle et souligne souvent et avec plaisir les aspects humains du métier de responsable du personnel soignant qu'elle exerçait avant la naissance de ses trois enfants. La création d'une famille, tant sur le plan personnel que dans la sphère sociale et professionnelle, ressort dans la narration de l'histoire de sa vie. Ces évènements marquants, pleins d'émotions, sont restés très vifs dans l'esprit de Flavia et elle les raconte souvent au présent, comme s'ils s'étaient produits il y a quelques jours. Née en 1943, elle a reçu un diagnostic de maladie d'Alzheimer en 2016. Elle vit à la maison soutenue par son mari Ignazio, dont la présence quotidienne est devenue indispensable dans la vie de tous les jours. Les difficultés de mémoire se sont aggravées ces derniers mois, c'est pourquoi elle présente désormais les symptômes typiques d'un stade modéré. Je la rencontre au siège du Centre de compétences Alzheimer et maladies apparentées de Lugano où, depuis 2018, elle participe au groupe d'activation cognitive. Au cours de notre conversation, Flavia est accompagnée par son mari qui, avec patience et gentillesse, l'aide à se remémorer des évènements passés, ou à préciser les situations dont elle parle. Il enrichit le récit de quelques anecdotes ou détails concernant son caractère, sa profession et sa vie de famille. Sa contribution est indiquée en italique.*

### La famille et l'enfance

Je viens de Reggio en Émilie-Romagne. Mon père était pilote de ligne et ma mère femme au foyer, comme les jeunes femmes d'autrefois. Je m'en souviens bien. C'était encore l'époque durant laquelle c'était important que les enfants soient bien habillés et qu'ils travaillent bien à l'école ! Mon père, volant dans le ciel, était toujours en vadrouille et j'étais davantage liée à ma mère. J'ai perdu mon père pendant la guerre et ma maman quand j'avais treize ans. J'étais fille unique, mais j'avais de nombreux cousins et de nombreuses tantes. Lorsque mes parents sont morts, j'ai été élevée par ma tante et ma grand-mère, qui me faisaient office de mères. Mais j'ai toujours dû me comporter comme il faut. J'avais une tante qui n'avait pas d'enfants et qui m'invitait toujours chez elle. J'étais son rayon de soleil. Elle veillait à ce que je sois bien assise à table et me disait : « Tiens-toi comme il faut, comporte-toi bien ! ». Elle était un peu stricte et moi j'ai toujours obéi. Mais cette tante m'adorait, elle m'apprenait beaucoup de choses et elle était un point de repère pour moi. Parce que vous savez, en ces temps-là, nous étions tous comme une seule famille. Nous allions toujours rendre visite aux grands-parents, nous faisions des fêtes de famille et ils me gâtaient. J'ai eu beaucoup de belles choses, parce que, chez nous, nous nous aimions tous. Grand-père travaillait dans l'armée et fabriquait les chaussures des soldats. Ma joie était de pouvoir aller avec lui chercher toutes les bonnes choses de la terre. Nos parents étaient liés à la terre et à l'époque, il y avait des légumes, des poules avec des œufs, des cochons...

*Et tu te souviens, Flavia, de l'époque où tu suivais l'ancienne voie ferrée avec ton grand-père et tu sautais d'un quai à l'autre ?*

Mais il me gardait près de lui ! Enfant, nous jouions à de nombreux jeux, mais il suffisait que nous nous comportions bien... que dis-tu ? Si je jouais à la maîtresse ? Je vois où tu veux en venir... oui, j'aimais m'organiser et j'étais cheffe à l'hôpital.

Nous allions toujours à l'église et je suis encore croyante et pratiquante. Dans la vie, cela m'a toujours aidé et quant à moi, j'ai aidé ceux qui en avaient besoin. Par exemple, quand j'ai mangé la première fois au centre de jour, j'ai vu que tout le monde avait les mains abîmées. Du coup, je me suis fait des amis et, petit à petit, je me suis rapprochée... je caressais leurs petits doigts. J'aime vraiment prendre soin des gens. Une fois je sors de l'église et il y a un monsieur qui se tient les genoux. Je lui demande : « Puis-je vous donner un coup de main ? » et il me dit : « Madame, vous êtes une femme en or ! Je suis allé chez le médecin et il ne les a même pas regardés ni bandés. » Et que veux-tu que je lui dise ? Ces médecins doivent faire quelque chose… comme ça, ça ne va pas ! Nous avons travaillé dans des hôpitaux et nos médecins nous aidaient vraiment. J'ai toujours eu ce truc de prendre soin... vous voyez ? Mon mari le confirme.

À Reggio, il y avait ceux qui allaient à l'église et ceux qui n'y allaient pas, comme les communistes. Mais ils ont toujours été unis, comme les fils de Peppone et Don Camillo. Ma tante tenait à m'emmener jouer à l'oratoire. À la Casa del Popolo, à proximité, il y avait un mouvement de gauche et ils s'entraidaient[1]. Une fois, je suis allée jouer au baby-foot et j'ai eu l'impression de l'avoir cassé. Mais le prêtre m'a dit : « Flavia, ne t'inquiète pas, les gens qui vivent à la Casa del Popolo sont tous de bonnes personnes, s'il y a une chaise cassée dans l'église, ils m'en apporteront une nouvelle. ». Alors vous voyez, j'ai toujours rencontré de bonnes personnes. J'ai eu de la chance parce que je n'ai été jamais malade et parce que j'avais toujours autour de moi des gens qui m'aimaient.

---

[1] Le mari ajoute que le communisme en Italie n'avait pas été extrême et les films de Don Camillo, très populaires en Italie, les montrent.

## L'école et les amitiés

J'ai fréquenté l'école avec tous les autres. Mais j'ai aussi appris du mari de ma tante, qui avait beaucoup étudié et me donnait des cours. Un jour, un médecin est venu à l'école pour nous faire une injection... et je me suis enfuie ! Et la première fois que ma mère m'a donné un vélo, figure-toi que je n'arrivais pas à m'arrêter et un monsieur a dû courir après moi.

*Flavia était un peu rebelle... elle était un garçon manqué ! Tu t'en souviens, Flavia ? En 1968, vous étiez là avec des pancartes... ! Et raconte-nous aussi quand tu as sauté par-dessus des bornes de la route... tu m'as même appris à le faire...*

Oui, mais grâce à ma tante, je me suis toujours bien comportée, à tel point que, lorsque nous nous sommes rencontrés, à l'hôpital, je n'avais pas de petit ami. Et j'avais déjà vingt-huit ans.

## Rêves et travail

J'ai travaillé à l'hôpital, j'étais cheffe des RH. Avant, j'avais fait diverses formations... par exemple l'école de commerce... mais ça ne me plaisait pas, puis institutrice de maternelle et puis, voyant qu'il y avait du travail en Suisse, je suis venue ici où j'aurais pu faire une formation dans les métiers de la santé. J'avais une vingtaine d'années et j'ai fréquenté l'école d'infirmières de Bellinzona pendant trois ans.

*Après avoir obtenu son diplôme, elle est allée travailler à dans un petit hôpital de province, elle préférait ça car il y avait tous les services, de la médecine néonatale à la gériatrie. Elle a ensuite suivi les cours de RH et de cheffe de service à Lausanne, pour se familiariser avec les dernières avancées. Et puis elle est venue travailler à Lugano. Elle dirigeait tout le personnel soignant de l'Hôpital italien de Lugano, créé vers 1900 pour aider les premiers citoyens italiens de la Suisse italienne et ceux qui, pendant la Première Guerre mondiale, revenaient du front. Là, ils étaient soignés gratuitement. Petit à petit, l'hôpital s'est agrandi.*

Un jour, ils m'ont téléphoné et m'ont dit : « Flavia, écoute, nous invitons toujours les jeunes médecins à prendre un verre à mi-journée, mais ils n'ont pas le courage de venir… ». À cette époque, il n'y avait pas d'espace où l'on pouvait prendre un café et faire une pause. Et j'ai immédiatement répondu : « Ne vous inquiétez pas, j'apporterai quelque chose demain, continuez à les inviter... ». Et ainsi, une famille se créait. C'est la beauté de notre métier : je suis infirmière, mais je dois toujours découvrir quels sont les besoins des autres... l'autre jour, quand il y avait cette forte grippe au début de cette année[1] ...un homme âgé m'a dit : « Vous savez, madame, aucun médecin n'est venu me donner quoi que ce soit… ». Alors, je suis allée voir le premier médecin que j'ai vu et je lui ai demandé : «  Comment se fait-il qu'avec cette grippe, personne n'ait rien donné aux personnes âgées » ? La beauté du métier, c'est de découvrir ce dont le patient a besoin et de lui apporter des petites choses. Nous avons eu de la chance à l’hôpital, c’était comme une famille.

## Vie sentimentale

J’ai rencontré mon mari à l'Hôpital italien. Il était responsable des salaires, moi du personnel. Une famille s’est créée à l’hôpital, tu comprends ? Comme quand nous nous sommes mariés… tu veux qu'on le raconte ? Tu sais, il y a des gens qui travaillent car ils ont besoin d’argent. Alors, quand nous avons décidé de nous marier, nous avons pris des paniers blancs, y avons mis beaucoup de dragées et les avons emmenées au travail. Notre premier rendez-vous s'est bien passé car nous nous connaissions déjà. Maintenant aide-moi un peu, papa...[2]

*Flavia avait postulé pour être embauchée à l'Hôpital italien car c’était l’époque où on commençait à remplacer les religieuses avec du personnel laïc et formé. Ils avaient proposé à ma femme d'ouvrir une école d'infirmières, mais elle ne se sentait pas capable de le faire. Elle avait des amies à Lugano et elle est donc allée travailler là-bas. Vous aurez du mal à le croire, mais lors de notre première rencontre, elle m'a même grondée...*

Le fait est qu'il avait négligé de payer des prestations à mes infirmières !

*C'est vrai, mais je n'avais pas de documents officiels pour accorder ces prestations salariales. Elle était habituée à travailler dans un hôpital plus petit et elle m’a interpellé directement alors que nous avions une procédure à suivre et je l'ai donc envoyée en discuter avec le directeur. Et il m'a dit qu'elle pouvait venir dans mon bureau et préparer les fiches de paie avec moi. Nous avons commencé à nous rencontrer et comme nous aimions tous les deux la même vallée, la Leventina, nous avions une référence sportive commune. Nous y avons fait nos premières sorties avec mes amis. Elle préparait le panier pour le pique-nique et nous allions voir le match de hockey sur glace ensemble... ce n'est pas que j'avais forcément envie de me fiancer, mais nous adoptions*

---

[1] Elle revit le passé en évoquant un évènement lointain comme s’il s’était passé il y a quelques jours. Étant donné que la maladie provoque une désorientation temporelle, Flavia narre les évènements au présent.

[2] Elle demande à son mari de l’aider à se souvenir de leur première rencontre, en l’appelant papa comme elle le faisait avec les enfants.

*tous les deux un discours religieux. Flavia était une femme de caractère ! Et avec un uniforme d'infirmière... ! Mais ensuite elle s'est adoucie un peu... et puis...*

...soit par erreur, soit par amour... nous nous sommes mariés. Et nous avons eu trois enfants, Cristina, Emanuela et Gionata. Tout s'est bien passé pour moi, même la grossesse et les médecins qui ont fait les coupures. Ils ont guéri Cristina[1] à la mer, en Ligurie. Là-bas, on y trouvait tout, pas que la mer. Ici il n'y avait rien en 1977, mais heureusement nous travaillions à l'hôpital et le chef de service nous avait dit qu'il y avait un centre spécialisé à Gênes. Même le pédiatre n'a rien pu faire et j'ai dit : « Toi, tu ne touches plus l'enfant, on s'en occupe nous... ». Nous avons eu la chance de pouvoir aller à la plage avec elle. Il y a aussi une belle forêt de pins et tout le monde nous connaît.

*Cristina, nous avons pu la soigner à 70 - 80 % et nous avons ensuite eu le courage d'avoir un autre enfant. C'est ainsi qu'est née Emanuela, puis Gionata. Nous sommes allés expliquer notre histoire à d'autres parents qui avaient eu un enfant trisomique, car beaucoup ne voulaient pas en avoir d'autres.*

Ma fille Emanuela est diplômée en pédagogie et a deux enfants. Elle travaille dans un grand centre en Suisse romande. Mon fils Gionata est diplômé en archéologie et va bientôt se marier. Mon mari économise de l'argent depuis des semaines afin qu'il puisse inviter tous ses amis. Gionata emmenait toujours des garçons en Albanie et une fois, il m'a dit : « Maman, tu viens aussi, parce que les garçons m'accompagnent volontiers mais ils ne disent jamais bonjour aux gens du lieu ». Cette année-là j'y suis allée, j'ai vu les filles... elles travaillaient comme des princesses ! Déjà enfant, Gionata avait une passion pour l'archéologie. Au collège, il a suivi un cours d'Art Rupestre. C'est un garçon en or, et je ne dis pas ça parce que c'est mon fils. Il est comme mon mari, qui n'est pas seulement un homme bien, il est vraiment excellent ! Saviez-vous qu'il aidait ses amis plus âgés à remplir la feuille d'impôts ? Je dis toujours, même à lui, que nous avons de la chance. Vous savez, une fois, il avait préparé les salaires et il y avait toutes ces femmes qui n'avaient pas déclaré leurs enfants. Je l'avais découvert et nous sommes revenues vers lui. Et tu sais ce qu'il a fait ? Il leur a payé rétroactivement deux ans d'allocations familiales. Certaines avaient cinq, même six enfants ! Et elles ont eu droit à une chouette somme. Il était comme moi, il n'aimait pas les injustices.

L'amour grandit petit à petit. Si vous n'avez pas d'amour, tout est perdu. Je pense que c'étaient tous des moments heureux. J'ai toujours pensé que j'avais de la chance.

---

[1] Leur aînée, Cristina, est atteinte par une trisomie 21.

## La vieillesse et la santé

À la retraite ? Je n'ai pas pris ma retraite... J'ai toujours été active, même envers les autres et surtout envers les personnes âgées. Quand j'ai quitté mon travail[1], cela ne m'a pas manqué car, ayant Cristina, je me suis dit : « Mais qu'est-ce que je vais faire là-bas ? ». Car une fois, elle rentre de l'école et tu sais ce qu'elle me dit, ma Cristina ? Elle me dit : « Tu sais, maman, ce qu'ils m'ont dit ? Que tu n'es pas ma mère... ». Et une deuxième fois, elle m'a demandé : « Maman, qu'est-ce que ça veut dire pute ? ». Alors j'ai dit : « Je ne vais plus travailler[2], je dois m'occuper de ma fille ». Et il faut voir comment elle tricote bien !

J'ai fait beaucoup de belles choses, j'allais rendre visite aux personnes âgées et j'apportais des friandises. Une femme m'a dit : « Flavia, tu es gentille de nous apporter des petites choses pour les petits-enfants car tu sais ce que veut ma belle-fille maintenant ? Rien que de l'argent… ».

La santé va bien, les médecins se sont tenus bien loin de moi jusqu'à présent. La mémoire... comme je n'ai pas de choses importantes à faire, comme m'occuper des autres... ça va. Et puis je l'ai, lui….

*C'est moi, l'autre mémoire ! Avant c'était moi qui lui demandais des conseils, maintenant c'est elle.*

## Prendre congé

J'ai eu de la chance dans la vie. J'ai aimé les autres et les autres m'aimaient. La chose la plus importante pour moi, ce sont les gens. Tout le monde était proche de moi, j'étais gentille avec tout le monde. Même ici, au centre de jour, je me suis liée d'amitié avec toutes ces personnes, elles ont les doigts abîmés et je leur ai mis de la crème. C'est comme une nouvelle famille. L'important est de s'aimer.

*Témoignage proposé par Ombretta Moccetti et récueilli par Manuela Bonfanti le 24 mai 2019*

---

[1] Elle se réfère à la période où elle a quitté son travail pour s'occuper des enfants.

[2] Elle a repris le travail rémunéré lorsque les enfants ont suffisamment grandi. Elle travaillait la nuit dans une clinique, afin de s'occuper d'eux pendant la journée. Son mari précise que, pendant des années, elle n'a dormi que quelques heures par nuit.

# TOUT FAIRE PAR MOI-MÊME

Giulia

*Giulia vit seule chez elle grâce à l'aide de ses trois enfants. Ses filles, en particulier, vivent à proximité et l'aident dans ses tâches quotidiennes et dans ses activités sociales, notamment sa participation au groupe d'activation cognitive. Professeure de français à la retraite, Giulia a quatre-vingt-dix ans et elle est restée longtemps très active sur le plan culturel. Ses connaissances dans ce domaine sont restées stables et elle possède toujours d'excellentes capacités de communication malgré le diagnostic d'Alzheimer qu'elle a reçu il y a cinq ans. Jusque-là, elle était indépendante : elle partait seule en vacances en voiture et vivait sans aide à domicile. Au fur et à mesure que la maladie progressait, les enfants ont organisé l'aide nécessaire pour assurer sa sécurité et son intégration sociale. Les lacunes de sa mémoire antérograde ne l'empêchent pas de raconter sa vie, dont elle conserve de nombreux souvenirs précis et cohérents. Sa fille Barbara l'aide à se souvenir grâce à des albums photos, en lui racontant de courtes anecdotes et en apportant quelques éclaircissements. Chaleureuse et positive, Giulia possède un remarquable sens de l'ironie et une grande force intérieure. Elle ne s'inquiète pas du problème de mémoire car, grâce aux précieuses aides dont elle dispose, elle mène toujours la vie qu'elle aime. Une vie qui se déroule à la maison, de la manière la plus indépendante possible. Tout comme elle l'a été tout au long de sa longue existence.*

## La famille et l'enfance

Je suis née le 5 mai 1929 à Bugnara, dans les Abruzzes. Mes parents étaient tous deux médecins. Ma mère se nommait Maria, elle était pédiatre, elle était une personne de grandes capacités et plutôt stricte, tandis que mon père Ezio était plus doux. Dans notre maison nous vivions bien, car nous étions une famille plutôt riche. En effet, en plus d'avoir une femme de ménage, nous avions aussi une nounou qui s'occupait de nous, les enfants. Nous étions deux sœurs et un frère et j'étais l'aînée. Même si ma mère était très occupée et travaillait, elle était une maman présente.

Mon prénom a été choisi pour rendre hommage à mon grand-père Giulio, le père de mon père, qui venait de décéder. Il vivait loin avec sa femme, ma grand-mère paternelle, et je ne les connaissais que peu, alors que je voyais davantage les grands-parents maternels, car ils vivaient plus proches... il faut dire aussi qu'une mère est toujours plus liée à sa propre mère. Ma grand-mère maternelle était un peu rude, mais elle avait une sœur, tante Marietta, qui m'aimait beaucoup. C'était plutôt elle, ma grand-mère. Ma famille m'a inculqué la valeur de l'honnêteté et celle de toujours bien se comporter.

La fête des Rois Mages a également été très importante pour moi, car c'était à ce moment que nous recevions les cadeaux. Quand j'étais petite, j'avais plusieurs jouets. Mon père m'en donnait beaucoup et ma mère n'était pas contente parce que, chaque fois qu'il allait quelque part, il revenait avec un nouveau jouet. Le souvenir le plus éloigné que j'ai est comme un éclair : je le vois m'apporter une poupée.

Nous n'avons jamais parlé le patois à la maison. Et on disait de moi que, si on voulait apprendre l'italien, il fallait aller chez la fille du médecin, parce que, depuis toute petite, je parlais déjà très bien. Je voulais vraiment être belle et avoir une apparence soignée. On racontait toujours une anecdote sur moi : lors du tremblement de terre de 1933, je dormais dans mon lit. Ils m'ont appelé pour que je me lève rapidement et j'ai demandé : « Mais quelle robe dois-je porter ? ». Bien sûr, je ne savais rien du tremblement de terre, je ne me souciais que des vêtements et j'y tiens encore aujourd'hui. Même sans rien faire de fou, avec modération et sans rien exagérer, j'ai envie de prendre soin de moi.

### L'école et les amitiés

Pendant la guerre, nous avons été déplacés de Bugnara et sommes allés vers la ville voisine, Pratola. Heureusement, car ils ont bombardé notre maison ! C'était une belle villa de style Belle Époque. Dans les Abruzzes, on vivait quand même assez bien pendant la guerre, car lorsque les alliés sont arrivés du Sud, ils ont passé les côtes le long de la mer dans le Latium, vers Rome, et nous n'avons pas été trop touchés. Mais il y a eu des bombardements. La gare a été bombardée mais n'a pas été gravement endommagée, tandis que notre maison l'a été. Ainsi, après la guerre, dans les années 1950, mes parents ont fait reconstruire une autre maison. Chef de chantier : maman. C'était une dure.

À cette époque, nous ne pouvions pas beaucoup sortir beaucoup, alors nous jouions aux cartes. On entendait des tirs à la mitraillette. Nous passions notre temps à jouer aux cartes avec nos cousins, qui vivaient également dans la même ville... mais pas dans la même maison. Les bombardements ont été effectués au moment où les troupes se retiraient, ils ont fait sauter tous les ponts. Le train pour Rome qui partait de Sulmona ne fonctionnait pas et il fallait d'abord prendre le bus puis le train. Sur la route vers Florence, les ponts avaient explosé et les voies ferrées étaient suspendues, donc nous avions peur. Ensuite, ils ont reconstruit les ponts. Pendant la guerre, nous n'allions pas à l'école parce que nous n'étions pas à Sulmona. L'école continuait dans les villes, mais pas dans notre école du village. Malgré tout, j'ai suivi des cours particuliers et je n'ai pas raté mon année scolaire. Bien au contraire, j'ai même sauté une classe : pour aller à l'école avec une cousine, pendant l'été j'ai préparé et réussi l'examen d'entrée pour ne pas fréquenter le CM2. J'étais la dernière qui a fait le gymnase au lieu du collège, qui a été mis en place l'année suivante : si j'avais fait le CM2 je serais ensuite allée au collège. L'endroit où nous logions était assez calme, mais on ne pouvait pas beaucoup se déplacer. Il fut un temps où ils prenaient des hommes pour les envoyer travailler et j'avais des cousins de mon âge qui avaient dû se cacher. Je me souviens qu'ils faisaient des rafles et qu'un jour Riccardo, un de mes cousins qui était dans la campagne où nous possédions un terrain, a été mis dans un tonneau de vin pour pouvoir rentrer chez lui ! Heureusement que mes cousins étaient là, je passais beaucoup de temps avec eux à jouer aux cartes. Je préférais jouer avec eux, car j'avais une différence d'âge de cinq ans avec mon frère et de sept ans avec ma sœur Marisa... et cela faisait une grande différence.

Mon père s'était beaucoup exposé pendant la guerre. Il était médecin et pour travailler, il aurait dû adhérer au parti fasciste. La carte du parti était indispensable. Mais il était socialiste et organisait des rassemblements. Il était donc limité dans son activité. Ma mère, en revanche, s'était bien adaptée car elle était déjà de droite. Papa était également médecin dans une usine d'explosifs de la région qui a été bombardée. La première fois, ils l'ont ratée, mais la deuxième fois, il était là lorsque l'usine a été bombardée. L'autre grande passion de mon père était le foot. Il avait été joueur dans sa jeunesse, puis arbitre, et il avait également eu une carrière d'inspecteur et avait atteint le 4ème niveau de la Fédération italienne de football.

## Rêves et travail

Pendant mon temps libre, quand j'étais jeune, je skiais, mais malheureusement trop peu. Une fois, je suis tombée sur le côté parce que mes fixations ne s'ouvraient pas et que mon pied était coincé. J'ai encore une belle marque sur ma cheville et j'ai eu peur après. J'ai donc fait du ski de fond pendant plusieurs années. Regardez, celle-ci est une photo de moi dans le parc national des Abruzzes. En tant que fille, je faisais beaucoup de vélo et je lisais autant. Je me souviens qu'une fois on m'a donné un livre et dessus il était écrit : avec la prière de ne pas le dévorer. J'aime les romans policiers et quand j'étais enfant, je lisais aussi des romans d'amour. Puis je me suis mise à la littérature américaine. J'étais passionnée par la littérature française et j'ai présenté ma thèse sur Proust. Pourtant, l'écriture ne m'a jamais particulièrement intéressée.

Je suis resté à Sulmona jusqu'à mon mariage. C'était en 1956. Avant de me marier, j'ai étudié la littérature française à l'Université de Rome, puis j'ai eu une bourse pour aller étudier à Paris. J'étais très bonne à l'école. Je me souviens de l'enseignante qui m'a préparé à l'examen de CM2 pendant la guerre, c'était une personne importante dans ma vie. Ma matière préférée était le français et, lorsque j'ai commencé à travailler, j'ai préféré enseigner cette langue. Naturellement, ayant passé un an en France, je parlais couramment le français alors que lorsque j'étudiais en Italie je ne le parlais pas, on l'étudiait à l'université mais j'étais incapable de parler la langue. Cependant, je me suis rendu compte que j'avais une bonne connaissance de la langue française, car lorsque je suis allée en France, au début je ne disais pas un seul mot, mais après une semaine où j'étais perdue, j'ai commencé à parler.

Je n'ai jamais voulu être médecin. J'avais eu une mère qui était médecin et, étant enfant, j'en avais été fondamentalement affectée. Elle n'était pas beaucoup à la maison, j'étais avec les nounous et j'avais décidé que, quand j'aurais eu des enfants en bas âge, je serais restée à la maison avec eux. C'est pourquoi j'ai choisi d'enseigner. J'aurais préféré rester à la maison, mais le destin en a voulu autrement et, lorsque ma dernière fille est allée à l'école, j'ai commencé à enseigner.

## Vie sentimentale

J'ai rencontré mon mari à Paris en 1955. Il s'appelait Christoph, il était Suisse allemand, originaire de Berne. Il était également médecin. Nous nous sommes rencontrés en faisant la queue pour obtenir des tickets pour manger à la cantine. J'attendais mon tour juste à côté de lui et nous avons commencé à parler. Quand nous avons quitté la cantine, nous sommes partis ensemble et les feux de l'amour se sont allumés. Au début, nous nous parlions en français, ensuite en italien car il avait grandi dans l'une de ces familles suisses alémaniques qui avaient appris l'italien. Tout ce dont je me souviens du premier rendez-vous, c'est qu'on faisait la queue et après est sortis ensemble, on a marché et finalement on se voyait régulièrement à Paris.

Au début, mes parents n'étaient pas contents de mon choix à cause de la distance, mais ensuite ils l'ont accepté et nous nous sommes mariés à Assise le 30 août 1956. Nous étions tous les deux issus d'une famille aisée. Son père était directeur de la compagnie d'électricité de Berne et sa mère, Gertrud, était infirmière, peintre et suffragette. Ils se parlaient en anglais. Pendant la guerre, ma belle-mère avait également protégé des enfants juifs. Ma mère et celle de mon mari étaient deux matriarches.

Après le mariage nous sommes rentrés à Paris, car mon mari était en train de se spécialiser dans un hôpital parisien. Nous y avons vécu environ un an. Franz est né à Paris et nous avons conçu Barbara, puis nous sommes retournés en Suisse alémanique, a Muri, où vivait sa famille. Je me sentais bien à Berne,

c'est une ville magnifique, je suis partie seulement parce que je voulais plus de liberté, car ma belle-mère était très... disons qu'elle avait une très forte personnalité. Puis j'ai déménagé à Ostermundigen... et pendant cette période, quelque chose d'important s'est produit... Alexandra, ma troisième fille, venait de naître lorsque Christoph nous a quittés. Nous avions fait de belles choses ensemble, même des vacances sur les îles Lipari. Mais il est tombé amoureux de quelqu'un d'autre. Bien sûr, avec la dépression du post-partum et tout... j'ai passé des journées à pleurer. J'ai tout raconté au médecin de l'hôpital, et lui aussi s'est mis en colère. Il trouvait que ce n'était pas correct, surtout à ce moment-là. Même sa famille n'a pas apprécié, il a été beaucoup critiqué... ensuite ils lui ont pardonné mais j'ai toujours eu une place dans sa famille.
Je ne pouvais pas me laisser aller, parce que j'avais trois enfants. J'ai dû me battre. Barbara n'avait que deux ans et elle lui dit : « Mais papa, qu'est-ce que tu fais à maman ? ». C'est ainsi que je suis allée à Ostermundigen, pour vivre seule. Mes parents m'ont proposé de rentrer chez moi dans les Abruzzes, mais je n'ai pas voulu car la mentalité de ces lieux ne me convenait plus. J'ai préféré tout faire par moi-même, car je n'ai jamais eu, ici, quelqu'un de la famille pour nous aider. C'était mieux ainsi : ma mère avait un caractère très fort que je ne pouvais pas affronter, ma belle-mère aussi. Mais elle m'a au moins appris à m'organiser, car au début je faisais mon plan pour la journée et je le suivais, et cela m'a aidé. Barbara et Franz séjournaient souvent chez mes parents dans les Abruzzes avant d'aller à l'école. Mes parents avaient dit qu'ils élèveraient Barbara parce qu'ils s'entendaient bien avec elle, mais j'ai dit non. Je suis contente de ne pas leur avoir confié ma fille. Franz, quant à lui, aimait beaucoup *grosspapa*, son grand-père.

Au début, je pensais déménager en Suisse romande. Mais mon beau-frère Hans m'a dit : « Mais pourquoi ne vas-tu pas en Suisse italienne, au Tessin ?». C'était un tournant dans ma vie. J'ai cherché un appartement et un travail là-bas. Lorsque la plus jeune de mes filles a commencé l'école, j'ai recommencé à enseigner. Au début, il n'y avait pas de poste disponible, mais au bout d'un moment, ils m'ont appelée car apparemment celle que j'ai remplacée par la suite ne parlait pas vraiment bien le français, elle avait obtenu son CAPES mais elle ne le parlait pas. Donc ils se méfiaient beaucoup de moi aussi, ils pensaient que je ne le parlais pas vraiment non plus. J'ai discuté avec le responsable du département pédagogique et il m'a fait passer une sorte d'examen de trois heures. Je l'ai réussi.

Comment j'ai géré la famille... tout d'abord, mon fils restait toute la journée à dans une école privée et les deux sœurs dans une autre où il y avait une garderie après l'école et je passais les chercher à six heures et demie du soir. C'était probablement plus difficile pour eux que pour moi. Barbara a quitté Berne à contrecœur parce que là-bas je ne travaillais pas et quand nous sommes arrivés ici, elle avait l'impression d'être en prison parce qu'elle devait rester à l'école tout le temps. Je finissais le travail tard et personne ne se souciait de savoir si j'avais des enfants ou non, ils me disaient que je devais rester même pour les réunions et, ces fois-là, mes enfants devaient m'attendre à la réception parfois jusqu'à huit heures du soir. Heureusement, à un moment donné, nous avons eu Rosa, qui est restée à la maison pour me remplacer et s'occuper de tout. Elle était très affectueuse, elle était une personne de famille et nous sommes restées amies. À partir du moment où elle a commencé à travailler pour moi, j'étais rassurée. Et puis il y avait les vacances scolaires. A partir du moment où elle a commencé à travailler pour moi, j'étais rassurée. Et puis il y avait les vacances scolaires. Le dimanche, nous partions en excursion dans les environs.

Le statut de personne divorcée était difficile à cette époque. J'arrivais toute seule, même lors des fêtes de famille. À l'école je n'étais pas discriminée à cause de cela, mes collègues n'ont jamais rien dit de méchant, ils l'ont toujours accepté. Mais c'était difficile pour les enfants. N'est-ce pas Barbara ?

*Oui, nous n'étions que deux enfants de divorcés, dans notre classe. À la fête des pères, c'était horrible pour moi, il fallait faire comme si de rien n'était. Et quand nous partions en vacances dans les Abruzzes ? Nous ne pouvions pas dire que nous étions des enfants de divorcés, alors nous avions inventé un hypothétique père qui n'était pas là.*

J'ai retrouvé l'amour, oui, mais nous avons toujours vécu séparés. J'ai eu deux compagnons, Luigi et Giovanni, un peintre vénitien que j'avais rencontré par l'intermédiaire de mon amie Mariarosa. Ma fille voulait que je me remarie, mais je ne l'aurais jamais fait. Vivre ensemble est risqué, si on est toujours ensemble les défauts ressortent davantage... et puis j'avais trois enfants. Mais peu importe... chacun de son côté.

Je ferais exactement tout ce que j'ai fait dans ma vie, mais je ne me remarierais plus jamais avec mon mari, sachant comment cela s'est terminé ! Mais en bref, bien souvent, même si tu te maries avec une personne de ta culture, ça peut ne pas fonctionner quand même. Personne ne m'a jamais demandé de conseils sur l'amour, mais si je devais en donner un, c'est d'être prudente, car il faut passer de l'être amoureux à l'amour. Il ne suffit pas d'être amoureux. S'aimer, c'est se consacrer à la personne et accepter ses défauts.

## La vieillesse et la santé

J'ai quitté l'école à soixante-deux ans. Il fallait avoir trente ans pour avoir une pension complète et on m'avait reconnu les trois années où j'avais enseigné en Italie. J'ai vu tous les changements. Quand je suis partie, le collège était déjà en train de changer. Les étudiants n'étaient plus les mêmes qu'avant, ils n'étaient plus intéressés. J'ai donc pris ma retraite volontiers.

Par la suite, je me suis occupée en suivant des cours à l'université. J'ai suivi des cours d'italien, de littérature, de français et d'histoire. Et j'allais à des concerts et des expositions. J'y vais toujours, quoique moins fréquemment car je ne conduis plus et je dois être accompagnée. Avant, j'y allais toujours seule.

Ma santé va bien, maintenant j'ai une polyarthrite rhumatoïde et j'ai mal au poignet, les infiltrations ont un effet relatif mais cette douleur ne m'affecte pas. À la maison j'ai une femme de ménage et je m'occupe du reste car je suis seule... et il n'y a pas trop de salissure. Ma mémoire n'est pas mauvaise, mais disons que j'ai l'habitude d'utiliser le calendrier pour noter mes engagements. Chaque matin, je fais une petite croix sur la date et donc je ne me sens pas en difficulté, je sais ce que je dois faire et je peux vivre de manière indépendante... enfin non seulement je le peux, mais je le veux ! Je me sentirais morte si je venais à entendre le mot « maison de retraite » ! Et j'ai la chance d'avoir une fille qui habite en bas et l'autre qui habite aussi assez près et qui s'occupe beaucoup de moi.

### Prendre congé

Le meilleur moment de ma vie a été lorsque je suis allée à Paris et que j'ai rencontré mon mari. Dommage que ça n'ait pas duré longtemps ! L'épouser a été ma plus grosse erreur, je ne pense pas en avoir commis d'autres et je ferais la majeure partie de ma vie exactement de la même façon. La valeur la plus importante pour moi est être fidèle à soi-même et j'aimerais qu'on se souvienne de moi comme quelqu'un d'intègre.

*Témoignage proposé par Ombretta Moccetti et recueilli par Manuela Bonfanti le 22.3.2019*

# JE L'ÉPOUSERAIS À NOUVEAU. ET DE SUITE !

Luigi

*Voilà Luigi. Nous nous connaissons depuis toujours sans vraiment nous connaître et cet entretien biographique est l'occasion rêvée de comprendre qui il est et comment a été sa vie. Luigi n'a pas beaucoup changé depuis sa jeunesse : physique grand et mince, caractère calme et gentil. Il est né et a vécu dans le Val Blenio en Suisse italienne, et il est très attaché à sa terre. Depuis près de cinquante ans, il vit à Dongio, au dernier étage d'une maison de maître qui recèle tous ses souvenirs. Le long des escaliers trônent des vases en cuivre qu'il a créées lors de sa retraite. C'est un homme concret, doué pour les activités manuelles, particulièrement sensible à l'humain. Ceci est confirmé par les activités sociales exercées tout au long de sa vie, l'amour réciproque pour son épouse Rosina et la richesse des détails sur les personnes qu'il a rencontrées et fréquentées. Luigi est heureux et en bonne santé, même si, depuis trois ans il montre des signes de déclin cognitif qui ne le dérangent pourtant pas. « Il faut l'accepter... » - il dit avec philosophie, car il est conscient que l'âge avance et il ne prétend pas que sa mémoire soit aussi performante qu'autrefois. Néanmoins, les souvenirs sont encore nombreux et il nous les livre dans un témoignage-fleuve, plein d'humour et de douceur, dénué de tristesse ou de ressentiment, qui illustre sa personnalité.*

## La famille et l'enfance

Je suis né le 17 octobre 1939, alors laisse-moi faire le calcul... cette année, j'ai quatre-vingts ans. Bon sang, la vie ! Ce n'est pas juste d'avoir atteint cet âge, il me semble que ça fait trop d'années. Quand, dans la rue, on me demande quel âge j'ai, je réponds sans trop y réfléchir... mais de le dire ici, les années pèsent !

Quand j'étais enfant, je vivais à Olivone. Mon enfance n'a pas été très belle parce que mon pauvre père était dépressif, donc pour ma pauvre mère, il était un poids mort et une préoccupation : à l'automne, il ne sortait pas de la maison, et, au printemps, il nous était impossible de le faire rentrer ! Il nous faisait souffrir. Et puis, il y avait ces « braves gens » qui se moquaient de lui et ne rataient jamais une opportunité de lui jouer de mauvais tours... et si nous lui disions : « Allez papa, rentrons à la maison... », ils le taquinaient : « Frido, veux-tu boire un verre avec nous ? ». C'est comme ça qu'ils nous faisaient comprendre qu'il fallait rentrer chez nous, parce que de toute façon il ne nous aurait pas suivis. C'était un problème, une souffrance constante. Mais la plupart de ces gens, d'une manière ou d'une autre, sans s'en rendre compte, en ont payé le prix. Nous leur avons rendu la pareille.

Je ne me souviens pas de la guerre parce que je suis né en 1939 et donc j'étais trop jeune. Mais ma mère s'en souvient, car elle en a vu de toutes les couleurs ! Oh, pauvre maman, comme elle a souffert ! Combien d'années a-t-elle vécu sans un centime en poche ! Nous allions faire des courses chez un petit commerçant du village qui notait tout dans un petit carnet. Quand j'ai été suffisamment grand, il m'a appelé et m'a dit : « Tant que je suis vivant, ça va comme ça. Mais lorsque je ne serai plus là, je ne sais vraiment pas comment ça se terminera pour vous... ». Ma mère travaillait, oui, mais nous étions sept enfants ! Moi j'étais le premier garçon et je devais ramener le salaire de la famille à la maison. Quand j'étais apprenti, mon chef me donnait un franc par jour et je donnais tout ce que je gagnais à ma mère. Pendant un certain temps, mon frère a également travaillé, car il y avait des travaux à faire dans le tunnel sous la montagne qui mène à Campo Blenio. Mon frère Claudio, né en 1942, a fait un apprentissage chez Agie, l'usine d'électroérosion où l'on perce le métal avec un laser. Mais les autres étaient des filles... Marilena est née en 1940 je crois, Alma en 1946, et puis il y a Flavia et Daria. L'une vit à Olivone, une autre à Torre et elle est mariée à un agriculteur. Maintenant, ils en ont marre d'être agriculteurs et disent toujours qu'au printemps, ils réduiront le nombre de chèvres. Mais l'important est que j'ai remplacé en tant que chef de famille mon pauvre père, déprimé l'hiver et euphorique le printemps. Nous avons fait ce que nous pouvions. Nous avions du bétail que nous amenions à la montagne pendant l'été.

Nos activités étaient toutes à l'extérieur. Chez nous, on avait les typiques *rascane*[1], des échelles de bois de sept ou huit mètres où on séchait le blé. Le bois avait des trous au milieu, une barre pour poser le blé et regarde... en pratique ici on avait le tas... et ici l'endroit plat où on mettait les tas et ensuite... et puis, je ne sais pas si tu l'as déjà vu... on battait les tas pour séparer les semis des épis. Les branches restaient à l'intérieur et au milieu il y avait justement les *rascane*. On posait le bâton qui battait. En général, on était toujours à deux pour ce travail, parfois trois ou quatre, mais pas chez nous car ce n'était pas assez grand. C'était notre aire de jeux. Lorsque nous avons grandi, nous avons commencé à jouer avec des pierres plates et fines. Notre jeu principal c'était justement ça, il n'y avait pas de vélos, ni de tricycles... et puis ils ne nous laissaient pas trop promener, les parents nous surveillaient, il ne fallait pas faire des bêtises, sinon ils nous punissaient... Si on ne se comportait pas bien, lorsque nous rentrions à la maison, on savait qu'on allait « passer un mauvais quart d'heure... », tu comprends ? Ils nous surveillaient, car sinon tu imagines bien ce qui aurait pu se passer... fais le calcul : nous étions déjà sept enfants, la famille d'à côté en avait huit et les enfants du garde-chasse étaient cinq...

---

[1] Treillis en bois typique des alpages suisses, permettant le séchage de feuilles.

Chaque hameau possédait une petite église. La nôtre de Scona était dédiée à San Colombàn. À Sommascona, il y avait une église et on célébrait la messe. Notre église est toujours là, mais maintenant ils ont emporté les plus belles choses, comme la Madone, et ils les ont mises au musée. Il y avait là le gardien, Bini, qui était un homme âgé. C'était le vieux sacristain qui gérait l'église aux deux cloches. Si tu savais y jouer, elles avaient un son magnifique, sinon c'était comme entendre les cloches des vaches revenant du pâturage. Le secret pour bien les jouer consistait à prendre les deux cordes suspendues à la cloche sur les épaules et de les tirer ensemble en même temps, en s'aidant du corps. Ce n'est qu'à ce moment-là qu'elles faisaient DING DONG comme il se doit ! Le sacristain m'a appris à les jouer, car il en avait assez de le faire et cherchait quelqu'un pour continuer ce travail. Je suis encore capable de les jouer. Au mois de mai, le curé arrivait avec deux ou trois femmes âgées, nous récitions le chapelet à San Colombàn et nous parcourions les différents hameaux. Les fêtes étaient liées à la religion et les familles y participaient. L'église était ouverte tout le mois de mai, puis elle fermait. Non, je veux dire... évidemment, elle restait ouverte, mais il n'y avait plus personne et de toute façon personne n'osait entrer et voler. Il y avait des objets de valeur, mais rien n'a jamais disparu, car si on en chopait un qui volait, je t'assure qu'il ne serait pas rentré chez lui sur ses deux jambes.

## L'école et les amitiés

Mes amis étaient tous nés aux alentours de mon hameau natal. Nous étions sept enfants. Nos deux voisins d'en bas et une autre famille voisine qui en avaient huit. Il y avait donc beaucoup d'enfants qui allaient à l'école. Et il y en avait plus dans les deux hameaux au-delà du pont, que ceux des cinq autres hameaux.

À l'école, nous faisions un peu les fous, car nous ne pensions qu'aux armes. Alors, l'école... j'ai redoublé la première année pour cause de maladie, car j'étais absent pendant un mois et demi, mais j'ai redoublé la troisième année par négligence ! Quand j'ai repris l'école, je me souviens que mon instit était une amie de ma maman. Elle était obligée de me contrôler de près, car j'étais espiègle. C'était la faute du groupe et quand j'ai commencé à réfléchir, j'ai réalisé qu'il fallait que je les laisse tomber. Mais l'école n'était pas la priorité, les gens ne pensaient qu'aux arbalètes, aux fusils et aux soldats. Nous étions tous fous des armes à feu et de ces trucs-là. Nous les avions vus chez les fils du garde-chasse. J'ai toujours aimé les armes et les munitions. J'ai fait chaque année les cours de tirs obligatoires pour le service militaire. De toute façon, je n'aurais jamais aimé étudier, je n'étais pas du genre à aimer la lecture... ma femme, en revanche, dévore les livres. Le seul moment où nous étions loin de la maison, c'était à la fin de l'année scolaire. L'été, nous allions chez d'autres familles pour nous occuper des vaches et nous y restions jusqu'à la rentrée scolaire. Nous restions à la montagne jusqu'en septembre. C'était beau, il y avait plusieurs enfants et nous faisions plein de bêtises.

## Rêves et travail

Une fois au mois de juin, j'étais avec un gars qui possédait plusieurs vaches. En emmenant les bêtes à la montagne, j'ai rencontré Armido. Je l'ai salué. Il m'a également salué. Je ne me souvenais plus qu'en 1951 nous nous étions retrouvés tous les deux à l'hôpital... Je ne sais même plus ce que j'avais eu... mais, en passant devant l'hôtel de Acquacalda, je suis allé lui parler. Il m'a demandé ce que j'avais l'intention de faire après avoir fini de travailler avec les bêtes et je lui ai dit que j'allais rentrer chez moi. Il m'a demandé si je voulais apprendre un métier et j'ai dit que oui. Puis il m'a proposé d'aller travailler pour lui, mais je ne savais même pas quel métier il faisait. « Viens voir et essaye » - il a répondu. Il était ferblantier en bâtiment, mais possédait également un diplôme en plomberie et chauffage. J'ai donc commencé à travailler pour lui comme ferblantier. J'aurais volontiers voulu obtenir les trois diplômes, comme lui, mais il m'a cassé les pieds. Sa manœuvre, je l'ai comprise que plus tard : il ne voulait pas car, si je me diplômais, il aurait dû augmenter mon salaire. Il ne me donnait que 940 francs par mois.

Puis j'ai changé d'employeur et suis parti à Biasca. Cela s'est passé ainsi : Tullio Bini, qui avait commencé comme apprenti plombier chez Armido, était devenu patron chez Morelli et, un beau jour, il m'a demandé combien je gagnais chez Armido. Quand je le lui ai dit, il s'est exclamé : « Mais t'es con de rester là ! Viens travailler avec moi ! ». C'est ainsi que j'ai rencontré Cavadini qui m'a présenté le directeur. Cela dit, le propriétaire était un autre type, de mon âge. Je ne le connaissais pas, mais, comme j'avais travaillé quatre mois avec les vaches, je connaissais sa femme. Ainsi, après vingt-quatre ans chez Armido, j'ai démissionné. J'avais bien préparé ce que j'avais à lui dire, mais lui, il avait un livre où étaient écrits les droits et devoirs de l'employeur et du salarié. C'était une sorte de contrat et ce que je devais faire lui convenait, mais il n'acceptait pas ses devoirs d'employeur. Du coup, je lui ai donné mon préavis de trois mois et je suis parti. Dans la nouvelle entreprise, on m'a suggéré de demander 1900 francs par mois et c'est ce que j'ai fait. Ils me les ont donnés sans broncher. Ah, comme la vie a changé à ce moment ! Demande à ma femme ! Avec un enfant et le loyer de la maison, avec 900 francs, on était serrés. Nous louions, parce que j'ai toujours été un peu trouillard, je ne prends pas de risque : on ne sait jamais, car j'ai aussi des problèmes de santé.

Le métier de ferblantier me plaisait. Et même si je n'avais pas de diplôme et que j'avais appris par moi-même, j'ai travaillé comme plombier. Aujourd'hui, le monde du travail est différent. Et si un jeune a déjà une idée de ce qu'il veut faire, alors ça peut marcher. Mais cela dépend aussi du lieu de travail, car aujourd'hui, on a vite fait de faire fuir les jeunes ! Ils ne sont pas comme nous, s'ils ne sont pas contents, ils partent. Et puis, aujourd'hui, vous leur parlez de ferblantier, ils ne savent même pas ce que c'est ! Et après, si tu leur dis : « On recherche des ferblantiers... », il y a peut-être la mère qui s'inquiète et qui dit : « Oh non, sur les toits, je ne veux pas ! ». Il est évident que travailler sur les toits est dangereux. Mais maintenant, ils font des formations. Nous ne les avions pas eues. Changer de travail a été la décision la plus importante de ma vie, car tu peux poser la question à ma femme : les derniers temps dans mon autre travail, j'y allais à contrecœur, il y avait toujours des problèmes, elle se sentait mal pour moi parce que je ne pouvais presque pas me lever le matin. Après avoir changé, il n'y a jamais plus eu de problème pour me réveiller et aller travailler ! J'ai fait un break net et ç'a été positif.

J'ai aussi été membre du SAMU et des sapeurs-pompiers. La différence est que les membres du SAMU étaient des volontaires, tandis que les sapeurs-pompiers sont rémunérés. J'avais suivi la formation de moniteur et je travaillais avec l'ancien moniteur. Un enseignant-moniteur est venu voir comment nous travaillions et a dit à moi et à un autre : « Vous deux, vous êtes les plus capables ». Je n'y croyais pas, c'était impossible, mais finalement c'était la vérité. J'ai arrêté de faire le sapeur-pompier de mon village natal car ils ne voulaient pas de membres de mon parti politique et je déteste quand la politique se mêle au travail. Mais par la suite j'ai recommencé dans le village où j'habite. Nous étions un groupe sympathique de jeunes pompiers et je me souviens de 1978, l'année de l'inondation. Et je me souviens aussi de l'année de l'avalanche de 1951, qui a laissé des traces. J'aimais aussi le tir militaire. Je n'ai jamais manqué la semaine de tir obligatoire.

## Vie sentimentale

En 1966, je suis allé rendre visite à trois familles de la région de Bergame avec le gérant d'un restaurant du coin. Avec nous il y avait un homme de Bergame et sa femme. Ses filles travaillaient au restaurant, mais elles avaient démissionné et nous sommes allés voir si elles voulaient retourner travailler. Tu penses ! Si elles avaient quitté le travail, ce n'était pas pour y retourner. Quand nous sommes revenus, dans la cuisine du restaurant il y avait ce petit bout de femme assise dans un coin. Son oncle lui avait dit de venir voir l'endroit. Elle revenait tout juste de Buffalo, en Amérique. Elle était arrivée seule et était allée à Zurich rendre visite à sa sœur. Elle a commencé à travailler de suite, car à cette époque le restaurant était toujours plein : nous étions neuf cents rien que dans le village, et en plus il y avait des ouvriers qui travaillaient dans le tunnel. Notre premier rendez-vous a été un mercredi, car c'était son jour de congé. Il y avait aussi une autre fille mignonne, mais elle était trop effrontée et ne m'a pas convaincu. Quand elle voyait que je sortais avec Rosina, elle me collait. Mais j'ai continué avec Rosina. Comment ai-je trouvé une femme ? Cela me fait rire parce que je me souviens qu'une fois, j'ai demandé à quelqu'un comment il avait fait pour connaître sa petite amie et il m'a répondu : « Et bien... elle me regardait, et je la regardais... ».

Nous nous sommes mariés en 1968, car elle attendait notre fils Giancarlo qui vit désormais en Suisse romande, à La Sarraz. Ensuite, nous avons eu notre fille, Sandy. C'était la meilleure période de ma vie. Notre vie conjugale était paisible. Nous n'avons jamais connu de moments difficiles, nous avons eu de la chance. Je dis que si un garçon veut se marier et ne trouve pas une fille qui sache ce que signifie gagner un franc, il est déjà ruiné dès le départ ! Elle serait comme la copine que j'avais avant... elle était une pauvre fille et menteuse de surcroit. Un soir, je lui ai fait avouer ses mensonges. Elle a commencé à pleurer et elle m'a demandé : « Mais qui est ce salaud qui t'a dit ça ? » et elle ne s'est même pas rendu compte que c'est elle qui m'avait tout dit. Et puis elle dépensait... ! Pour elle, dépenser cinquante francs, c'était comme en dépenser cinq. Aux jeunes, je dis : choisissez une épouse qui sait ce que signifie gagner un franc, qui vous aime et qui vous soutient. Bien sûr, la mienne me gronde de temps en temps !

*Mais Luigi, tu m'épouserais quand même à nouveau ?*

Si je t'épouserais à nouveau ? De suite ! Et c'est réciproque. Si vous ne vous mariez pas, vous n'avez aucune satisfaction.

## La vieillesse et la santé

À cinquante-neuf ans, j'ai arrêté de travailler. Comment est-ce arrivé ? Ah... eh bien... Rosina s'en souvient bien... je travaillais déjà à 50% car, deux ans plus tôt, j'étais tombé d'un échafaudage et je m'étais blessé. Ensuite, j'ai eu une crise cardiaque et j'ai eu droit à une pension d'invalidité. Je n'ai certainement pas pleuré quand j'ai pris ma retraite ! De toute façon, je n'aurais pas pu continuer. Je m'occupais dans le jardin, je réparais des fusils et je fabriquais plein d'objets en cuivre, j'en ai encore plein le grenier. J'ai toujours été catholique croyant et pendant neuf années consécutives, nous sommes même allés en pèlerinage à Lourdes. J'aimais suivre les processions. La santé est plutôt bonne. Parfois la mémoire ne fonctionne pas très bien, par exemple si tu me demandes ce que je t'ai dit il y a une heure je ne sais plus, mais en général rien n'a changé dans ma vie.

Prendre congé

Et nous nous entendons toujours bien avec Rosina. L'important est ceci. Je m'en fiche de ce que les autres disent de moi. Je fais les choses pour mon propre plaisir, pas pour les autres.

*Témoignage proposé par Patrizia Arcioli et recueilli par Manuela Bonfanti le 22.3.2019. Luigi a vécu depuis 2023 en EHPAD, où il est décédé en 2024.*

# J'AI TOUJOURS ÉTÉ UNE COMÉDIENNE

## Maria

*Deggio, petit hameau en Suisse italienne, s'agrippe aux flancs de la montagne. Peu d'âmes. De grandes habitations regroupées autour de la petite place. Fragrances alpestres. Ici habite depuis toujours l'octogénaire Maria Buletti, dans une splendide maison traditionnelle de la vallée Leventina, aux plafonds bas, avec des parois et des sols en bois. Le chauffage en pierre typique de la région est bien visible dans le salon illuminé par d'amples baies vitrées qui révèlent une vue à couper le souffle sur les sommets du* Piz da Mesdì. *Maria m'accueille avec enthousiasme en compagnie de sa sœur Anna, qui l'accompagnera dans le voyage à travers les souvenirs, et de sa nièce Mariagrazia. Affable et extravertie, Maria a la plaisanterie toujours prête et une mimique expressive. Du coup, je regrette de ne pas avoir une caméra avec moi. D'ailleurs, Maria est persuadée que, si le destin avait prévu qu'elle naisse ailleurs que dans cette vallée reculée, elle serait devenue une actrice. Il en a été autrement de sa longue existence, soutenue par l'optimisme et la foi, mais elle ne s'en plaint pas. Elle est heureuse. Son récit se déroule en partant de l'enfance et de la jeunesse, dont il reste intact beaucoup de détails étant donné que les trous de mémoires concernent la mémoire antérograde. J'écoute sa narration de vie, donc, mais pas seulement : ce qui caractérise cette dame vivace de quatre-vingt-six ans est qu'elle est le portrait d'une communauté, d'un lieu, d'une époque. Lorsque nous nous congédions, avec un sourire et une poignée de main, Maria me remercie de lui avoir fait vivre un après-midi différent. En réalité, c'est moi qui dois la remercier de ne pas avoir laissé s'échapper le précieux témoignage de sa vie.*

### La famille et l'enfance

Je m'appelle Maria Buletti et je suis née en 1933. Le 24 novembre j'aurai quatre-vingt-six ans. Ma maman s'appelait Chiara et elle est morte quand j'avais six ans, donc j'ai peu de souvenirs d'elle… même quasi aucun. Dans notre maison vivaient deux frères de mon papa. Nous avons grandi ensemble et ils nous ont aidés. Nous on était quatre orphelins, trois sœurs majeures et un frère. Deux sœurs de notre grand-père nous ont pris avec elles jusqu'à nos quatorze ans, puis nous avons pris en main la maison. Nous l'avons gérée nous-mêmes, parce qu'elles avaient déjà plus de quatre-vingts ans. Nos deux grands-tantes nous ont fait grandir avec la méthode de 1800. Ah, c'était la méthode du filer droit ! Tu t'en souviens, Anna ?[1]

*C'est vrai. Mais, Maria, nous avons au moins eu la chance d'avoir des oncles et tantes qui nous ont pris toutes ensemble, sinon nous aurions été séparées... ou alors nous aurions été placées ailleurs. Mais... tu peux placer un enfant, oui... mais quatre ? Et avec trois hommes seuls à la maison ! Il y avait la grand-mère, mais elle était dépressive depuis que nous la connaissions, parce que son mari était mort jeune et elle est restée toute seule avec six enfants à élever.*

Mon papa devait être un type avec un caractère assez joyeux, mais il a dû affronter une grosse difficulté avec la mort de sa femme qui lui a laissé quatre enfants. Et depuis ce jour, il était un peu... comme dire... lui, il nous disait qu'avant de se marier il était joyeux, mais après ce qui lui est arrivé, c'est normal... il avait le souci de quatre enfants. Il ne s'est plus remarié. Moi aussi je souhaiterais qu'on se souvienne de moi comme une personne joyeuse.

Ma famille m'a donné des valeurs chrétiennes qu'une autre famille ne m'aurait pas données. Pour moi elles sont précieuses. Je suis croyante et pratiquante et ah, bien sûr que ça m'a aidé dans la vie ! La grande partie de ma vie est basée sur ce que ma famille m'a appris et moi, je ne me suis jamais plainte. Une des choses les plus importantes a été de naître dans une famille chrétienne, qui nous a enseigné à bien nous entendre en famille, ne jamais se chamailler. Maintenant, nous sommes restées plus que nous, les deux sœurs. La majeure est morte en 1997 et le frère cinq ans en arrière. Eux, ils avaient un élevage de vaches et ils avaient continué les travaux des champs... mais à soixante-cinq ans, fini les aides pour l'agriculture et alors ça ne vaut plus la peine... ce n'est pas comme si on pouvait en vivre.

Ils m'ont toujours dit que petite fille j'étais... comment dit-t-on... dans mon patois on dit une « streciona » : bref, une personne qui traîne beaucoup dans la rue[2]. Je m'échappais toujours de la maison, j'allais jouer avec les autres dans la place, même si on n'avait pas le droit. Tu sais, quand on était à la maison, nous les filles on ne restait jamais sans rien faire. Il fallait coudre la chaussette ! On prenait une bobine, on en tirait dix petits fils et tant qu'on n'avait pas fini, il fallait continuer. Ou alors nous devions déjà faire des petites tâches ménagères à dix, douze ans : balayer, laver les assiettes...

*Mais c'était que les femmes qui faisaient ces tâches ! Le dernier de la famille était un garçon et les garçons, ils les gardaient bien, parce qu'ils devaient perpétuer la lignée. À nous les filles, on nous disait toujours : «*

---

[1] La sœur de Maria, Anna, nous rejoint à table à ma requête, pour fournir des détails supplémentaires sur leurs vies d'enfants.

[2] Strecc : un mot qui, dans son patois, signifie ruelle.

*Traitez-le bien votre frère... ». Lui, l'été, il allait à la montagne, tandis que nous on devait travailler, répandre le foin.*

La nouvelle génération a été plus libre parce qu'elle avait l'argent ! Ah, je me souviens quand on allait aux funérailles et on nous donnait dix ou vingt centimes en don à mettre dans le panier qu'ils passaient durant la messe ! Il y avait une jeune fille de notre âge qui nous disait toujours : « Ne le mets pas dedans, on va au magasin pour acheter des bonbons ! » Pour vingt centimes, ils nous en donnaient une poignée comme ça. Peut-être le changement a eu lieu pour la génération qu'est arrivée après. Mais pas pour nous car, à l'époque, tous les enfants des paysans travaillaient !

### L'école et les amitiés

En effet, pour que les enfants puissent aider les parents à la maison, l'école finissait entre le huit et le dix de mai et recommençait en octobre. Durant l'été il fallait faire le foin et en automne il fallait cueillir les patates. Je me souviens bien que, une de mes dernières années d'école, l'inspecteur de l'école nous avait donné un devoir. C'était le jour avant les vacances et le thème était : que ferez-vous demain. Les classes allaient jusqu'à la quatrième[1] mais tous, absolument tous, ont écrit : « Demain j'irai cueillir les patates. ». Les adultes avaient un instrument avec cinq ou six trous, et nous les enfants on devait mettre un bout de pomme de terre...

*...nous coupions les patates en morceaux là où il y avait un bourgeon, et on le plantait avec le bourgeon vers le haut...*

Lorsque les vaches allaient à l'alpage, nous en gardions toujours deux avec nous. Il n'y avait pas assez de lait, vu que des gens commençaient à venir en vacances et alors, s'il y avait une vieille vache qui n'arrivait pas à aller à l'alpage, on la gardait à la maison pour la traire. Le matin nous laissions nos vaches aller à la pâture et c'était très beau. Nous les filles on restait ensemble pour jouer et les vaches allaient où elles voulaient. Parfois elles arrivaient dans l'étable avant nous et on ne s'apercevait même pas qu'elles s'étaient échappées. Ce n'est pas qu'on nous obligeait de faire le foin ou de soigner les vaches, mais nous savions que chacune devait aider. Ils nous disaient : « Faites le peu que vous pouvez, mais faites-le... ».

Les jeux, ce n'était que le dimanche ou durant le temps de récré. Entre midi et deux heures on allait à l'église pour jouer de la cloche et le dimanche ils nous laissaient plutôt libres. Des amitiés, dans le village, nous en avions

---

[1] La troisième année dite du cycle d'orientation (en Suisse) o du collège (en France), donc pour des élèves de 14 ans. Dans la petite école du village, les classes élémentaires et intermédiaires étaient réunies.

relativement peu, mais il y avait les jeunes du village d'en bas qui montaient chez nous et on jouait à cache-cache. Ah…combien on a joué à cache-cache ! Il y avait un joli petit groupe, une vingtaine de personnes. Pour les fêtes, dans notre commune il y avait Saint-Pierre…ma peut-être que quand nous on était jeunes il y avait autre chose…une espèce de petit marché…oui, je me souviens les bancs et les habits, les cheveux… et pour la messe on descendait à Quinto, parce que notre village était trop dispersé. Ça c'est le mauvais côté de notre commune : il y avait douze fractions de Quinto et, à Quinto même, à un certain point, il n'y avait seulement cinq ou six enfants. En tout, en huit ans d'école, il y avait seulement vingt-sept élèves. Tu vois où est Altanca, ou Ronco ? À midi, tous les enfants rentraient à la maison pour dîner, à pied ! C'était difficile surtout en hiver, et d'ailleurs l'État donnait des subventions pour les chaussures. Oui, oui ! C'est vrai ! Pour ceux de Quinto, Ronco et Altanca qui allaient à l'école ici, à Deggio, le gouvernement donnait vraiment une subvention. Aaah, en avant et en arrière les semelles se consumaient ! Elles étaient en cuir, pas en caoutchouc, et au mieux ils mettaient des clous pour les faire tenir. Et les clous dérapaient. Je me souviens qu'en hiver, quand on allait à l'église, on avait les chaussures pleines de neige et on faisait une glissade sur le carrelage.

De l'école qu'est-ce que je pourrais te dire ? Avec la maîtresse que nous avions ohh ohh ohh ! Elle était sévère et elle avait un défaut : elle n'était pas impartiale.

*Oui, c'est vrai ! Moi, je dois dire qu'elle était contre moi et tous les amis le savaient. J'étais toujours punie avec n'importe quelle excuse : « Anna tu es en train de murmure... Anna qu'est-ce que tu es en train de faire... ». Comme si je faisais quelque chose ! Moi j'avais peur ! Et si la maîtresse me punissait, à la maison on ne le disait pas parce que, sinon, il y avait encore une autre punition ! L'école ne m'a pas plus depuis le premier jour. Nous remplissions nos cahiers pleins de lettres a, b, c... et nous avions une écriture... pratiquement la même pour tous, parce que la maîtresse voulait qu'on tienne la plume droite et si on la tenait comme ça, elle arrivait et pafff ...*[1]

Moi, je l'ai acceptée telle qu'elle était.

*Ma ti lasàva pert, ti s'an fregàvat un po' de tücc, col to caràtar!*[2]

C'est vraiment la vérité, j'ai toujours été comme ça. Quand on me criait, ça rentrait par cette oreille et ça sortait de l'autre côté. Ça m'arrivait que, lorsque je devais écouter une réprimande de mon père ou de mes tantes, j'écoutais parce qu'on ne pouvait pas partir… mais je ne savais pas ce qu'on me disait, je n'y prêtais pas attention. Nous n'avions pas la radio ou la

[1] Onomatopée qui indique un bruit sourd lorsqu'arrivait un coup de règle sur les doigts.
[2] Mais tu laissais tomber, tu te foutais un peu de tous, avec ton caractère !

télévision, mais je me souviens qu'il a avait une prophétie : ils disaient que, lorsqu'on verra une aurore boréale, il y aura la guerre. Et je me souviens très bien lorsque mon oncle est venu nous appeler pour nous la montrer. Moi et ma sœur, nous étions au lit. Maintenant je ne saurais le décrire comment il était… c'était il y a longtemps, en '39. Mais, comme la Madone avait dit, après l'aurore la guerre éclatera. Je me souviens que maman est arrivée pour nous réveiller et elle a dit exactement comme ça : « C'est la guerre ! ». Du temps de guerre je me souviens que, vers le soir les avions allaient bombarder Ossola et nous, on se serrait fort parce qu'on avait peur. C'était toute une escadrille d'avions. Dix minutes après qu'il était passé au-dessus de nous, on entendait les bombardements. Ils devaient tout obscurcir pour ne pas montrer qu'ici il y avait un village habité. Pour cette raison il y avait un homme qui, le soir, passait par le village pour voir s'il y avait encore des bougies allumées, même petites comme ça, à côté d'une fenêtre. Il me reste encore à l'esprit ce bruit, rrr rrr…. le vrombissement des avions qui du Gothard allaient vers le Sud, vers Milan. Pour le reste, on vivait assez normalement. Du point de vue de la faim, la guerre nous ne l'avons pas ressentie, sauf la peur. Mais une peur relative. Nous avions tout. Il y avait aussi le sucre, dans des sacs de cinquante kilos. Et même cinquante kilos de ris et de café à toaster ! Nous avions le toasteur.

*Nous, les paysans suisses, nous n'avons jamais eu de problème pour manger, parce qu'ici on faisait le pain : on semait le seigle et le froment et nous tuions les porcs pour faire les salamis. Et nous avions aussi le beurre et le fromage. Juste pour la farine on recevait les vignettes... tu sais... des bons pour acheter qu'on utilisait pendant la guerre.*

L'unique souvenir de mon adolescence est que nous travaillions, parce que nos tantes avaient déjà dans les quatre-vingts ans et nous avons dû donner le change pour gérer les travaux domestiques.

## Rêve et travail

Quand j'étais jeune je suis allée une année en Suisse alémanique pour apprendre l'allemand. Presque tous, ici, partaient comme volontaires dans une famille au moins une année, parce que dans la vallée commençaient à arriver des personnes allemandes pour leurs vacances. Et puis, peut-être que l'on partait aussi pour s'en aller de ce train-train de vie de famille. Ma sœur aînée, qui était déjà en Suisse alémanique, m'a cherché un poste de travail dans le Canton d'Argovie. C'était une famille spéciale ! J'ai été reçue comme leur fille. Après une année, j'étais contente de rentrer même si j'avais pu rester plus longtemps. Maintenant je dois dire que je le regrette, parce que j'aurais pu mieux apprendre l'allemand. Mais on se débrouillait…nous le parlions assez bien. Pour le travail je ne l'ai même pas utilisé, parce que j'ai travaillé en campagne avec mon frère. Je crois que chacun, à la fin de l'école, s'il a un peu de conscience, a déjà une idée quoi faire comme métier. Mais il faut choisir quelque chose qui plaît. Ils ne devraient pas nous obliger à faire un métier qu'on ne veut pas. Je souhaite que mes neveux soient des gens honnêtes et trouvent leur chemin.

Depuis que je suis rentrée, j'y suis restée toute la vie. Je ne peux pas dire que j'étais heureuse tous les jours parce qu'il arrive toujours quelque chose, mais de manière générale je suis contente. J'ai toujours été une personne qui n'a pas prétendu plus de ce qu'elle pouvait prétendre. Je ne me suis jamais plainte en disant : « Oh, si je pouvais faire comme-ci ou comme ça… ! » Oh, ça vraiment pas !

Quand j'étais jeune je faisais du théâtre mais… ah… cette période je voudrais l'effacer ! J'ai honte quand je pense à comment on récitait. Il n'y avait pas encore la radio ou la télévision pour pouvoir apprendre ! Mais les gens nous applaudissaient. Maintenant je ferais mieux, haha ça c'est sûr ! Mais je n'ai plus la mémoire pour faire du théâtre ! Même avec le souffleur qui t'aide quand tu es sur les planches et qu'il te manque la réplique, je ne pourrais plus… on va près du trou et on tape le pied. À dire vrai, moi j'ai toujours été une comédienne et il faut dire que… que si j'avais vécu dans une ville… oui j'aurais pu faire ce métier… mais ici à la montagne ! Tu penses ! Je faisais rire tout le village si je disais : « Je vais apprendre le théâtre ». Et oui, oui… j'aurais fait rire tout le village! Maintenant les temps ont changé, même la manière de dire ou de faire a changé. Mais pour moi, ce n'était pas possible… faites le calcul, on parle de soixante ans en arrière, car moi j'en ai presque quatre-vingt-six.

Je suis contente d'être née en '33, car j'ai vu un genre de vie différent et puis ohhh… si je devais repasser encore tout l'arsenal ![1] Le changement moi je l'accepte, mais je ne voudrais pas naître aujourd'hui parce que tout est hors de ma portée et je ne me sentirais pas capable d'entrer dans cette mentalité. Le progrès a amené à des changements positifs, comme la machine à laver, parce que nous ont passait une journée entière à tremper le linge dans l'eau, puis le frotter, le laver… Et nous on a eu de la chance, parce que dans la commune il y avait une machine à laver et la seconde était la nôtre. Ce sont nos oncles vivant dans les États-Unis d'Amérique qui nous l'ont payée. Eux étaient très attachés à nous, on s'écrivait et on se téléphonait. Certains étaient partis aux États-Unis en 1900, d'autres en 1920. L'un d'eux est rentré avec les idées un peu « américaines ». Lui et mon père s'asseyaient en terrasse et se disputaient toujours, ils criaient tellement qu'on les entendait jusqu'à Ambrì. Mon papa ne comprenait pas que l'oncle le provoquait exprès pour l'énerver, surtout quand il parlait de Dieu ou de la Madone. L'oncle s'y connaissait peu

[1] Maria veut dire : si je devais vivre à nouveau tout ce que j'ai vécu.

en religion, parce qu'il était parti aux États-Unis quand il avait treize ans et il a fini dans un ranch où il ne voyait personne pendant des mois et des mois. Il a fait toute une vie loin, il avait la mentalité américaine, il ne se fâchait jamais, la vie il l'acceptait comme elle se présentait. Il est rentré ici à quatre-vingt-quatre ans, après soixante ans. C'était un type… il recevait son argent de la retraite des États-Unis et, chaque mois, tant que duraient les sous, il passait son temps à Giubiasco, au Restaurant de la Rosetta. Quand il ne lui restait plus rien en poche, il venait ici. Le premier dimanche qu'il était rentré nous l'avons laissé à la maison seul pendant qu'on allait à la messe. Quand on est rentrés, il n'y était plus. Mon frère et mon père sont allés le chercher avec le tracteur. Celui-là, à son âge, avait commencé à marcher tout seul sur le Mont Pettine. Quand nous lui avons demandé s'il n'avait pas eu faim, il a répondu : « Oh, non, j'ai mangé un peu d'herbe ! » C'était une période comme ça… Tous ici émigraient. Ils étaient pauvres, oui, mais des pauvres qui ne souffraient pas la faim parce qu'ils avaient tout ce dont ils avaient besoin, en comparaison à ceux du Val Verzasca ou du Val Onsernone. Eux, oui, ils avaient faim, parce que les prés sont pentus, il est difficile de cultiver et il y avait beaucoup de monde à nourrir.

*Dans la vallée Verzasca beaucoup de jeunes sont partis faire le ramoneur à Milan. Je ne sais pas combien d'argent ils donnaient aux parents pour les emmener avec, mais pour eux, c'était une bouche en moins à nourrir. A Milan ils les exploitaient... si quelqu'un leur donnait un pourboire et le patron s'en apercevait, il se le faisait donner. Et les jeunes, une fois partis, ne revenaient plus...*

Non, non, Anna, ils rentraient ! Ils faisaient seulement la saison, parce qu'en hiver tous allumaient les cheminées et ils ne pouvaient pas les nettoyer. Il est impossible qu'ils nettoient les cheminées en hiver.[1] Ici, de la Leventina, ils allaient aussi faire les peintres. Par exemple, notre grand-père était parti à Paris. Il nous a dit qu'il a peint la pointe de la Tour Eiffel, parce que la tête ne lui tournait pas en montant, contrairement à tant d'autres. Et ceux qui de la Val Bedretto allaient faire les *maronat*[2] dans la Suisse francophone. Nous avions un oncle, *ul baba*, qui faisait des meubles en ébène. Les oncles l'appelaient *baba* ou *berba*, et les tantes s'appelaient *anda*. Un temps il fallait vouvoyer aussi maman et papa. Nous sommes de la génération qui a abandonné cet usage.

*Voilà... on peut dire que ce que nous avons eu de positif, c'est d'avoir lu tant de livres. Nous étions tous passionnés de livres, comme papa. Je me souviens que dans les toilettes, qui étaient celles d'une fois, sans eau, il y avait*

---

[1] Maria et sa sœur ont des souvenirs différents par rapport aux récits des jeunes ramoneurs émigrés.

[2] Vendeurs de marrons.

*une petite armoire avec de la cire et des produits de nettoyage et là, juste dans la petite armoire, nous cachions les livres à lire. La tante nous demandait toujours : « Mais qu'est-ce que vous faites là-dedans tout ce temps ? ». Elle ne comprenait pas... Mais ici, une fois, pour nous amuser nous n'avions même pas les scouts... il y avait seulement les « crociatine »*[1] *et le seul passe-temps était leurs réunions.*

## Vie sentimentale

L'amour je ne l'ai jamais rencontré, ni je l'ai cherché ! J'ai eu le béguin, vers mes vingt ans, mais personne ne s'en est aperçu et, à la fin, ça m'est passé. Lui, maintenant, il est mort. « C'était un beau gars, hein !». Mais tu penses qu'il s'en était aperçu ? Il était dans un autre village et moi j'étais ici ! Au mieux on se voyait, distants, à l'église. Lui était devant, dans le secteur des hommes. Les femmes étaient derrière. Il y avait partout cette division. L'amour... si quelqu'un veut se marier et peupler le village, je ne dis pas non, mais en ces temps... dites-moi, vous : quelle concurrence y avait-il ? Il n'y avait aucun gars dans le village !

## La vieillesse et la santé

La santé va comme elle peut aller à une personne de quatre-vingt-six ans. J'ai quelques bobos, ce qui est normal, mais je ne peux pas me plaindre. La mémoire... voilà, la pire chose serait si je perdais la mémoire. Celle récente est déjà partie. En famille nous avons eu des tantes, et même mon père qui, durant leurs dernières années, ne se souvenaient de plus rien.

Mais c'est toute une vie qu'on oublie !

Tu t'imagines si j'oubliais l'année des avalanches ! C'était en 1951 et nous, on était jeunes, nous n'avions pas encore vingt ans. Je me souviens que nous avions dû nous déplacer dans une autre maison parce qu'ici c'était trop dangereux. Oh, il y avait quatre mètres de neige sur le toit ! Ma sœur et moi nous chantions, nous étions heureuses et un oncle nous le reprochait. Il se plaignait en disant : « Mais comment vous faites ! Ne chantez pas en cette période calamiteuse ! » Il n'y a pas eu d'autres années comme ça. Cette année-là, à Pâques, notre frère avait dû monter sur le toit avec une scie parce qu'après toute cette chute de neige il a plu pendant deux jours et la neige s'est « assise », comme on dit chez nous... c'est-à-dire qu'elle s'est abaissée. Et c'était dangereux. Notre maison a une fissure du toit au couloir. Par chance, les maisons étaient bien construites. Je ne pense pas que celles de maintenant

[1] Mouvement des jeunes de l'association catholique.

tiennent comme celle de l'année 1951. Cette année-là, à Airolo, onze personnes sont mortes à cause de la neige. Ç'a été une année terrible.

*Cette année-là est morte aussi notre grand-mère et nous avons dû descendre le cercueil en bas dans la vallée avec sur un traîneau !*

Et tu te souviens ce pauvre prêtre de Val Maggia ? Il était terrorisé parce qu'il devait faire le service Catto-Lurengo-Deggio a pied. Quand il est parti d'ici il a fait une année de dépression aussi parce que, cette année-là, il n'y avait pas de contact avec les gens. Nous étions tous préoccupés par les possibles avalanches et le problème principal était de garder les routes ouvertes pour pouvoir arriver aux écuries. Pour aller à la nôtre, il y avait trois mètres de neige sur la route. Les hivers étaient toujours plus rigoureux et avoir deux mètres de neige c'était normal. Mais en '51, ç'a été une année exceptionnelle.

Dans ma vie, la chose la plus importante qui m'est arrivée, je l'ai comprise seulement bien des années plus tard : c'est la mort de ma maman. Je crois que je l'ai perçue plus fortement vers mes vingt ans, que dans mon enfance. Ç'a été un grand manque, mais je ne suis pas du genre qui garde tout dedans et ressasse. Dans ma tête, si certaines choses sont passées, elles sont passées un point c'est tout. On va de l'avant.

*Tu te rends compte que, maintenant, lorsqu'il y a un mort dans la famille, il y a une équipe qui t'aide à élaborer le deuil ? Pour nous, au contraire, tu parles... l'élaboration de deuil, on ne savait même pas ce que c'était. Ils nous parlaient même plus de maman ! Ils disaient : « Elle est allée au paradis » et c'est tout. Et nous on ne demandait pas des explications, de toute façon on ne nous aurait rien dit. Un temps on ne demandait pas tant de choses, on avait un peu peur de le faire. Au contraire, aujourd'hui, moi je serais contente de savoir. Mes nièces m'ont offert un journal intime avec des questions... mais que pouvons-nous répondre à des questions du genre : comment vos parents se sont-ils rencontrés ? Même pas en rêve ! Ou savoir que maman a eu deux avortements ? Non... en ces temps on n'osait pas demander.*

Et non seulement on n'osait pas, ça ne nous venait même pas à l'esprit !

## Prendre congé

Dans ce village la vie est un peu monotone, il n'arrive rien pratiquement tous les jours. On va de l'avant au jour le jour et si on l'accepte tout va bien, sinon c'est fini. A moi on m'a toujours dit que j'étais un peu fataliste. En réalité, j'ai apprécié toutes les petites choses de la vie : par exemple, il y a deux ans il y avait un petit chevreuil qui venait tous les jours me tenir compagnie, il entrait même dans le salon et la cuisine. Maintenant je suis contente parce que tous mes devoirs sont finis et je peux faire ce que je veux. Je pourrais aussi aller quelques jours en vacances, mais je ne me sens vraiment pas de partir d'ici. Les souvenirs de la vie que j'ai eue me tiennent compagnie et je ne voudrais pas les oublier. Parfois je me repose là, sur le fauteuil, et avant de m'endormir je pense aux choses passées, belles et moins belles. Je ne peux plus penser à l'avenir, à quatre-vingt-six ans. Et je rends grâce au Seigneur qui m'en a donné autant ! Dans ma vie je ne crois pas avoir pris des décisions très importantes. Je ne crois même pas avoir fait des erreurs. Je ne crois pas que je ferais différemment. Certes, les choses qui font du mal je ne voudrais pas qu'elles m'arrivent à nouveau. Mais pour moi ç'a été une vie tout à fait normale, je ne me plains *absolument* pas… ohhh quand je vais dehors en terrasse et je regarde ma belle montagne, je suis tellement heureuse ! Quand il fait beau temps vers le soir… ahh oui… c'est la plus belle des choses !

*Témoignage proposé par Mariagrazia Oleggini et recueilli par Manuela Bonfanti le 26.5.2019. Maria est décédée en 2023, à l'âge de 90 ans.*

# LA VIE ? UN SOUFFLE...

## Maria Pia

*Maria Pia, née en 1927, est une dame dynamique âgée de quatre-vingt-douze ans qui réside dans un établissement privé pour personnes âgées. Il y a dix ans, les premiers signes de déclin cognitif sont apparus. Malgré une plus faible capacité d'apprentissage et une plus grande difficulté à se remémorer des souvenirs, son état mental lui permet encore une totale mobilité et la participation active aux activités proposées par l'EHPAD : extravertie et indépendante, Maria Pia en profite pleinement et elle est heureuse dans sa nouvelle « maison », puisque le contexte social et environnemental qui la caractérise est pour elle source de bien-être. Elle m'accueille sereinement, avec bienveillance et ouverture d'esprit, prête à laisser un second témoignage de sa vie. Maria Pia a en effet déjà écrit une partie de son autobiographie, qu'elle a offerte à sa famille à l'occasion de son soixante-dixième anniversaire. Cette autobiographie raconte l'histoire de sa grand-mère Angelina et celle de son enfance. En outre, depuis 1985, à chaque occasion mamie Pia – ainsi nommée par ses petits-enfants - récite un poème rimé qu'elle a écrit. Et aujourd'hui son recueil, qu'elle feuillette lors de notre conversation, l'aide à se remémorer les évènements de sa vie, qui est étroitement liée à celle des membres bien-aimés de sa famille. Sa fille Cristina, particulièrement proche de sa mère au quotidien et lors de l'entretien, l'accompagne avec sollicitude dans la narration.*

### La famille et l'enfance

Ma mère s'appelait Angelina comme ma grand-mère, mais nous l'appelions Lina. Mon père s'appelait Giuseppe. Je me souviens d'eux… maman avait une personnalité assez forte. Elle dirigeait un atelier de fabrication de chemises où travaillaient plus d'une centaine d'ouvriers... ah oui, elle était déterminée, ma mère ! Mon père travaillait aussi. Mais c'était un « nounours », c'était elle qui était à la tête de la famille. Mais aussi grand-mère ! C'étaient des femmes fortes. Ma grand-mère venait d'Ancône et elle s'était enfuie avec mon grand-père... elle était courageuse car à l'époque, tu sais... elle avait suivi un homme qui travaillait dans les chemins de fer. Il était chef de gare. Quand j'étais petite, ma grand-mère vivait à la maison avec nous. J'ai beaucoup joué avec des poupées, je jouais même le rôle de l'instit avec elles.

Je vivais dans un quartier de Lugano, à Molino Nuovo. L'été, un vendeur arrivait avec son cheval pour apporter de la glace car les gens n'avaient pas de réfrigérateur. Maman m'envoyait chercher des glaces. J'avais une sœur, Renata, de trois ans mon aînée, qui était une fille très intelligente, avec un caractère plutôt affirmé. J'étais la chérie, la préférée de ma mère, tandis que ma sœur était la préférée par ma grand-mère. J'avais une bonne relation avec ma mère. Je me souviens d'elle avec tendresse, bien sûr !

Enfant, j'attendais Noël avec joie. La veille, nous dînions tous ensemble. Il y avait le sapin et la curiosité de voir les cadeaux. Je me souviens que nous étions tous debout devant la porte, attendant que maman l'ouvre, car ils déposaient les cadeaux dans le salon, sur la table. Nous croyions toujours à l'Enfant Jésus. Voilà, j'ai ici un poème de Noël : *La paix, la sérénité et l'amour, c'est la grande valeur de Noël ; grande est la joie d'être ensemble, nous sommes nombreux et notre règle sera, de parler à basse voix ; les affaires, la politique et la finance, et tout sujet de cette sorte, aujourd'hui ne doivent pas franchir cette porte....*

Chez nous les hommes – mon mari, mon gendre, les petits-enfants adultes – causaient toujours politique mais je ne voulais pas, car ça risquait de dégénérer. Écoutez plutôt cette poésie : *Parler de choses légères, aussi agréable s'avère, ce n'est pas contraignant, c'est intéressant, relaxant et reposant. Laissons la place aux conversations peu fastidieuses, aux voix joyeuses de nos enfants et pourquoi pas, à un bel ensemble choral de festifs chants, ce sera un Noël des plus sereins, l'un des plus harmonieux....*

Je suis croyante, mais mes parents ne l'étaient pas vraiment. Mais pour la Fête des morts, le premier novembre, à la maison nous récitions toujours le chapelet puis mangions des marrons grillés. C'était une tradition. Il était rare que j'aie manqué de messes, car je suis allée à l'école avec les bonnes sœurs et je suis contente de ces valeurs. Une autre valeur importante est la famille.

## L'école et les amitiés

Je suis allée à l'école avec les bonnes sœurs, dans une école catholique privée, depuis la maternelle. J'étais seule parce que ma sœur était déjà à l'école primaire. J'aimais la vie d'écolière… J'ai commencé la première année, la deuxième année, la troisième année… et je suis arrivée au lycée. Nous allions également en vacances avec les religieuses. J'ai aimé aller avec elles. Elles étaient toutes gentilles, à part certaines qui étaient un peu plus sévères, mais on les supportait. Il y avait la bonne sœur pour la cuisine, celle pour les mathématiques, celle dédiée à la buanderie… et celles des deuxième, troisième et quatrième années qui étaient enseignantes. Après la cinquième je suis allée au lycée. J'aimais l'école sans plus, mais je n'étais pas très bonne élève… mais les langues, oui, je les aimais, surtout l'italien, le français et la poésie. J'ai fait une école privée pour devenir secrétaire… mais ensuite je suis allée étudier les langues à Zurich. J'ai étudié l'allemand, mais mon Dieu… !

Toutefois, j'ai bien aimé. Et puis j'ai aussi suivi un cours d'anglais. La grammaire anglaise n'est pas comme la grammaire allemande.

Après avoir obtenu mon diplôme de secrétaire, je ne m'en souviens pas très bien... suis-je allée à Zurich ? Bref..., j'étais dans une famille là-bas. Avant de partir, il me semble qu'il y a eu un petit coup de foudre avec un petit ami que je connaissais déjà et que j'ai retrouvé à Zurich. La famille qui m'hébergeait ne me voyait pas souvent car j'étais toujours en vadrouille ! J'avais vingt ans, peut-être même dix-huit, et à cette époque-là j'étais plutôt éveillée, hein ! Mes parents étaient ouverts et avaient confiance en moi, nous pouvions sortir librement... ce n'est pas rien. À mes enfants, lorsqu'ils sortaient le soir, je disais toujours : « Amusez-vous, mais pas trop ! » Je ne sais même pas comment je suis arrivée à Zurich... peut-être c'est parce que nous connaissions la famille Weber de Franz Karl Weber, nous nous étions rencontrés en vacances... mes parents travaillaient beaucoup, mais ils passaient toujours de belles vacances en Engadine.

De la guerre, je me souviens que nous avions des rideaux noirs et que tout devenait sombre le soir. Quand passaient les avions pour bombarder Milan et qu'on entendait les sirènes, nous, on allait à la cave. Ce furent de mauvais moments mais nous, en Suisse, nous allions bien. À cette époque, j'avais aussi la petite histoire d'amour avec Luciano, qui était un membre de la famille. C'était un beau garçon. Il ne voulait pas faire l'armée, mais le pourquoi… c'était son choix. Nous ne le cachions pas chez nous, mais c'est vrai qu'il était dans notre maison.

## Rêves et travail

Quand j'étais jeune, le samedi après-midi, nous allions au thé dansant en ville avec ma mère et ma grand-mère. Je ne me souviens plus où... il me semble qu'au Café de la ville, là on dansait. Grand-mère avait beaucoup de vitalité. C'était elle qui avait ouvert l'atelier de fabrication de chemises... je crois que mon grand-père était mort et qu'elle avait démarré avec trois ou quatre ouvriers. Je n'ai jamais voulu travailler dans l'atelier, je ne sais même pas pourquoi. Pas même ma sœur. Peut-être parce qu'elle s'était mariée très tôt avec un homme qui avait ouvert un atelier de tabliers. Ma sœur y travaillait comme... il me semble qu'elle faisait les modèles, elle les dessinait... Moi, en revanche, j'avais fait une école de commerce et quand j'ai rencontré mon mari, j'ai travaillé avec lui parce que je pouvais l'aider dans la gestion de l'entreprise. Lorsque j'étais mariée, j'ai suivi de nombreux cours, mais je ne me souviens plus de tous. Heureusement, j'ai tout noté et je me souviens de ceux sur la méditation, le yoga, la cuisine avec les céréales complètes, l'ikebana et les fleurs séchées, puis des cours de SAMU et d'anglais. J'étais membre du Club Alpin Suisse, classe 1927. Au chalet en montagne je cultivais un jardin, avec les parterres et les fleurs de Saint Moritz, mais je n'avais pas de potager. J'ai également suivi des cours de ski de fond à Oberwald avec le Rotary Club, j'y allais une fois par an toute seule, car mon mari travaillait toujours. J'étais choyée par tout le monde et j'entretenais de bonnes relations avec certaines personnes. Avec Monsieur Fritz, nous avons eu une correspondance pendant des années, c'étaient des générations de grand respect. Et regardez, j'ai ici le poème sur l'Ermitage de Cerbaiolo : *Même le yoga ne peut manquer, c'est Gabriella qui le fait, avec compétence et capacité, elle sait vous donner de l'énergie et de la volonté...*

L'ermitage était au cul du monde ! Ce n'était pas dans les environs de Rome ? Je ne sais plus. J'ai fait des retraites de méditation, je partais avec ma voiture. J'étais très indépendante. Ma fille dit que je suis une femme très ouverte et innovante. Mon slogan ? Amusez-vous, mais pas trop.

## Vie sentimentale

J'avais un mari qui était un grand homme, un politique et un ingénieur très strict qui construisait des routes, des viaducs et des ponts. Et il les a fait tenir debout ! J'ai tenu sa comptabilité et je me demande encore comment j'ai fait. Quand il me l'a demandé, je lui ai dit : « D'accord, mais écoute, je vais le faire depuis chez moi ».

Comment l'ai-je rencontré ? Ma fille dit que je l'ai volé à une amie, Marisette, qui était vraiment intelligente. Nous avons été fiancés pendant trois ans. Le jour du mariage, il a réussi à arriver en retard. Il était toujours en retard. Et c'était un homme fort. À la fin de notre fête, il n'était même pas fatigué. Je lui ai dit : « Rentrons chez nous… » et il a répondu : « Nous avons toute notre vie pour être ensemble ! ». Qu'est-ce qui m'a fait tomber amoureuse de lui… je n'en suis plus sûre. J'aimais danser, je me souviens de la fois où un officier devait venir me chercher à la maison... mais ce n'était pas mon futur époux, c'était Besomin qui est devenu un de ses grands amis. Bref… tu te souviens, Cristina ? Ah oui... l'officier qui m'avait emmené au bal… je lui ai fait faire juste acte de présence ce soir-là, car il ne me plaisait pas. C'était un petit homme, tandis que mon mari était grand et bel homme. Il a toujours été beau, même en vieillissant. Sa phrase typique était : « Ne m'embête pas, ne me casse pas les pieds... » Cette phrase je ne sais pas combien de fois nous l'avons entendue ! Ce n'était jamais le bon moment, on ne pouvait rien lui dire. Une fois nous sommes allés danser et il m'a dit : « On pourrait même se marier... » C'était un type pragmatique. Et nous nous sommes mariés. C'était peut-être en 1951 parce que j'ai eu mon premier enfant Olimpio en 1955. Puis sont nés Mauro et Cristina. Ce sont tous de bons enfants. Différents, mais bons. L'aîné est ingénieur, Mauro enseignait dans une école technique. Il me ressemble physiquement. Quand les enfants arrivaient, ma mère venait le mercredi et voulait toujours qu'on cuisine des pâtes à la sauce tomate. Elle était bonne couturière, elle réparait des vêtements, des ours en peluche, elle fabriquait les selles du scooter et bien plus encore. J'ai aussi appris à tout réparer. Voici cette poésie que j'ai écrite pour le mariage de ma fille !

*Avec un peu de bienveillance et de fantaisie,*
*J'ai écrit cette poésie.*
*Comme c'est beau d'être ensemble*
*Amis et famille,*
*Avec tant de joie et d'amour,*
*Pour trinquer aux époux.*
*Chers époux, pas que vous, mais aussi*
*Aux petits jumeaux tant attendus.*
*Et vous, les beaux-parents,*
*Que c'est étonnant,*
*De devenir grands-parents !*
*Et si le petit enfant*
*N'est qu'un,*
*De ne pas blesser*
*Il faut être avisés,*
*Mais s'ils sont deux,*
*Il n'y a pas le feu,*
*Car l'un viendra chez vous*
*Et l'autre chez nous.*

J'ai écrit tant de poésies, même en patois, alors que je ne le parle même pas, car je ne parlais qu'en italien vu que ma grand-mère était italienne, d'Ancône.

Avoir eu une famille a été important, oui, bien évidemment, mais ce n'était pas mon rêve. Mon mariage a été heureux... raisonnablement heureux... car c'était un homme au caractère compliqué. Il était dur, mais il ne m'aurait jamais trompée. Maria Pia et Luigi, un couple pas monotone !

## La vieillesse et la santé

Je faisais l'administration de la maison, j'étais bien organisée, mais à un moment donné, c'est devenu un fardeau pour moi. J'ai suivi des cours d'informatique à un âge avancé et j'ai reconstitué l'histoire de ma vie. Mon petit-enfant Matteo m'a donné un coup de main. J'ai écrit l'histoire de ma mère Angelina et je l'ai offerte en cadeau... c'était quand ? Peut-être pour mes soixante-dix ans ? Voici Matteo, regardez cette photo.... Où nous étions ? Ah, au Kirghizistan pour son concours de piano.

## Prendre congé

J'ai fait beaucoup de choses, mais maintenant je ne fais plus rien de tout cela. J'en fais d'autres, ici. J'ai apprécié ma vie jusqu'à présent. La décision la plus importante que j'ai prise a été de me marier. C'était un homme très strict mais aussi juste et il m'a transmis des principes sains, de loyauté et de cohérence. Je dirais bien sûr à mes petits-enfants de se marier. Mais avec la bonne personne. Avec ma mentalité, je n'accepte pas d'être ensemble sans me marier. Mais avant tout, ils doivent être satisfaits de leur travail.

Dans notre maison, nous avions Manilia, une femme très croyante, mais pas à l'extrême, une figure de référence très importante pour mes enfants. Elle était notre femme de ménage, je cuisinais mais elle m'aidait à tenir la maison. Puis, lorsque mon mari a pris sa retraite, vers soixante-dix ans, nous avons construit une grande maison. J'avais de l'aide pour les gros travaux et une aide pour les travaux de tous les jours. Mon mari a fait construire une grande maison car il disait toujours que, si la maison était petite, autant aller vivre dans une maison de retraite. Mais je suis très heureuse ici, il faut être raisonnable quand même ! Je suis vieille donc... seule à la maison avec la soignante, pour l'amour de Dieu ! Ma santé va bien, ma mémoire aussi. Je fais beaucoup de choses et je ne sais vraiment pas ce que je pourrais faire de plus. J'ai un âge avancé mais... la vie ? Un souffle…

*Témoignage proposé par Katia Tunesi et recueilli par Manuela Bonfanti le 18.3.2019.*

# LE DESTIN DÉCIDE TOUJOURS À NOTRE PLACE

## Madame O.

*Femme soignée et élégante, Madame O. ne sort jamais de sa chambre à coucher sans porter des vêtements appropriés et du rouge à lèvres. À quatre-vingt-quatorze ans, elle jouit toujours d'une bonne santé, malgré le diagnostic d'Alzheimer reçu en 2017. La maladie était en cours depuis quelques années, mais, vivant seule après la mort de son mari bien-aimé, elle a mis du temps à en reconnaître les symptômes. Effectivement, étant donné l'absence de circonstances notables qui auraient pu attirer l'attention du voisinage et le fait que les membres les plus proches de sa famille résident à Florence, il s'est écoulé un certain temps avant que les difficultés de Madame O. deviennent manifestes. À cette époque, la maladie était déjà à un stade avancé. Une hospitalisation providentielle permet au gériatre de constater les difficultés et de formuler le diagnostic. Son neveu intervient alors promptement : pour respecter le désir de sa tante de vivre à la maison, il la soutient avec deux soignantes et organise sa vie sociale dans un centre d'accueil de jour spécialisé en troubles cognitifs. La solution est idéale pour toutes les parties. Madame O. vit aujourd'hui sereinement, dans son environnement familial, entourée des objets qui lui sont chers et accompagnée d'une aide-soignante bienveillante qui reste avec nous pendant l'entretien. Les souvenirs de Madame O. sont dispersés et nécessitent des questions précises pour trouver le fil conducteur. Mais après les premières hésitations, elle dresse un aperçu de ce qu'a été sa vie, avec de nombreuses joies et quelques souffrances qu'elle n'oubliera probablement jamais. Ni dans sa tête ni dans son cœur.*

### La famille et l'enfance

Je vis ici depuis tellement de temps que je ne sais même plus d'où je viens. Mon père s'appelait O. et il est mort prématurément. Je ne me souviens pas quel était son métier. Mon seul souvenir de lui est le fait qu'il est allé en Amérique, mais sans succès. Ma mère s'appelait L. Je n'ai plus de photo d'aucun[1] d'entre eux... ah mais regarde-moi ça ! C'est vraiment elle ! Elle était toute petite mais tellement gentille ! Maintenant, elle n'est plus là et bientôt je ne serai plus là non plus...

Quand j'étais enfant, je ne voyais pas que nous avions pas mal d'argent. Un jour j'ai demandé à ma mère : « Sommes-nous riches ou pauvres ? ». Et elle : « Nous ne sommes ni riches ni pauvres, nous sommes aisés. » Alors j'ai

[1] La soignante de Mme O. lui montre une photo de sa maman, que son neveu a trouvée sur le net. En la voyant, Mme O. se reprend et sourit.

répondu : « Aisés ? Mais je ne vois rien ! ». Mais ce n'était pas vrai, car nous avions une maison près de Reggio Emilia. Dans mon village, Civago, tout le monde porte le même nom de famille que moi. Nous sommes tous de la même famille, semble-t-il. Ensuite nous avons déménagé à Florence alors que j'étais encore assez jeune. Je me souviens peu de mon enfance. Mais que veux-tu que je retienne, de nombreuses années ont passé ! Je sais qu'avec mon frère A. on a raconté beaucoup de mensonges ! Nous disions à maman que nous allions rendre visite à grand-mère, mais ce n'était pas vrai ! Nous avions deux grands-mères : l'une était très aimée et l'autre ne l'était pas. Nous racontions à notre mère que nous allions voir notre grand-mère, mais nous n'y allions pas parce que nous ne l'aimions pas. L'autre était vraiment plus gentille. À l'époque, il n'y avait pas de téléphone et quand nous rentrions tôt, notre maman nous demandait : « Pourquoi êtes-vous déjà là ? » et nous : « Nous sommes revenus parce que grand-mère était fatiguée… ». Alors maman était contente, elle nous félicitait en disant que nous avions bien fait. Mais nous n'étions même pas allés chez elle ! Je sais seulement que, même lorsqu'ils venaient nous chercher, je disais que nous ne voulions pas aller chez cette grand-mère.

Je mentais à ma mère également pour pouvoir sortir. Avec mon frère, nous disions que nous allions danser ensemble mais en sortant de la maison, nous nous séparions et partions seuls. J'avais un petit ami et il avait une petite-amie... même s'il a finalement épousé une cousine et, pour ce faire, il a dû avoir la permission du Pape. Ma mère a remarqué que nous mentions et un soir elle a dit : « Maintenant, vous ne sortirez plus ! ». Mais nous avons répondu : « Tu ne peux pas nous interdire de sortir ! ». Nous étions deux jeunes ! Je conduisais une moto... et je n'aurais pas dû le faire, oh la la... ! Évidemment, il fallait que ça m'arrive un accident en moto… A ce moment, il nous a été impossible de le cacher, il n'y avait rien à faire. Et ma mère répétait : « Assez, ça suffit, à partir de maintenant vous resterez tout le temps à la maison ! ». Et cette fois où nous sommes couchés sans enlever nos chaussures ? Maman nous a demandé pourquoi nous étions en retard. Nous avons encore menti... mais les chaussures nous ont trahis. « Toujours vos mensonges ! » a-t-elle dit. Elle savait tout, mais elle était très gentille[1].

## L'école et les amitiés

Quand j'étais petite, je ne prenais vraiment de risques que lorsque j'apportais de la nourriture aux résistants[2]. J'étais petite, et ils m'envoyaient les voir en me disant : « Fais attention, cache-toi ! ». Je ne savais pas ce que je faisais. J'avais peur mais je continuais à leur apporter la nourriture. Et mon père ? Il a été sauvé par miracle car il s'est endormi. Une paysanne l'a réveillé et les autres

[1] Au souvenir de sa maman bien-aimée, Mme O. a les larmes aux yeux.
[2] De la Première Guerre mondiale.

n'étaient plus là car ils étaient morts, ils avaient emmené les résistants[1] et c'était terrible !

À l'école, je pense que j'étais bonne élève, mais je n'aimais pas beaucoup lire. J'aimais la mode et j'étais toujours bien habillée. Nous allions souvent au Piazzale Michelangelo ou patiner aux Cascine. C'étaient les plus beaux endroits de Florence. Nous étions dix ou douze. Je ne savais pas patiner mais je restais toujours debout, pendant que les autres tombaient. Nous étions nombreux cousins et le dimanche une tante qui avait une villa à la montagne nous y emmenait parce que, disait-elle, il ne fallait pas « traîner avec les mauvais garçons ». C'était une villa avec des fermes. Une de mes cousines était somnambule et la nuit, quand elle se levait, on avait peur. Quand elle se levait, on se taisait. Ma tante m'emmenait partout, n'est-ce pas tante D., par hasard ? Je ne me souviens plus de son prénom. J'ai une tante E. et c'est peut-être elle qui nous emmenait secrètement danser parce qu'elle était plus émancipée[2]. Vous me posez des questions sur 1968 ? Cette année-là, j'étais déjà mariée, on ne peut pas échapper au destin. Mais mon mari faisait de moi une femme heureuse[3].

## Rêves et travail

Je ne sais pas si j'aurais aimé apprendre un métier. Ma passion était la peinture sur céramique. Je peignais beaucoup, mais les objets que je réalisais n'étaient ni exposés ni vendus. J'en ai offert beaucoup à mes petits-enfants, il se peut même qu'ils ne les aient même plus. Et j'ai définitivement jeté quelque chose. Vous voyez, je collectionne les dés à coudre. Mais je n'ai jamais rien cousu. J'ai aussi beaucoup écrit quand j'étais jeune, mais maintenant il ne reste plus rien. J'ai tout jeté.

Ensuite je suis allée à Zurich. Mon allemand est parfait mais pas le français, on l'étudie juste à l'école et on ne se souvient plus de rien. Comment suis-je arrivée à Zurich ? C'est une question difficile... mais je ne suis pas née là-bas, ça je le sais... A Zurich, j'étais la secrétaire de mon mari et j'aimais ça. Les gars qui travaillaient pour lui me disaient : « Madame, est-ce que votre mari vous paie ? » et je répondais : « Et pourquoi devrait-il me payer ? ». Et eux :

---

[1] Ce souvenir confus est précisé par le neveu Riccardo, qui a écouté les narrations du grand-père : pendant la Première Guerre mondiale, lors de la défaite à Caporetto/Kobarid, le papa était resté avec des compagnons derrière les lignes ennemies et, ensuite, resté seul, bien que blessé, il avait réussi à rentrer dans les lignes italiennes grâce à l'aide d'une fermière.

[2] Riccardo précise que tata C. l'amenait danser, tandis qu'elle passait les journées à la montagne chez tata E.

[3] Les souvenirs de son époux, dont elle parle plusieurs fois pendant l'interview, sont suivis de longs soupirs et de sourires heureux lorsqu'elle évoque la belle et heureuse vie qu'elle menait avec lui.

« Parce que vous travaillez comme nous ! Dites-le-lui, sinon on lui dira... ». Mais je ne lui ai jamais dit. Quoi qu'il en soit, je savais que c'était de l'argent en commun. Avant de travailler pour mon mari, je ne travaillais pas[1].

## Vie sentimentale

Je me suis mariée à vingt-six ans. J'étais vieille pour cette époque ! Mon mari, H., était originaire de Zurich mais je l'ai rencontré en Italie, c'était un ami de mon petit ami. Un soir, H. me dit : « Prends garde, ton copain ne t'épousera pas. Il te le promet, mais tu verras... ». Je l'ai cru et je l'ai quitté. Puis il s'est avéré que c'était un mensonge mais maintenant... que puis-je faire ? Il voulait vraiment me conquérir. Et vous savez quoi ? Mon ex-copain était même plus riche que mon mari. En revanche, nous n'avons pas toujours été riches et si ma mère n'avait pas été là pour nous donner de l'argent, au début nous aurions eu de la difficulté à acheter la nourriture. Mon mari était architecte, mais à cette époque il n'était pas encore connu. Après je ne me souviens pas bien, il me semble qu'il a commencé à recevoir des mandats et je l'ai aidé à faire les dessins. En plus, je faisais sa secrétaire. Et petit à petit…

Nous avons eu deux mariages, un protestant et un catholique pour satisfaire ma mère. Mon mari parlait italien et aussi allemand. Au début je ne comprenais rien, c'était juste « moi et toi », puis nous avons commencé à nous comprendre et à parler. Il était grand, j'étais petite. Quand nous marchions dans la rue, les gens en Italie chantaient : « Tu sais que les coquelicots sont grands, grands, grands... »[2] et mon mari ne comprenait pas de quoi ils parlaient.

Je ne pouvais pas avoir d'enfant et c'était la faute de mon mari. Il m'avait menti... il m'avait dit : « Tu verras, tu verras... ». Mais, quand je suis allée chez le gynécologue, il m'a dit : « Madame, vous pouvez avoir des enfants mais il faut changer de mari... ». J'ai répondu : « Non, je ne change pas de mari ! » et donc je n'ai pas eu d'enfants même si j'aurais aimé en avoir. Nous ne voulions pas les adopter, parce que nous connaissions quelqu'un qui les avait adoptés et ensuite ils étaient devenus mauvais. Ensuite mon mari et moi avons pensé : « Le destin doit décider pour nous… ». Mais si tu n'as pas envie d'avoir des enfants, ça ne sert à rien et j'ai dit à mon mari : « Si on ne les a pas, je l'accepte... ». Je l'aimais tellement que j'ai renoncé à avoir des enfants. Mais

---

[1]Le souvenir concernant son travail n'est pas présent dans la mémoire de Mme O., mais son neveu précise qu'avant d'aller vivre à Zurich, elle avait travaillé à Florence en tant que vendeuse dans l'une des pâtisseries les plus connues. Et c'est là qu'elle a rencontré son futur époux.

[2] En référence à une chanson italienne très connue.

j'ai deux neveux, Riccardo et Roberto, qui en ont. Nous vivons loin mais nous pensons beaucoup l'un pour l'autre.

Mon mari et moi avons vécu à Zurich pendant de nombreuses années. Nous avions une belle maison avec deux piscines et nos amis venaient chez nous. J'avais peu d'amis. Comme on avait une piscine, ils venaient nager et me disaient souvent : « Mhhh, ça sent bon O., on reste manger chez toi... !». Et ils restaient pour le dîner. Un soir, puis deux, trois... ils n'amenaient jamais rien. Je l'ai accepté plusieurs fois, puis j'ai dit à mon mari : « Ça suffit, soit tu leur dis, soit c'est moi qui leur dis, je ne suis pas leur cuisinière ! ». Nous avions une belle vie à Zurich. J'aimais sortir, mais mon mari ne savait pas danser... parce que faire trois pas sur du carrelage, ce n'était pas danser ! Alors, quand nous sortions, ses amis m'invitaient et je dansais avec eux. Mon mari me permettait de danser, mais il ne me quittait pas des yeux car il était jaloux. La jalousie était son défaut : il était aussi jaloux de ma mère qui venait de temps en temps à Zurich. Une fois, il l'a renvoyée chez elle ! Il l'a renvoyée à la gare pour prendre le train. C'était mon cher mari, il était gentil avec moi mais il me faisait aussi beaucoup pleurer... c'était juste de la jalousie, mais oublions ça, n'en parlons plus, c'est juste fini. Mais voir ta mère partir… ! Elle l'a énervé ! Et ma mère a tout de suite compris, donc elle m'a dit : « Emmène-moi à la gare… ». J'ai trouvé quelqu'un qui faisait le même trajet jusqu'à Florence : « Ma mère descend là-bas », j'ai dit à ce monsieur et il m'a tout de suite rassurée : « Je vais m'occuper de ta mère... ». Mon mari était bon, mais aussi mauvais. Et comment puis-je me souvenir uniquement des bons moments ?

Nous avons beaucoup voyagé ensemble, nous sommes allés presque partout dans le monde. Nous sommes allés à Paris, à Vienne... à des concerts avec des robes longues et des smokings. Le plus bel endroit que j'ai vu est Miami Beach. C'est comme dans les films. C'est chic. Nous avions une belle chambre. Quand nous sommes partis dans l'avion, j'avais peur de ne pas revenir et il m'a dit : « Ne t'inquiète pas, si nous mourons, nous mourrons ensemble ». Au lieu de cela, nous sommes revenus ! Mais avant de partir, nous avons détruit toutes les photos car nous nous disions : « Si nous ne revenons pas, personne ne doit rien savoir de notre vie... ». Mais moi, je dois essayer d'oublier... le Seigneur n'aurait pas dû me séparer de lui... tu sais, ce n'est plus pareil quand tu perds ton mari... il est parti depuis de nombreuses années... mais c'était la volonté du Seigneur...

Oui, nous avions une belle vie à Zurich, mais tout cela appartient au passé... Et ce qui était notre appartement de vacances au Tessin est devenu ma maison. Heureusement que j'ai ça, sinon je n'aurai plus rien. Vous voyez, nous étions riches et maintenant je suis pauvre. C'était mieux à Zurich, ici c'est autre chose, mais le destin décide toujours à notre place. Depuis combien d'années suis-je ici ? Depuis un bon moment. Nous sommes venus ici lorsque mon mari a pris sa retraite. Nous nous sommes rapprochés de mes parents florentins.

### La vieillesse et la santé

J'ai quatre-vingt-quatorze ans, je ne voulais le dire à personne mais tout le monde le sait maintenant ! J'aurais aimé avoir encore soixante-quinze ans ! Je veux vivre plus longtemps, mais ça dépend des jours... Je prie toujours pour que le Seigneur ne m'appelle pas, je suis née il y a longtemps mais je ne veux pas encore mourir. Mais le Seigneur sait ce qu'il doit faire, pas moi. Il appelle quand il veut, pas quand nous voulons. J'ai toujours été croyante, j'étais catholique et mon mari était protestant, mais il m'accompagnait à l'église et priait comme nous. Croire m'a toujours aidé. Le Seigneur ne m'a jamais abandonné même dans les moments les plus difficiles. Malheureusement, après la mort de mon mari, j'ai rencontré de mauvaises compagnies et oh, oui... je leur ai fait confiance ! Mais ils me fréquentaient juste pour l'argent et c'est tout. Et quand vous avez besoin d'eux, ils disparaissent. J'avais des connaissances qui venaient me rendre visite, mais quand elles partaient, il y avait des choses qui manquaient dans la maison... vous me direz si on peut appeler ça une belle vie !

### Prendre congé

Maintenant, je fais de la physiothérapie et je vais au centre de jour. J'aime ça, je vois des gens. Au début, je n'aimais pas, mais maintenant oui, car nous nous connaissons tous. Ma soignante m'y emmène, mais je suis désolée car je la dérange toujours. Qu'est-ce que tu me montres ?[1] Oh, regarde, c'est moi ! J'ai toujours porté du vert parce que ma mère disait : « Il n'y a que le vert pour faire paraître belle même une fille moche, n'est-ce pas, ma petite O. ? ». Et il me fallait répondre : « Oui, oui, maman… ». Maman connaissait tant de proverbes bien à elle ! Écoute celle-ceci : « Tant que la bouche en prend et que le cul tient bon, au diable les médicaments et ceux qui les vendent ! ». Je vous le dis, je ne raconte pas mes histoires à tout le monde. Je préfère oublier le mauvais et garder les beaux souvenirs pour moi.

*Témoignage recueilli par Manuela Bonfanti le 21.8.2019.*
*Mme O. est décédée en 2023.*

---

[1] Elle prend entre ses mains une photo dans laquelle on la voit habillée de façon élégante, avec un sac et des chaussures vertes.

# GÉNÉREUX EST LE MOT APPROPRIÉ

Pierre

*Ce n'est pas facile de résumer une vie riche en évènements, comme celle de Pierluigi, père de quatre enfants, et médecin pendant quatre décennies. À soixante-quatre ans, ce médecin ne peut ignorer ses symptômes et devient son propre patient, se diagnostiquant une maladie dégénérative liée à la mémoire : Alzheimer. Conscient des difficultés croissantes, il interrompt l'activité professionnelle qui le passionne. Cinq ans plus tard Pierluigi, soit Pierre pour les intimes, mène une vie paisible aux côtés de sa femme Silva. En tant que médecin et également patient, il définit la maladie d'Alzheimer comme une « maladie comme les autres » avec laquelle on peut vivre. Cela affecte ses capacités d'élocution, mais pas son sens de l'humour. En s'exprimant, il parle très lentement, hésitant et cherchant les mots justes. En l'écoutant, je le vois comme une personne « généreuse ». Et c'est certainement le cas, car il nous offre un témoignage important : outre à percevoir l'homme derrière la blouse blanche, son message rassurera ceux qui vivent la même maladie. Cette interview a été proposée par une amie de la famille qui est à mes côtés lors de cet entretien, et qui est également responsable d'un groupe d'entraide pour familles dont un être cher est atteint d'Alzheimer. La maladie de Pierre, loin d'interrompre le contact, a été au contraire l'occasion d'intensifier l'amitié. Un réseau d'amis et de proches de référence est en effet souhaitable et précieux pour éviter l'isolement que cette maladie peut entraîner.*

## La famille et l'enfance

Je suis né le 26 juin 1951 et jusqu'à il y a cinq ans, je travaillais comme médecin généraliste. J'ai étudié à Lausanne et ai exercé là-bas ainsi qu'en Suisse italienne. J'ai travaillé dans un hôpital pendant une dizaine d'années, mais j'avais aussi mon propre cabinet. Aujourd'hui je suis à la retraite, mais j'étais plus heureux avant parce que j'aimais beaucoup mon travail. C'est quelque chose qui m'a beaucoup passionné et maintenant ça me manque, ça me manque beaucoup.

Je garde de bons souvenirs de mon enfance, c'était une très belle période. À Noël, nous étions toujours tous ensemble et il n'y avait jamais de gros problèmes. Je me souviens de mes parents comme de bonnes personnes. Mon père s'appelait Vittorino, il était le plus doux, le plus gentil. Ma maman l'était aussi, mais mon papa davantage. Il était moins présent, mais quand il était là c'était un bon papa. Le nom de ma mère était... oh mon Dieu... ah, oui, elle s'appelait Corinna. Mon père avait une entreprise qui vendait du bois, du charbon et du mazout. C'était une famille harmonieuse et qui s'entendait bien. Avec Gianni et Alberto, nous étions trois frères et je suis celui du milieu. Je m'entendais bien avec eux aussi. J'ai eu la chance d'avoir une famille avec un père et une mère qui effectuaient leur travail sans se chamailler... sans problèmes de ce type... donc la vie était très calme. Mes parents m'ont donné de la sécurité et m'ont appris à bien me comporter avec les autres aussi parce que mon père, travaillant dans une entreprise où il avait... où il devait parler à de nombreuses personnes... avait de bons contacts... il savait comment parler aux gens. J'ai aussi cette capacité, mais peut-être qu'elle diminue maintenant, parce que je n'ai plus les contacts que j'avais il y a quelques années. Je ne les cherche plus, car lorsqu'on se retrouve dans certaines situations, on se rend compte soi-même qu'il vaut peut-être mieux rester un peu... discret, voilà. Disons qu'avant je parlais à au moins une cinquantaine de personnes chaque jour, maintenant je ne parle qu'à trois ou quatre et je trouve que, dans ma situation, vu mes problèmes, ça va. C'est difficile pour moi de faire beaucoup plus.

## L'école et les amitiés

Enfants, nous étions trois frères et nous avons tous pu étudier et avoir une vie épanouie. De ma jeunesse, je me souviens que nous vivions bien et qu'avec mes frères nous avions de nombreuses occasions pour jouer. Et les jeux de notre enfance... il me semble qu'ils ressemblent encore un peu à ceux d'aujourd'hui. L'école était un moment formidable. J'ai eu de bons professeurs, par exemple, la… la... la… je ne me souviens plus du nom... À l'école, je pense que j'étais bon, mais c'est aux autres de le dire.

## Rêves et travail

Ce que j'aimais le plus dans mon travail était de voir les gens… de leur parler… de trouver la meilleure... chose[1]. Je pense que c'est ce qui m'a le plus attiré dans ce métier. Le fait d'avoir autant de contacts avec autant de personnes est la plus belle chose. Même maintenant, je rencontre toujours des gens en ville et je leur parle. C'est la chose la plus importante.

*Pierre avait son propre cabinet, mais il était également médecin-chef adjoint en oncologie. Il a également été médecin cantonal du sida et travaillait à Sion une fois par semaine. Il a été le premier à guérir le SIDA tant à Lausanne qu'au Tessin, il s'occupait des drogues et nous gardions chez nous les patients en situation difficile. Il a également soigné à domicile des patients atteints de cancer, en accord avec l'oncologue Franco Cavalli. Quand nous allons en ville, les gens l'arrêtent pour parler de leurs maux et, surtout les*

[1] Thérapie. Pierre utilise souvent ce mot, car sa maladie l'empêche de se souvenir d'un mot plus précis.

*femmes, le serrent dans leurs bras et lui demandent : « Je peux vous serrer dans mes bras maintenant, n'est-ce pas ? ». Parfois je deviens folle, car elles lui racontent toute leur vie, et ça prend du temps. Elles commencent comme ça : « Monsieur le docteur, je ne sais plus quoi faire... ». Certains l'appellent même chez nous, parce qu'ils veulent être rassurés sur ce qu'un autre médecin a dit ou sur les rapports de laboratoire. Et toi, Pierre, que fais-tu ?*

Moi ? Ça dépend. Parfois, je réponds encore, d'autres fois pas. J'étais médecin mais mes enfants ont pu choisir leur propre voie, nous n'avons donné aucune directive et les avons laissés libres. La période la plus heureuse, c'était quand j'avais quinze ans. Je m'amusais. J'étais un bon footballeur, j'avais été sélectionné pour intégrer l'équipe cantonale, mais je me suis blessé et je n'ai pas pu jouer. Ah oui, que j'aurais aimé être footballeur ! J'étais un bagarreur... je me disputais souvent ! Quand je jouais, c'était cet aspect de moi qui ressortait... oui, j'aurais aussi aimé faire une carrière de sportif.

### Vie sentimentale

*Mais ensuite il est devenu médecin et m'a rencontré. J'étais déjà mariée et j'avais un enfant en bas âge, mais entre moi et mon mari il y avait déjà des problèmes... tu sais, ce sont ces situations où tu te dis : « Pourquoi je me suis mariée... ! ». Puis j'ai rencontré Pierre au Café du Martin dans la Basse Ville de Lausanne et je suis tombée amoureuse. Il était très jeune, il avait tout juste vingt ans et il s'est retrouvé papa. Nous nous sentions unis par les mêmes convictions politiques et sociales, par exemple nous nous occupions des réfugiés basques. Nous avons eu une histoire un peu difficile sur certains aspects, pleine d'aventures. Et nous sommes ensemble depuis quarante-deux ans.*

Je ne peux pas exprimer ce qui m'avait fait tomber amoureux d'elle, mais je voulais être papa et j'aimais les enfants. Nous avons eu trois enfants ensemble et je pense que les moments les plus heureux et les plus importants ont été l'arrivée des enfants... Je dirais surtout ça. Nous n'avons pas eu de difficultés majeures. J'ai seulement eu peur quand j'ai pensé qu'elle était en train de rejeter notre fille Carola à la naissance.

*Heureusement, ce n'était pas le cas, mais j'ai eu un accouchement vraiment difficile ! Pour moi aussi, la naissance de nos enfants, les élever et avoir la maison toujours pleine d'enfants, même ceux qui ne sont pas les nôtres et qui ont vécu à un moment chez nous, a été une joie.*

Pour faire durer le mariage, vous devez être calme et serein et ne pas faire des choses trop importantes, c'est-à-dire ne pas faire des choses que vous ne pouvez pas gérer par la suite, ou des coups de têtes. Il faut être réfléchi.

*Il est plus réfléchi que moi, je suis une « instinctive » et nous avions des disputes, tous les deux, car nous avons deux caractères forts...*

Disons que l'un des deux caractères est fort...[1]

*Il n'était pas facile non plus ! J'ai travaillé pour lui pendant deux ans et il m'a dit que je pouvais devenir syndicaliste, car j'étais toujours du côté du personnel. Mais dans son cabinet, il y avait trop d'anarchie parmi les patients, qui venaient même sans rendez-vous, parce que Pierre était trop disponible. Le fait est que, pour lui, être médecin était une passion et il ne pouvait pas dire non. Tout le monde passait par son cabinet, du conseiller d'État à l'émigré. Moi, je dis toujours : « Après le curé, il y avait Pierre ». Ils lui racontaient tout.*

Oui c'est vrai. Et je me sentais bien dans ce quartier populaire. J'aimais la diversité culturelle et sociale. J'étais généreux, dites-vous ? Oui, généreux est le mot approprié.

## La vieillesse et la santé

Les derniers mois que j'ai travaillé, je me suis rendu compte que quelque chose n'allait pas. Les demoiselles qui travaillaient avec moi devaient souvent me dire : « Écoutez, vous n'auriez pas dû faire ça comme ça... ». Je l'ai plutôt bien accepté. J'étais désolé de devoir arrêter de travailler, ça oui, mais je sentais que je devais le faire.

*Les diagnostics étaient corrects et encore récemment, il m'a sauvé la vie en m'envoyant à l'hôpital, même si je ne voulais pas y aller et que j'étais en colère.*

C'était une crise cardiaque ! Elle avait un symptôme… c'était une douleur à l'épaule. Mais en soi, ce n'est pas vraiment un signe... majeur... d'une crise cardiaque, mais dès qu'elle me l'a dit, j'ai dit : « A l'hôpital ! ».

*Le problème au travail, c'était qu'il oubliait des choses et qu'à chaque fois qu'il reprenait un dossier, il devait recommencer à l'étudier. C'était fatigant et le soir il rentrait à la maison très fatigué. Je pensais que c'était un burn-out. Il a essayé de travailler à temps partiel, mais les patients se plaignaient, car ils ne pouvaient pas obtenir un rendez-vous.*

---

[1] Et il indique sa femme.

Pour moi en revanche, c'était clair, j'ai tout de suite compris ce que j'avais et ça me paraissait normal que ça doive se terminer comme ça, je ne sais pas pourquoi. C'était comme si... c'était prévu, peut-être parce que je me rendais compte que, jour après jour, il y avait de plus en plus de problèmes... plus de difficulté à résoudre des choses simples. J'ai vu plusieurs patients dans cette situation et il n'y avait pas grand-chose à faire. C'étaient des gens très occupés au travail et ils n'en pouvaient plus. Mais ce n'était pas pour moi de la fatigue ou de la dépression. J'ai tout de suite compris et j'ai contacté le neurologue.

*Tous ses amis médecins ne parvenaient pas à croire au diagnostic d'Alzheimer. Nous en avons parlé et essayé de vivre une vie normale de retraités. Nous sommes toujours en dehors de la maison, il est rare que nous ne sortions pas prendre l'apéritif. Nous menons une vie active et nous nous encourageons mutuellement.*

Je serais dehors tout le temps, j'aime particulièrement marcher. Je marchais déjà quand je travaillais encore. Mais pas beaucoup, car j'étais occupé. J'étais aussi engagé en tant que bénévole pour le Sénégal. Nous y allions pendant les vacances. J'avais des patients africains et ensemble nous avons fondé une association. J'aurais aimé partir dans ces pays en tant que médecin, mais en ayant une famille ici, c'était difficile. J'étais déjà peu présent quand je travaillais... Maintenant je me rends compte que j'ai des difficultés et je freine. Tu me demandes à quel point la maladie affecte ma vie de tous les jours... enfin... je ne sais pas... je dois dire que je n'aurais probablement pas fait beaucoup plus même si je n'étais pas tombé malade, parce que finalement... je mène toujours une vie à peu près normale... Je vois des gens, je sors, donc... je ne vois pas de difficultés majeures dans mon quotidien. Mais peut-être que je ne m'en rends pas compte !

*Nous avons beaucoup d'aide extérieure. L'infirmière vient, l'association d'aide à domicile vient deux fois par semaine pour la douche, une dame très gentille vient pour le ménage et Adela vient trois fois par semaine. Pour nos enfants, elle devrait venir tous les jours, mais je veux vivre une vie normale entre nous deux. Si elle venait plus souvent, je deviendrais folle* !

Elle deviendrait folle elle aussi !

*Il y a aussi le centre de jour, mais nous avons déjà beaucoup d'activités tous les jours.*

Ça ne me déplairait pas d'y participer aux activités du centre, mais pas à présent...

Aux personnes qui ont la maladie d'Alzheimer comme moi, je dirais qu'on peut très bien vivre même avec ce problème. Bien sûr, cela dépend... de l'ampleur... mais je ne pense pas toujours aux problèmes que j'ai. Je vis ma journée. Il y a de mauvais jours, mais d'habitude, je vis bien... Je n'ai pas l'impression que je ne peux pas faire les choses parce que je suis malade. Je ne sais pas si j'ai de nombreuses années devant moi ou juste un jour, mais être dans le présent me fait du bien. Avant, nous pensions davantage à l'avenir, alors que maintenant... parce que, quand on est jeune, on pense qu'il faut faire ceci et cela, ce jour précis... alors qu'aujourd'hui, on mène une vie plus paisible. Toi, tu me demandes si je considère la maladie d'Alzheimer comme une maladie... eh bien, si tu me demandes cela en tant que médecin, je ne peux pas dire non... mais je n'ai pas l'impression que c'est une maladie, à tel point que je j'oublie facilement de l'avoir, je n'y pense pas constamment.

*Je me souviens du gag que tu as dit à l'oncologue en juin dernier, lors de la grève des femmes. Tu t'en souviens ? Il t'a demandé comment tu allais et tu as répondu : « À part ce petit truc d'Alzheimer, je vais bien » . Sur le coup il est resté bouche bée, ensuite il a éclaté de rire. Tu ne le trouves pas génial, son gag ?*

Je me sens bien même maintenant. Et cette interview s'est très bien passée pour moi. Après tout, cette maladie[1] est une maladie quelconque...

*Témoignage proposé par Valeria Bernasconi et recueilli par Manuela Bonfanti et Valeria Bernasconi le 23.12.2019*

---

[1] Valeria intervient pour souligner que, depuis 20 ans, le regard sur cette maladie est en train de changer. Il fut un temps où elle était vécue en tant que stigmate social, une sensation que Pierre ne ressent pas du tout. Il s'agit d'une perception subjective, influencée par le style de vie de la personne malade, de ses contacts sociaux, du lieu de vie. Ces différents facteurs influencent la façon d'intégrer et accepter les personnes en déclin cognitif. En parler ouvertement est la meilleure façon de rompre le silence.

# HISTOIRES DE FAMILLE

## TÉMOIGNAGES DES PROCHES

# SON COEUR N'A PAS CHANGÉ

Anne

*Anne a quitté son poste de travail dans le canton suisse du Valais lorsque la santé de sa maman Jacqueline est devenue de plus en plus fragile. Elle désirait être à ses côtés dans le parcours difficile de la maladie d'Alzheimer dont elle était atteinte depuis onze années, et qui s'est déclenchée peu avant ses soixante ans. Durant cinq années, son papa Rinaldo a aidé son épouse avec dévouement jusqu'à son transfert en EHPAD en 2011, où il a continué à assurer une présence quotidienne auprès d'elle. À son papa, Anne reconnaît l'engagement extraordinaire durant ces longues années. Parcourir les étapes de la maladie lui provoque une forte émotion, les larmes coulent fréquemment, mais elle ne perd jamais le sourire qui la caractérise. Elle sait que Jacqueline aurait témoigné volontiers, car elle était assistante de soin justement dans le service spécialisé pour personnes atteintes de démence. Le récit d'Anne est riche en éléments de réflexion sur les difficultés qui accompagnent les familles durant le parcours de la maladie. Un parcours qui se dénoue entre la reconnaissance des symptômes, la phase initiale compliquée, les sentiments qui précèdent et suivent le diagnostic, l'acceptation et les décisions de soins, jusqu'aux questions éthiques et philosophiques, dont celles concernant l'acharnement thérapeutique ou la préparation au détachement. Anne nous parle avec sincérité et courage de toutes ces étapes et des sentiments naturels de désarroi et de rage que l'on éprouve, en particulier lorsque la maladie survient prématurément, comme cela a été le cas pour sa maman.*

Ma maman, Jacqueline, est née et a grandi en Suisse francophone. Elle était une personne très positive et créative. Elle adorait cuisiner et elle nous associait dans cette activité. En particulier, elle aimait la fête hivernale de la Saint Nicolas, très populaire dans sa ville natale. Ayant la passion de la décoration, qu'elle a valorisée aussi dans son travail dans un centre pour personnes âgées, pour les fêtes, elle cuisinait des biscuits, elle décorait le sapin, le calendrier de l'avent et tant d'autres décorations. Pour nous, enfants, décembre était un mois extraordinaire. Elle était aussi très douée pour créer des compositions florales avec des fleurs sèches ou coupées. Elle aimait lire et nager et elle avait développé un grand intérêt dans la réflexologie plantaire et le massage shiatsu. Son enfance n'avait pas été facile. Ils étaient sept enfants et elle aidait beaucoup sa maman. Quand elle était jeune, elle a travaillé à l'usine et, souvent, elle me racontait tout ce qu'elle devait faire pour aider la famille à joindre les deux bouts. C'était une personne qui cherchait toujours à aider et par la suite, elle s'est formée en tant qu'assistante de soin, une profession qu'elle a interrompue à la naissance de mon frère pour reprendre autour de l'année 1994. Malgré son optimisme et son énergie, depuis 2005/2006 quelque chose avait malheureusement changé, elle semblait triste et nous pensions qu'elle souffrait de dépression, mais en réalité, après plusieurs contrôles médicaux, le diagnostic d'Alzheimer a été posé.

### Vivre aux côtés...

Vivre au quotidien aux côtés d'une personne malade d'Alzheimer est difficile, surtout au début, car il n'est pas facile de voir la personne que l'on aime changer peu à peu. Pour la famille il est très difficile de l'accepter et, pour tout vous dire, je ne pense pas l'avoir fait.

### Au début...

Quand la maladie s'est manifestée, je travaillais dans le Canton du Valais et je sentais que papa me confiait de choses bizarres. Mais moi, je sous-évaluais la situation ! Je lui disais : « Mais non, tu te trompes, ça doit juste être une crise… ». Mais, petit à petit, moi aussi, je remarquais que quelque chose n'allait pas. Lorsque nous allions faire les boutiques et si on arrivait à la caisse, elle me donnait le porte-monnaie et me disait : « Paye s'il te plaît, je n'ai pas envie de sortir l'argent… » Je présume qu'elle le faisait parce qu'elle avait peur de se tromper en rendant la monnaie à la caissière. Une autre fois, elle était rentrée de courses... elle ouvre une armoire de cuisine en y mettant à l'intérieur trois glaces… pas au congélateur, mais dans l'armoire ! Voyant que je ne comprenais pas, elle m'a dit : « Les filles veulent la glace ». Elle se référait aux filles de son ami… mais elles étaient sur la photo collée dans l'armoire ! Un autre épisode qui m'avait alarmé a été le jour où elle était venue me rendre visite. Elle avait l'habitude de voyager en train, mais cette fois-là, elle m'a téléphoné de la gare, perdue : « Je ne trouve plus mon chemin, ils ont tout changé ! » Rien n'avait changé, bien évidemment, mais elle ne reconnaissait plus les lieux. Ça ne lui était jamais arrivé et j'étais préoccupée. Je suis allée la chercher mais au fond de moi j'ai pensé que je ne pouvais pas la laisser repartir en train toute seule. J'avais peur qu'elle se perde. La confirmation qu'il y avait un problème, nous l'avons eue au mariage de mon frère. La préparation a dû être un calvaire pour elle : elle tenait à faire les décorations pour les tables, mais elle se rendait compte qu'elle avait toujours plus de difficultés à faire ce qu'elle faisait d'habitude avec facilité. Alors mon frère, qui est médecin, a insisté pour que des contrôles soient effectués et ainsi est arrivé le diagnostic. C'était en 2007.

J'ai été la première personne à en être informée, car je travaillais à l'hôpital. Pour me donner la nouvelle, le neurologue m'a invitée à boire un café. Lorsque j'ai entendu qu'il parlait d'Alzheimer le monde m'est tombé dessus. Je me disais que ce n'était pas possible, que sûrement il faisait erreur ! Et puis la tristesse, la rage et les pleurs ont pris le dessus. Je ne voulais pas l'annoncer à papa, mais lui le suspectait déjà depuis un certain temps et je ne voulais pas lui donner raison. Après le premier moment de rage et de consternation j'ai cherché à me rassurer, en me répétant : « Non, ça ne peut pas être comme ça, ce n'est pas le cas de maman... ». Malheureusement ça l'était et je suis sûre qu'elle savait très bien qu'elle était tombée malade, vu qu'elle avait été assistante de soin pour malades d'Alzheimer. Je me rappelle que le soir, quand je l'emmenais au lit, elle pleurait. Elle était très triste même quand nous allions à la piscine parce qu'elle en était consciente, peut-être qu'elle éprouvait aussi un peu de colère car elle savait qu'il n'y avait rien à faire, qu'elle allait empirer. Cette phase de prise de conscience a duré trois ans. Dès lors, par contre, les moments de tristesse et de pleurs ont diminué.

Un diagnostic précoce peut être utile pour se préparer pour la suite. Personnellement j'aurais pris en main plus tôt les affaires bureaucratiques, car lorsque la personne est déjà malade c'est compliqué : aujourd'hui, je ne peux même pas fermer un compte bancaire ou résilier une carte sans me procurer je ne sais combien de documents. Mais en ce qui concerne la maladie, elle suit son cours et on ne peut rien modifier. Le neurologue a été gentil, il me l'a communiqué de la meilleure manière possible, mais il ne m'a pas rassuré. Et la première fois chez le gériatre, je lui ai demandé si je pouvais faire quelque chose pour stimuler la mémoire. Il m'a répondu que non, car elle était à un stade trop avancé. Et ce n'était que les débuts pour nous ! J'aurais préféré entendre : « Soyez tranquille, on peut faire des exercices pour entraîner la mémoire... ». Mais nous parlons de onze ans en arrière... aujourd'hui les choses ont changé en mieux, dans le sens que pour les membres de la famille il y a plus d'informations par rapport à celles que nous avons reçues. Par exemple, deux ans en arrière, j'ai suivi une formation organisée par l'Association Alzheimer : ç'a été très intéressant et j'ai compris beaucoup d'autres aspects de cette maladie. En positif, je crois que ce qui a changé est précisément la prise en charge de la famille. Les opportunités de s'informer existent. Certaines réunions sont malheureusement organisées quand je travaille, et pour cela je n'y suis jamais allée. J'aurais voulu, mais j'aurais dû prendre congé à chaque fois et cela m'a découragé. Ainsi, au début papa et moi nous nous sommes aidés à tour de rôle. Lui n'a jamais voulu demander de l'aide, mais à la fin nous avons dû et ainsi sont arrivés les aides à domicile. Au niveau pharmacologique, maman a essayé diverses thérapies, qui n'ont pas fonctionné. Elle ne les supportait pas. Du point de vue des traitements médicaux, d'après moi la situation n'a pas évolué.

Une chose n'a pas changé, depuis le début de la maladie, à savoir mes réactions. J'ai la larme facile. Quand j'en parle, souvent je pleure : c'est toute la colère qui sort en regardant maman changer ainsi et comprendre que la personne physique est l'unique chose restée inchangée durant ces années. Malheureusement, aujourd'hui il n'y a plus d'échange verbal, elle communique uniquement par les émotions. Ne pas pouvoir communiquer comme nous avons toujours fait est difficile, mais heureusement les émotions sont restées intactes : il suffit d'un sourire, un baiser… et elle répond, elle sourit, elle te serre fort la main. Parfois elle se rebelle ou alors, lorsqu'elle me voit arriver le soir, souvent elle élève la voix. Je présume que c'est sa manière de me faire savoir qu'elle est contente. Ou peut-être qu'elle veut me dire : « Mais qu'est-ce que tu fais ici, va vivre ta vie ! » Je pense que les autres maladies sont également difficiles, très difficiles. Je pense au cancer, par exemple. Mais la personne malade de cancer est consciente, elle se prépare, elle fait savoir à sa famille ce qu'elle ressent et à sa manière elle peut demander de l'aide. L'Alzheimer, au contraire, est une maladie dont la personne affectée perd lentement ses propres capacités et devient presque l'ombre de la personne qu'elle a été avant de tomber malade. Elle peine à communiquer et seules les personnes qui lui sont proches et ont vécu avec elle comprennent quels sont ses besoins.

Sincèrement, je ne saurais dire s'il y a quelque chose de positif dans cette maladie. Mais quand maman sort de son monde et elle te fait un sourire et te donne un baiser… ça veut dire qu'à l'intérieur d'elle son cœur n'a pas changé, les sentiments sont les mêmes. Et quand elle s'en sort avec un sourire, comme aujourd'hui, tu en profites à fond parce que ça te charge pour aller de l'avant.

### L'évolution…

Avec l'évolution de la situation, on a dû faire des changements dans la maison, comme de couvrir les miroirs, car elle voyait son reflet et ne se reconnaissait pas. « Celle-là est habillée comme moi, mais comment elle ose ! » - elle s'exclamait et allait vers le miroir, fâchée. Nous avions peur qu'elle se fasse du mal et, pour cette raison, nous les avions couverts. Je me souviens d'avoir vu un reportage sur le maire de Barcelone. Lorsqu'il a découvert d'être atteint de la maladie d'Alzheimer, il a demandé d'être suivi par caméra durant la maladie afin de sensibiliser les personnes. Cela m'avait frappé lorsqu'on le voyait, le matin, qui parlait au miroir avec son image… moi j'ai vécu la même chose avec maman, et c'est vraiment impressionnant.

Quelques années en arrière, il y a eu deux épisodes particulièrement difficiles. J'étais en train de préparer l'appartement ici à côté, qui fait partie de la maison, pour me transférer. J'étais en train de le vider pour y mettre mes affaires, mais elle s'est fâchée tellement fort qu'elle a pris le vélo et s'est enfuie. Mon papa au début me rassurait, il pensait qu'elle n'était pas allée loin et qu'elle serait rentrée d'ici quelques minutes. Mais au contraire on ne la trouvait plus ! Par chance quelqu'un l'a appelée et l'a occupée le temps que nous arrivions pour la récupérer. Elle avait pédalé presque dix kilomètres et dieu sait jusqu'où elle serait allée ! Peut-être qu'elle s'est sentie chassée, même si en réalité elle ne vivait pas dans cet appartement. Mais déplacer ses vêtements a dû être traumatisant pour elle. Il y a eu aussi une période durant laquelle elle criait souvent à l'aide, elle frappait contre les vitres, elle se jetait par terre. D'autres épisodes me reviennent à l'esprit ! Par exemple, un matin elle devait prendre une douche et mon papa voulait l'aider, mais ce jour-là elle ne voulait pas que je l'aide. Et là, panique. Panique parce que l'adrénaline était à mille. J'ai hurlé, j'ai appelé mon papa à l'aide et il est arrivé immédiatement. En attendant je l'avais fait allonger, je lui ai levé les jambes et elle est revenue à elle. Peu après, alors que j'étais en train de la lever, elle s'est à nouveau évanouie. Mais ensuite, avec du calme et les gestes de secours de base qu'elle m'avait elle-même enseignés, nous avons réussi à gérer la situation. Ses conseils ont été utiles, mais cet épisode m'a impressionné. Je pensais qu'elle était en train de mourir, par chance ce n'était pas le cas... bon, par chance... je ne sais pas si pour elle c'est de la chance, cette question aussi me vient constamment à l'esprit...

Je me souviens d'un épisode. Nous revenions d'une fête en famille. Elle était malade depuis une année ou deux. Dans la voiture, elle s'était fâchée mais nous ne comprenions pas pourquoi. Elle voulait à tout prix sortir de la voiture. Elle menaçait d'ouvrir la porte pendant que nous roulions et approchait sa main au frein à main. À ce moment-là je me suis dit : « Si elle tire le frein, nous sommes tous morts ». Soudainement j'ai eu une idée. Je suis allée dans son sens, je lui donnais raison. J'ai commencé à dire que moi non plus je ne voulais pas faire ce voyage, qu'on aurait été nous plaindre à la direction... car elle parlait souvent de sa propre hiérarchie... et j'ai ajouté : « Maintenant la direction est fermée mais je t'y amène demain... ». Et ça a marché, j'ai réussi à la calmer. Il faut tout le temps trouver des escamotages, des idées pour gérer les situations les plus difficiles. L'un des nôtres était de danser la valse viennoise, qu'elle aimait beaucoup. Nous mettions de la musique, nous dansions et ça marchait. Avec la valse elle se calmait. Petit à petit on trouve ses propres stratégies.

## Sentiments, difficultés, attentes...

Tant que nous n'avions pas le diagnostic, le sentiment d'insécurité dominait. Elle était perdue, et nous aussi. Il est difficile de tout faire seuls. Moi, je conseille le soutien de l'Association Alzheimer. Sur leur site internet il y a des informations incontournables. Et ils te prodiguent aussi de bons conseils. Il est aussi utile de participer aux soirées d'information. Il faut se documenter. Et puis, naturellement, il faut essayer d'accompagner la personne avec beaucoup, beaucoup de patience. Ceci est le mot d'ordre parce que, malheureusement, les personnes atteintes d'Alzheimer réagissent de manière différente. Je me souviens que les premières fois on perdait patience pour ce qui arrivait à cause de la perte de mémoire. Et puis, les humeurs changent rapidement, ou bien ces malades ne savent plus ce qu'ils disent et demandent plusieurs fois les mêmes choses... mais ce ne sont pas eux, c'est la maladie. Il faut rester près d'eux sans envahir leur espace, les laisser faire les choses tant qu'ils le peuvent et, lorsqu'ils commencent à perdre des capacités, les soutenir en les faisant ensemble, pour les maintenir en activité le plus longtemps possible.

Malheureusement, cette maladie isole. Elle isole surtout le malade et les personnes proches de la famille. Ma maman a encore une amie en Suisse francophone qui vient souvent lui rendre visite, mais les autres amis qui venaient au début, maintenant ils ne viennent plus. Moi, j'ai de la chance de vivre cette solitude d'une manière différente parce que je travaille et j'ai des échanges avec l'extérieur, comme cela est aussi le cas pour mon frère. Mais la situation est plus dure pour mon papa, qui est constamment présent et il a tendance à se fermer en lui-même. Comme la famille, on cherche à ne pas s'isoler, mais le fait d'habiter dans une vallée reculée joue en notre défaveur. Alors qu'au début nous avons demandé des aides, on nous a dit clairement que, si on était en ville c'était mieux. C'était il y a onze ans, maintenant sûrement les choses ont changé.

Nous n'avons éprouvé ni peurs ni doutes, nous avons affronté la situation jour après jour. Nous avons dû nous adapter, surtout mon papa qui a dû changer complètement sa vie : s'occuper de la maison, suivre maman du matin au soir, aller se promener deux à trois fois par jour parce qu'au début elle était très active et constamment demandait de sortir. Et puis il devait cuisiner, la réveiller, la laver, la coiffer, lui soigner le corps, l'habiller quand elle l'acceptait, la préparer pour aller au centre de jour. Il faut revoir absolument toute sa journée. C'est une occupation à temps plein aussi parce que si elle dort la nuit, c'est bien, mais si elle ne dort pas, c'est horrible. Parfois elle ne dormait pas, et même mon papa était fatigué. Par chance elle ne souffrait pas d'insomnie, c'est juste arrivé quelques fois... Une nuit je lui ai proposé de dormir avec moi, parce que le jour d'après je ne travaillais pas et je savais que le soir avant mon papa était resté éveillé. Elle a accepté, mais elle continuait à se balader à travers la maison... elle n'avait pas un moment de tranquillité, elle était agitée. Moi, je cherchais à la rassurer. Enfin elle s'est endormie, mais ça n'a pas été évident. Une autre préoccupation était qu'elle tombe des escaliers, comme cela est arrivé par la suite.

Mon papa a fait un travail exceptionnel, il s'est occupé d'elle à la maison durant les premières années et il l'a suivie quotidiennement dans l'EHPAD. Moi j'ai essayé de rester près d'eux, et ensemble nous avons tenté de lui offrir une vie plus ou moins normale jusqu'à ce qu'on ait plus pu. Il vaut mieux ne pas avoir le temps de douter. Bien sûr, il y a toujours des moments durant lesquels on se dit « je me suis trompée ». Rien qu'en repensant au moment où nous l'avons mise dans la maison pour personnes âgées… ç'a été une décision difficile que j'ai dû néanmoins prendre pour sauvegarder le reste de la famille, parce que papa était à bout. Et étant donné que maman était déjà dans son monde, elle ne se rendait plus compte d'être chez elle ou ailleurs, j'ai alors compris que je devais affronter cette situation. Ça n'a pas été facile, mais je sens que, si je n'avais pas pris cette décision, personne ne l'aurait prise. Par chance, tous m'ont totalement soutenue.

### Les soins…

J'aurais voulu… je voudrais faire plus… mais malheureusement, je n'y arrive pas. Mon regret est de ne pas pouvoir m'occuper d'elle à la maison. Personnellement je le souhaitais, mais des problèmes se sont invités qui nous ont fait prendre d'autres décisions. Mais, indépendamment de cela, en travaillant à temps plein, je sais que ça aurait été impossible. Et puis, si pour elle c'est peut-être un bien, probablement ça ne l'aurait pas été pour moi, parce qu'on se fait complètement envahir par la maladie, on vit exclusivement pour prendre soin de la personne malade et on risque une dépression. Ce n'est pas possible aussi parce qu'il faudrait avoir 24 heures sur 24 du personnel de soin à disposition à la maison et du côté financier, ça aurait été une dépense démesurée.

Grâce à mon papa, maman a pu rester à la maison cinq années. La décision de la mettre dans une maison pour personnes âgées a été prise presque en urgence parce qu'elle était tombée des escaliers, elle s'est fait mal au dos et elle avait du mal à rester allongée. Depuis le diagnostic, quatre années se sont écoulées. Dans un premier temps, nous l'avons emmenée à l'hôpital parce qu'elle souffrait beaucoup et elle dormait de moins en moins. Puis, nous avons compris qu'il valait mieux pour elle de vivre dans un établissement spécialisé, car le personnel est toujours présent.

La décision de recourir à une structure ou de la soigner à la maison est personnelle. L'important est de penser avant tout au bien de la personne malade. S'il est possible de rester à la maison, pourquoi pas ? Mais avec de l'aide extérieure. Il est vrai que, à mon sens, un EHPAD n'est pas l'endroit idéal pour un malade d'Alzheimer. Il faudrait des structures spéciales, adaptées aux pathologies liées à la démence, c'est-à-dire des centres avec du personnel spécifiquement formé et des espaces où ils peuvent marcher sans danger ou obstacle, et autres mesures spécifiques. Il faudrait un endroit conçu que pour eux, où on peut activer la mémoire ou d'autres choses utiles comme la musicothérapie. Cela se fait aussi dans les EHPADs, mais de manière plus limitée[1]. Pour le reste on peut juste aider le malade et lui être le plus possible proche de lui.

Parfois, on pense au moment du détachement. L'année passée il y a eu un évènement difficile. Nous l'avions emmenée à la maison et elle n'était pas particulièrement réactive. Mon papa a remarqué une tache étrange sur son cou. Par la suite maman a commencé à trembler, elle ne réagissait pas lorsqu'on la stimulait. Quelque chose ne cadrait pas. Nous sommes rentrés à la maison pour personnes âgées et ils lui ont pris la fièvre : elle était à 38 et elle avait un début de septicémie. Le médecin est arrivé en urgence. Avec moi il y avait juste ma tante. Le médecin me dit : « Je sais que vous avez déjà discuté de cette éventualité. Qu'est-ce qu'on fait ? ». Moi, je ne comprenais pas. « Nous essayons de lui donner un antibiotique, ou on la laisse partir ? » - il m'a demandé explicitement. À ce moment, le monde s'est écroulé sur moi. C'était une décision à prendre tout de suite et je devais la prendre seule, parce que papa n'allait pas bien et mon frère était injoignable. J'ai dit : « Essayons avec l'antibiotique ». Le jour suivant elle n'a pas réagi et le médecin nous a convoqués. « Nous ne pouvons plus rien faire, la septicémie provient d'un abcès d'une dent et maintenant ça s'est généralisé ». Je me suis sentie mal, mais je me suis surtout énervée. Est-ce possible qu'au jour d'aujourd'hui, avec toutes les technologies que nous avons, une personne puisse mourir pour un abcès ? Mon papa était pétrifié, il n'avait de la force que pour respirer, mais il ne parlait plus. J'ai demandé au médecin s'il ne pouvait pas lui enlever la cause de l'infection, c'est-à-dire lui arracher la dent. À la fin il a décidé d'essayer, en diminuant les liquides et en attendant de voir comment elle réagissait à l'antibiotique. J'ai appelé un cousin qui est dentiste, mais c'était vendredi et il ne pouvait arriver que lundi. Je me suis dit que ça aurait été trop tard, mais au contraire… maman a réagi aux antibiotiques. Elle était très faible, mais le mercredi suivant nous lui avons enlevé la dent et elle s'est reprise. Le médecin a trouvé que c'était un miracle.

D'un côté je suis contente, mais de l'autre j'ai toujours cette petite voix, à l'intérieur, qui me demande : « Mais tu as vraiment pris la bonne décision ? » Mon frère pense que je devais la laisser partir. Mais ce sont des réactions… des décisions que tu prends en un millième de seconde ! On en avait parlé juste la semaine précédente, nous nous sommes dit que nous ne voulions pas d'acharnement thérapeutique. Mais qu'est-ce que ça signifie « acharnement thérapeutique » ? Pour moi ça signifie un massage cardiaque en cas d'infarctus, ou l'attacher à une machine si elle devait s'arrêter de respirer… bref ce week-end a été difficile. Mais voyant qu'elle avait réagi, je me suis dit que le moment n'était pas encore arrivé. Mais je me le demande souvent…

---

[1] La prise en charge de personnes avec des problèmes cognitifs est en évolution autant du point de vue de la création d'espaces adaptés à leurs besoins, ainsi que du personnel formé en thérapies non pharmacologiques alternatives.

pauvre femme, quelle vie mène-t-elle ? Et pourtant, quand elle sourit elle est contente, je me dis que j'ai peut-être bien fait… Je me console en pensant que, dans les phases les plus avancées de la maladie, ils sont dans leur monde et s'ils ne vocifèrent pas, s'ils sont tranquilles, cela veut dire qu'ils sont bien… ou du moins, c'est ce que je crois… sinon ils se feraient comprendre. Mais la famille qui est à ses côtés souffre.

Maintenant, on ne comprend plus ce qu'elle dit. Parfois elle dit « ian » et moi je lui demande : « Maman, je suis ici, pourquoi tu m'appelles ? » Cet été je suis partie en vacances et, quand je suis rentrée, je lui ai pris la main et je lui ai demandé : « Je t'ai manqué ? » Et elle : « Nooonn… ». On s'est tous explosés de rire, vu sa manière d'avoir dit non. Moi, je pense que, si elle pouvait, elle me dirait : « Va vivre ta vie ! » Mais comment est-ce possible de le faire ?

### Souvenirs, conseils, enseignements…

Il y a tant de souvenirs d'elle que je voudrais garder. Les plus précieux sont liés à la fête de Saint-Nicolas et à Noël, à ses biscuits faits pour les fêtes. Pour moi, décembre a toujours été un beau mois, mais dur, maintenant qu'elle est malade ! Il est chargé de souvenirs, émotionnellement c'est difficile. Il me plairait de continuer de faire ce qu'elle faisait elle, maintenir les traditions, mais en famille ça devient toujours plus compliqué à tout organiser. Mais pour moi il n'y a pas Noël sans sapin, sans biscuits… ce sont les choses qu'elle m'a apprises, elle. Noël a toujours été lié à ma maman. Malheureusement, pendant la maladie est arrivé aussi le moment où elle s'est rendu compte qu'elle ne pouvait plus à écrire les vœux de Noël. Ç'a été un moment difficile autant pour elle que pour nous ! J'ai essayé de faire des exercices d'écriture pour ne pas lui faire perdre la capacité d'écrire, mais c'était trop tard. Je la remercie tous les jours pour ce qu'elle a fait pour moi dans la vie. Je le lui répète tous les soirs, parce que, demain, elle pourrait ne plus y être. Je l'ai compris après l'épisode de la septicémie. Et je dois remercier une personne de l'EHPAD, qui a été très proche de moi dans cette période et elle m'a préparé au fait que… un jour, malheureusement, comme pour toute personne, elle aussi ne sera plus. Au fond, je crois avoir déjà pris congé d'elle à ce moment-là. Je lui ai beaucoup parlé et, à ce moment, selon moi elle m'a entendu. Eux, ils sentent lorsque nous sommes présents… Mais on n'a pas la baguette magique pour revenir en arrière. Cette maladie m'a enseigné quelque chose d'important, mais pas facile à appliquer : nous devons jouir de la vie à chaque instant. Si nous avons la possibilité de faire des choses, nous ne devons pas penser : « je le ferai plus tard », parce qu'on ne sait pas ce que nous réserve l'avenir.

*Témoignage recueilli par Manuela Bonfanti le 27.12.2018. Jacqueline est décédée en mai 2020.*

# ACCEPTER SES LIMITES

## Alessandra

*En ce printemps avancé, un camélia chargé de fleurs rouges marque l'entrée du jardin d'Alessandra. Je me rends chez elle pour parler de sa maman, Tersilla, classe 1926, qui depuis six mois réside en EHPAD. Un changement de lieu de vie qui a été bien accepté par Tersilla, qui n'est pas bien loin de son ancienne habitation : les deux se trouvent dans le même village où elle a vécu de façon indépendante malgré son âge avancé et une forme de démence sénile qui s'est manifestée il y a cinq ans. La prise en charge est revenue à sa fille unique, qui l'a suivie de près lorsqu'elle vivait encore toute seule chez elle. Alessandra estime avoir eu de la chance, car les problèmes de sa maman sont survenus tard et le déclin a été graduel, sa gestion peu compliquée. Néanmoins, la lourde charge de coordonner des soins de plus en plus importants et constants sans l'aide d'autres membres de la famille, ne lui permettait pas de vivre la maladie de sa maman avec sérénité. Alessandra met l'accent sur l'importance d'un choix conscient, pris sans culpabilité ou sens du devoir, qui respecte la personne malade ainsi que les membres de la famille. Selon elle, ceci ne signifie pas éviter les responsabilités, bien au contraire. La personne malade a des nécessités et la* caregiver *se doit de comprendre si elle est en mesure de les satisfaire. Le cas échéant, le choix d'un EHPAD s'impose. Aujourd'hui, Alessandra est sereine et soulagée de savoir que l'on prend bien soin de sa mère.*

Ma maman était une femme sévère et solitaire. Elle a été une maman difficile car, comme j'étais fille unique, elle s'est mise en tête que je ne devais pas grandir comme une enfant gâtée et elle ne me laissait rien passer. Je vous raconte un épisode, juste pour vous donner une idée de la personne qu'elle était : j'étais en quatrième ou cinquième et une copine de classe avait un beau rosier. Un jour, après l'école, elle m'a proposé d'en prendre quelques-unes, du coup je suis allée chez elle pour en cueillir pour faire un bouquet à ma maman. Bien évidemment, je suis arrivée plus tard que d'habitude à la maison et en punition j'ai dû écrire cent fois : « Quand j'ai terminé l'école, je rentre tout de suite à la maison ». Ceci pour vous dire comme elle était dure. Beaucoup de femmes de sa génération l'étaient d'ailleurs. En plus elle n'était pas sociable : elle avait peu d'amis, elle ne participait pas aux activités sociales – par exemple au repas des aînés du village – car elle ne savait pas de quoi parler. Elle vivait dans un petit immeuble dans lequel il y avait 15 appartements et elle disait bonjour à tout le monde, mais elle ne s'arrêtait jamais dans un banc pour papoter. Elle était plutôt réservée. Elle est arrivée d'Italie après la guerre lorsqu'elle avait 20 ans pour travailler comme couturière dans une usine de Saint-Gall, où elle est restée jusqu'en 1949. Par la suite elle est rentrée en Italie où elle connaissait déjà mon père, et ils se sont mariés. Je suis née en 1951 et en 1953 ils sont retournés en Suisse, prenant domicile à Giornico. Elle voulait à tout prix retourner en Suisse, car elle avait beaucoup aimé vivre dans la ville de Saint-Gall. Là-bas, elle avait été reçue par une famille qui avait une petite fille et lorsque je suis née, elle m'achetait les mêmes choses : les mêmes crèmes, les mêmes décorations du berceau... Après le mariage elle a travaillé comme couturière à domicile, et lorsqu'elle ne cousait pas, elle s'occupait, elle lisait, faisait des mots-croisés... bref, elle était toujours occupée. Je ne l'ai jamais vue sans rien faire.

### Vivre aux côtés...

Je suis fille unique et, pour moi, a été de supporter seule la grande responsabilité de m'occuper de suivre la maladie de ma maman. Devoir tout faire toute seule me faisait peur, mais, heureusement, la situation s'est bien arrangée. Même si tout le monde sait que la maladie d'Alzheimer existe, être une personne de la famille ne facilite pas les choses. Au début il y a un laps de temps pendant lequel on ne sait pas trop bien ce qui se passe. J'ai assisté la maman d'une chère amie qui avait la même maladie, donc j'étais au courant de la problématique... ! Mais voilà, lorsqu'il s'agit d'un proche comme de la maman ou du papa, c'est inexplicable... en quelque sorte on nie la maladie. Maman disait des choses bizarres, mais je croyais que c'était l'âge... quand on est âgé, on perd un peu la mémoire. Donc, avant de comprendre, il faut plus de temps. Personnellement je dirais qu'il m'a fallu une année et demie. D'abord je justifiais. Pendant cette période j'ai été un peu plus « agressive » avec elle, car j'avais peur, je ne voulais pas que ce soit comme cela a été effectivement. Alors, si elle se trompait, je la reprenais : « Je t'ai dit de faire comme ça ! » ou bien : « Mais pourquoi fais-tu ça ? ». Maintenant, au contraire, même si je vois des choses absurdes, je le prends avec légèreté. Par exemple, pour Noël j'ai préparé le sapin et, la veille, elle a enlevé toutes les décorations. Il y a cinq ans je me serais fâchée, je lui aurais demandé pourquoi elle avait tout démonté, peut-être même que j'aurais pensé. Tandis que maintenant j'ai compris que, pour elle, ce n'était pas un sapin de Noël. Elle ne le reconnaissait plus comme tel. Voilà pourquoi elle avait enlevé les bulles et les étoiles.

## Le début…

Il est difficile de mettre une date précise au début de la maladie. Moi aussi, je perds mes clés, si ça se trouve c'est mon début. Personnellement j'ai commencé à m'interroger quand j'ai remarqué qu'elle oubliait les noms des choses. Pour demander un verre, elle disait : « Passe-moi ce truc ». Ou bien, une fois à l'hôpital, à un stade plus avancé, ils lui ont demandé comment je m'appelais, elle s'est tournée vers moi et a dit : « Dis-le-lui toi-même ! ». Elle sous-estimait le fait de ne pas se souvenir du nom des objets et tant qu'elle a pu, c'était involontaire, elle l'a caché. Elle trouvait des expédients, elle se justifiait.

La situation était encore normale jusqu'à il y a 4 ans. Pour preuve : je l'avais laissée ici, chez moi, pendant deux semaines, car je croyais que tout se passerait bien. Mais pendant mes vacances, il s'est passé quelque chose de bizarre. Quand je suis rentrée, elle m'a dit qu'un store ne fonctionnait plus, alors qu'elle avait été arrachée : en fait, il y avait eu une tentative d'effraction. J'ai appelé la police, mais elle, lorsqu'elle a vu les policiers entrer, elle ne s'est absolument pas posé la question de savoir pourquoi ils étaient là. Là j'ai eu mes premiers soupçons. L'épisode le plus éclatant a été lorsque nous sommes allées en Italie où elle a une maison à côté de celle de sa sœur de quatre-vingt-dix-sept ans. Auparavant elle y allait toute seule, en voiture, mais désormais je n'avais plus confiance et je l'ai accompagnée. À cause d'une urgence j'ai dû rentrer quelques jours à l'avance et alors que j'étais partie, elle s'est embrouillée avec sa sœur juste parce qu'elle voulait manger ensemble. Ma mère lui a dit : « Toi, dans ma maison, tu n'y viens plus ! ». Depuis lors, j'ai compris que quelque chose clochait. Pour le reste, au contraire, tout semblait normal. Par exemple, chaque mois, je l'emmenais chez le médecin pour faire le quick et pas eu une seule fois je suis arrivée sans qu'elle ne soit prête ! Et même chez le docteur… son attitude était quasi normale, bien plus qu'à la maison, d'ailleurs, je ne restais jamais avec elle pendant la visite, j'y entrais qu'à la fin. Certaines choses étaient encore normales : il y a trois ans elle a eu un grave problème au cœur qui s'est miraculeusement résolu et, lorsque nous y sommes allés pour faire une vérification, elle m'a dit : « Mais c'était vraiment si grave que ça ? ». Elle était consciente. Voilà pourquoi il m'a fallu plus de temps pour m'en rendre compte.

Nous ne sommes jamais allées chez le spécialiste. De toute façon il n'y a rien à faire et peu importe de quel type de démence il s'agit. C'est une démence, un point c'est tout. J'avais compris qu'on allait dans cette direction même si, au début, je pensais qu'il s'agissait d'un déclin normal lié à son âge. Pour comprendre qu'il ne s'agit pas de cela, tu dois attendre un évènement qui fait précipiter les choses. Pour moi ç'a été lorsqu'elle a dit à sa sœur de ne plus entrer dans sa maison. Ma chance a été d'avoir une maman avec une démence à un âge avancé. Elle avait 87 ans, elle est restée dans sa maison jusqu'à 92 et pouvait encore se gérer seule. Par conséquent, j'imaginais que cela aurait pu arriver. Il est clair que cela n'arrive pas aux autres, mais je ne l'ai pas vécu de manière dramatique, parce que je n'ai pas eu une maman malade déjà à septante ans. Lorsque la maladie surgit tard, il y a une plus grande acceptation. Vous savez, il y a dix ans, elle a eu une tumeur au sein, elle a été opérée et en est guérie. Déjà à ce moment, je ne l'avais pas mal pris. Même elle, elle n'en avait pas fait un toute une histoire. Je me demande s'il n'y avait pas déjà anguille sous roche…

## L'évolution…

La situation a empiré peu à peu mais elle est toujours restée seule chez elle, même la nuit. Bien évidemment, à un certain point je n'étais plus tranquille, même si elle n'a jamais fait des choses éclatantes ou dangereuses, du genre laisser les plaques de la cuisine allumées ou mettre les chaussures dans le frigo. Il y a eu une diminution graduelle de ses facultés et cela s'est remarqué dans la gestion du quotidien, par exemple pour les repas : d'abord elle cuisinait tout, ensuite que des pâtes ou de la soupe et à la fin les pâtes n'étaient même plus assaisonnées. Parfois elle oubliait même de manger la soupe. Je la trouvais dans la casserole, mais elle me donnait des réponses plausibles, elle disait qu'il y en avait trop et qu'elle lui en était restée. À ce moment j'ai dû me rendre chez elle pour cuisiner. Mais vous savez comment sont les personnes âgées, s'ils mangent à onze heures et demie ce n'est pas onze heures trente-cinq, et s'il m'arrivait d'arriver en retard elle avait déjà mangé. J'ai donc demandé qu'on lui amène les repas au domicile, mais si je n'allais pas chez elle pour lui dire de les manger... elle les regardait... et ensuite faisait bouillir de l'eau pour les pâtes. Vu la situation je l'ai inscrite pour une maison de retraite. Il y en avait une en construction juste dans le village où elle habitait. Dans le passé, elle y avait pensé elle aussi que cela pouvait arriver, et pour cette raison elle s'était cousue de très beaux pyjamas. Le linge était son dada. En parlant de cela... lorsqu'elle a quitté sa maison, tout paraissait normal... mais quand j'ai cherché des affaires, elles n'étaient plus à leurs places. Dans les tiroirs, j'ai tout trouvé en désordre : des serviettes avec des culottes... mais tout était parfaitement mis dans des paquets.

Ma maman avait peu d'amitiés et malheureusement elles sont mortes plutôt jeunes. L'une d'entre elles était comme une fille pour elle, c'était un point d'appui et elle en a beaucoup souffert. Du coup, elle a été très seule pendant la maladie. Mon père était déjà décédé. Il a eu la maladie de Parkinson à 52 ans…. Nous ne sommes privées de rien, comme maladie ! Donc à 50 ans elle a dû prendre soin de son mari. Et comme elle n'avait pas d'amies pour l'aider de sorte à s'octroyer un peu plus de temps libre, pour elle ç'a été difficile. Elle me disait toujours que ces années-là ont été pour elle comme une prison.

Quand il est mort, elle avait désormais 70 ans et à ce moment-là elle n'avait pas fait grand-chose. Elle a profité un peu de sa maison de vacances en Italie, elle y résidait 2 ou 3 mois par année, mais elle n'a rien fait d'autre… un voyage organisé pour les aînés ou autre chose. Cela dit, qui sait si c'est ce qu'elle souhaitait ? Moi je pense que oui, mais je suis aussi convaincue qu'elle avait élevé une barrière et qu'elle pensait ne plus avoir de désirs. Je dis cela parce que lorsqu'elle faisait des choses, elle était contente. Il y a quelque temps je lui ai demandé si elle se rendait compte qu'elle n'arrivait plus à bien parler et elle m'a dit : « À force d'être seule... ». Ce n'est peut-être pas la raison, mais selon moi ça a contribué.

## Émotions, difficultés, attentes...

Maintenant qu'elle est dans un EHPAD, elle est plus sereine par rapport aux derniers temps passés à la maison. Si je l'avais dans ma maison dans ces conditions, je ne vivrais plus, car je suis angoissée. Elle ne semble pas se rendre tout à fait compte de son état. Si je lui dis qu'elle a 93 ans, elle me répond : « Bon, je suis bien ici moi, je ne suis pas comme les autres... - et elle me fait le geste - l'autre que l'on doit nourrir à la cuillère... ». Donc elle se voit parfaite et ceci ne me facilite pas les choses. Il est vrai que dans l'EHPAD elle ne participe pas aux activités, elle marche seule avec le déambulateur, elle trotte à une certaine vitesse, elle est toujours la première à prendre son petit-déj, puis elle va dans sa chambre et croit devoir faire des travaux, comme ordonner la maison, ouvrir l'armoire et déplacer les vêtements. Elle passe sa journée comme ça. J'ai eu de la chance, car elle a eu une démence somme toute tranquille. Je n'ai jamais dû courir avec de l'anxiété... mais mon quotidien a changé quand même, car lorsqu'elle était à la maison, j'étais stressée. Je voulais être chez elle, mais il fallait que j'y sois avec mon mari, par conséquent je faisais des allers-retours. J'allais chez elle tous les jours. Outre moi, j'avais une aide à domicile : les infirmiers qui passaient le matin pour voir comment elle allait, ça me soulageait un peu. Mais depuis qu'elle est à l'EHPAD, pour moi c'est toute une autre vie.

## Les soins...

Maman a été à la maison jusqu'à l'année dernière. Elle est tombée, nous l'avons emmenée à l'hôpital et elle n'est plus rentrée chez elle. Dans l'attente d'une ouverture dans la nouvelle maison pour personnes âgées à Giornico, ils l'ont envoyée à Prato Leventina. Ensuite, le 20 août de cette même année, elle a été transférée, elle était une des trois premières résidentes. Somme toute, tout s'est passé de manière *soft*. Que puis-je prétendre de plus ? Je vois qu'elle va bien. Et pour moi ça me suffit de savoir qu'elle est tranquille. Bien évidemment je voudrais qu'elle soit capable de raisonner comme sa sœur qui a 97 ans, mais n'empêche qu'elle est restée chez elle jusqu'à 92 ans. Ce qui est surprenant, c'est que maintenant c'est comme si elle n'avait jamais eu de maison, elle ne demande jamais d'y retourner même si on peut même la voir depuis la fenêtre de sa résidence. Elle me demande juste des nouvelles de ses sœurs, il se peut que je sois la seule à le comprendre, car son expression est très réduite. Je ne sais pas combien de mots elle n'utilise ni quand elle les utilise, elles sont déconnectées, parfois il n'y a pas de phrase... J'y vais par intuition. Le pire est qu'elle ne peut pas communiquer. Je pense qu'elle me comprend, car si je lui dis que mon mari est parti à la chasse, deux jours après elle peut me demander s'il est revenu. Ou bien... elle demande si sa sœur est venue lui rendre visite et je croyais qu'elle ne l'aurait pas reconnue, alors que oui. Et le plus beau est qu'elles se comprenaient ! ça peut faire rire, car l'une est sourde et l'autre ne parle pas, mais elles se sont vraiment comprises ! Ma tante m'a dit : « Elle est en forme ta maman, elle m'a dit ceci et cela... ». Moi j'étais présente et je sais que ce n'est pas vrai. Quelle comédie ! Mais l'important est qu'elles se soient comprises. Maintenant elles ne se téléphonent plus, bien évidemment, car l'une est sourde et l'autre ne parle pas.

Pendant ces années de maladie, elle n'a jamais voulu d'aide et j'ai accepté son choix. J'ai réussi à gérer la situation parce qu'elle était ordonnée. De toute façon elle n'aurait jamais accepté une soignante. L'avantage de la maison de retraite est qu'il y a tout sur place. Si elle a besoin du médecin, il arrive de suite, sans besoin de téléphoner, sans devoir la porter. Selon moi, l'EHPAD ne présente aucun inconvénient. En revanche il est nécessaire qu'ils aient une chambre individuelle, car dire les choses clairement… on y est jusqu'à la mort et si tu dois partager ton espace avec quelqu'un que tu ne connais pas… et puis elle, elle déplace tout et c'est sûr qu'elle déplacerait aussi les effets personnels des autres. Je suis contente du personnel soignant, je ne suis pas du genre à me plaindre pour tout. Bien évidemment ça se voit, celui qui assume la profession qui lui correspond. Mais je suis contente de comment ils prennent soin d'elles. Mon expérience avec l'EHPAD est positive et je la conseille. Maintenant, quand je vais la voir, je passe du bon temps avec elle, alors que si je l'avais chez moi, je ne serais pas sereine. Je ne dis pas que je serais agressive, mais nous aurions une tout autre relation.

### Souvenirs, conseils, enseignements...

Au début, il est possible de garder chez soi ce genre de malade, mais ça dépend aussi du type de maison que l'on a, car si l'espace est réduit cela a une trop grande influence sur la vie quotidienne. Quelqu'un pouvait penser que je pouvais la garder chez moi mais, mis à part le fait qu'il y a des escaliers, je ne trouve pas que ce soit juste. C'est quelque chose qui chamboule tout, on en a discuté aussi avec mon mari. J'ai toujours préféré aller chez elle quand il était nécessaire, mais ici j'ai voulu sauvegarder mon territoire. Je ne me sens absolument pas coupable de cela. Je ne pense pas qu'un enfant doive autant se sacrifier, au point qu'il doive modifier son style de vie parce que son parent est tombé malade. On ne peut pas savoir combien de temps durera le sacrifice. Par contre il est important d'aider. Et on doit renoncer à des choses : par exemple moi ça fait cinq ans que je ne suis plus partie en vacances. Au maximum je partais pendant trois jours, ma voisine avait les clés pour aller la surveiller. Et je partais toujours comme un voleur, toujours avec appréhension.

Il est important de savoir que vivre avec une personne atteinte de cette maladie est difficile. Il faut avoir beaucoup de patience. Il est impossible de savoir combien une personne en aura et il se peut que, au besoin, on se découvre très patients, mais je ne suis pas convaincue que toutes les personnes qui décident de vivre avec leur cher malade, les traitent aussi bien qu'à la maison de retraite. On vit des situations difficiles et on peut se tromper. Je ne parle pas de maltraitance, mais il est possible qu'on finisse par en prendre soin mal volontiers, et on le fait peser à la personne malade. Il suffit de se plaindre tout le temps ou de soupirer. Et ils ne le méritent pas. Il faut accepter ses propres limites : si on n'y arrive pas, il vaut mieux déléguer. L'EHPAD n'est pas ce grand monstre, ici en Suisse. Dieu merci qu'il y en a ! Et qu'ils nous aident ! Ma vie a complètement changé, et en mieux ! Et ma situation n'était même pas si difficile. Je n'ose même pas imaginer ces familles dont l'être cher malade est physiquement sain et s'échappe, ça oui que c'est une obsession ! Mon conseil pour bien s'occuper de la personne malade est de minimiser si elle ne se souvient pas de quelque chose ou qu'elle ne le trouve pas. Mais quand on vit ensemble, on n'y arrive pas toujours. Et il y a des aspects, comme l'hygiène, qui sont lourds… elle a toujours été un « Général » et pour lui prendre son linge à laver c'était une chasse au trésor, elle voulait nettoyer elle-même, alors que moi je ne voulais pas qu'elle descende dans la buanderie. Même lui faire accepter une femme pour lui faire prendre la douche n'a pas été chose facile. Tandis que maintenant qu'elle est en EHPAD, elle se laisse faire.

Maintenant, elle n'est plus ma maman : je veux dire que je ne reconnais rien d'elle, même pas dans les moindres petites choses. Notre relation s'est améliorée car elle est plus docile et je la caresse davantage. D'elle j'ai le souvenir de son humour et des moments passés chez elle en Italie. Je voudrais revenir en arrière pour cinq minutes huit ans en arrière, pour lui dire les dernières choses quand elle comprenait encore. Je voudrais lui dire : « Tu vivras encore, maman, mais tu ne pourras plus communiquer ». Parfois, je me demande comment elle serait, si elle savait qu'elle est comme ça. Et pourtant, même comme ça, pour l'instant elle y est.

*Témoignage proposé par Anna Gennari et recueilli par Manuela Bonfanti le 21.3.2019. Tersilla est décédée le 14. 10. 2019*

# LES PROBLÈMES SE PRÉSENTENT DANS TOUS LES FOYERS

Anna B.

*Anna me reçoit chez elle par un limpide après-midi de printemps. J'ai le plaisir de rencontrer une femme cordiale, franche et énergique qui a exercé la profession d'assistante médicale. Avec Anna, nous parlons de sa mère Ada, décédée en 2017 à quatre-vingt-huit ans à l'EHPAD de Bellinzona. Ada souffrait de démence sénile. La fille est sereine, car elle est certaine de l'avoir suivie au mieux pendant toutes les phases de la maladie, mais elle ne cache pas les difficultés qu'elle a dû affronter pour s'occuper, seule, d'une mère qui lui a montré peu d'affection. Au cours de l'entretien, elle évoque cet aspect à plusieurs reprises, en parlant avec calme, sans rancune et, bien qu'avec une pointe de regret, elle peint l'image d'une femme vive avec un caractère qui n'aimait pas faire de compromis. La franchise d'Anna m'impressionne et me met à l'aise, comme si nous nous connaissions depuis toujours. Avec son témoignage, elle nous livre une grande vérité : la maladie fait partie de la vie et, quelle que soit la forme sous laquelle elle se présente, tôt ou tard il nous faudra l'affronter.*

Ma mère était un type particulier. Elle est née en 1929, la deuxième d'une fratrie de six. Elle était originaire de Cavagnago, mais elle n'a jamais voulu dire qu'elle venait de ce petit village de la vallée de la Léventine. Elle racontait à tout le monde qu'elle était née à Arbedo ! Sa famille était pauvre, mais elle était une femme très ambitieuse et, après la mort de mon père, elle l'a remplacé dans son l'activité de buraliste. Ils se sont mariés quand elle était très jeune et leur situation financière s'est améliorée parce que, même s'il n'était pas riche, il avait un bon travail. Elle fut donc l'une des premières femmes du village à posséder une voiture, et peut-être la première et la seule à avoir une esthéticienne et une couturière à domicile. Elle prenait grand soin de son apparence, elle allait chez le coiffeur chaque semaine. Moi je l'appelais la mère VIPs, avec un « s » pour ironiser et dédramatiser. Mon père l'aimait énormément et lui aurait offert même la lune. Il filait droit et disait : « Oui, *maminote*… ». C'était elle la personne dominante dans la maison. Leur première fille est morte trois jours après la naissance, puis en 1952 je suis née et suis restée fille unique. Elle n'a jamais été présente pour moi. Moi je n'ai jamais reçu un câlin ou un baiser, pas même un « Comment vas-tu ? ». À la fin de l'école primaire, elle m'a mis en internat et je ne suis jamais retournée à la maison. Je me suis toujours demandé, jusqu'au bout, pourquoi nous n'avions jamais eu une bonne relation, me donnant des réponses même un peu étranges... pour elle, je n'ai jamais été... enfin, elle voulait probablement que je sois médecin et moi je me suis arrêtée avant, je suis assistante médicale. Bref, je n'étais pas ce à quoi elle s'attendait. Elle vivait dans le petit village de Dalpe mais elle préférait la ville car elle aimait faire les vitrines. Et au lieu de parler notre dialecte du Haut-Tessin, elle parlait celui du Bas-Tessin, qu'elle ne connaissait même pas bien. Elle était comme ça, en fait elle était mon opposé. Elle voulait avoir des relations sociales seulement avec des médecins, des ingénieurs ou des avocats et cela me dérangeait beaucoup. Nous étions souvent en désaccord, mais quand j'ai réalisé qu'elle souffrait de démence, j'ai arrêté toute dispute.

### Vivre aux côtés...

Je dois dire qu'au début je n'ai rien remarqué. Je n'aurais jamais pensé que ma mère puisse souffrir de démence, car je l'avais toujours vue comme une femme active qui s'imposait. Elle ne se mettait jamais en doute et pour moi il était presque impossible de penser qu'une telle femme souffrirait de cette maladie. Et en effet je m'en suis rendu compte très tard, même si je travaillais dans le secteur médical. Mais quand ça t'arrive à toi, certaines choses tu ne les vois pas. Il y a eu de nombreux avertissements, mais je les ai minimisés. Je me suis dit que cela faisait partie de son mauvais caractère. Elle n'écoutait jamais rien et refusait tout : aussi bien une personne pour l'aider à la maison que les repas à domicile. Ces repas ont duré plus une semaine parce qu'elle enlevait le couvercle, regardait le repas et le jetait dans les toilettes sans le goûter. À un certain point elle ne mangeait plus rien et lorsqu'elle fut admise à deux reprises à l'hôpital, elle était complètement épuisée, au point qu'on arrivait plus à la faire réagir.

### Au début...

Un des premiers épisodes qui aurait dû me faire douter s'est produit il y a déjà quinze ans : elle est entrée sur l'autoroute en sens inverse. Par chance elle s'est retrouvée face à un chauffeur de camion qui était en train de sortir et qu'il l'avait fait reculer lentement. Elle a même osé dire qu'il avait été impoli, qu'il lui avait klaxonné. Je pense qu'elle avait environ soixante-treize ans. Il s'agissait probablement des premiers avertissements que je n'ai pas compris. Après l'accident qu'elle a causé à deux motocyclistes, j'ai dû intervenir pour lui faire retirer son permis. Mais elle ne s'était même pas rendu compte du danger, elle a coupé la route à une moto et l'un des deux s'est cassé le poignet ! J'avais vu d'autres cas de personnes âgées montant sur le trottoir avec la voiture et tuant des personnes... des enfants. Je ne pouvais pas prendre cette responsabilité. Puis il y a eu d'autres épisodes. Par exemple, la coiffeuse m'a dit qu'elle allait faire une coloration, et qu'elle reviendrait le lendemain pour la refaire. Ou encore, déjà lorsqu'elle allait encore à la mer avec ses amies avec la voiture, elle commandait du poisson et protestait auprès du serveur en disant qu'elle ne l'avait pas commandé... voilà, plein de petites choses. Maintenant je me dis que c'était presque évident, mais je n'y ai jamais pensé. C'était peut-être une forme de déni, voyant la femme incroyable qu'elle était auparavant.

## L'évolution...

Ma mère a vécu à Dalpe jusqu'à l'âge de soixante-dix ans environ, puis je lui ai trouvé un appartement près de chez moi, sa maison était vieille, mal chauffée, et l'hiver toute seule c'était long. Ainsi, je pouvais la voir deux fois par jour. Je l'ai suivie tout au long de sa maladie même si nous n'avons jamais eu de bonnes relations. J'allais lui rendre visite tous les jours même lorsqu'elle était dans la maison de retraite. Cela m'a pesé qu'elle n'écoutait aucun conseil, qu'elle ne soit pas condescendante. Je suis sûre que si elle avait eu un caractère plus malléable, elle aurait pu rester à la maison un peu plus longtemps. Lorsque la maladie avançait, je lui disais : « Donne-moi ton carnet, je vais faire les paiements à ta place... ». Mais elle n'a jamais accepté. Alors avec Renato, mon compagnon, nous lui avons organisé des classeurs, mais elle ne faisait que fouiller, elle ne les gérait plus. Une fois, j'ai aussi trouvé des taxes municipales impayées. Pendant quelques mois nous avons essayé de l'envoyer au centre de jour géré par l'association Pro Senectute, mais elle ne voulait pas se lever le matin. Disons qu'elle ne s'est pas beaucoup aidée.

Nous n'avons jamais eu de véritable diagnostic et je ne pense pas que cela aurait été utile. À ce stade et à cet âge, ça ne sert à rien. Mais nous aurions peut-être pu commencer plus tôt. Si seulement j'avais douté ! Parce que je pense que tout a commencé peu de temps après ses soixante-cinq ans et que nous ne nous en rendions pas compte parce que c'étaient que de petites choses, pour lesquelles nous rejetions la faute à son mauvais caractère. À ce moment-là, on aurait peut-être pu tenter quelque chose. Mais je ne sais pas si on aurait eu de meilleurs résultats... et puis, encore aujourd'hui on ne sait pas de quel type de démence il s'agissait : parfois on pensait à une démence frontale, d'autres fois à une artériosclérose mêlée à la maladie d'Alzheimer, car à partir du moment où il a fait une crise cardiaque, les artères n'étaient plus parfaites. Elle a effectivement essayé Aricept, mais elle disait que ça lui provoquait des maux d'estomac. Et puis, la prise des médicaments a été un désastre. Nous l'avons remarqué un jour où elle a eu une cystite. On m'avait donné des antibiotiques et je m'y suis fiée, mais ensuite j'ai dû la faire hospitaliser en urgence. J'ai trouvé toutes les pilules qu'elle n'avait pas prises. De même, l'infirmière lui administrait les comprimés tous les matins et mettait ceux du soir dans une tasse. Mais lorsque nous avons vidé l'appartement, il y avait des pilules partout ! J'avais essayé d'utiliser des petites boîtes à doses hebdomadaires mais, le mercredi, je les trouvais déjà vides. Et puis les tapis ! Ils étaient pleins de pipi. Je lui avais acheté des couches contre l'incontinence, mais elle ne les utilisait pas, elle voulait seulement des protège-slips mais ce n'était pas suffisant. Quand elle partait de chez moi, j'avais une flaque sur le canapé. Mais ce n'était pas un sujet que je pouvais aborder, il y avait toujours de la pudeur entre nous. Bref, elle m'a fait croire qu'elle pouvait gérer des choses qu'elle ne gérait plus. Je pense que si elle avait coopéré, cela aurait été plus facile pour tout le monde. Je savais qu'une aide extérieure existait et je la cherchais. Aujourd'hui je pense qu'il y a quelque chose de plus, par exemple je vois qu'ils organisent des vacances à la mer et elle avait très envie d'y aller, mais les dernières fois c'était le bordel. Eh bien, aujourd'hui, nous aurions pu partir à la mer en vacances accompagnées. Pour le reste j'ai tout essayé : repas à domicile, soins infirmiers, hygiène... le médecin me proposait depuis un moment la maison de retraite, mais il n'a rien fait m'aider à la convaincre.

## Sentiments, difficultés, attentes...

J'ai vécu la maladie comme quelque chose de normal, ce sont des choses qui arrivent à beaucoup de personnes âgées. Mais je devais d'abord m'en rendre compte. Et dire que j'ai travaillé dans des hôpitaux, à la Croix Verte et dans des cabinets médicaux ! J'ai vu de nombreux cas et je connaissais le processus. J'ai également été médiatrice pour l'aide à domicile et j'ai eu l'occasion de suivre quelques femmes... oui, c'étaient toutes des femmes... arrivées au stade final de la démence. Elles étaient en position fœtale, elles étaient toutes rétrécies. C'est tellement difficile d'accepter de voir sa maman ou son papa comme ça, de les retrouver là, dans un lit comme un petit animal ! La maladie enlève chaque jour un petit morceau. C'est difficile, car il est inévitable de faire le lien avec la personne qu'elle était auparavant.

Les moments les plus difficiles que j'ai vécu ont été deux épisodes de psychose. Malheureusement, cela s'est produit la nuit et je n'étais pas là. La première fois, la dame d'en haut l'a entendue à crier sur la terrasse. Elle appelait la police, qui sait ce qu'elle voulait ? La deuxième fois, on a entendu des cris dans la maison. Une dame a pris une échelle, elle a forcé les volets et l'a trouvée par terre, pleine de sang. Bref, à partir de ce moment-là on a compris qu'on ne pouvait plus la laisser seule à la maison, nous étions inquiets et le choix a été forcé. À mon avis, nous avons tout essayé pour la garder à la maison, mais elle a dit qu'elle ne voulait « personne dans ses pattes » et que nous n'avons même pas pu prendre une aide-soignante. Les derniers mois à la maison, elle regardait des dessins animés. Qui sait pourquoi elle les regardait : je ne lui ai jamais demandé si elle les regardait parce qu'elle ne pouvait plus suivre autre chose... je n'avais pas suffisamment de complicité avec elle pour lui poser la question. Je n'ai même jamais répondu au téléphone chez elle, je ne me suis jamais permis de trop entrer dans ce qu'était sa vie. Mais, quand nous avons vidé l'appartement, nous avons constaté un désastre, un désordre ! Quand j'allais lui rendre visite, elle me disait : « Ohh, je suis tout en sueur parce que j'ai fait le ménage ». Et moi, je lui ai fait confiance, je n'ai pas fouillé dans les tiroirs. Qui sait ce qu'elle faisait pendant tout ce temps ?

Les derniers mois à la maison, elle s'était mis du déodorant en spray au le visage, elle était devenue toute rouge, la peau s'était détachée, elle ne comprenait plus ce qu'était une crème, elle bricolait. Elle n'était plus capable d'utiliser la machine à laver et j'ai dû me battre pour avoir son linge à laver et à repasser. Elle allait dans une buanderie où les machines à laver fonctionnent avec des sous et, pour faire entrer la monnaie, il fallait faire un certain mouvement. Elle avait coincé deux fois, mais elle raconte toujours les choses à sa manière et, même dans ce cas, ce n'était pas sa faute... comme lorsqu'on lui avait volé le porte-monnaie à deux reprises parce qu'elle laissait son sac devant le magasin.

### Les soins...

À quatre-vingt-cinq ans, après deux séjours à l'hôpital et deux épisodes de psychose, elle est tombée, s'est cassée une vertèbre et je ne l'ai plus ramenée à la maison. J'ai désespérément cherché une place dans une maison de retraite, en vain. Puis, heureusement, Renato a rencontré le directeur de la maison de retraite de Bellinzona et nous avons finalement trouvé une place. Ainsi, finalement nous avons trouvé une place. Ma mère a mal vécu le changement, pour elle c'était une imposition. Mais j'étais sa tutrice et j'ai décidé à sa place. Je pensais que, si je la ramenais à la maison, elle mourrait dans peu de temps et puis elle vivait dans une petite copropriété de femmes célibataires, qui avaient peur et s'inquiétaient parce qu'elle se comportait bizarrement : comme toutes les personnes démentes, elle ne s'habillait plus, elle se négligeait, elle perdait ses affaires partout. Avec Renato, qui était proche de moi et qui m'aidait, nous avons cherché toutes les aides possibles, mais cela n'a pas fonctionné. Bref, j'ai finalement choisi la maison de retraite. Elle y a vécu trois ans. L'avantage est que toi tu restes à la maison tranquille, l'inconvénient est que, sauf cas rares, la personne âgée subit ce choix. Ma mère m'en a voulu jusqu'au bout : « Tu m'as mise ici pour ne pas avoir de problèmes... », me disait-elle. Mais je travaillais toujours et j'étais enfant unique. Ce que je peux dire, c'est que nous allions lui rendre visite très souvent, les derniers temps même deux à trois fois par jour, contrairement à d'autres qui n'ont jamais de visites.

J'ai été médiatrice et j'ai vu de nombreuses personnes âgées rester chez elles sans les conditions nécessaires. J'ai toujours eu l'impression qu'elles étaient à la maison pour des raisons financières, car une maison de retraite coûte cher. Il est plus facile de les garder à la maison en envoyant une aide à domicile pour mettre une couche le soir et l'enlever à 11 heures du matin. Ah, j'en ai vu qui étaient mal gardés à la maison ! Alors, la situation est vraiment très simple : si tu as une maison avec une chambre et une douche à proximité et que tu es présent, tu peux tout lui donner. Mais c'est un immense sacrifice. Un gros engagement. Parfois, elles sont alitées ou ont besoin de se faire masser. Si vous avez une famille nombreuse et qui peut se relayer, ça va. Mais si tu ne peux pas la garder parce que tu travailles ou tu n'as pas la maison adaptée... moi, par exemple, j'ai un escalier raide et c'était un risque... alors mets-la dans une maison de retraite qui s'occupera d'elle et la traitera bien ! Heureusement, ma mère avait une belle retraite et avec un peu d'argent supplémentaire, j'ai pu y faire face. Mais certains ont du mal. Une soignante à domicile est une option, mais nos personnes âgées ont beaucoup de mal à l'accepter, ce sont des gens des vallées. Je vois la femme de mon ancien médecin qui a quatre-vingt-onze ans et qui est en train de s'éteindre... elle me dit : « Moi je ne veux personne dans la maison ». Si ma mère avait accepté, elle aurait certainement pu rester à la maison. Mais elle ne voulait pas de soignante. Elle avait sa personnalité et n'a jamais changé. Du coup notre rapport pendant sa maladie n'a pas changé non plus. Elle est restée dans son monde, elle cherchait mon petit-fils qui était en réalité le fils de mon fils... elle imaginait que j'avais construit une maison près d'elle...

Dans la maison de retraite, elle n'a jamais participé aux activités. Elle était critique, rien ne lui convenait. Si quelqu'un venait chanter, elle disait qu'elle chantait comme une poule, si elle venait jouer d'un instrument, ça ne lui convenait pas non plus. Je m'accordais avec mon papa parce qu'il était un homme simple et s'adaptait. Si parfois il était agité c'était à cause de ma mère… mais elle n'a jamais fait grand-chose pour lui. Quand il allait à la chasse, elle ne lui préparait même pas son sac. Parois il en plaisantait et il la voyait passer en voiture pour aller chez le coiffeur il s'exclamait : « Va avec Dieu, mais va ! » Pauvre papa, il est mort à 70 ans d'un grave emphysème pulmonaire, un cœur de bœuf mis sous effort pendant tant d'années. Il a eu la grâce d'une belle mort, il s'est levé en disant qu'une forte crise est en train d'arriver et il est tombé. Mais il n'a pas profité de la vie. Dans la maison de retraite, personne n'est allé rendre visite à ma mère. Les seuls étaient moi et mon compagnon. Elle avait des frères et sœurs, mais, n'ayant jamais cultivé les relations humaines, elle s'est retrouvée seule. Je ne pense même pas qu'elle en ait souffert. Alors qu'elle était sur le point de mourir, soudain une de ses sœurs a voulu venir la voir alors qu'elle agonisait. J'ai refusé : elle était dans la maison de retraite depuis trois ans, elle aurait pu venir plus tôt. J'étais très déterminée sur ce que j'avais à faire. J'étais allé chez le médecin un an plus tôt pour lui préciser que je ne voulais pas qu'elle soit hospitalisée dans des cas graves. « Nous allons juste l'accompagner du mieux possible » - j'ai dit. Il a accepté. Ces situations ne doivent pas s'éterniser. Quand je vois ces personnes âgées dans un si mauvais état... au moins que l'on n'intervienne pas trop ! C'est égoïste de vouloir les garder en vie à tout prix. Quand tu les vois souffrants, il ne peut y avoir de culpabilité à les laisser partir. Une chose qui m'a toujours étonné et que je n'ai jamais comprise chez elle, c'est que, lorsqu'elle était en fauteuil roulant, elle ne reposait jamais la tête. Si vous la forciez à la poser, elle se mettait en colère. Je me disais qu'elle devait être très attachée à la vie. Le matin de sa mort, elle était vraiment « moche » : elle était grise, verte, ratatinée, sa respiration était lente. Alors, je lui ai pris le bras et je lui ai dit : « Maman, lâche prise, pars tranquille, ne lutte plus... ». Et tu sais que, deux minutes plus tard, elle est morte ? J'ai soufflé, je n'en pouvais de la voir comme ça : elle était en fauteuil roulant, ses jambes allaient où elles voulaient quand ils les relevaient, elle ne comprenait plus rien, elle perdait le pipi et les selles, elle n'arrivait plus à se vider et ils devaient lui faire deux lavements par semaine... non... tu perds complètement ta dignité.

## Souvenirs, conseils, enseignements…

Je n'ai aucun sentiment de culpabilité, j'ai fait de mon mieux. Mais j'ai un regret, quand je pense qu'à cause de la relation pas très jolie que nous avons eue, je n'ai pas pu la toucher, la serrer dans mes bras. Je sais que le contact physique est important, surtout pour les personnes âgées. Mais je crois que j'ai fait mon devoir et ce témoignage peut être une source d'inspiration, pour voir des expériences différentes. On ne cherche pas à avoir une maladie et, lorsqu'elle arrive, il faut l'affronter. Il faut savoir accepter et lutter. Et aussi décider, si possible, de ce que vous souhaitez faire de votre fin de vie. J'ai déjà tout arrangé il y a vingt-cinq ans, j'ai fait don de mon corps à la science. C'est peut-être de l'arrogance, le fait de penser qu'il peut être utile, mais une fois que c'est fini, c'est fini. Tôt ou tard, les problèmes se présentent dans tous les foyers de tous, et il n'y en a pas un plus facile qu'un autre. La voir régresser par petit bout jour après jour ç'a été difficile. Elle a passé les derniers mois dans une salle de soins fermée et a été attachée au lit avec de larges ceintures parce qu'elle était tombée et nous l'avons trouvée avec un œil au beurre noir. On ne pouvait plus lui faire confiance, elle pourrait se fracturer le fémur en tombant. Mais j'ai souffert de la voir à la merci du personnel, se lever et se coucher quand les autres le disent. Je n'ai pas eu le sentiment qu'ils la maltraitaient... c'est la perte d'autonomie du choix ! Ça me fait peur à moi aussi, l'idée d'être entre les mains d'autres personnes. Même si ce sont de bonnes mains, ils vous retournent comme une chaussette. Que vous le vouliez ou non, c'est comme ça.

J'aurais aimé que, dans les derniers jours de sa vie, ma mère ait une chambre toute seule, mais elle est morte dans une chambre où se trouvait une autre dame, qui a pratiquement passé une semaine d'agonie avec elle. Elle a dû souffrir. C'était une chambre à côté du personnel soignant et le directeur de l'établissement avait demandé à la famille d'une des deux dames qui l'occupaient de pouvoir déplacer leur cher pendant quelques jours pour permettre aux soignants de s'occuper plus facilement de ma mère. C'était la meilleure solution qu'ils ont trouvée, car, malheureusement, les proches de l'hôte occupant la seule chambre individuelle n'ont pas accepté qu'il déménage pendant quelques jours. Je ne peux blâmer personne, mais pour moi, c'était horrible. Le problème est que, comme elle n'était pas seule, je ne me suis jamais permise de rester avec elle la nuit. Ce sont des moments délicats, importants.... Les EHPADs devraient disposer d'une salle spéciale pour accueillir les mourants, même une toute petite. On l'utiliserait beaucoup.

Je ne vois aucun aspect positif dans cette maladie. Son caractère n'a pas changé et elle s'est progressivement aggravée. Notre relation, qui était compliquée, n'a donc pas changé non plus. Ma situation avec ma mère a toujours été un peu difficile, aussi parce que je suis fille unique. Mais cela ne veut pas dire qu'être à plusieurs frères et sœurs ce soit mieux. J'ai un ami dont la femme est malade... il a cinq enfants, mais aucun ne lui donne un coup de main, tout repose sur ses épaules, ça vous semble juste ? Ils laissent tout sur les épaules du parent, mais par contre ils se présentent pour l'héritage ! J'en ai vu des cas lorsque je travaillais à l'hôpital... des gens qui venaient avec l'avocat pour changer le testament alors que la personne était aux soins intensifs. Mais pour l'amour de Dieu !

Maintenant que ma mère n'est plus là, je dois dire que je pense souvent à elle et que je la revois dans ses derniers instants. Je regrette que cela se soit passé ainsi, mais je n'ai aucun regret. Je ne pense pas que je l'ai négligée ou que j'aurais pu faire les choses différemment. J'aurais peut-être pu être plus proche d'elle physiquement, mais si je ne l'étais pas, c'était une conséquence de sa froideur à mon égard. La relation qui a été nouée quand on est enfant a un grand impact. Elle ne m'a jamais cherché non plus. Seulement de temps en temps elle m'ordonnait : « Donne-moi la main ! ». Ma mère a changé uniquement au niveau de la logique, elle était confuse. À la fin, aux derniers mois, elle babillait, je ne la comprenais même plus. La fracture s'est produite à mon retour d'un voyage au Vietnam et au Laos. Les derniers mois tout avait précipité. Mais il arrive parfois que les relations changent. Une connaissance qui n'avait jamais eu de bonnes relations avec sa mère, un vécu vraiment lourd, s'est réconciliée dans les derniers jours de sa vie. Sa mère s'est ouverte et beaucoup de choses se sont révélées. Cela peut arriver, mais cela ne m'est pas arrivé à moi. Je crois que nous, les humains, sommes comme le vin. S'il y a de bons raisins à l'intérieur, le vin se bonifie au fil des années. Et les gens aussi. D'après mes expériences, j'ai compris que les personnes difficiles le deviennent de plus en plus, tandis que celles qui ont déjà un bon caractère deviennent encore plus faciles à suivre.

*Témoignage proposé par A. Gennari et recueilli par M. Bonfanti le 21.3.2019*

# UN LONG DÉFI

Barbara

*Barbara est une femme active, dont la journée s'articule autour de celle de sa mère Giulia, une ancienne enseignante de quatre-vingt-dix ans qui, fin 2014, a reçu un diagnostic de maladie d'Alzheimer. Jusqu'à il y a quelques années, Barbara travaillait comme aide-soignante dans une maison de retraite pour personnes âgées, elle connaît donc concrètement les problèmes liés au vieillissement. Son expérience lui a permis d'anticiper le moment où les problèmes de mémoire de sa mère deviendraient apparents. Avec l'aide de sa sœur et de son frère, Barbara a pu construire un échafaudage de soins, jusqu'à présent apte à soutenir le quotidien de sa mère. Cette aide constante et structurée permet de la garder à la maison et de l'occuper avec des activités qui lui plaisent. Barbara souligne l'importance d'une entente parfaite entre les personnes impliquées dans la prise en charge : les enfants de la personne malade et le personnel soignant. La bonne organisation se trouve et se modifie à tout instant. Avec Barbara, nous parlons longuement des solutions concernant les soins à prodiguer, du respect de dignité pour les personnes malades et de l'effort mental nécessaire à l'accompagnement d'un proche. Barbara est consciente de la différence entre prendre soin d'un membre de la famille ou d'une personne avec laquelle il n'y a aucun lien d'affection. Dans ce témoignage, elle nous parle ouvertement des difficultés rencontrées au jour le jour et, surtout, du chemin de développement et de maturation personnelle nécessaire pour faire face aux problèmes inhérents à la maladie. Elle considère que, malgré tout, la maladie est une opportunité. Elle l'a saisie.*

Ma mère est une personne solaire, toujours souriante, et tous ceux qui ont eu affaire à elle, comme l'ergothérapeute ou l'infirmière, sont contents. En fait, avec ces maladies, vous pouvez devenir grincheux, agressif ou déprimé. Mais ce n'est pas son cas. Cependant, elle est également réservée et sélective dans ses amitiés. Elle aime les gens raffinés, comme la responsable du groupe Alzheimer qu'elle fréquente, qui fut son élève et qu'elle retrouva lorsqu'elle commença à participer aux rencontres pour entraîner et garder sa mémoire. J'ai toujours envié son caractère fort et sa façon d'affronter la vie. C'était une personne active, qui travaillait comme enseignante de français et qui, après sa retraite, organisait des voyages et des expos.

## Vivre aux côtés...

J'ai vite compris ce qui se passait car j'avais la chance de travailler dans des maisons de retraite et j'avais déjà dû m'occuper de personnes qui avaient cette maladie. Par conséquent, comme je sais qu'il est difficile de faire accepter une nouvelle personne lorsque la maladie progresse, ma première idée a été de faire venir une infirmière à la maison. Nous, les enfants, voulions une infirmière privée spécialisée qui s'occupe d'elle tous les jours. J'ai demandé de l'aide à l'association Alzheimer, qui m'a recommandé une personne que nous avons immédiatement appréciée, car elle était discrète et formait une union parfaite avec maman. Elles parlent courses, elles se donnent des conseils... elle fait bien son travail d'infirmière... et même davantage ! Chez l'association Alzheimer elle était connue, car elle n'attendait pas le passage du bus pour emmener la personne dont elle s'occupait au groupe d'activation de la mémoire, mais elle l'accompagnait elle-même. Elle est l'infirmière personnelle de ma maman depuis début 2015 et nous la considérons comme un membre de notre famille.

### Au début...

Nous avons eu les premiers signes de cette maladie en 2014, alors que la mère avait quatre-vingt-cinq ans. À cette époque, elle conduisait encore et partait même en vacances seule en voiture. L'une des premières choses qui m'ont paru étranges, c'est qu'elle ne venait plus au rendez-vous habituel au parc, où j'allais avec mes chiennes. De là, on a une vue splendide sur le lac et, souvent, je l'invitais à me rejoindre pour passer du temps ensemble. Elle ne venait plus et au début j'ai cru qu'elle n'aimait plus partager ce moment ensemble. Mais ensuite, j'ai vu qu'elle recevait des rappels de paiement et qu'il y avait également eu un changement dans son écriture. Alors j'ai commencé à comprendre.

Nous en avons d'abord parlé avec le médecin de famille, qui est l'un des fondateurs d'Hospice[1]. C'est lui qui a pris rendez-vous pour nous avec le gériatre de l'Hôpital Italien de Lugano. Il est un médecin encore jeune, un peu hors norme. Il est capable de parler aux patients, adopte un rythme plus lent que la normale. Je m'en suis rendu compte en l'entendant parler à la télévision. Sa philosophie est de parler de la maladie directement avec le patient, mais ma mère ne le comprenait pas. J'avais commandé des brochures à l'Association Alzheimer et une fois, à la question « Connaissez-vous la maladie d'Alzheimer ? » elle a répondu oui, tandis qu'à la question suivante : « Connaissez-vous quelqu'un qui en est atteint ? » elle a dit : « Pas moi, et toi t'en connais ? ». J'ai dit oui, mais elle ne m'a pas demandé qui. Dès le premier test effectué en 2014, il était clair que quelque chose n'allait pas, mais il s'agissait d'un problème léger. Au test suivant, elle présentait une régression assez importante. Le médecin nous a donc parlé des groupes d'activation de la mémoire et a commencé à lui donner un médicament, l'Aricept. Je ne sais

[1] Service suisse de consultation, spécialisé en soins palliatifs au domicile

pas si c’est grâce à ce médicament, mais je peux dire que maintenant sa maladie régresse très lentement.

Autrefois, il n'y avait rien pour la maladie d'Alzheimer, il fallait se débrouiller. Ayant suivi, dans le cadre de mon travail, des personnes souffrant de différentes maladies, j'ai vu la différence entre être un membre de la famille et un soignant. Quand on est proche, on a le côté émotionnel à gérer. Il m'est aussi arrivé de me lier d'amitié avec les patients, qui m'aimaient beaucoup, et de voir le mécontentement des membres de la famille parce qu'ils me préféraient... mais c'est normal, je les soignais. Mais d’un autre côté, les proches étaient également heureux car si leurs chers m’aimaient, il y avait bien une raison, vous ne croyez pas ? Mais malgré l’expérience professionnelle, quand je suis devenue la fille d’une malade et non pas une soignante, c’était différent. J'habitais relativement loin et je me suis dit qu'il valait mieux commencer à me rapprocher d'elle. Ensuite, j'ai eu quelques difficultés au travail et lorsque le problème de ma mère est devenu évident, j'ai pu me permettre de rester à la maison et de m'occuper d'elle. Depuis un an environ, elle s'était rendu compte qu'elle avait des problèmes de mémoire et elle l'a accepté. Elle est calme et c'est une chance. Cependant, nous regrettons qu'elle ait perdu toutes ses amitiés. Selon moi, il y a deux raisons : la première est qu'elle n'invitait pas grand monde chez elle car ses activités étaient à l’extérieur, elle organisait des voyages, des expositions... heureusement la culture est restée intacte et en effet, lorsqu'elle allait aux cours elle répondait très bien aux questions culturelles et cela la gratifiait. Et la deuxième raison est que cette maladie est encore un tabou, comme ce l’était quelques années auparavant lorsqu’on avait un cancer : on n'en parlait pas, on avait peur et on passait sous silence le sujet. Aujourd’hui, les gens n’appellent plus ma mère, parce qu’ils ne savent pas quoi dire. Évidemment, elle n'appelle plus personne, pas même moi. Elle oublie. Nous avons expliqué à nos amis qu'ils devaient le faire eux-mêmes. Même une personne qui disait toujours : « Ta mère est mon phare... » n’a plus été la voir. Je trouve que c’est moche. Et puis, la solitude crée un problème de conservation des capacités intellectuelles. Nous sommes les seules personnes qui lui restent. Oh, que ce serait beau s’il y avait au moins une amie qui venait la voir pour le café une fois par semaine !

### L’évolution...

Après le diagnostic, la gériatre lui a proposé des activités cognitives et elle a commencé à se rendre au Centre de jour tous les lundis. Le mercredi elle fait de la gymnastique douce, tandis que le vendredi, elle se rend au groupe de mémoire. Je l'accompagne toujours, même si elle est encore capable de rentrer seule chez elle avec le bus. Au début, elle ne savait pas où aller et se perdait, mais plus maintenant car nous avons réussi à lui trouver un chemin qui fonctionne et sur ce chemin elle est autonome. Il est arrivé une fois qu'elle s'est perdue et nous avons pensé qu'il fallait lui interdire de sortir, qu'elle ne pouvait plus rien faire toute seule. Cette fois-là, nous l'avons cherchée pendant une heure et je me sentais très mal. Par la suite nous y avons réfléchi et avons eu l'idée de lui faire emprunter le parcours qu'elle emprunte aujourd'hui, où elle passe devant son coiffeur de toujours. Nous voulions prendre ce risque, afin de lui permettre de conserver sa liberté autant que possible. Je suis sûre que 70 % des proches dans notre situation ne la laisseraient pas se promener seule. Mais pour moi, le risque en vaut la peine. Un autre épisode difficile a eu lieu lorsqu'elle est tombée deux fois dans le bus et s'est coupée.

La situation de ma mère est la suivante : elle est encore à la maison, soutenue par toute une batterie d'aides. Ma sœur habite à l'étage en dessous, elle prépare ses vêtements et surveille ce qu'elle mange, mon frère la ramène à la maison le dimanche pour le déjeuner, tandis que l'infirmière vient tous les jours sauf le samedi, le dimanche et les jours fériés, pour lui donner une douche. Le fait d'avoir l'aide d'une infirmière dès le début a permis de créer une relation entre elles et ainsi, lorsqu'il fallait l'aider à prendre une douche pour éviter les chutes, ma mère a pu l'accepter. Par contre, comme je ne travaille pas, je suis celle qui s'en occupe le plus, je la balade et je gère l'administratif. Cela me convient, mes besoins ne sont pas élevés, mais je défends très fort mes quelques heures quotidiennes, tant que cela est possible. Ce travail requiert un engagement majeur... il y a le médecin, l'hygiéniste, la pédicure, le rhumatologue, les paiements... mais plus que physique, il est mental : je ne suis plus libre. Je suis contente de le faire, mais je dois structurer ma journée autour de la sienne. J'ai l'impression de revenir à l'époque où mon fils était petit et je devais tout planifier. Elle vit désormais dans un immeuble, dans un appartement de deux pièces et demie. Auparavant, cet appartement disposait d'une chambre supplémentaire et il aurait été idéal si elle avait eu besoin, un jour, d'une aide-soignante.

Mais, juste au moment où elle commençait à avoir besoin d'aide, ma sœur a reçu la résiliation du bail de son appartement et, comme celui au-dessus de celui de ma mère était libre et avait une chambre en moins, nous avons transféré ma mère à l'étage et ma sœur en dessous. Au moins, ma sœur est proche d'elle, mais elle travaille toujours à 80 % et fait donc ce qu'elle peut. Nous verrons... parce que maintenant, c'est comme si nous avions mis un échafaudage sur un bâtiment pour le faire tenir debout, mais il suffit qu'il manque quelque chose et tout peut s'effondrer facilement. Il faut dire que les aides sont mises en place de telle sorte qu'elle ne les remarque pas. Il est important pour nous qu'elle se sente autonome le plus longtemps possible. Pour obtenir un bon résultat, il faut qu'il y ait une collaboration sans failles entre tous ceux qui s'occupent d'une personne.

La maladie évolue très lentement et on ne perçoit pas le changement, on voit quand les choses évoluent au moment où il faut changer toutes les aides. Un exemple avec la nourriture : elle n'utilisait plus la cuisinière, elle ne voulait pas de repas à la maison et il fallait acheter ceux qu'on mettait au micro-ondes, ou les lui apporter. Maintenant, elle commence à arrêter de manger et nous devons trouver une nouvelle solution. Les changements créent des difficultés et du stress pour moi, c'est mon caractère.

### Sentiments, difficultés, attentes...

Lorsque le médecin nous a annoncé qu'il s'agissait probablement d'Alzheimer, j'ai mal réagi, car je savais ce qui m'attendait. Je savais que c'était un parcours difficile, mais le savoir nous a aidé à prendre les devants : nous avons embauché l'infirmière et l'avons beaucoup, car plus on les délaisse, plus ça va vite. Et puis j'essaie de beaucoup lui parler, tant que cela est possible. Cette maladie est difficile pour tout le monde, même pour ceux qui ne le disent pas. On a tendance à être sur la défensive, à ne pas accepter que les choses soient ainsi. Beaucoup en font déjà une tragédie avant même que les véritables difficultés ne commencent. Et puis, on a tendance à ne pas en parler, comme si c'était une honte. Il n'y a pas encore suffisamment d'ouverture d'esprit pour comprendre que ces personnes ont besoin de dignité. Il faut faire attention à sa manière de se comporter et à ce que l'on dit. Car, selon moi, leur fragilité stimule des attitudes qui ne sont pas toujours justes ou perçues de manière positive par les personnes malades. Par exemple, il y a ceux qui ne les emmènent plus au restaurant parce qu'ils ont peur que les autres voient qu'ils ne peuvent plus se comporter à table comme ils le devraient. Ou un jour, chez le médecin, l'assistante médicale a pris ma mère par le bras pour l'aider et elle a réagi pour affirmer son autonomie, en lui disant : « Vous voyez bien que je peux encore marcher ! ». Cela me dérange d'entendre les gens parler aux personnes âgées sur le même ton qu'aux enfants.

Nous avons notre propre idée de ce qu'est l'intelligence et des paramètres du fonctionnement du cerveau. Mais avec cette maladie, tout s'effondre, car une fois la personne malade comprend parfaitement, et la fois d'après pas du tout. Vous aimeriez vous donner une explication logique, mais ce n'est pas possible. Mais attention ! Eux, ils comprennent ! De temps en temps, ils vous disent une phrase que... beaucoup de gens ont été choqués par des phrases concernant leur attitude, qu'ils ne s'attendaient pas à entendre. À mon avis, il serait bien d'avoir du personnel spécialisé possédant des connaissances importantes sur cette pathologie. Mais il faut aussi avoir un bon *feeling*, ce qui ne dépend pas uniquement des compétences.

Je ne ferais rien de différent de ce que j'ai fait en termes de soins et d'accompagnement, mais aujourd'hui je serais moins anxieuse. Au début, je courais l'aider dès que je voyais une assiette en dehors du lave-vaisselle. On peut toujours faire mieux. On peut toujours mieux faire, mais pour l'instant j'ai réussi à tout gérer. Heureusement son gériatre est très présent, et surtout le groupe d'entraide[1] m'a beaucoup soutenu. Au début c'était choquant d'entendre les histoires des autres. J'ai écouté les astuces que les femmes trouvaient pour aider leurs maris et j'ai senti que je ne serais jamais capable de faire de même. Et pourtant, eux aussi n'ont pas réussi à aller jusqu'au bout. La dernière année tous les malades ont été placés dans la maison pour personnes âgées.

Parfois, c'est difficile. Je ne sais pas si c'est la même chose pour les parents qui ont d'autres maladies, mais je me suis rendu compte qu'à un moment donné, les comptes s'ouvrent entre parents et enfants. Ma mère et moi avons toujours eu des caractères différents. Nous nous sommes toujours aimées et nous nous entendions bien, pour l'amour de Dieu, mais c'est vrai qu'elle s'entendait mieux avec ma sœur. J'étais un peu plus rebelle, j'ai eu un fils à dix-neuf ans et j'ai quitté la maison... ma sœur était la fille qu'elle aurait voulue... mais quand ces maladies arrivent, on commence à revoir la vie de la famille et à faire une analyse, à voir les fautes. Et à ce moment-là tu dois les résoudre à l'intérieur de toi, car la relation en dépend. Pour moi, cette maladie a été une opportunité de développement personnel. Même avec mon frère et ma sœur ... tout va bien, mais avec plus de difficultés que je ne l'aurais pensé malgré ce que j'ai pu entendre des autres. On m'avait dit qu'une famille peut éclater lors d'une telle maladie, mais moi j'aurais juré qu'à notre famille il ne pouvait rien nous arriver ! Nous n'avions jamais eu le moindre désaccord auparavant, alors que maintenant, de temps à autre, il y en a. Quoiqu'il n'en soit, heureusement, rien de grave.

### Les soins...

Lorsqu'on parle de prendre soin d'une personne âgée, en particulier d'une personne malade, il faut inévitablement penser aux coûts financiers. Combien coûte le maintien d'une personne à la maison ? Probablement autant que dans une maison de retraite. Mais à mon avis, ceux qui décident de garder les membres de leur famille à la maison devraient être davantage aidés financièrement. Car, même si vous percevez des prestations d'invalidité, vous n'êtes pas en mesure de payer une soignante, voire deux quand l'aide est nécessaire 24 heures sur 24. Le fait est que dans les maisons de retraite, l'État prend la relève et cela coûte moins cher. Il faudrait donc repenser les allocations, notamment parce que les personnes âgées augmentent et qu'il n'y a pas assez de structures d'accueil. Il aurait fallu y penser il y a des années. J'ai suivi cette problématique lorsque j'étais à la Commission des Personnes âgées de ma municipalité et nous avions prévu de construire un centre de jour.

[1] Groupe d'entraide pour les familles ayant un être cher touché par Alzheimer.

Le projet de création de centres de jour ne s'est jamais développé comme il aurait fallu et maintenant ils sont trop peu nombreux. J'ai souvent soigné des personnes âgées : je faisais partie d'un groupe qui allait rendre visite à des personnes âgées sans famille. C'était un engagement conséquent, car il fallait y aller une fois par semaine aussi longtemps que la personne vivrait. J'ai quand même l'impression que les retraités qui ont la forme sont censés combler tous les manques de notre société. Mais la société ne devrait pas fonctionner de cette manière, si quelqu'un veut faire quelque chose, il la fera, mais on ne peut pas s'occuper des anciens de cette façon. Je ne trouve pas ça correct. J'ai déjà fait beaucoup de bénévolat quand mon fils était petit et j'étais à la maison avec lui. Une autre solution d'accompagnement est celle des maisons médicalisées. Être en maison de retraite est un désavantage, à moins que la maladie soit à un stade très avancé. La solution idéale pour nous est d'avoir une, voire deux soignantes à domicile. Mais cela dépend de la disponibilité financière. Et puis, ce n'est pas évident de trouver la bonne soignante. Il faut être sûrs, car lorsqu'une personne ne peut pas raconter ce qui se passe, tu dois pouvoir faire confiance aux soignantes et certaines dynamiques peuvent facilement s'établir. On entend tellement d'histoires...

Mais ma maman je la mettrais en maison de retraite que lorsqu'il n'y aura pas d'autres solutions. Il existe évidemment désormais des départements spécialisés, où le personnel peut consacrer plus de temps à chaque malade. Les personnes atteintes de démence ont besoin de contact physique, car c'est le seul échange qu'elles peuvent encore avoir, et souvent elles restent souvent assises dans leur coin. Leurs proches ont du mal à l'accepter, car les malades sont souvent moins actifs que lorsqu'ils étaient à la maison, mais il faut aussi faire des compromis, car on ne peut pas attendre de miracles du personnel soignant en EHPAD. Souvent, vous vous résignez à placer votre proche dans une maison de retraite parce que vous vous écroulez, vous vous épuisez, et à ce moment vous n'êtes même pas très au clair quand vous prenez la décision. Heureusement, des progrès ont été faits en matière d'accueil, les centres de jour constituent une étape indispensable et de nombreux jeunes travaillent dans le secteur des soins. Ils n'ont peut-être pas beaucoup d'expérience, mais d'un autre côté, ils sont bons, frais, enthousiastes et flexibles. J'ai travaillé dans une maison de retraite pendant sept ans, mais finalement je ne me considérais plus en mesure de faire ce travail. Je le dis clairement et je le répéterai toujours, le temps qu'on peut accorder à chaque malade est trop peu. Il n'y a pas assez d'argent pour embaucher d'autres soignants et le nombre de personnes âgées augmente. C'était lourd pour moi, ma conscience ne me permettait pas de travailler comme ça, je n'étais plus en paix avec moi-même. Et puis, ce sont des métiers qu'on ne peut pas faire toute une vie, donc de temps en temps on entend parler de situations choquantes. Par hasard, j'en ai vu un à la télévision et j'y ai pensé pendant toute une semaine. Nous devons respecter ces personnes et ne pas utiliser notre pouvoir de la mauvaise manière.

Si vous hésitez entre EHPAD ou maintien au domicile, vous devez avant tout savoir quelles sont vos disponibilités financières. Et puis ça dépend aussi des personnes, certaines peuvent être mieux à la maison, d'autres en EHPAD. Mais en réalité, et je l'ai compris au groupe d'entraide, il faut comprendre quelle est sa propre capacité à donner. Si vous n'y parvenez pas, vous devez d'abord préserver votre santé. On voit immédiatement si une personne hésite. Parfois, cela peut être très difficile, par exemple si le patient est émotionnellement difficile à gérer parce qu'il est agressif. Il n'est pas psychologiquement facile de voir son père, sa mère ou son conjoint en venir aux mains avec vous, même si vous savez que c'est dû à la maladie. Ce qui est génial, dans ces groupes, est la solidarité des autres, quelle que soit votre décision. Il n'est pas question de juger, car chacun fait ce qu'il peut. Si la santé de la *caregiver* est en danger, je recommande la maison de retraite. Je crois que toute solution est bonne si elle est adoptée avec amour et non par intérêt. Pour ma mère, un EHPAD ne serait pas la solution idéale car elle n'aime pas vraiment être avec les autres et elle serait tout le temps dans sa chambre. Je le constate quand je l'emmène à la gymnastique : si elle trouve un journal à lire, elle ne discute pas avec les autres. Alors que pour d'autres personnes, cela peut être idéal, parfois elles sont isolées à la maison et dans les maisons de retraite, elles changent complètement. Une connaissance m'a raconté que c'était difficile pour elle, lorsqu'elle allait voir sa mère, car elle lui suggérer de partir sous prétexte qu'elle avait des choses à faire. En effet, elle avait plus d'activités qu'à la maison.

## Souvenirs, conseils, enseignements...

Un aspect fondamental est de s'occuper le plus rapidement possible du côté bureaucratique. Et puis, trouvez de l'aide. Beaucoup ne connaissent pas toutes les possibilités qui existent. Les expériences que j'entends dans le groupe d'entraide sont précieuses. Je me rends compte que, finalement, les histoires sont toutes les mêmes : au début il y a le sentiment de fragilité, qui est le même pour tout le monde, même si on a des caractères différents. Quand on est mari et femme, on a l'avantage de vivre ensemble et au début ça marche bien, mais plus tard, quand ça empire, le conjoint n'en peut plus. Aujourd'hui, certains hommes âgés qui ont grandi dans une famille « machiste » viennent au groupe. Ils ne savent pas comment s'occuper des tâches ménagères, ils sont en grande difficulté et souffrent beaucoup. Les femmes sont bien meilleures. Mais la façon dont l'histoire est présentée… est la même pour tout le monde. Les mots sont les mêmes, on retrouve les mêmes états d'âme. C'est comme s'il s'agissait d'un appel à l'aide : « Aidez-moi, je ne sais pas ce que je dois faire, ce qui m'attend ! ». Vous avez peur de l'inconnu, du futur... vous avez peur de ne pas y arriver, vous pensez que les autres font mieux que vous. Mais grâce au groupe, vous comprenez que vous pouvez y arriver. Tu écoutes les solutions que chacune a trouvées. Et j'ai même compris que j'avais de la chance : ma mère ne sort pas, elle ne laisse pas la cuisinière allumée... maintenant je vois tout d'un autre point de vue. Je me souviens qu'une personne qui disait que sa mère ne l'appelait pas... eh bien, pour tout dire, la mienne ne m'a pas appelé depuis deux ans ! Mais qui pourrait imaginer que certaines choses peuvent s'effacer ? Savoir que ma mère ne m'appellera plus jamais est triste, mais on s'y habitue. Chaque jour, il y a un petit deuil à faire. C'est un long défi.

Une autre chose que le groupe m'a appris est de ne pas constamment demander des choses comme « Qu'as-tu mangé ? » parce qu'ils ne s'en souviennent pas et puis, après tout, qu'importe ? Mais il faut dire que si j'appelle ma mère et après l'habituel « Bonjour, comment vas-tu ? », je ne peux même pas lui demander ce qu'elle a mangé ou si elle a bien dormi... il n'y a presque plus rien à dire. Le fait est qu'il faut toujours parler, et c'est très difficile. Si je lui pose une question, elle répond seulement oui. Elle ne dit rien d'autre. Trouver une façon de communiquer autrement est essentiel. Et le contact physique est l'un des moyens. Ma mère me touche, maintenant. C'est le seul moyen de communication. Je fais beaucoup de travail sur moi-même pour améliorer ma capacité à avoir des contacts physiques et ce changement m'a aussi aidé dans mes relations avec les autres. Je ne suis pas très câline. Je me rends compte que cela devient de plus en plus important, mais je n'ai jamais aimé les câlins et les baisers et on me l'a déjà fait remarquer.

Je voudrais me souvenir pour toujours de la façon avec laquelle elle a su affronter la vie, avec le sourire et beaucoup de positivité. Je l'admire pour cela. Je n'en suis pas capable.

*Témoignage proposé par Ombretta Moccetti et recueilli par Manuela Bonfanti le 22.3.2019*

# AUCUN SACRIFICE NE PÈSE

Bruno

*Lorsque je reçois ses coordonnées pour réaliser cette interview, tout ce que je sais de Bruno, dit Mario, c'est qu'il a pris soin de sa compagne de toujours, Betty, décédée à l'âge phénoménal de 103 ans. Betty souffrait d'une démence sénile apparue tardivement et a vécu à la maison avec lui jusqu'à l'âge de ses cent printemps. Je me demande quel âge peut avoir Bruno... et je découvre qu'il a quatre-vingt-dix ans ! Après les premières années sans difficulté particulière, afin de répondre aux besoins de garde de sa compagne, Bruno a progressivement besoin de l'aide de professionnels et d'une structure d'accueil de jour. Finalement, lorsque des problèmes nocturnes surviennent, il choisit une maison de retraite proche de chez eux, pour pouvoir être avec elle tous les jours pendant la journée. Je suis impressionnée par le dynamisme et la sensibilité de Bruno. À plusieurs reprises, il souligne que vivre à côté d'une personne atteinte de démence fait partie du processus naturel de la vie et d'un couple qui s'aime. Il a accepté les conséquences du vieillissement, ainsi que l'aide nécessaire. Au cours de notre conversation, nous discutons de ce qu'il ne considère pas comme une maladie et de la manière dont il a géré sa progression. Mais pas seulement : à travers le récit de quelques moments de l'existence de Betty, on sent sa mémoire vivante. Il n'y a rien d'autre à ajouter : la vie de ce couple de longue date parlera et dévoilera également les années où les habitudes ont changé, mais pas l'intensité de l'amour.*

## Vivre aux côtés...

Ma partenaire s'appelait Elisabetta Corena, mais nous l'appelions tous Betty. Elle est née le 16 mars 1916 et est décédée l'été passé, le 21 juillet 2019, à l'âge de cent trois ans ! Betty a eu une vie très brillante car elle avait été mariée à un chanteur d'opéra de Carouge, près de Genève : Fernando Corena. Il était un illustre inconnu lors de leur rencontre, mais il devint ensuite une star mondiale qui chanta dans les plus grands théâtres du monde, comme le Metropolitan de New York, pendant vingt-cinq ans. Et Betty voyageait toujours avec lui. Par la suite, en raison d'une série de circonstances particulières, ils commencé à mener une vie indépendante. Betty et moi nous sommes rencontrés au Casino de Campione d'Italia, où j'étais chanteur pop. J'avais vingt-sept ans et je pensais qu'elle en avait trente tout au plus... mais elle en avait déjà quarante ! Pendant un certain temps, nous nous sommes vus quatre ou cinq fois par an. Nous sommes partis en vacances ensemble. Fernando était au courant de notre relation et s'en moquait. Il lui disait : « Mais qu'est-ce que tu fais avec un type si jeune, qui va bientôt te larguer ! ».

Pourtant, notre relation a duré. Lorsqu'il est décédé il y a trente-cinq ans, notre relation est devenue plus stable et en 1984 nous avons commencé à vivre ensemble. Elle avait déjà un fils issu d'un précédent mariage de courte durée, qui a toujours vécu à Bâle. Nous n'avons pas eu d'enfants à nous. C'était une femme vraiment exceptionnelle : elle était douce, dynamique et parlait couramment quatre langues.

### Au début...

Betty souffrait de démence sénile. Aujourd'hui, la démence est considérée comme une maladie, mais j'ai toujours pensé que c'était juste un symptôme de la vieillesse. Les maladies de la mémoire sont appelées Alzheimer, mais il s'agit d'une détérioration progressive, appelée démence, qui peut être légère ou plus grave. Betty a commencé avec un niveau très léger, qui est resté stable pendant des années. Le gériatre m'a expliqué qu'il y a des cellules d'un côté du cerveau qui ne sont plus capables de transmettre les souvenirs les plus récents, tandis que les cellules responsables des souvenirs d'enfance ou d'adolescence sont plus résistantes et parviennent à maintenir le souvenir vivant. En pratique, que s'est-il passé ? Betty était venue vivre chez ses parents à Castagnola, car son père était un chef cuisinier renommé, originaire de Dresde, tandis que sa mère était originaire du canton de Thurgovie. Ensemble, ils fondèrent l'Hôtel Boldt, qui fut ensuite vendu et est aujourd'hui une maison de retraite appelée Residenza al Castagneto, où elle a finalement passé ses dernières années. La mère de Betty avait construit une villa de l'autre côté de la route, et c'est là que nous vivions. À l'âge de quatre-vingt-quatorze ou quatre-vingt-quinze ans, Betty avait commencé à dire : « Je dois aller là-bas pour aider mon père... » ou bien : « Maman a besoin de moi... ». Ce furent les premiers signes de démence. Mais ils étaient occasionnels et peu inquiétants, puisque sa condition physique était bonne. Mais au bout d'un moment, elle réalisait l'absurdité de ces phrases. Ces épisodes se sont produits progressivement. Lorsque nous partions en vacances à la mer, il lui arrivait qu'elle veuille appeler ses parents, mais le gériatre qui l'avait examinée la trouvait bien : elle avait encore un bon sens de l'équilibre et ses mouvements corporels étaient bons aussi. Elle se souvenait de sa date de naissance et reconnaissait les gens.

### L'évolution...

Je me souviens d'un jour, alors qu'il avait quatre-vingt-seize ans et nous étions en vacances à Majorque. Elle ne trouvait pas les toilettes dans la chambre. Cela a commencé à me créer des problèmes, non pas pendant la journée, surtout la nuit. Une nuit je me suis réveillé. Elle n'était plus dans sa chambre : elle cherchait les toilettes dans le couloir de l'hôtel. De retour des vacances, j'ai commencé à l'emmener de 10h à 15h au centre de jour. Cela m'a donné une certaine liberté mais, à ce moment-là, Betty ne me dérangeait pas et parlait toujours normalement. Quand les choses ont commencé à empirer, devant me lever deux ou trois fois la nuit pour l'accompagner aux toilettes, vous pouvez comprendre que je n'en pouvais plus pendant la journée. J'ai donc dû la mettre dans une maison de retraite. Elle ne se souvenait plus que cet endroit avait été l'hôtel Boldt, mais malgré cela, elle allait de temps en temps dans la cuisine et demandait : « As-tu vu mon père ? ». Dans son esprit, il y avait un retour à l'enfance et, comme elle avait toujours parlé allemand ou *schwitzerdütsch* avec ses parents, elle avait également commencé à parler allemand dans la maison de retraite. Les autres résidents ne la comprenaient pas et il y en avait même qui ne voulaient pas qu'elle s'assoie à côté d'eux. Tout le monde me disait que Betty avait beaucoup de chance que je sois là. Je le sais bien, mais que voulez-vous ! Quand on aime une personne, aucun sacrifice ne pèse.

## Sentiments, difficultés, attentes...

Je n'étais pas très inquiet, je voyais son état comme un processus naturel et d'ailleurs, si vous parlez à un expert, il vous dira qu'il est normal que la mémoire d'une personne âgée décline. Le gériatre m'a rassuré en me disant qu'il s'agissait d'une démence sénile. Quand j'ai commencé à lire sur le Dr Alzheimer, j'ai vu qu'il avait étudié et essayé de guérir des cas très graves. J'ai entendu parler de cette maladie il y a des années, lorsqu'une des nièces de Betty présentait de graves symptômes et, encore aujourd'hui, à l'âge de soixante-seize ans, elle ne reconnaît plus personne. Ça oui, c'est bien la maladie d'Alzheimer !

Mais ma crainte n'était pas Alzheimer, c'était que Betty souffrait de calculs biliaires et on avait dû lui poser une sorte de pontage dans la vésicule biliaire, qu'il fallait remplacer tous les deux ou trois ans. Lorsque la crise est survenue, elle avait une fièvre allant jusqu'à 39,5 et j'ai toujours pensé que je la perdrais à cause de ces crises. Mais non, car le médecin lui a donné un traitement antibiotique et cela a fonctionné, mais suite à cela elle n'a plus pu marcher et elle était contrainte à se déplacer en fauteuil roulant. En ce qui me concerne, je suis reconnaissant au Ciel d'avoir pu l'avoir auprès de moi pendant encore trente ans, car il y a exactement trente ans, un problème chirurgical est survenu. Après une opération, elle a eu une péritonite ou quelque chose comme ça, et elle est restée trois jours entre la vie et la mort. Elle est restée à l'hôpital pendant quarante-deux jours, mais elle était forte et elle a survécu. Penser à ceci me fait du bien.

Bien sûr, lorsque le vide mental est survenu, lorsqu'il n'y avait plus de réponse émotionnelle, c'est devenu terrible pour moi et les autres. Savoir qu'elle était en vie, mais incapable de se souvenir ou de communiquer, était une situation insupportable. Cela a commencé quand elle était dans la maison de retraite et c'était vraiment un drame pour moi. Aujourd'hui, tout le monde me dit : « Tu as plein de souvenirs ! ». Mais mon opinion est que le souvenir ne signifie pas grand-chose, voire rien, si vous ne pouvez pas le partager avec quelqu'un. Malheureusement, la vie est ainsi. En ce moment, nous partageons ensemble le souvenir de Betty et cela me fait grand plaisir, car j'en parle rarement avec autrui.

## Les soins...

Nous avons commencé avec une assistante qui venait le matin pour les soins d'hygiène et le soir pour la préparer et la mettre au lit. Je pensais que ça marchait, mais que s'est-il passé ? Ils venaient m'aider, oui, mais à 8h30 ! Et Betty se réveillait à 7h30... qui aurait pu lui empêcher de se lever ? Il fallait que je m'en occupe et quand ils arrivaient, le travail était déjà fait. Même le soir, cela ne marchait pas car elle ne voulait pas se coucher trop tôt. Je me suis adressé à Mme Hochstrasser[1], qui m'a envoyé des filles expérimentées pour s'occuper d'elle pendant quelques heures dans l'après-midi, afin que j'aie au moins un peu de temps libre. Mais il y avait toujours le problème des nuits, qui épuisait mon système nerveux. La nuit, Betty allumait parfois la lampe de chevet, se regardait dans le miroir devant le lit et commençait à parler à son reflet, comme si quelqu'un était là. Elle hallucinait car elle ne se reconnaissait pas ! J'étais au bout. Alors, il y a trois ans, j'ai décidé de la transférer en maison de retraite. Elle avait déjà cent ans. Au début, elle était plutôt réticente à devoir rester là pour dormir, mais à l'aide de tranquillisants, le personnel a réussi à bien gérer la situation. Le matin, après le petit-déjeuner, j'allais la chercher et je la ramenais à la maison. Elle marchait bien et était capable de monter vingt-trois marches sans être soutenue. Parfois nous allions prendre un cappuccino en ville et à midi je la ramenais pour le déjeuner. Mais au début, pour éviter des réactions négatives, j'ai déjeuné avec elle pendant plus de trois mois. L'après-midi, elle faisait une sieste, puis je prenais la voiture et nous partions faire du shopping, parfois même en Italie. Nous avons continué ainsi pendant neuf mois et tout se passait à merveille.

En tout cas, c'était une grande perte pour moi de ne plus l'avoir à mes côtés. Combien de fois la nuit je me suis réveillé et j'ai tendu le bras pour lui tenir la main, mais elle n'était pas là ! Au début, j'avais pensé à une aide-soignante pour vivre chez nous. Nous avions un petit appartement avec une salle de bain en sus, mais accepter une personne qui vit avec vous dans la même maison signifie, primo pouvoir lui faire confiance et, deuxio, cela aurait coûté cher : en plus du salaire, il fallait payer les charges sociales. Dans le cas d'une infirmière, la dépense aurait été encore plus élevée et, malheureusement, nos fonds diminuaient. Un autre gros problème était que nous n'étions pas mariés, donc je n'avais pas le droit de prendre des décisions à sa place. Ils m'ont fait

[1] Fondatrice de l'Association Pro Memoria et d'un service d'assistance aux personnes âgées en difficulté, à Lugano en Suisse.

attendre pendant plus d'un mois avant que je sois officiellement nommé curateur. Mais personne ne s'imagine que ces choses peuvent arriver un jour. Après tout, je n'avais jamais imaginé qu'elle vivrait jusqu'à cent-trois ans ! Alors, pourquoi embaucher un soignant ? Le meilleur soignant, c'était moi. Et ça ne m'a pas dérangé. On dit que c'était une chance pour elle de m'avoir, mais j'étais aussi heureux de pouvoir prendre soin d'elle, de pouvoir lui faire quelques bisous et lui tenir la main. Sinon ça ne sert à rien de parler d'amour, c'est ce sentiment qui vous suggère de faire tout votre possible pour qu'elle n'ait pas à souffrir. Même maintenant, de temps en temps, je vais à la maison de retraite pour boire un café au bar, maintenant je connais tout le monde, aussi bien le personnel que les personnes âgées, et ils me félicitent. Ils me disent : « Je ne sais pas qui aurait fait ce que vous avez fait... ». Eh bien, si vous le voyez comme ça je comprends... mais pour moi, tout est normal. C'est une question de conscience et de sensibilité.

Au début, je l'ai aussi suivie d'un point de vue qu'on peut appeler médical, et le gériatre était probablement parfois agacé parce que je voulais toujours connaître les détails. En fait, lorsque j'étais au lycée, je voulais étudier médecine, mais malheureusement j'ai dû interrompre mes études parce que mon père est tombé malade et j'ai commencé à travailler. J'ai quand même fait mon petit bout de chemin, mais force est de constater que la fibre du guérisseur était déjà là. Le gériatre lui avait prescrit des comprimés appelés Quietapin, une dose minime qui maintenait les hallucinations sous contrôle, mais je dois dire qu'elle n'a jamais posé de problèmes au personnel soignant et n'a eu aucun changement de caractère. Elle me gênait un peu juste lorsqu'elle me parlait en *schwitzerdütsch*[1], parce que j'avais du mal à le comprendre.

L'avantage pour Betty d'être dans une maison de retraite était qu'il y avait du personnel compétent et qualifié, bien préparé pour s'occuper de l'hygiène et des problèmes de la vieillesse. Pour le reste, ce fut une déception. Je connaissais la situation de certaines maisons dites de retraite en Italie, et je pensais qu'elles étaient mieux soignées en Suisse. Mais là aussi, il y a un manque de personnel. Bien sûr, la personne est soignée, nourrie et lavée, mais elle est ensuite laissée dans un coin. Il y a une animatrice qui vient tous les deux jours et essaie de jouer à des jeux, mais que voulez-vous... pour un cas comme celui de Betty, qui était sourde d'une oreille... Bien sûr, le personnel vous emmènera au bar... et si vous êtes capable de dialoguer, tant mieux, sinon... avec cette maladie on devient un objet décoratif, quelque chose qu'on pose quelque part et ne bouge plus. Je sais qu'une relation en tête-à-tête n'est pas possible, mais franchement, j'imaginais qu'on pouvait mieux faire. De l'autre côté de la ville, il y a un établissement spécialisé, où l'on s'occupe davantage des malades d'Alzheimer, mais que pouvais-je faire ? Je n'aurais

[1] Langue parlée exclusivement en Suisse alémanique.

pas pu aller la voir tous les jours, c'est trop loin. Ici, je l'avais tout près de moi et, heureusement pour elle, j'allais la voir tous les jours et la sortais. C'était ça, le vrai privilège !

## Souvenirs, conseils, enseignements...

Mon conseil est d'accompagner la personne et, si elle dit quelque chose d'insensé, de ne pas la contredire. Il faut essayer de la satisfaire ou de la mettre sur le bon chemin avec douceur. Parfois je parle à d'autres proches... il y en a un dont la femme est dans la même situation et il se fâche avec elle parce qu'elle répète toujours les mêmes choses. Mais non ! Il faut de la patience. Vous ne pouvez pas vous emporter et si vous êtes nerveux et colérique, vous ne pourrez jamais gérer la situation par vous-même. L'aspect financier est également à considérer et heureusement je m'y connais en ces choses-là. On dit qu'il faut signer un mandat préventif, c'est-à-dire choisir une personne qui, en cas de nécessité et de problèmes de mémoire, puisse assumer la responsabilité, mais ce n'est pas facile de trouver une personne de confiance. Je ne sais pas si j'ai appris quelque chose de cette expérience. J'avais déjà une approche douce et délicate. En général, dans la vie j'ai appris beaucoup de choses et surtout, étant donné que Betty était plus âgée que moi et quand je l'ai rencontrée j'étais un jeunot, elle m'a appris à me comporter, elle m'a donné confiance en moi. Moi qui, petit, étais souvent malade. Et j'ai réussi à me frayer un chemin. Je suis devenu directeur de croisière à bord d'un transatlantique et j'ai eu l'occasion de rencontrer personnellement d'importantes personnalités du monde scientifique, artistique et politique. C'était un moment glorieux pour moi ! Écrire mon autobiographie ? Je l'ai, regardez ici... Il y a toutes les dates à retenir, c'est un cahier où j'ai noté tous les évènements marquants, mois par mois, année par année, tout ce qu'on a fait. Voici ma vie ! Il faudrait bien plus d'une demi-journée pour la raconter. Et puis, comme j'aurai quatre-vingt-dix ans en janvier... ça me donne des frissons ! Vous ne pouvez pas les voir mais ils sont là !

Je ne ferais rien de différent de ce que j'ai fait pour elle pendant les années de sa démence. Nous avons eu, nous aussi, des moments de crise dans notre relation, mais nous les avons surmontés : les sentiments ont pris le dessus et nous sommes restés ensemble pendant plus de soixante ans ! Lorsqu'elle m'a quitté, l'été dernier, elle s'était endormie, elle ne parlait plus, elle a ouvert les yeux et m'a caressé, elle a baissé la tête comme si elle voulait me dire : « Oui, je t'entends... » mais, évidemment, elle ne m'appelait plus avec mon prénom. Elle m'appelait papa, c'était une vieille habitude chez elle. Ce jour-là, je l'avais quittée brièvement pour aller faire quelques courses et, à mon retour, l'infirmière m'a annoncé qu'elle était décédée dix minutes plus tôt.[1].

[1] Le souvenir est encore très présent chez Bruno, et l'émotion lui met les larmes aux yeux

Mon souvenir le plus précieux de Betty est sa tendresse et sa vitalité. Je me souviens encore qu'à quatre-vingt-deux ans, nous sommes partis en vacances à Corfou et avons fait du parachutisme. En dehors de cela, elle aimait les animaux, les chiens et les chevaux et était une excellente danseuse. Quand elle était jeune elle aurait voulu faire ce métier mais son père disait « nein[1] » parce qu'à cette époque, être danseuse c'était dire être prostituée... vous comprenez... mais je me souviens que dès qu'elle entendait une musique d'une fanfare à la télé ... elle commençait à marcher autour de la table ! Quel tempérament ! C'est ce tempérament, allié à une très forte tendresse et douceur, qui la rendait spéciale. Parce qu'il y bien sûr des femmes dynamiques, mais au niveau sentimental elles ne sont pas aussi tendres. Une autre qualité qui m'a toujours surpris est celle-ci : Betty n'était pas une intellectuelle, mais elle savait comment se comporter. Elle avait fréquenté Fernando dans la haute société, elle avait été même reçue par la reine d'Angleterre et la reine de Hollande et par les présidents d'autres nations, mais elle traitait le personnel de l'hôtel sur un pied d'égalité. C'est là, l'exception ! C'est ça que j'admirais ! Ça, c'est une chose très rare.

*Témoignage proposé par Silvia Hochstrasser et recueilli par Manuela Bonfanti le 28.11.2019*

[1] Le mot « non » en allemand.

# COMME UN PETIT BATEAU AU MILIEU D'UN URAGAN

Cristina

*La Résidence Rivabella est un EHPAD privé avec vue sur le lac de Lugano, que Cristina et ses frères ont choisi pour leur mère Maria Pia qui, depuis quelques années, est atteinte de déclin cognitif. Restée seule après le décès de son époux, Maria Pia s'est vu prodiguer des soins à domicile par une aide-soignante 24h sur 24, jusqu'en 2018, année où la famille a opté pour une résidence pour personnes âgées, équipée de tous les conforts. Selon Cristina, sa mère est « revenue à la vie » dans cet établissement. Et cela se confirme lorsqu'elle la voit, sa maman se lève avec une agilité impressionnante pour ses quatre-vingt-douze ans, affiche un beau sourire et quitte la conférence à laquelle elle participe pour embrasser sa fille avec beaucoup d'affection. C'est un moment de grande émotion. Ce changement a résolu la situation familiale de manière optimale. En effet, Cristina me reçoit souriante et confiante, certaine d'avoir suivi sa mère du mieux qu'elle a pu et d'avoir trouvé la solution idéale pour chacune. Ses propos ont le mérite de pouvoir comparer le vécu d'une fille à celui du témoignage laissé par sa mère, dans le chapitre consacré aux récits de vie. Les deux témoignages sont un message d'espoir et de sérénité pour tous ceux et celles qui affrontent cette maladie.*

Ma mère a toujours été une personne très agréable, positive et ouverte aux initiatives. C'était une femme moderne, qui suivait d'innombrables cours et son mari, malgré le fait qu'il était un ingénieur bien organisé et plutôt rigide, lui laissait une grande liberté. Je crois que pour elle, le développement personnel était important. Ma mère est issue d'une famille qui, après la guerre, a lancé une entreprise dans le secteur de l'habillement. Mon arrière-grand-mère maternelle et une ouvrière avaient commencé par coudre des chemises. Elles ouvrirent ensuite une usine de chemises, qui est devenue l'une des plus importantes de Suisse. C'était ma grand-mère qui la dirigeait et c'était une activité qui l'occupait beaucoup, donc pendant la journée ma mère allait à dans une école religieuse privée. Elle a grandi avec l'image d'une femme forte et entreprenante. Ma grand-mère était aussi une personne douce, dont nous nous souvenons tous avec grand plaisir. Puis maman s'est mariée. C'était une jeune fille de bonne famille, bien éduquée, amoureuse de ce « grand homme », brillant politiquement et professionnellement, actif dans diverses entreprises et ayant fait une carrière militaire. J'imagine qu'elle le considérait comme une icône. Mon père avait perdu son père quand il était jeune et il a dû s'endurcir, être l'homme de la famille. Il a fait ce qu'il a pu, construisant une armure pour se protéger et mettant ses émotions de côté. Mais son armure se heurtait aux aspects les plus fragiles et délicats d'une femme comme ma mère, qui, tout le long du mariage, suivait des cours de yoga, de méditation, de samaritaine, d'entretien ménager, de cuisine bio, d'art floral... elle développait sa personnalité et cela lui a permis de créer un espace qui était pour elle une vraie ressource. Maman a toujours été proche de nous, attentionnée, généreuse, affectueuse. Et elle se préoccupe de moi encore maintenant, quand je lui raconte ma vie. En ce moment, je suis en formation et elle m'encourage : « Tu as raison – elle me dit - dans la vie, il ne faut jamais arrêter de découvrir... ». Elle est toujours lucide dans l'ici et maintenant, très consciente et centrée. Elle était aussi une mère et grand-mère fantastique, amoureuse de ses enfants et petits-enfants, qui l'adorent. Aujourd'hui, les petits-enfants vivent loin, mais à leur retour, rendre visite à grand-mère Pia est toujours une priorité et un plaisir. Les émotions sont fortes et tout le monde en profite. C'est une panacée pour l'estime de soi, savoir qu'elle vous aime ainsi. Quand elle nous voit arriver en haut des escaliers de la résidence depuis le hall, la phrase est toujours la même : « C'est un rêve, mais quelle surprise, regarde comme ma fille est belle, comme elle est gentille... ».

### Vivre aux côtés...

Je ne me dis pas tous les jours que ma mère perd la mémoire. Je suis optimiste car oui, bien sûr, le problème est là, mais cela permet quand même un merveilleux dialogue. Toute la famille a accepté la maladie. J'ai deux frères aînés. L'un des deux a repris l'entreprise d'ingénierie fondée par son père, qui compte parmi les meilleures au monde dans le secteur des tunnels ; il a moins de temps disponible mais, lorsqu'il peut lui rendre visite, cela lui procure une grande joie. Comme il vit à Zurich et qu'il la voit moins que moi, il constate que sa mère régresse... même si parfois il la voit si bien qu'il veut la ramener chez lui pour quelques heures. Mais il faut lui faire comprendre qu'il ne peut pas, que c'est un changement trop important et fatiguant pour notre mère. Mon autre frère s'occupe plutôt de la partie administrative, ce qui n'est jamais une mince affaire. Il est très présent, il va lui rendre visite chaque semaine, il lui apporte des mots croisés que maman fait avec beaucoup de plaisir et ils les font patiemment ensemble. Mais pour maman, venir une fois par semaine ou une fois par mois, c'est pareil, car on est très présent dans son esprit et elle ne s'en rend pas compte. Avec moi, en tant que fille, la proximité est peut-être plus grande, je m'occupe du quotidien et nous nous voyons régulièrement. Nous avons aussi embauché une dame, Ornella, qui nous aide et, si nécessaire, l'emmène chez le coiffeur ou pour une manucure. J'aime que maman garde ses repères. Ornella aidait maman à faire le ménage lorsqu'elle vivait avec papa et elles s'entendent bien depuis longtemps. Mes deux frères affirment que sa mémoire régresse. J'ai par contre l'impression qu'elle s'est partiellement améliorée depuis qu'elle est ici, car maintenant qu'elle se sent bien émotionnellement, ses ressources fonctionnent de manière optimale. Je trouve qu'elle se donne à fond pour son âge : quatre-vingt-douze ans, mon Dieu ! Et même dans la maison de retraite, on me confirme qu'elle aide, qu'elle est heureuse et positive.

## Au début...

Maman a commencé à montrer des signes de déclin cognitif il y a environ dix ans. Je dis que cela fait déjà dix ans parce que mon père est décédé il y a plus de quatre ans et avant cela, il comblait certainement ses lacunes. C'était un homme plutôt austère et n'acceptait pas sa décadence au niveau de la mémoire, peut-être que cela lui faisait peur... Il était directif, donc aussi très restrictif pour elle, et il nous est difficile de comprendre depuis combien de temps la maladie s'est glissée dans son esprit. Elle s'était toujours occupée de la correspondance de papa, agissant comme sa secrétaire. Et ce qui nous a le plus impressionné, c'est qu'elle a commencé à négliger ce travail. Imaginez seulement ! Elle avait appris à utiliser l'ordinateur juste avant ses soixante-dix ans ! Pour les anniversaires de ses enfants, elle l'utilisait pour télécharger des images, développer des projets, puis elle amenait le tout à l'imprimerie pour imprimer les fichiers. Mais malgré cela, elle avait des problèmes avec la comptabilité et s'en préoccupait beaucoup. Elle disait : « Euh mon Dieu, je suis en retard, je dois faire ça, euh mon Dieu, euh mon Dieu… ». Et c'était, je dirais, le premier signe. À ce moment, elle avait déjà plus de quatre-vingts ans. Même si mon père avait pris sa retraite des années auparavant et mon frère avait pris la relève, il était toujours très actif et il y avait encore beaucoup de correspondance à la maison. Et elle était déconcertée. Papa probablement la grondait un peu, elle essayait de se concentrer et de surmonter l'échec. Ou alors il s'en occupait. Il lui disait : « Allez, prends le classeur violet, ouvre-le, cherche... » et cette attitude la rendait anxieuse. Elle était en difficulté, mais il était impossible de la confronter à son problème. Elle a toujours eu peur de perdre la tête et aujourd'hui encore elle me dit : « Heureusement que ma tête va bien, parce que je fais mes tables de multiplication ». Cela la rassure, car de temps en temps elle me dit : « J'ai la tête un peu comme ça... » et moi : « Tu es confuse ? ». Elle ne confirme pas et répond : « Non, non, confuse, non… ». Et elle s'accroche au fait qu'elle sait faire des mots croisés ou des tables de multiplication. De cette façon, elle se calme.
Cette phase a été la pire. Le médecin lui avait fait le test de la montre[1] et elle ne voulait plus y aller. Nous l'avons donc emmenée chez le gériatre, qui a été très gentil. Mais même dans ce cas... quand tu te rends compte qu'il y a quelque chose... pourquoi faut-il la confronter à ses difficultés ? C'était vraiment humiliant pour elle. Une fois que nous avons compris que le problème se situe dans ce domaine, qu'importe de savoir quels sont les résultats d'un test ? Et

[1] L'une des trente questions du test *Minimental*, utilisé pour dépister les démences.

puis, dans une situation de stress, si vous emmenez la personne âgée chez le médecin, elle se donne à fond... mais cela ne correspond jamais à ce qui se passe dans la vie de tous les jours. Nous avons donc renoncé à poursuivre nos investigations.

### L'évolution...

Le déclin n'a pas été brutal, la maladie a progressé assez lentement. Lorsqu'elle vivait à la maison avec son aide-soignante, elle était comme une enfant. Elle m'appelait et me disait : « Je ne veux pas aller à l'école demain... ». En fait, tous les jours, elle allait au centre de jour et cela signifiait la réveiller, l'aider à prendre une douche et elle devait y rester du matin au soir. On s'est dit : « Mais cette pauvre femme, à quatre-vingt-dix ans, doit-elle vraiment être loin de chez elle toute la journée ? ». Et quand elle revenait en fin d'après-midi, je retrouvais l'aide-soignante avec la tablette et la maman devant la télé. Et puis elle m'appelait... et me demandait... « Mais qu'est-ce que je fais demain ? ». Elle était dans le vide. Donc, il a été question de faire un choix. Ma mère est une personne sociable, elle était heureuse dans les centres de jour et aussi dans les maisons de retraite lors de séjours temporaires lorsque l'aide-soignante partait en vacances, elle ne restait jamais dans la chambre, elle aimait être avec les gens. Depuis son arrivée dans l'EHPAD, c'est comme si elle était « revenue à la vie ». Car avant, elle était très anxieuse avant, et dans un état dépressif provoqué par le fait de se confronter à la maladie. C'était très frustrant pour elle, elle pleurait beaucoup, elle était sous traitement psychiatrique comme si elle avait une dépression, alors qu'en fait, c'était certainement dû à la prise de conscience des premières difficultés liées à cette maladie. À ce moment-là, l'anxiété était très forte et c'était devenu très fatigant pour elle. Avec la deuxième aide-soignante que nous avons eue, elle s'est améliorée, mais maintenant qu'elle est en EHPAD, tout est parfait. À la maison, elle avait également pris du poids, car, étant anxieuse, tout probablement elle se récompensait en mangeant. Elle ne se souvenait plus de ce qu'elle avait mangé auparavant et mangeait à nouveau. Elle était incapable de contrôler son alimentation. Elle mangeait ce qu'elle voulait et on ne pouvait pas l'empêcher de le faire, sinon la soignante aurait eu des conflits avec elle. Et c'est ainsi qu'elle a pris 10 kg en cinq ans ! Et dire qu'elle avait mangé de façon équilibrée toute sa vie ! Le médecin lui faisait de merveilleux discours : « Madame, il faut marcher, vous faites toujours le tour du lac ? ». « Bien évidemment » – répondait-elle, parce que dans sa tête, c'est bien ce qu'elle faisait. Après tout elle a toujours fait de la gymnastique tous les matins et si vous lui demandez, elle vous dira qu'elle en fait encore, qu'elle mange encore équilibré. Maintenant elle fait tout ce qu'elle nous empêchait de faire, elle ne mange plus de fruits et légumes, car elle dit qu'ils lui gonflent le ventre, elle préfère les sucreries, tout comme les enfants. Et si je lui dis : « Tu te souviens de ce que le médecin a dit ? » Elle répond qu'elle ne s'en souvient pas et réitère qu'elle mange bien et fait des promenades. Mais à part quelques kilos en trop…

### Sentiments, difficultés, attentes…

Aux premiers stades de la maladie, elle ressentait une grande anxiété, une grande angoisse. Et nous étions bien tristes de la voir ainsi, comme un petit bateau au milieu d'un ouragan. Parfois j'avais envie de la prendre chez moi... enfin, je voulais lui dire : « Maintenant, je vais prendre soin de toi parce que tu ne peux plus t'occuper de toi... ». Le soir, elle m'appelait jusqu'à quarante fois de suite. À un moment donné, je me suis dit : « Je ne lui répondrai plus ». Je ne pouvais plus soulager son état parce qu'elle ne cherchait pas de réponses rationnelles, elle voulait juste rester en contact avec moi, pour ne pas se sentir seule et perdue. J'ai toujours répondu très calmement, pour la rassurer. Et parfois, au-delà d'une certaine limite, je ne lui répondais pas parce que de toute façon, je n'aurais pas pu résoudre son problème. Il fallait qu'elle s'accroche à l'aide-soignante, pas à moi qui n'étais pas avec elle... Elle me passait des dizaines d'appels téléphoniques d'affilée... !

Elle parle peu de la mort. Même lorsque ses amis meurent, elle reste très détachée. Un jour, avec le médecin, nous lui avons demandé ce que nous devions faire s'il survenait un problème qui pourrait la faire mourir. Le médecin lui a fait le classique discours sur l'obstination thérapeutique, mais quand elle est sortie, il m'a dit en patois : « Il m'a fait tout un discours, mais je ne comprends pas pourquoi… ». Elle ne vit plus que dans le présent, il est déjà tard. Ce qu'elle dit n'est valable qu'au moment où elle le dit. Elle ne sait plus quel âge elle a. L'autre soir, j'ai essayé de lui poser la question, elle m'a répondu : « Une cinquantaine d'années, environ ? ». Il fallait que je lui fasse comprendre que, si j'ai cinquante-sept ans, elle n'est plus toute jeune. Quand je lui ai dit qu'elle avait quatre-vingt-douze ans, elle s'est exclamée : « Alors je peux mourir ! Mais moi j'ai peur de mourir ! » Je l'ai rassurée : « Maman, je comprends, c'est vrai, mais tu es en bonne santé, tu es positive, et tu verras que, quand viendra le temps de s'éteindre, tu seras sereine ». Ensuite, la conversation à ce sujet s'estompe naturellement. Il est intéressant de voir que la maladie provoque une sorte de détachement émotionnel ; par exemple, quand papa était malade, nous souffrions presque plus qu'elle. Pour elle, c'était comme si elle avait vu un film. Elle me disait : « Tu vois, c'est bizarre, je suis là et je bois du café et mon mari est à la maison en train de mourir... ». Et encore maintenant, quand on parle d'aller au cimetière pour le visiter, elle me dit : « Oh, pas besoin, j'y suis allée toute ma vie, je prie mes morts toute seule... ». Et ne veut pas venir. Elle a toujours été croyante, mais elle ne prie plus… je pense. Dans sa tête, tout est resté figé au moment où tout allait bien. C'est merveilleux ! Quand je viens lui rendre visite, elle m'accueille avec une grande joie, et quand je pars, elle me dit au revoir de la même manière, et rajoute de ne pas venir tous les jours...

Les soins…

Lorsque papa est décédé, maman est restée chez elle pendant deux ans, jusqu'à Pâques 2018, avec la soignante qui s'était occupée de lui. Le rapport avec elle n'était pas bon et je la suivais de près, car j'avais la chance d'habiter à quelques kilomètres et je pouvais avoir la situation sous contrôle. Je l'ai beaucoup suivie, je surveillais de près. Avant la fin de cette année, nous avions licencié la première soignante : elle nous avait été recommandée par le médecin de papa, car elle était une excellente infirmière et était directive. Mais cela correspondait mieux aux besoins de mon père qu'à ceux de sa mère. Elle ne s'entendait pas bien avec elle. Le plus difficile pour nous n'était pas la maladie de maman, mais de gérer l'aide-soignante. À ce moment-là, la rencontre avec les centres de jour et le groupe mémoire a été fondamentale. À ces endroits, ma mère se sentait à l'aise et valorisée, ainsi elle a pu utiliser aux mieux les compétences qui fonctionnaient encore bien. Elle ne se souvenait pas de ce qu'elle avait fait et ne pouvait pas le partager avec nous, mais elle en ressortait toujours très heureuse et enrichie. Ce fut une expérience vraiment positive. Ensuite, nous avons trouvé une autre soignante, avec qui elle s'entendait bien, mais elle restait une étrangère avec qui ma maman partageait sa maison.

Au début, nous, les enfants, avons fait ce qu'ils disaient depuis qu'ils étaient plus jeunes et encore en bonne santé : papa avait demandé à mourir à la maison et nous avions donc créé une sorte d'hôpital à domicile. Mais pour elle, nous nous sommes demandé : dans quelle mesure profite-t-elle du fait d'être chez elle ? Et pourquoi la gardons-nous à la maison ? Est-ce qu'on le fait pour elle ou est-ce qu'on le fait pour nous ? Ou parce que quelqu'un à sa place avait dit qu'elle devait mourir chez elle ? Nous en avons parlé avec le médecin et avec elle. Maman a toujours été une personne très adaptable, de plus si elle a confiance des choix que nous, les enfants, faisons, elle les accepte sans résistance, elle nous fait confiance. Elle avait déjà passé trois semaines dans cette maison de retraite, alors que l'aide-soignante était en vacances, et à son retour nous l'avons poussée à prendre une décision. Nous avions l'impression qu'elle se sentait mieux en EHPAD. Nous y réfléchissions tous les jours, en nous demandant ce qui était mieux pour elle. On lui demandait : « Qu'est-ce qui fait que tu es heureuse ici à la maison ? ». Et à la fin, elle le disait : « Rien ».

A son arrivée à l'EHPAD, nous avions bien évidemment fait une période d'essai, car les deux premiers mois nous étions inquiets. Mais maintenant… ! On lui dit encore aujourd'hui : « Maman, que ferais-tu à la maison ? ». Et elle le dit elle-même : « Je serais seule ou avec une aide-soignante ». On la rassure, on lui dit que sa maison est toujours là, et qu'elle vit comme dans un hôtel. Elle prétend savoir s'adapter... il y a un couvercle pour chaque casserole, disait papa... mais je la gronde un peu quand elle dit ça, parce que cette maison de retraite est très belle, il y a toujours deux animateurs, des activités de groupe et individuelles : elle suit des cours de tango et de yoga, elle ne cuisine pas parce qu'elle dit avoir cuisiné toute sa vie... l'autre jour, ils lui ont aussi proposé de l'art-thérapie. Elle n'est jamais seule. Au début, elle me demandait souvent : « Combien de temps je reste ici ? ». Elle se rend compte que ce n'est pas chez elle, elle dit vivre comme dans un hôtel mais elle ne dit jamais : « Je veux rentrer chez moi ». Elle ne faisait plus grand-chose à la maison. Ce qui est intéressant par rapport au fait d'amener un être cher dans une maison de retraite, c'est que nos projections ne sont pas forcément les mêmes de la personne qui va y vivre : j'imaginais qu'elle voulait apporter quelque chose de chez elle dans sa chambre, mais au contraire elle n'a jamais voulu, nous avions dû nous battre pour ramener un meuble sur lequel elle avait les photos de ses enfants et petits-enfants. Mais elle ne voulait rien amener, parce qu'elle disait que ce n'était pas sa maison et que, si elle mourait un jour, quelqu'un pourrait lui prendre ses affaires. Eh bien, peut-être que la seule « violence » que nous lui avons infligée, a été d'apporter ses meubles.

La résidence Rivabella est un endroit sympa, tout le monde est gentil et très respectueux. Les résidents ont une certaine éducation et culture, l'environnement est positif. Chacun a sa propre chambre et peut décider de partager des moments avec les autres ou de rester seul. Maman est plus libre qu'à la maison et elle le ressent. Désormais elle est plus sereine, les journées sont rythmées et rassurantes, on la sort toujours mais sans la déstabiliser. Par exemple, nous ne pouvons pas l'emmener dormir ailleurs, ni la mettre dans une situation où quelqu'un lui poserait des questions. Elle se protège maintenant, alors soit nous allons ensemble chez des amis, soit lorsqu'on lui propose des activités hors de son contexte de vie, elle n'accepte pas. C'est elle qui décide. Ici, elle est dans une situation qu'elle contrôle, il n'y a jamais eu de situation de crise. Et quand on la sort, je demande toujours aux infirmières si elle est contrariée à son retour. Mais nous ne sortons pas trop, car sinon, elle ne sait plus où elle habite et avec qui elle vit. C'est comme si elle était née une deuxième fois dans cette maison de retraite et nous en sommes très heureux, nous n'avons jamais eu de désaccord avec le personnel. Ils sont parfaits, affectueux... Je n'aurais pas suffisamment d'argent pour être ici quand je serai âgée, mais je ne veux pas rester à la maison.

### Souvenirs, conseils, enseignements...

Ce qui a changé complètement notre situation en mieux, c'est d'abord une aide-soignante qui lui a tout permis : elle mangeait mal, trop de tout, elle regardait la télévision quand elle voulait et ne la faisait plus jamais marcher. Elle avait besoin de quelqu'un qui lui permette tout, qui ne lui résistait pas, qui soit toujours avec elle, qui lui suggère quoi faire. Ma mère aimait aller prendre un cappuccino au bar de la ville, c'était son repère. Aller au bar, rencontrer le barman et d'autres personnes… elle avait besoin de quelqu'un pour la soutenir et, avec l'aide-soignante, elle le faisait régulièrement. De plus, cette deuxième soignante n'a jamais accordé d'importance à certains comportements liés à la maladie d'Alzheimer. Par exemple, ma mère s'inquiétait de l'éclairage de la télévision ou d'autres appareils, elle disait qu'ils consommaient de l'électricité et qu'elle devait débrancher toutes les prises avant d'aller dormir. Depuis la mort de mon père, elle était deux femmes seules à la maison et elle voulait tout contrôler. C'était presque compulsif. Dès six heures du soir, elle fermait d'innombrables fois tous les volets et faisais ses tours de vérifications à plusieurs reprises. À mon avis, c'était symbolique, elle voulait se protéger. Elle ne s'entendait pas bien avec la première soignante, elle l'appelait « celle-là » et, peut-être, nous aurions dû changer de soignante plus tôt. Mais ce n'est pas facile, il faut trouver quelqu'un de bien pour éviter de sauter de la poêle à frire au feu. Car malgré tout, la première soignante connaissait la maison depuis un certain temps, et savait déjà quoi faire. Mais ma mère l'acceptait seulement parce qu'elle ne pouvait plus se débrouiller seule, mais elle ne l'appréciait pas personnellement pour autant.

Nous avons toujours écouté ses souhaits, mais il y a eu des moments de crise dans la mise en œuvre des choix. Toutefois, lorsqu'on a décidé la solution EHPAD était la bonne, nous l'avons aidée à surmonter les difficultés. Restez proche lors des changements, ayez une bonne relation car, s'il y a l'affection des enfants, il y a une base sûre. Nous ne l'avons pas encouragée à faire des choses qu'elle ne voulait pas faire, mais nous avons créé un bien-être autour d'elle car ce n'est qu'avec le bien-être qu'on peut discuter et trouver les bonnes solutions. Vous pouvez discuter autant que vous voulez de ce qui peut être fait, mais si la personne âgée n'a pas confiance, il n'y a aucune base. Je crois que beaucoup dépend du type de relation : entre moi et ma mère, il y a une confiance totale, mais bien évidemment il faut la créer avant. Mon fonctionnement affectif ne me permet pas de dire : « Laissons-la en difficulté, pour qu'elle comprenne et se débrouille toute seule... ». Pour moi, il est important d'être là au moment où elle conquiert une certaine sécurité et seulement à ce moment-là, je peux m'éloigner. Ce n'est pas comme les adultes ou les enfants, où l'on peut dire « tu peux y arriver » et les encourager. En cas de maladie, ces ressources ne sont pas là. Ce que je peux conseiller, c'est de ne pas mettre la personne malade en difficulté.

Je me remémore avec plaisir des bons souvenirs passés ensemble à la montagne, dans la maison de vacances dont elle s'est toujours occupée avec soin, en particulier aux parterres pleins de fleurs. Un autre souvenir d'elle est l'organisation des fêtes et d'évènements de famille, Noël, anniversaires, communions... et elle nous faisait toujours sentir que nous étions très importants pour elle. Et puis, la priorité des enfants et petits-enfants sur tout :

quand on rentrait de l'école, elle arrêtait tout et prenait toujours le goûter avec nous. Ou plus tard, quand j'ai eu mes enfants, même si elle travaillait et au début elle répondait : « Je ne peux pas, je suis occupée... », après tout juste cinq minutes elle me rappelait pour me dire : « Allons-y ! ». La maladie n'a pas changé notre relation. Ou plutôt, je dirais qu'il n'a pas changé en pire et au contraire, la maladie nous a rapprochées. Et même davantage depuis qu'elle est en maison de retraite. Elle est tellement sereine, heureuse et positive qu'il n'y a pas aucune raison pour se disputer car tout va bien.

*Témoignage proposé par Katia Tunesi et recueilli par Manuela Bonfanti le 18.3.2019*

# C'EST COMME LA MER SOUS LA TEMPÊTE DE NUIT

D.V.M

*Enseignante retraitée, D.V.M. collabore avec l'Association Alzheimer. Depuis de nombreuses années, elle s'implique activement dans le soutien apporté aux personnes atteintes de cette maladie et à leur famille. Son époux P. est tombé malade très jeune et elle a été proche de lui pendant de longues années, jusqu'à sa fin de vie. D.V.M comprend la valeur de son témoignage dans la relation d'aide et accepte immédiatement de se raconter. Le mode anonyme qu'elle privilégie lui permet de parler plus ouvertement de certaines circonstances intimes et cela l'aide à gérer l'émotion qui l'envahit à différents moments de la rencontre. La présence de P. est encore très forte dans ses souvenirs, c'est pourquoi l'entretien fait remonter à la surface des émotions et des moments tendres et pourtant toujours douloureux malgré le passage du temps qui adoucit le vécu. La souffrance refait parfois surface et, avec courage, D.V.M nous offre un aperçu de la vie de celui qui fut, avant et pendant la maladie, son « homme en or ».*

J'étais l'épouse de P., atteint de la maladie d'Alzheimer. C'était un homme en or. Sa priorité était sa famille, il s'occupait également de la maison et du jardin, il pratiquait de nombreux sports et surtout il aimait son travail, qu'il faisait avec cœur. Il était toujours content d'aller travailler. Il était ingénieur en mécanique et a travaillé dans ce domaine pendant de nombreuses années, aussi en Suisse alémanique en tant que consultant industriel pour une entreprise active en Europe. Notre histoire a commencé lorsqu'il s'est installé là-bas en 1990. J'ai trouvé un emploi à Zurich et je l'ai suivi en 1993. En 1995, il a perdu son emploi et nous sommes retournés chez moi au Tessin. Pour moi, avec lui, tout était important : je rentrais en courant après le travail pour que nous puissions être ensemble. J'avais de bonnes relations avec le reste de nos familles respectives. Il était vraiment un homme en or et il me manque. J'ai accepté de témoigner parce que c'est bien pour moi de pouvoir en parler. Environ neuf ans se sont écoulés entre le diagnostic et son décès. Ce furent des années difficiles et savoir que mon expérience peut aider, cela me fait du bien, ça aide, ça aide, ça aide ! Maintenant, je m'occupe de ma mère, qui vieillit et qui, de temps en temps, a aussi des problèmes de mémoire. Et je collabore activement avec l'association Alzheimer au Tessin.

## Vivre aux côtés...

Être proche d'une personne qui souffre de troubles de la mémoire est très difficile car on se rend compte qu'en plus d'affronter ensemble ce chemin très difficile, tu dois prendre des décisions pour les deux, par exemple concernant la prise de médicaments. Ç'a c'est la chose la plus terrible, car on ne veut pas manquer de respect. C'est un chemin épuisant, on le fait par amour... mais c'est très dur, très dur... on espère toujours ne pas faire d'erreurs. Les médecins et autres personnes te donnent un coup de main, mais c'est un chemin plein d'embûches, car la maladie est encore peu connue. Ou du moins, elle était peu connue au moment de son diagnostic. Quand j'ai entendu le diagnostic, j'ai ressenti de la colère. Si cela devait arriver, du moins pas aussi tôt ! Il avait cinquante-cinq ans, mais avec le recul j'ai compris qu'il y avait déjà eu des symptômes. C'étaient des choses inexplicables, mais je n'y pensais pas, quand bien même il y avait déjà eu d'autres cas dans sa famille : son père, ses deux oncles et sa grand-mère. Mais pour eux tous, la maladie a débuté après soixante-dix ans. C'est ce qui me met tant en colère. Oui, au début la colère était forte, mais je l'ai toujours cachée... même si je pleure maintenant, parce qu'il faut que je me défoule. J'étais seule ! Ma colère est grande et accepter tout cela m'est impossible. Encore maintenant.

## Au début...

Des épisodes suspects s'étaient produits, mais nous ne pensions pas qu'il s'agissait d'une maladie. Par exemple, il avait perdu son emploi. Il était compétent, mais il était devenu lent et ce n'est que plus tard que nous avons compris pourquoi. Mais à cinquante-cinq ans on n'y pense pas forcément, on trouve normal que le rythme de vie ralentisse et qu'on soit plus stressé ! Mais ensuite, P. s'est rendu compte qu'il ne savait plus lire l'heure. Il était ingénieur et les chiffres étaient sa passion, mais il ne savait plus quelle heure il était ! Il est allé seul chez le médecin, qui nous a immédiatement convoqués. À partir de là, le processus a commencé : la visite chez le neurologue, etc. Mais avant, en fait, je ne me souciais pas de savoir s'il avait ça, mais pas du tout, le soupçon ne m'a pas effleuré du tout. J'ai continué à enseigner et lui, content, est devenu l'homme au foyer. Il ne voulait pas que je fasse quoi que ce soit dans la maison. Le matin, il organisait sa journée : il faisait le ménage et le jardinage, préparait le déjeuner et décorait la table avec une fleur. L'après-midi, les premières années, il se rendait à vélo ou en rollers, parfois même chez ma mère qui habitait à 20km de là, pour l'aider dans le vignoble. Il se préparait un mémo avec les numéros de téléphone et les villages à traverser. Je lui demandais de me laisser une note sur la table, avec la destination et l'heure à laquelle il était parti, afin de contrôler s'il était arrivé à destination. Mais jamais je n'aurais songé à une maladie !

Je me demande si un diagnostic précoce est utile... car même savoir si c'est Alzheimer ou pas, quelle différence cela fait-il ? J'entends des membres de la famille qui veulent savoir, mais cela ne change pas grand-chose. Il n'existe pas de médicament, il s'agit donc toujours d'un type de démence progressive. Le médecin nous l'a annoncé de façon très correcte et avec délicatesse, mais c'est quand même une sentence. J'appelle cela une « sentence » plutôt qu'un « diagnostic » car il n'y a aucun espoir de guérison. Sachant cela tout de suite, j'ai pris les rênes de la situation. On m'a dit que, si c'était la maladie d'Alzheimer, les cellules du cerveau meurent, alors pour ralentir le déclin je lui ai fait faire quelques exercices à la maison. Étant institutrice, je tourmentais mon mari avec des exercices pratiques : lire l'heure, écrire des dictées... Mais maintenant, cela me paraît absurde ! En sachant cela très tôt, tu te fais des illusions de pouvoir faire plus, mais la situation s'aggravait quand même. Lorsque je voyais son expression humiliée, je me sentais comme un méchant dictateur. Mais lui, il le faisait pour moi, pauvre P. ! Depuis le début, il m'avait pris comme son phare, dans toute situation je voyais son expression, ses yeux tournés vers moi... il demandait de l'aide. Mais surtout de le protéger... Il avait une confiance aveugle envers moi. Je n'ai pas changé mon comportement envers lui. Bien sûr, j'ai fait quelques exercices pour l'entraîner, mais pour moi, il était toujours mon P., je discutais de tout comme avant.

Au début, tu adoptes un comportement inadapté, pas naturel, une attitude de protection excessive. Ça ne va pas, mais tu le comprends avec le temps. Parce qu'il le remarquait, il me disait parfois dans sa langue maternelle : « Ich bin ein Dubel » - je suis idiot. Ou encore, parfois il réagissait en quittant la pièce. Je le priais de ne pas le faire car cela me faisait sentir mal, mais sa réaction était compréhensible. Mais il faut du temps aussi pour nous afin de réussir à changer d'attitude. J'ai beaucoup pleuré. Lorsqu'il le remarquait, il me serrait dans ses bras et me disait : « Ich bin da » - je suis là, en allemand. De mon côté, j'inventais des excuses pour justifier mes pleurs... genre : « C'est l'école... » et du coup, lui il se calmait. Évidemment que j'inventais des mensonges... je ne pouvais pas lui dire... Au début, je n'avais personne à qui me confier. Je n'ai pas demandé de l'aide tout de suite, car j'ai refusé d'accepter le problème, j'ai fermement refusé... et d'ailleurs, je ne l'accepte toujours pas. Ainsi, pendant les quatre premières années, je n'en ai parlé à personne, encore moins aux miens ou aux siens. Pas même à nos amis. Quelques-uns s'en étaient rendu compte, car il était allé skier avec eux. J'ai toujours fait en sorte qu'il parte avec quelqu'un, qu'il ne soit jamais seul. Mais ils se sont rendu compte qu'il était un peu plus... comment dire... « artiste » ... sur son petit nuage. Il n'avait aucun problème à faire le ménage, mais dans le jardin, même s'il voulait m'aider, il n'y arrivait pas. Il le remarquait et je comprenais qu'il s'énervait et qu'il n'allait pas bien. Alors, afin d'éviter les problèmes, j'ai embauché un jardinier : « Nous sommes vieux, nous n'y arrivons plus... », c'était mon excuse. J'essayais de ne pas l'agresser davantage, de toujours trouver une alternative. Parce qu'en fait, ils comprennent tout, on ne peut pas dire qu'ils ne comprennent plus rien. Nous entendons beaucoup cela encore de nos jours, et ça fait mal. Ils ne savent pas parler, d'accord, mais ils disent quelque chose d'autre.

## L'évolution...

Le médecin nous a expliqué très clairement les résultats des analyses, il a esquissé un grand graphique qui montrait son lent déclin. Il a pris son temps pour nous expliquer mais, même s'il n'a pas utilisé le mot Alzheimer, il était clair que c'était une chose sérieuse car il a dit « nous demandons de l'aide financière à l'assurance invalidité, parce qu'il en a le droit ». C'est comme si vous parliez de quelqu'un sans dire son nom... et que ce quelqu'un est là de toute façon. Quand j'ai vu le graphique, j'ai eu l'impression d'être en train de grimper sur une fenêtre, en espérant atteindre le sommet. Mais c'est impossible ! Je me leurrais, car les exercices avec la montre avaient donné de bons résultats et quand il me disait : « il est juste après quatre heures » ... j'étais contente. Je me suis convaincue que les cellules n'étaient pas mortes.

Nous n'avons pas eu à attendre plusieurs mois pour le diagnostic. Tout s'est passé rapidement, notamment parce que le médecin savait que d'autres membres de la famille avaient déjà eu la même maladie. J'ai apprécié qu'il m'explique si clairement quels étaient les problèmes initiaux. Je me suis sentie soutenue. Le médecin m'a aussi dit que l'Association Alzheimer pouvait m'aider. Je ne me souviens plus exactement vers qui je me suis tournée, mais une personne m'a donné des dépliants très utiles. Au moment de la « sentence », nous étions ensemble et j'étais désespérée. P., quant à lui, était réaliste et lorsqu'il a entendu de quoi il s'agissait, il m'a serré dans ses bras et m'a dit devant le médecin : « Ma D., nous n'y pouvons rien ». Il vivait normalement et partait toutes les trois semaines le week-end à Zurich pour s'occuper de ses parents. Moi, en revanche, je n'acceptais pas le diagnostic. Et je ne l'accepte toujours pas. Je trouvais ma force dans le fait qu'on ne peut pas être sûr à 100% qu'il s'agit de la maladie d'Alzheimer, tant qu'on n'a pas fait une autopsie. Je me suis dit que l'amour triomphe de tout. C'est à ça que je m'accrochais ! J'ai dû admettre que c'était ça le bon diagnostic lorsque j'ai reçu le certificat médical sous enveloppe scellée. Ce que je voulais, c'était couper et enlever le morceau de cerveau malade... mais c'est impossible. Donc voilà, je n'ai pas l'impression d'avoir fait tout ce que je pouvais... j'ai juste « rapiécé ».

À partir de ce moment-là, nous n'en avons plus parlé, même si je lui demandais parfois : « Qu'est-ce que tu ressens dans ta tête ? » ou « Mais alors pourquoi prends-tu des médicaments ? ». Il ne répondait pas. Mes questions le bloquaient et je me sentais stupide, je me sentais méchante. Je voulais savoir ce qu'il ressentait. Je ne pouvais pas discuter de tout cela avec lui. Je le voulais, mais je devais le respecter. Si cela le mettait mal à l'aise, à quoi bon d'insister ? On se sent impuissante parce que personne ne t'explique la maladie. Même le médecin est impuissant. Il n'y a pas de réponse, c'est là le problème. Et les situations neuves te font peur, elles te rendent insécure. On ne sait même pas comment aider et on poursuit selon les intuitions du cœur. Cependant, j'ai essayé d'avoir une vie digne avec lui, nous avons pris des vacances plus courtes et moins distantes, j'ai essayé de penser le moins possible aux choses négatives. Et de vivre au mieux. Malgré la maladie, j'étais heureuse de vivre avec P.

Au début, certains amis me remplaçaient pendant les heures où je travaillais. Au début, nous en avions beaucoup, mais petit à petit ils ne venaient plus parce que c'était difficile pour eux aussi. Ils ne savaient pas comment se comporter, ils ne parlaient qu'à moi et ils se sentaient mal à l'aise. Petit à petit, ils sont tous partis. Et quand le déclin a commencé, je me suis demandé : « Mais que dois-je faire s'il m'arrive quelque chose ? ». En marchant, j'ai vu par hasard un immeuble l'écriteau « Spitex[1], aide 24h/24h ». Je me suis sentie mieux. Je suis rentrée chez moi, j'ai appelé, j'ai expliqué mon problème. Le personnel venait de huit heures à dix heures pour l'accompagner dans une promenade. De dix heures à midi, il y avait une autre dame qui d'abord faisait le ménage, mais lorsque la maladie a évolué, elle s'est occupée très bien de mon P. L'après-midi, j'étais généralement à la maison. Et les après-midis où je travaillais jusqu'à quatre heures, un groupe d'amis venait. Il est essentiel que quelqu'un soit présent, cela vous assure une sécurité. Et puis tout le personnel était gentil. J'avais beaucoup d'aides qui parlaient le Suisse allemand et cela lui a été d'une grande aide, car plus la maladie avançait, plus il parlait sa langue maternelle.

Les premières années ont été très compliquées pour tous les deux. Au début de la maladie, j'aurais aimé faire plus. C'est une question d'attitude... oui, parce que je voulais qu'il réagisse et donc je le challengeais. Mais lorsque j'ai changé d'attitude et j'ai appris à m'adapter à la situation, nous sommes redevenus un couple qui riait. Être plus léger n'est pas toujours facile, car la journée est longue.

Il faut s'adapter. C'était d'abord « nous », donc les phrases étaient au pluriel, « nous faisons » en couple. J'ai dû changer la façon de considérer notre couple : si avant nous étions au même niveau, après c'était toujours nous deux, mais mon rôle a changé. Il fallait que je sois le repère pour pouvoir le défendre et l'aider. Pour cela j'avais mauvaise conscience. Tu dois être forte pour les

---

[1] Un service d'aide à domicile actif en Suisse.

deux, alors qu'avant, chacun l'était à un moment ou l'autre. Je me sentais coupable, vraiment coupable, car c'était moi qui devais prendre toutes les décisions. Même juste pour faire un voyage, par exemple pour aller rendre visite à ses parents en Suisse alémanique, en train... si tu fais une erreur, si le bus est en retard et que tu ne peux pas prendre le train, tu te retrouves coincé, tu dois attendre l'autre train et entre-temps il se fatigue. Donc même les choses qui semblent faciles ne l'étaient pas. J'ai énormément travaillé en amont pour éviter tout revers.

### Sentiments, difficultés, attentes...

La maladie nous a encore plus rapprochés. Il était devenu encore plus important de rester proches et ensemble le plus longtemps possible, de se tenir la main lorsque nous partions en promenade. Il devait s'appuyer sur moi, il n'arrivait plus à décider, il devait se laisser guider.

J'ai participé à des groupes d'entraide à Zurich, organisés par l'Association Alzheimer pour les proches de jeunes malades. Au Tessin, à cette époque, il n'y en avait pas. Nous étions à Zurich deux fois par an et c'était très important car des proches de patients à différents stades de la maladie étaient présents. Ces journées m'ont également coûté financièrement, car je devais me faire remplacer du matin au soir. Mais là, j'ai entendu pour la première fois d'autres membres de la famille qui gardaient une personne malade à la maison. D'un côté, c'était choquant, mais de l'autre, cela m'a donné la motivation nécessaire pour trouver plus de force en moi pour aller de l'avant. C'était choquant la première fois, oh mon Dieu ! Je ne m'y attendais pas. Aucun médecin ne peut vous dire quel sera le déroulement de la maladie, et chacun a le sien, mais il y a des étapes très difficiles à franchir ! Et en écoutant les autres, tu te convaincs que s'ils peuvent le faire, tu peux le faire aussi. Mais c'était la première fois que je faisais face à… que je ressentais la réalité de... mon Dieu ! La peur joue également un rôle. Ce qu'on ne connaît pas fait peur. Et même si d'autres vous le disent… ce sont des choses terribles ! J'ai aussi raconté mon histoire. Ce n'est pas facile de parler de choses émotionnelles en allemand, même si je le parle, et quelqu'un a souri à ma façon de parler. Mais je me sentais bien avec le groupe. J'ai expliqué mes stratégies pour essayer d'éviter les mauvaises situations, j'ai essayé de rendre ça ironique, mais il y a des réalités, les gars... inacceptables... contre nature ! C'est une très mauvaise maladie. Il y avait aussi des hommes, des jeunes, avec des enfants encore petits... non, non, c'était dur. Mais j'y suis allée, ça m'a fait du bien, et on a gardé des contacts avec certaines personnes pendant pas mal d'années.

Il y a certains épisodes dont je me souviens bien. Par exemple, parfois le soir, P. ne voulait pas changer de pyjama, c'était vraiment toute une affaire. Au début j'ai insisté et il m'a dit « à moi, c'est à moi ». Je ne comprenais pas.

Puis j'ai laissé tomber. Par exemple, je disais : « D'accord, P., on fait du camping, nous allons dormir habillés ». Eh bien, quand j'ai compris que cela ne servait à rien d'insister, j'ai été fière de moi, car il souriait et j'étais plus calme. Même les dames du service d'aide à domicile me l'ont dit. Pourquoi insister ? Oubliez ça, c'est inutile. Et s'il tombe ? Combien de fois est-il tombé, et je n'ai pas pu le relever ? Il le remarquait et s'énervait. Donc, si c'était la nuit, j'allais chercher des oreillers et des couettes et nous dormions par terre. À huit heures du matin, je savais que quelqu'un allait arriver et je pouvais appeler. Ce n'est pas absurde. Quand tu racontes tout cela, ça paraît impossible, mais quand tu es dedans, c'est comme la mer sous la tempête de nuit, dans le noir, avec des vagues très hautes... ces hautes vagues dont tu te dis « qu'est-ce qu'on fait maintenant » ?

Cette maladie est comme une échelle qui descend. J'espérais qu'il n'y avait pas toutes ces marches. J'espérais que tous les symptômes dont ils m'avaient parlé n'apparaîtraient pas. Je n'avais pas d'attentes particulières, j'espérais juste qu'il ne souffrirait pas. Je me souviens d'une fois où je marchais avec lui. Les gens le regardaient et je leur disais : « Mais au moins il ne souffre pas physiquement... ». Le fait qu'il n'ait eu aucune douleur, hormis la dernière période, était d'une grande consolation. Quand on entend parler de gens qui souffrent beaucoup physiquement… non… pour lui, c'était plutôt sur le plan émotionnel. Mais après tout, si vous avez mal, il existe des pilules, des pommades, des massages. Mais pour cette maladie ? Les médicaments ralentissent certes le déclin, mais le cerveau s'éteint quand même peu à peu. Et toi, que peux-tu faire ? Nous sommes impuissants. Nous sommes des êtres humains et parfois nous ne parvenons pas à gérer les situations de manière appropriée. Et le cerveau s'éteint pour nous aussi, tu sais ? À cause de la fatigue. De l'usure. Quand tout se termine, nous ne sommes plus nous... Je ne suis plus du tout la même qu'avant.

### Les soins...

Si c'est possible, rester à la maison est fondamental. À la maison, la personne ne se sent pas désorientée. C'est vrai quand on dit de ne pas le transporter, de ne pas partir en voyage. Nous le faisions encore trois ou quatre fois par jour depuis la maison et jusqu'en haut de la rue, et c'était tout, nous étions tous les deux mieux à la maison. Nous avons eu la chance d'avoir le jardin et surtout la maison de plain-pied, ce qui est idéal, car des problèmes de marche se posent à un certain moment. L'autre chance, c'est que j'étais jeune. Ou plutôt : c'était malheureux pour moi, mais si je pense à d'autres personnes âgées qui doivent prendre soin de leur proche, je peux m'estimer chanceuse. Rien qu'à penser à lui dans un EHPAD... non... mais je le répète, j'avais la possibilité de m'en occuper. Tout le monde ne peut pas ou ne peut pas le faire et les choix de chacun doivent être respectés. C'est difficile, mais il n'y a que des avantages pour le patient à domicile. Ma situation d'enseignante était optimale pour m'occuper de lui, car j'avais plusieurs semaines de vacances et je terminais mon travail à quatre heures. Au début de la maladie, je travaillais encore à 100% puis, quand nous nous sommes mariés, quatre ans plus tard, je suis passée à 60%. Finalement, j'ai aussi eu la chance de pouvoir prendre un an de congé sans solde pour m'occuper de lui, car, avec l'argent de la pension de P., qui avait déjà soixante-trois ans, nous n'avons eu aucun problème financier. C'était la « meilleure » période, car je n'avais plus d'horaires fixes et je pouvais suivre son rythme. Mis à part le fait que son état empirait, le stress était moindre.

Évidemment la journée dure 24 heures, les années d'assistance vous détruisent et la responsabilité est grande. Et j'ai aussi atteint le point où je n'en pouvais absolument plus, ni physiquement ni moralement. Pourtant, lorsqu'il était devenu possible de le transférer dans un EHPAD, les jours précédents avaient été terribles. Comme je me sentais mal ! Je n'arrêtais pas de penser : « Qu'est-ce que tu fais, tu l'abandonnes ? D., tu es ici chez toi tandis que lui, il doit aller là-bas... ». Mais le moment de se décider approchait, car la situation était de plus en plus compliquée. Je ne l'ai laissé à l'EHPAD qu'une dizaine d'heures puis je suis allée le chercher. Durant ces dix heures, j'ai analysé la situation. Et quel était le problème le plus grave ? C'étaient les nuits, parce que physiquement je n'y arrivais pas... Quand j'ai appris que le service d'aide à domicile Spitex couvrait aussi la nuit, tout s'est envolé, je le jure ! Je suis allée le chercher et il était content. Ainsi, chaque jour, en phase avancée, une employée de Spitex et une dame venaient le matin entre dix et midi et quelques après-midis et le dimanche. Dans la phase finale, elles passaient même la nuit avec moi.

Je n'ai pas eu beaucoup de temps pour moi. Au début, j'ai pris quelques jours de congé. Ma belle-sœur m'aidait. Mais une fois, je suis rentrée et P. m'a dit : « J'en ai marre, si tu pars D., je vais rester seul ici parce qu'elle m'a stressé pendant une semaine ». À partir de ce moment, j'ai toujours été présente. Sachant très bien que je ne l'aurais pas pour longtemps, il était important pour moi d'être avec lui. Les priorités changent. La priorité est ton proche, le malade. Ce ne sont pas les horaires, ce n'est pas... je ne sais pas... la mode ou d'autres priorités d'aujourd'hui. La priorité est d'en profiter, d'en profiter pleinement, car malheureusement, vous savez que cela doit disparaître. Puis, quand P. est décédé, tout d'un coup, je me suis regardée dans le miroir et je me suis vue avec beaucoup de cheveux gris. Je n'avais jamais réalisé que le temps passait pour moi aussi ! Le centre du monde était P., pas moi. Mais je le referais, car c'est la plus belle chose que tu puisses faire.

Il y avait encore et toujours des joies. Pour tout, ses yeux s'adressaient à moi et il souriait. Je voyais la lumière et ceci – oh oui bien sûr ! - ça récompense à ce moment-là, j'avais au moins un sourire. Je ne me souviens pas bien des derniers mois, mais les petits yeux étaient comme ça... il entendait ma voix et c'était... c'est mauvais de le revoir au lit. Je n'entrerai pas dans les détails, mais les petits yeux... quand il entendait ma voix... Je n'ai jamais eu de problèmes avec lui, il était très cher et gentil et j'ai été en partie récompensé. Je ne connais pas d'autres situations, je ne peux que parler de la mienne. La musique que nous écoutions jour et nuit nous a été d'une grande aide. Parfois nous chantions et très souvent nous dansions... comme son étreinte me manque !

Les gens doivent comprendre que ces personnes ne sont pas coupables de leur maladie. P. m'a dit qu'eux, les malades, ne pouvaient rien y faire. Il l'avait déjà fait comprendre à sa mère lorsqu'elle s'occupait de son père. Surtout les proches doivent se souvenir de ça, car bien souvent, nos réactions... nous réagissons comme si c'était leur faute. Mais P. m'a appris que ce n'est pas le cas. C'est dur, c'est dur... mais c'est le plus important : ils n'en peuvent rien. Donc : respect absolu. Il est important de traiter ces personnes non pas comme des enfants, mais comme avant, jusqu'au bout. Il ne faut pas se dire qu'ils ne comprennent pas. Ce n'est clairement plus le mot tel que nous la comprenons. La communication est faite de câlins, de regards. C'est une autre langue, ce sont d'autres mots. Je l'appelle « code ». Plusieurs fois, P. disait « *schön* », un mot allemand qui pour lui signifiait beaucoup de choses. Il faut avant tout les regarder dans les yeux. Le regard est la chose la plus importante. Avec votre regard vous savez si vous êtes en phase ou pas, vous vous regardez et vous posez des questions : « Tu vas bien ou pas ? ». C'est une autre langue à apprendre. Ce n'était pas un « ornement ». Il a toujours été mon mari. C'est un cheminement difficile, très dur, mais notre proche a besoin de nous. Il faut tellement les aimer et prendre soin d'eux. Et restez près de lui, du moins tous ceux qui le peuvent. Pour moi, ce n'était pas une obligation, c'est venu naturellement.

P me manque… C'est la pire maladie qui soit. Tu sais que parfois j'arrive à la maison... il faudrait qu'il vienne me chercher pour m'emmener avec lui... mais j'ai toujours ma mère et pour cette raison... mais après, après oui... parce que je suis toujours à moitié, comme une voiture sur deux roues, je ne suis plus moi. Et je ne prétends pas être encore... mais il me manque... et toujours... pour n'importe quoi... je lui parle...

J'ai des souvenirs... il me semble que mon P. est toujours là, c'est bon d'en parler ! Quand je vais aux Cafés Alzheimer, je me sens souvent mal pour les gens que je rencontre, car je sais que c'est un cheminement difficile. Et ça me fait mal d'entendre dans la presse des déclarations comme « Ceux qui boivent de l'alcool attrapent la maladie d'Alzheimer ». Ce sont des choses que les gens disent avec trop de légèreté. Quiconque a été dans la situation sait que ça fait mal, il ne faut pas plaisanter ou banaliser. Quand quelqu'un oublie un truc, on l'entend souvent dire : « est-ce que j'ai Alzheimer ? ». J'ai envie de dire : « Tais-toi, s'il te plaît, parce que tu ne sais pas ce que ça veut dire... ». Cette maladie est si répandue qu'on ne sait jamais. J'ai aussi dit ce genre de propos quand j'étais jeune, ça se dit dans le langage courant. Mais aujourd'hui, je pense différemment. J'ai envie de dire : « S'il vous plaît, il n'y a vraiment pas de quoi plaisanter » ! Espérons que la recherche avance. Nous savons tous que le cerveau est un organe très complexe.

Le souvenir le plus précieux que je garde de cette période est notre mariage. La maladie nous a rapprochés, à tel point qu'au bout de quatre ans nous avons décidé de nous marier. Nous étions très heureux ce jour-là et très fiers de nos conjoints respectifs ! Dans ce parcours difficile, le côté positif c'est que j'étais heureuse de pouvoir être proche de lui, de pouvoir créer ce que j'appelle un « réseau d'amour » autour de lui : d'abord ses amis, puis le staff du Spitex et le médecin, qui était toujours proche de lui. Pouvoir s'occuper de lui à la maison et rester ensemble jusqu'à la fin était une bonne chose.

Onze ans se sont écoulés depuis son départ, mais je ressens encore au plus profond de moi les neuf années de maladie, c'est incroyable ! Je n'aurais jamais pensé que cela m'affecterait autant. Comment ne pas aimer une personne autant que mon P. ? Il aurait fait la même chose pour moi. C'était un homme en or ! Je me souviens d'un beau moment et je souris... et puis je pleure parce que je réalise qu'il n'est plus là.

*Témoignage recueilli par Lara Allegri le 28.6.2018*

# JE L'AI CONFIÉ À DE VRAIS PROFESSIONNELS

Fabrizio

*Domizio Tropeano a enduré une maladie prolongée, éreintante surtout pour son épouse, qui l'a accompagné chaque jour pendant un quart de siècle. Finalement, elle a pris la décision de le faire héberger dans un EHPAD situé dans la région de Varèse, où vit sa famille. Dans un environnement qui lui assure sécurité et soins professionnels, Domizio passe ses trois dernières années dans le bonheur. Il est tellement heureux que son fils, Fabrizio, s'interroge maintenant sérieusement sur la qualité de vie que la famille a pu lui offrir à la maison. Dans sa voix, j'entends le regret de ne pas avoir offert au père le meilleur accompagnement, soulageant ainsi également le* burden[1] *de la mère. Par ailleurs, entre les lignes, il ne manque pas d'exprimer son vif mécontentement face à la fermeture des EHPADs pendant la pandémie de Covid19. Une mesure que beaucoup ont jugée inadéquate et douloureuse, notamment pour les patients souffrant de ces pathologies. Quelles sont les bonnes décisions ? Comment faire autrement ? Fabrizio se pose toutes ces questions, ainsi que de nombreuses autres, sans pour autant avoir trouvé les bonnes réponses. Non seulement des doutes médicaux, mais également des doutes éthiques et philosophiques se mêlent à l'émotion du souvenir de son père récemment décédé. Pour le fils, cette interview est une opportunité de lui rendre hommage et de lui exprimer toute son estime pour la personne qu'il était. Fabrizio l'appelle son « testament ». Pour nous tous, c'est un témoignage sincère et émouvant. Car admettre ses limites et se remettre en question n'est pas une fragilité : bien au contraire, c'est un signe de force intérieure et de courage.*

Mon père s'appelait Domizio et il était une personne rare et particulière, comme son nom. C'était un homme ferme dans ses convictions, même un peu bourru et très dur, mais avec un grand cœur. Il faisait tout pour les autres sans jamais rien demander, pas même un remerciement. Malgré sa connaissance limitée de la vie, il a beaucoup aidé sa famille et c'est le souvenir de lui que je porterai toujours dans mon cœur. Mon père souffrait du fait que personne ne le remerciait jamais. Était-ce l'un des déclencheurs émotionnels de votre maladie ? Je ne peux pas savoir, je ne suis pas médecin, mais cela était certainement l'une des causes du fait qu'il s'est renfermé sur lui. Je me demande aussi si le fait d'avoir eu moins de contacts avec le monde extérieur n'a pas aggravé sa maladie. Certains médecins ont dit oui. Pourtant, c'était un

[1] Fardeau. Terme technique en médecine pour définir le poids que la *caregiver* doit porter tout au long de la maladie.

grand homme. Je peux dresser un dictionnaire de cinq cents millions de pages de ses défauts, mais, pour moi, ils passaient au second plan, tellement il était généreux. Ce qui comptait, c'était sa famille, son travail et son jardin. Chaque matin, avant d'aller travailler, il s'occupait de son jardin et, une fois rentré chez lui, il se consacrait à sa famille. Avec ses manières, bien sûr, ne vous méprenez pas ! Je n'ai jamais dit que c'était un ange, bien au contraire ! Il avait une personnalité difficile sous certains aspects, mais il n'a jamais laissé sa famille manquer de quoi que ce soit. Au contraire, il s'est privé lui-même pour subvenir à nos besoins. Il ne sortait jamais, il ne dépensait jamais, il n'avait aucun vice. Il a eu beaucoup de querelles et de disputes avec ma mère, mais ils se sont aimés jusqu'au bout. Elle m'a dit quelque chose il n'y a pas longtemps... qu'elle voulait l'aider aussi longtemps qu'elle le pouvait parce qu'elle sentait qu'elle devait le faire ! Je me demande... mais ma génération est-elle capable de faire la même chose ? À mon avis, non, car ils vivaient avec peu. Et il venait d'une famille très pauvre. Mon père a travaillé si dur qu'il a perdu un bras et un doigt et est resté invalide toute sa vie. Ça aussi... je me demande... peut-être ça a changé sa façon d'être ? Il a sûrement dû le marquer, mais malgré son handicap, il travaillait et gérait seul 1800 mètres carrés de jardin. Qu'est-ce que cela signifie ? Qu'avec sa propre force, il recherchait un résultat, petit ou grand, peu importe. Pour lui, c'était satisfaisant. Il était déterminé, il se contentait de peu et demandait peu. Est-ce qu'il a peu reçu ? Je ne peux pas le savoir. En tant qu'enfant, vous vous demandez toujours si vous avez suffisamment donné. À mon avis, ce n'est jamais assez, car on se rend compte trop tard à quel point une personne est importante et c'est une tristesse qu'on porte avec soi jusqu'à ce qu'on atteigne l'au-delà. Aurais-je pu être un fils différent ? Aurais-je pu faire plus, pour qu'il se souvienne de moi aussi longtemps qu'il avait tous ses esprits ?

### Vivre aux côtés...

Côtoyer et prendre soin d'une personne atteinte de ce type de maladie est un défi. Ce n'est pas facile de rentrer en relation avec elle. Cette maladie entraîne, hélas, l'annulation de beaucoup de choses et quand elle entre en jeu, tu existes, oui... mais te reconnaît-elle encore comme fils ? Il m'appelait… mais pour lui, j'étais son frère. Au début, ça fait mal… on n'est jamais prêt. Et ma mère, qu'il appelait mère depuis notre naissance... était-il lucide quand il l'appelait ainsi, ou pensait-il qu'elle était vraiment sa mère ? Cela faisait aussi mal parce qu'il fallait le gronder quand il faisait certaines choses. C'est mauvais pour un fils de gronder son père ! Tu t'en rends compte ? Il m'a appris des choses et maintenant je dois le gronder pour les mêmes choses ? Non, ce n'était pas facile du tout. Une fois, je l'ai accompagné à l'hôpital et j'ai dû le gronder pour qu'il reste calme, mais on lui avait injecté des tranquillisants, ce qui l'avait rendu encore plus agité. Finalement, tu comprends qu'il ne le faisait pas par méchanceté... tu comprends que, hélas, il était devenu comme ça... celui qui était ton père hier est toujours ton père d'un autre point de vue... mais c'était dur de le voir comme ça !

## Au début...

Mon père est né le 5 mai 1938 et, dans les années 1990, on lui a diagnostiqué une démence sénile, qui a ensuite évolué vers la maladie d'Alzheimer. Il a vécu vingt-neuf ans avec cette maladie et est décédé le 5 mars 2021 à 12h30. Lorsqu'il a arrêté de travailler, à cinquante-quatre ans, il a entamé un déclin lent et régulier. En pratique, il s'est « éteint ». Le médecin avait émis l'hypothèse que la retraite avait été un déclencheur de la décadence mentale. À mon avis, même si je ne suis pas médecin et que je dis seulement ce que j'ai vu, il s'est replié sur lui-même après avoir pris des analgésiques contre le zona. Il sortait déjà peu, mais depuis lors, l'envie de sortir s'était encore réduite et il avait peur des gens qu'il ne connaissait pas. Je me demande... la maladie d'Alzheimer aurait-elle pu être causée par son enfermement alors qu'il avait encore l'esprit clair ? Se pourrait-il qu'il faille entretenir de nombreuses relations avec les gens pour réduire ces difficultés ? Comment comprendre si quelqu'un qui a eu une vie de contacts limités développe cette maladie ? Je ne sais pas. Pourtant, c'est mon souvenir : peu de contacts qui, petit à petit, l'ont poussé à se refermer encore plus. Nous avons remarqué que mon père était de plus en plus morose et renfermé vers la fin des années 90. Je reconnais que ce n'était pas une personne facile et qu'il n'avait jamais fait beaucoup d'activités, mais il avait de plus en plus peur de tout ce qui se passait à l'extérieur de chez lui. Lorsqu'il était en bonne santé, il allait à pied à la messe tous les dimanches à Varèse, mais il avait arrêté de le faire et nous nous demandions : « Pourquoi ne le fait-il plus ? ». Il entretenait le jardin et c'était tout. Si on lui demandait s'il voulait faire ceci ou cela, il répondait toujours non. Cela nous a paru étrange. Puis, lorsqu'il a commencé à négliger le potager, qui ne contenait pas une seule mauvaise herbe quand tout allait bien, nous avons commencé à nous méfier. Lui, qui avait été agriculteur et avait travaillé comme employé dans une entreprise et se levait à cinq heures pour travailler dans son jardin ! C'était sa passion.

## L'évolution...

Plus tard, il a eu une attaque ischémique et la situation s'est encore aggravée. Mais je dirais qu'au début, ce sont des petits pas qui font comprendre que quelque chose de grand est en train d'arriver. Ce sont des alarmes, des sonnettes qui vous font comprendre : « Attention ! Son mode de vie est en train de changer ! ». Pour moi, c'est une somme de facteurs et non un seul qui nous a fait comprendre... et le dernier a été la visite chez le neurologue pour le zona. À ce moment-là, le médecin dit : « Votre père souffre d'une très grave démence sénile » . Et il n'avait même pas encore soixante ans ! Et le pire est que son frère a également eu le même diagnostic à cet âge.

Au fil du temps, il ne pouvait plus être seul, il fallait le suivre. Un jour, ma mère l'a trouvé par terre, les yeux grands ouverts comme s'il avait vu la mort. Et parfois, il n'était pas gérable, soyons clairs. Parfois, il avait une impulsion[1] soudaine, qui le rendait agité. On comprend plus tard que ça fait partie de la maladie, c'est ça le problème ! Au début, tu te mets en colère. Malheureusement, les médecins vous disent comment traiter avec des médicaments, mais comment vous comporter, hélas, personne ne peut vous le dire, c'est l'expérience que vous vivez jour après jour, instant après instant, la même situation aujourd'hui ou demain est différente et si ma mère avait la même maladie, je ne pourrais probablement pas faire mieux. Je comprendrais certainement la situation, mais je ne sais pas si je l'accompagnerais mieux, car chaque personne est différente. Accepterait-elle les soins, comme il les a acceptés ? Je ne crois pas. Mon père était parfois très agité et à ce moment-là il c'était ingérable. Pour le garder calme, on lui donnait des médicaments. Heureusement, il n'a jamais commis d'actes... vous comprenez... eh bien, le père de mon témoin, qui souffrait de la même maladie, s'est enfui. Soyons clairs, mon père prenait déjà des tranquillisants lorsqu'il était à la maison, mais ils l'engourdissaient beaucoup. Alors il bougeait de moins en moins... lit, fauteuil, canapé, voilà sa vie. Pendant huit ans, il n'a pas mis les pieds hors de la maison.

### Sentiments, difficultés, attentes...

Pour moi, c'était une terrible gifle... on se demande pourquoi ça arrive et ce qu'on peut faire. Et on ne peut rien faire, il n'y a pas de solution, la maladie ne peut qu'être ralentie. Et comment ? Avec des médicaments ? Oui… mais peut-être… peut-être… être proche de lui d'une manière différente ?

Qui sait comment ils vous voient à ce moment-là ? Pour comprendre cela, il faudrait se mettre à leur place, puis en sortir. Mais je ne connais pas de personnes qui ont souffert de démence sénile et qui ont pu se décrire. La difficulté est que vous ne savez pas ce que vous feriez si vous étiez comme eux et, malheureusement, ils n'ont pas la possibilité d'expliquer ce qu'ils vivent. Alors comment savoir ce qu'ils ressentent ? Mon père parlait encore, mais il racontait ses fantasmes. Au début, en tant que membre de la famille, vous pouvez faire plus, mais lorsque la maladie s'installe, c'est fini. C'est une maladie qui tue la personne de l'intérieur, mais pas son corps. Il consume jusqu'à ce que la personne qu'on connaissait s'éteigne... tous ses souvenirs... ses émotions... jusqu'à ce qu'il ne reste plus qu'une coquille vide... le lointain souvenir de qui il était. Et il n'y a pas de fil conducteur logique, où l'on part d'un point, on construit et on avance. C'est un processus continu de construction, une petite pièce à la fois, de ce qu'il était et de ce qu'il devenait.

[1] Un évènement, ou autre chose qui se passait.

À mon avis, c'est une maladie « individuelle ». C'est comme si elle était dédiée spécifiquement à cette personne-là, car elle la détruit[1].... Mon père a eu la chance de vivre longtemps même s'il était malade et donc il n'a pas décliné soudainement, il a juste disparu lentement. Mais c'était quand même difficile. Comment t'expliquer... pour moi c'était un géant... et j'ai cette image dans la tête où je me moi, petit, accroché à sa main.

Quelque chose de positif ? Non ! Malheureusement, la maladie a empiré notre relation. Contrairement à ta mère, mon père n'acceptait jamais de se faire dorloter. Mais, Manuela, maintenant je vais te poser une question... mais était-ce bien pour toi de suivre ta mère comme si elle était une enfant ? Qu'est-ce que tu ressentais ? Avoir devant toi une personne qui a gravi l'Everest d'une seule main et la voir là, maintenant, ayant besoin d'aide, ne serait-ce que pour se moucher ? Tu vois qu'il est difficile, que ça fait mal de voir ce géant qui rétrécit et qu'il a besoin de ton aide ? Je sais que c'est notre problème, je sais. Mais les êtres humains sont égoïstes... au fond, oui... nous sommes égoïstes. Nous nous mettons en colère parce que nous n'acceptons pas ce qui arrive.

Je me demande souvent pourquoi l'Homme vise à aller sur Mars, alors qu'il devrait plutôt faire quelque chose pour les autres êtres humains. Cependant, cette maladie m'a laissé des choses importantes. Et c'est bien pour moi d'en parler. Ces sujets ne sont jamais abordés et ce n'est déjà pas un rien, ce dont nous avons parlé ensemble. Pourquoi on porte ces choses avec nous, ce sont tous nos mystères que personne ne connaît jusqu'à ce qu'on en parle. Mais on n'en parle pas facilement parce que chacun gère la douleur à sa façon. Ce que je sais, c'est que quand on subit un coup pareil, c'est la frontière entre grandir et rester jeune. D'abord tu étais dans le coton et ensuite tu te dis : « Que dois-je faire maintenant ? ». Vous ne comprenez pas tant que vous ne l'avez pas vécu. Si cela arrive à d'autres, pour l'amour de Dieu, bien évidemment que je suis désolé... mais quand cela t'arrive, ça change complétement ta vie ! On ne revient pas en arrière à ce que l'on était avant cette expérience.

C'était difficile de ne pas savoir quoi faire... tu es impuissant et, honnêtement, maintenant je crains pour moi, car, si mon oncle et mon père l'ont eue, ce doit être génétique. On se pose quand même des questions... et que dois-je faire si ça me frappe ? Il n'y a pas de réponse, parce que quand cela arrive... c'est un moment de clarté avant l'obscurité... oui, c'est exactement ça, parce que pour moi cette maladie est l'obscurité de l'esprit. De temps en temps, la lumière s'allume et vous faites quelque chose que vous faisiez auparavant, mais ensuite cette lueur s'estompe, elle devient de plus en plus petite et l'obscurité totale demeure. Je pense que la solution est de faire revivre la vie, les vieilles habitudes et ainsi, peut-être, de les ramener dans son nouveau

[1] En référence au fait que la personne perd son identité.

monde. Mon père reprenait ses habitudes, si on les lui proposait. Il mangeait du thé avec des biscuits, mais il n'avait plus l'instinct de le demander. Eh bien, je dis : aidez-le de cette façon, accompagnez-le ! Lorsqu'il était dans l'EHPAD, s'ils parvenaient à le convaincre de participer aux journées musicales où il chantait, et à ce moment, il quittait son monde pour vivre un moment dans le monde de tous. Il quittait ses quatre murs de sécurité pour participer, puis y rentrait à nouveau. Eh bien, si nous pouvions abattre ce mur et faire revivre ce qu'ils ont fait... ce serait bien pour eux. Mais il faut quelqu'un pour le faire, quelqu'un qui sait comment le faire.

### Les soins...

En 2018, il a eu une crise rénale et ne pouvait plus être suivi à domicile. Il a passé deux ans et dix mois dans un établissement. Mais même si ma mère aurait pu s'occuper de lui à la maison avant ce problème, je pense que nous aurions dû l'y amener plus tôt. Elle se serait moins fatiguée et il aurait été pris en charge par des personnes compétentes. Mais là encore, avec le recul, on saurait même comment marcher jusqu'à la lune. Mon père a dit à propos de l'établissement où il était : « C'est ma maison, ne m'emmène plus loin d'ici. » Il s'y sentait bien. De temps en temps, il était un peu nerveux, mais tout le monde disait qu'il était une personne gentille et polie comme peu d'autres. Malgré tout, il restait quelque chose en lui. Sa mémoire s'était arrêtée, mais il était courtois… et là je pèse mes mots… il était courtois comme peut l'être une personne atteinte de cette maladie, évidemment, parce que, de temps en temps, il avait des colères.

Lorsqu'il était dans l'EHPAD, je lui rendais visite chaque week-end, samedi et dimanche. Pendant la semaine, je ne pouvais pas y aller car il était au lit à six heures et demie. Quand il était encore à la maison, je passais chaque jour avant d'aller travailler pour voir comment allaient mes parents. C'était ma façon d'être présent, car je devais m'occuper aussi de ma famille à moi. La chose la plus banale que je faisais avec lui le samedi était de lui donner un bain. Il détestait les douches et il fallait une personne physiquement forte pour soulever ses deux cent vingt kilos. Ensuite, nous prenions le petit-déj ensemble, une pomme et du chocolat, et jouions aux cartes. Je ne sais pas si je lui ai consacré un peu ou beaucoup de temps, maintenant je me dis que j'aurais pu lui en consacrer davantage. Mais là encore, on le sait toujours après. J'aurais aimé faire plus, mais j'étais tranquille, car il n'était pas seul, ma mère était là et ma sœur et moi l'avons aidée. Je n'avais pas le temps d'en faire plus... je travaillais. Le temps... et peut-être même la force de dire : « Maman, on ne peut pas le suivre, il faut qu'il soit suivi par quelqu'un ». Je n'avais pas le courage d'admettre nos limites. Je le comprends trop tard. Faire plus, c'est aussi lui garantir de vrais soins.

Hélas, nous avons été seuls, ou peut-être n'avons-nous pas cherché d'aide, cela ne nous intéressait pas. Aujourd'hui, je pense que j'aurais dû me tourner vers une association qui pourrait nous aider à faire face à cette situation, mais honnêtement, je n'y ai pas pensé... J'ai vu que ma mère était là et j'étais persuadée qu'elle pouvait faire plus que ce qu'elle pouvait réellement faire. Avec le recul, aujourd'hui, je le mettrais bien avant dans cette maison de retraite... il la considérait comme sa maison et il l'appréciait beaucoup. Dans la première où il avait été juste pendant un mois, non. Là, la nuit, ils lui attachaient le bras parce qu'il avait débranché le goutte-à-goutte et donc il ressemblait à un chien attaché ! Mais dans l'EHPAD à côté de la maison, ils n'ont rien fait de tout cela. Bien sûr, dans ces établissements, ils sont suivis, mais ils peuvent aussi être oubliés. Mais pas là où il était. Nous avons choisi un EHPAD à côté, pour que ma mère puisse lui rendre visite tous les jours... et elle l'a fait avant l'arrivée du Covid19. Puis fermé, c'est tout !

Pourquoi est-ce que je préfère une maison de retraite ? Si vous avez un médecin ou une infirmière[1] à domicile qui vous suit toute la journée, tous les jours, c'est bien... mais qui les a ? Ainsi, pour le bien du patient, pour lui offrir une meilleure qualité de vie, la maison de retraite est une meilleure solution. Écoute, mon père pissait dans ses sous-vêtements, le pauvre... et avec ce qu'il pesait, tu peux me dire qui peut le soulever pour le nettoyer ? Ma mère qui est petite et menue ? On peut vous accuser d'être méchant, bien sûr... et puis ok, très bien, disons que je suis très méchant... considérez-moi un mauvais fils... mais le malade vivra mieux ! C'est ce qui est important. C'est dommage que les coûts des établissements soient inacceptables, anormaux. Mon père payait 2300 euros par mois, il a payé avec sa pension pendant toute la durée de son hospitalisation sans demander un centime à personne. Parfois, vous entendez les gens dire : « Tu l'as envoyé dans un EHPAD… ». Ah non, ce n'est pas un colis postal, je ne l'ai pas envoyé, je l'ai confié à de vrais professionnels ! Parce que peu importe à quel point vous êtes bon et capable, vous ne savez pas comment soigner une personne. Mais pour qui vous prenez-vous ? Pour un médecin ? Une infirmière ? Non. Alors donnons à ces personnes une vie convenable, dans la mesure où ils peuvent en profiter et la comprendre. Convenable pour une minute, un an, plus ? Je ne sais pas. Mais donnons-la-lui ! Est-ce forcer la nature ? Je ne le pense pas, cette personne vivra mieux que lorsqu'elle sera dans un EHPAD. Vous n'êtes pas obligés de vous entêter pour les garder à la maison. Dans les EHPADs, il y a des professionnels, qui se relaient. La connaissance de la maladie est la base de tout mais malheureusement, même si je l'avais eue, je n'aurais pu le suivre que si je ne travaillais pas. Rendons donc à César ce qui est à César : admettez que vous ne pouvez pas le suivre, que vous n'avez pas cette capacité ! Selon vous, est-ce un acte d'amour que de le garder à la maison à tout prix ? Non, c'est un acte

[1] Il entend, en nommant ces professions, toute personne formée dans le domaine médical.

nuisible, vous pensez lui faire du bien mais vous lui faites du mal. Moi, je le vois comme ça. Ma mère, qui l'a suivi pendant des années, est devenue encore plus malade qu'elle ne l'était et mon père ne s'est pas rétabli pour autant. Au lieu de cela, il était heureux dans la maison de retraite. Il vivait dans son propre monde, mais c'était un monde parfait. Lorsqu'il est décédé, il était paisible. Sa vie s'est arrêtée là, mais son visage était serein, je l'ai vu dans le cercueil et au moins il a bien vécu les derniers moments. Je ne veux même pas discuter de la façon dont il est mort. C'était la période Covid. Nous n'avions pas le droit de le voir pendant des mois, à part le regarder depuis une fenêtre et c'était vraiment horrible ! Comment pouvez-vous dire que vous aimez vos patients si vous les mettez derrière une vitrine comme s'ils étaient dans un magasin ? Ils ne reconnaissent déjà pas leur proche ! Nous pouvons faire mieux ! Ils auraient dû autoriser les visites au moins pour ce type de patient. Voulaient-ils les protéger ? Ils ne les ont pas protégés, ils se sont protégés eux-mêmes avec leurs difficultés de gestion. Évitez tout contact… c'est ce qu'ils ont dit. Mais ces gens-là vivent de contacts ! Et si vous n'accumulez pas de mémoire récente, vous les tuez. Alors ils les ont « tués ». Est-ce qu'ils ont bien fait ? Mal ? Je ne sais pas, mais ils lui ont fait subir des violences en lui ôtant tout contact avec ses proches, pour ensuite vivre mal pendant un mois supplémentaire.

Je le répète : le confier à un EHPAD n'est pas égoïste. C'est aimer la personne. Il y a un dicton selon lequel un parent peut donner à manger à cent enfants, mais cent enfants ne peuvent pas faire vivre un parent. C'est humainement impossible, car l'enfant a sa propre vie, tandis que le parent a l'enfant. Et si quelqu'un est accusé de mal faire parce que, entre guillemets, on « gare » un patient comme ça dans un établissement où on peut le soigner comme il faut, je lui dirais : « Mettez-vous à ma place et ensuite on en parlera, j'espère que ça n'arrivera jamais, mais maintenant que ça vous est arrivé, qu'en pensez-vous ? Est-ce que je me suis trompé ? ».

## Souvenirs, conseils, enseignements…

En général, pour bien accompagner pendant la maladie, je dirais qu'il faut les aider à revivre ce qu'ils ont fait avant, peut-être pas de la même manière, mais au moins essayer. Par exemple, nous avons apporté des biscuits à mon père pour le thé, car ils ne lui en donnaient pas dans l'EHPAD et il ne les demandait pas. Si vous les lui donnez, il vit comme avant. Je ne sais pas s'il en est conscient, mais il le fait. Peu m'importe s'il mange des biscuits comme un geste instinctif, du moment qu'il le fait. Cette lueur de clarté doit être stimulée. Il n'est pas nécessaire de faire on ne sait quoi, mais il faut les stimuler, trouver ce qui les fait revenir à avant la maladie. Car soyons clairs... c'est une maladie délétère, on ne peut pas la guérir, on ne peut qu'accompagner vers une meilleure vie, dans l'au-delà.

Le conseil que je donnerais aux autres est : soyez patient, car ils ne sont pas mauvais[1]... ce n'est pas... ce n'est pas de leur faute, c'est un destin, qu'il soit bon ou mauvais, c'est leur destin, cela ne dépend de personne et il faut être patient parce que de temps en temps ce n'est pas facile... et en fait le plus difficile c'est d'être patient avec les gens qui ont ces difficultés. Et l'autre conseil est le suivant : si vous voyez que vous ne pouvez pas les suivre, ayez le courage de le confier à qui peut l'aider. Il faut du courage. Beaucoup de courage ! Plutôt que de persister à démontrer que vous êtes bon, ayez le bon sens de reconnaître vos limites.

Du côté positif, aujourd'hui j'ai encore le beau souvenir de mon père... Je l'ai réévalué, je le vois différemment... physiquement il n'est plus là, mais il s'est transformé et il est toujours avec moi... Cela me fait du bien de pouvoir en parler. Le souvenir le plus important de lui est comme un polaroïd, je l'ai ici dans ma tête. C'est ce géant qui me tenait... oh oui, ce géant qui m'accompagnait en me tenant la main, moi étant petit et lui avec ce chapeau et cette veste absurde qu'on a jetée il y a peu de temps. Je me souviens de mon père ainsi, avec ses difficultés physiques, mais qui travaillait dur, non pas pour lui mais pour les autres. Je me souviens qu'il était généreux. Il ne demandait jamais un centime, ma mère gérait le salaire et il lui suffisait d'avoir à manger sur la table. C'était mon père et il va certainement mieux maintenant qu'avant. Si je pouvais lui parler je lui dirais de m'attendre... oh oui, de m'attendre... juste ça...[2]

*Témoignage recueilli par Manuela Bonfanti le 5.9.2021*

---

[1] Sa voix tremble en se souvenant des derniers moments avec son papa.
[2] Notre entretien se termine dans l'émotion, une très forte émotion...

# COMPRENDRE CE QUE JE VIS

Line

*Solitude. Souffrance. Mésentente. Incompréhension. Et l'exigence d'en parler, pour que d'autres personnes comprennent ce que l'on est en train de vivre. Jacqueline partage avec moi la douleur qu'elle ressent, lorsqu'elle constate la fragilité de l'homme avec qui elle partage sa vie depuis si longtemps et qui lui a toujours paru très fort. Elle parle également de sa situation familiale compliquée et conflictuelle. Une phrase extrêmement touchante résume parfaitement l'état d'âme de cette octogénaire, à qui la vie a réservé l'épuisante tâche de s'occuper de son époux malade d'Alzheimer. Ce témoignage émouvant souligne l'urgence de trouver un soutien pratique et psychologique afin de sortir de l'isolement dans lequel risque de glisser la* caregiver. *C'est un rôle épuisant, qui exige presque toujours un soutien adéquat pour être accompli avec sérénité, et qui comporte de nombreux obstacles à surmonter. Le malade et sa* caregiver *partagent les mêmes espaces physiques et psychiques : de ce fait, leur relation symbiotique implique que le bien-être de l'une est étroitement lié à celui de l'autre. Aménager la personne qui s'occupe des soins en préservant sa santé physique et mentale signifie préserver également la qualité de vie de la personne malade.*

Je m'appelle Line, je suis mariée depuis presque soixante ans et aujourd'hui j'ai une nouvelle tâche : m'occuper de mon mari pendant sa maladie. Il est un homme calme, il l'a toujours été. Les moments les plus importants de sa vie ont été la naissance de nos enfants, même s'il n'a pas été très présent à la maison, car il avait beaucoup à faire au travail et pour son engagement en politique. Il s'occupait de l'administration de la maison et je lui faisais confiance car il était capable, mais j'étais exclue de la gestion financière et il a pu cacher certains problèmes. Il parlait très peu, n'extériorisait rien. Et moi, j'ai fait une grosse erreur : je ne lui ai jamais demandé des explications. Ceci est la cause de maintes difficultés et d'une grande mésentente entre moi et mes enfants et, de ce fait, je me sens très seule.

## Vivre aux côtés...

Notre grande difficulté est de communiquer, car il ne se souvient de rien. Et comme il n'a jamais aimé la musique, ni la nature, dans cette situation la difficulté est encore plus grande car je n'arrive à l'intéresser à rien. C'était compliqué déjà quand notre vie était normale, il n'était pas si facile à vivre, mais tant que j'ai eu la maison et les enfants, j'étais heureuse. Maintenant ça se complique. Je pense qu'en parlant avec moi, il aurait pu garder sa mémoire plus longtemps. Après tout, je m'intéresse beaucoup à l'histoire et sur comment va le monde, on aurait eu des choses à discuter. Mais tout ceci lui faisait déjà défaut avant et moi je cherchais de lui dire « lis, lis » car j'avais l'impression que sa mémoire flanchait déjà. Je voyais qu'il y avait un problème, mais il me répondait que lire n'était pas nécessaire. Il a d'ailleurs toujours refusé mes conseils et ça n'aide pas du tout. Il a son caractère, il fait ce qu'il veut. Il faudrait être à ses côtés sans rien lui reprocher, bien évidemment, mais je n'avais pas l'habitude et donc je lui posais souvent la question : « Tu ne te souviens pas ? ». Ensuite j'ai compris et j'ai commencé à faire des efforts pour éviter de lui demander, mais ce n'est pas facile.

Je souffre beaucoup de cette situation, car le voir dans cet état me touche beaucoup. Il n'est pas facile de voir une personne qui comprend ce qui lui arrive et te dit : « Oh, j'oublie tout ! » Au début il y a eu de la souffrance, ensuite il a recommencé à regarder des jeux intelligents à la télé et il arrivait encore à donner les bonnes réponses. Nous avons fait cette activité ensemble jusqu'à il y a quelques mois, mais maintenant, je vois qu'il n'y arrive plus de la même manière. Nous avions l'habitude de jouer à des jeux de société et il était bon et capable. Mais si maintenant je lui demande de jouer, il a peur, il dit qu'il ne se souvient pas... et il accepte de moins en moins du fait qu'il est en train de se refermer sur lui-même. J'avoue que ce n'est pas facile car à certains jeux on ne peut jouer qu'à quatre et nous n'avons pas d'amis, nous sortons très peu. Ensemble nous sommes heureux, mais il refuse de voir du monde. Ça me pèse beaucoup cet isolement. Dimanche passé nous avons rencontré un couple qui était en train de chercher un restaurant... je les aurais volontiers invités chez nous, mais j'ai vu son visage et du coup j'ai renoncé. C'est son caractère, je le sais, mais ce n'est pas facile pour moi. Lorsque quelqu'un vient me voir, est c'est quand même rare, il hausse le volume de la télé.

### Au début ...

Selon moi, mon mari a ce genre de problèmes depuis sept ou huit ans déjà. Je m'en suis rendu compte quand je lui demandais s'il pouvait acheter un truc lorsqu'il faisait les courses et il rentrait sans rien. Il ne disait même pas « je ne me rappelle pas » et moi, je crois que la perte de mémoire était déjà avancée. Il avait également des réactions de rage qu'il n'avait pas en général. Il y a quatre ans, nous avons voulu faire une croisière et il s'est fâché avec l'agente de voyage. À ce moment, je me suis rendu compte que quelque chose clochait pour de bon. Il a fait des examens gériatriques et ce n'était pas juste un petit problème. C'était Alzheimer ! D'autres examens nous ont confirmé qu'il n'en était pas aux débuts, loin de là. J'avoue que cela ne m'a pas surprise tant que ça, car j'avais des amis atteints de cette maladie et je sentais qu'il ne s'agissait pas simplement de quelques oublis. Notre fils avait aussi commencé à soupçonner une maladie, même s'il ne le voyait pas souvent. Il aurait été utile de le comprendre au plus vite, afin d'éviter certains problèmes. Si je pense à certaines situations... je me rends compte qu'elles étaient probablement dues à son état... et là, je parle d'y il a huit ou dix ans. Mais comme il était plutôt inactif, j'ai mis ça sur le compte de son caractère et je n'ai pas fait tout de suite le lien avec la maladie. J'aurais voulu être présente au moment du diagnostic, car le médecin a parlé en ma faveur, il a dit qu'il fallait penser aussi à Madame, c'est-à-dire à moi, car « si Madame ne va pas bien... », lui aurait dû être placé dans un EPHAD. Mais ça, je l'ai su il y a quelques jours, alors que nous en discutions avec mes enfants. Jusqu'à maintenant, je n'ai pas été soutenue ni aidée.

## L'évolution...

Depuis deux ans, nous n'avons plus de permis de conduire. Il lui manquait un point au test de la mémoire et les enfants ont préféré qu'on le lui retire. Pour lui, ne plus avoir de permis a été une tragédie. Le déménagement et la moindre mobilité nous ont isolés. Ici, nous ne connaissons que peu de gens. Maintenant mon mari va au centre de jour trois fois par semaine, mais, le matin, avant de passer le chercher, ils l'appellent pour qu'il se prépare. Il faisait attendre tout le monde et j'étais mal à l'aise. Il a l'habitude de faire comme ça lui chante et si avant il respectait les horaires, maintenant plus. Et avec les assistants de santé du centre, il n'est pas toujours gentil. Il y a quelques jours il a été vraiment très malpoli. Ainsi, la journée, même si je suis patiente, elle commence avec des tensions.

Mon rapport à lui a changé déjà depuis des années. Mais nous nous aimons encore et, même s'il n'exprime pas son affection avec des gestes, il me le dit encore, quelques fois : « Que serais-je sans ma petite femme ? » Pour moi, c'est très important. Il ne refuse pas mes gestes d'affections, mais il ne m'en fait pas. Maintenant j'ai l'habitude, mais avant je souffrais de dépressions... mais comment faisait-il ? N'ayant pas reçu, il ne pouvait pas donner. C'est quand même une souffrance pour moi et, comme je l'aime, je ne pourrais pas le laisser tomber. Dernièrement il est très absent. Il se couche tôt et, quand il se réveille, son moral est très bas. J'essaie d'être sereine, mais je le serais davantage si j'étais sereine dans mes relations avec mes enfants. Lorsque nous discutons, mon moral plonge et, par conséquent, il ne va pas bien non plus. Je suis sûre qu'il comprend. Même le médecin a dit à mes enfants : « Si votre mère n'est pas sereine, ça se retournera contre vous ». Il me semble quand même que, dernièrement, il a compris que j'ai besoin de repos, car il ne se plaint plus d'aller au centre de jour. Décidément, c'est une bonne chose qu'il y aille. Au début c'était problématique pour moi de le voir partir, mais maintenant il revient de plus en plus content. Je constate qu'il se rappelle aussi les prénoms du personnel soignant et qu'il participe aux rencontres d'activation de la mémoire. Mais il y a des choses que je n'ai jamais réussi à lui faire dire, comme par exemple ce qu'il a mangé à midi. Il ne se souvient pas.

### Sentiments, difficultés, attentes…

Ma joie la plus grande est de le voir se lever avec le sourire. La grosse difficulté est quand il fait exactement l'inverse de ce qu'il devrait. Quand il est à la maison trois jours de suite car il ne va pas au centre, je dois vider ma tête, qui est pleine de préoccupations et d'angoisse, car je dois m'occuper de tout dans les moindres détails. Je dois aussi restreindre ses sorties car il y a des risques. Je ne peux pas l'accompagner, car je marche avec un déambulateur. Et il ne m'écoute pas, il fait le contraire de ce que je lui dis, il sort, il oublie qu'il est sorti, il veut sortir à nouveau. Je ne dis plus rien, je m'adapte. Ma préoccupation la plus grande, en fait, n'est même pas sa maladie, mais l'entente avec mes enfants car mon mari n'a pas bien géré l'argent et ils me tiennent pour responsable. Mais je n'en savais rien, mais il est clair que j'aurais fait quelque chose si j'avais su ! Je suis suffisamment intelligente pour ne pas tomber dans un puits sans argent, mais que pouvais-je faire ? Il m'avait dit : « Si tu n'es pas d'accord, va-t'en… » et j'ai accepté. J'ai subi car il était mon mari. Jusqu'à il y a quatre ans, il n'était pas sous curatelle et je ne soupçonnais rien. Si j'avais su avant qu'il eût ce type de maladie, j'aurais pu éviter ces problèmes.

Je me sens seule. Je n'ai pas eu d'aide de la part des amis. Et mes enfants ne m'aident pas non plus : je leur avais demandé qu'ils prennent leur papa une fois par année pour que je puisse aller voir mes frères, mais ils ne veulent pas. Ils insinuent que je veux juste être libre. Mais c'est juste pour reposer la tête ! Mon mari ressent mon stress, car il me demande souvent : « Est-que tu vas bien ? ». Le manque de dialogue avec mes enfants me blesse. Ils ne comprennent pas. Par exemple, je leur ai raconté qu'un matin leur père s'était renfermé dans la salle de bain pour embêter le personnel du centre et l'un d'eux m'a dit, de façon méchante : « Alors on n'a qu'à le laisser rester à la maison, comme ça tu n'auras plus ce problème ». Et il me répète que je cherche à être libre, à ne plus m'occuper de lui. Mais je ne suis pas libre ! Je suis toujours à la maison, où voulez-vous que j'aille, en étant seule ? Je lui ai répondu : « Tu ne connais pas la maladie de ton père et il faudrait que tu commences à t'y intéresser. Je voudrais que tu puisses comprendre ce que je vis, la tension que j'ai et qui commence dès le matin. Voilà pourquoi j'essaie de profiter de ces quelques heures quand il est au centre de jour, pour faire des petites choses pour moi, pour sortir, voir du monde ». Je suis une personne qui a besoin de contacts humains et mes enfants doivent comprendre que j'ai aussi besoin de faire quelque chose pour moi et d'être tranquille. Comme je suis seule, je pense toute la nuit, car je souffre d'insomnie à cause de tous ces soucis. Je me suis effondrée brutalement depuis l'année passée et je traverse un moment délicat. Je prends des somnifères assez puissants. Et je ne sors pas beaucoup car j'étais déprimé pendant un bon moment et il a pris pas mal de temps avant que je me remette.

Ma situation familiale ne me donne pas de répit. Rencontrer le groupe Alzheimer a été la lumière au bout du tunnel. Je peux enfin parler et on m'écoute. Je peux commencer à prendre enfin soin de moi. Si je ne faisais pas partie d'un groupe d'entraide, je ne serais pas ici pour en parler. Discuter avec les autres est nécessaire. Et, finalement, après quatre ans je peux enfin prendre des vacances avec lui, grâce à l'organisation de l'association Alzheimer. Ma situation est difficile car je suis très seule. J'essaie de positiver, d'aller vers lui avec le sourire ou une petite blague, de dédramatiser et de ne pas lui monter ce que je ressens. Ma le désespoir, je le vis la nuit.

### Les soins...

Je suis contente de pouvoir m'occuper de lui à la maison, jusqu'à ce que j'en aie la force, mais je voudrais de l'aide et je sais qu'avec le temps ça deviendra indispensable. Le désavantage maintenant est le fait de ne pas avoir la liberté de faire ce que je veux. Mais ce n'est pas un problème. Ce qui me préoccupe est la possibilité qu'il s'enfuie de la maison car avec mes problèmes physiques, je ne pourrai pas gérer. Mais le pire ce sont les problèmes psychologiques, car tous les « coups » que j'ai reçus ne rendent pas les choses faciles. J'ai eu tort à ne pas insister depuis le début pour avoir de l'aide. Les autres personnes qui, comme moi, s'occupent d'un malade d'Alzheimer à la maison, ont cherché de l'aide. Tout accepter par amour, comme je l'ai fait, n'est pas possible. Tu te détruis et tu ne peux plus t'occuper de la personne que tu aimes.

### Souvenirs, conseils, enseignements...

Mon plus beau souvenir c'est les années tranquilles pendant lesquelles nous avons élevé nos enfants et aussi le moment où nous avons su que l'un d'entre eux était porteur de handicaps. Ils voulaient me faire avorter. Cette maladie m'a appris à aller chercher la patience au fonds de moi, à me souvenir des belles choses et à regarder la personne avec tout l'amour qu'on avait avant. En le voyant si fragile, je ressens davantage d'amour pour lui et quand il me dit : « Tu vois, j'oublie tout... », je sais qu'on s'aime, les deux. Je voudrais lui dire qu'il a été toute ma vie et qu'aujourd'hui plus que jamais, tout ce qui compte pour moi est de le rendre heureux...[1], de rester à ses côtés pour qu'il soit certain que je serai là jusqu'à la fin... c'est la plus belle des choses. Encore plus qu'avant, je vais essayer de trouver en moi la force pour lui donner ce dont il a besoin. Et puis… je garde espoir pour que revienne la paix entre moi et mes enfants...

Ça m'a fait du bien de parler de ce que je vis. D'habitude je ne peux pas en parler, mais tout le monde en a besoin. Voilà pourquoi j'ai accepté de témoigner. Dire que mon mari est malade n'est pas un problème pour moi, ce n'est pas une honte, bien au contraire : plus on en parle, plus on peut aider les autres.

*Témoignage recueilli par Valeria Bernasconi le 20.8.2019*
*L'époux de Line est décédé en 2022*

[1] On aperçoit beaucoup d'émotion dans sa voix.

# CETTE OBSCURITÉ QUI ENTRE

Marina

*Marina est la fille de Rosetta, née en 1932 et atteinte de la maladie d'Alzheimer depuis une dizaine d'années. Elle est fille unique, elle s'est donc occupée seule de sa mère pendant plusieurs années, jusqu'à la décision, prise en accord avec elle, d'employer les services d'un EHPAD pour qu'elle puisse bénéficier d'un suivi constant et des soins nécessaires à l'évolution de sa maladie. Rosetta vit aujourd'hui, de son propre choix, dans une aire de l'EHPAD spécialement conçue pour des personnes atteintes d'Alzheimer, où elle vit paisiblement. En témoignant, sa fille espère être utile aux personnes qui, comme elle, vivent le même défi qu'elle considère comme franchement difficile, même si elle parle de sa mère avec énormément d'émotion et d'affection, amplifiées par la conscience de la maladie. L'entretien a été réalisé par la responsable du centre d'accueil de jour intégré à l'EHPAD où vit Rosetta..*

Maman a toujours été une personne discrète, très silencieuse et qui a toujours prié. Ses passions étaient les langues et la danse, notamment le tango. Et à soixante-dix ans, elle parlait le russe ! Elle était très affectueuse, attentionnée et serviable, elle n'oubliait jamais les anniversaires. Elle adorait cuisiner et pour Noël elle préparait pour tout le monde de la confiture de marrons, accompagnée d'un petit mot bien écrit, rimant avec beaucoup de sentiments. Elle écrivait beaucoup et très bien.

## Vivre aux côtés...

Je vis une période assez triste car je ne peux plus parler à ma maman, avoir une discussion ou un dialogue avec elle... et cela me fait vraiment mal. C'est difficile d'expliquer ce que je ressens. De temps en temps, je me dis que si j'avais eu un enfant handicapé, je l'aurais peut-être mieux accepté qu'une mère qui n'a plus toute sa tête. Cependant, le fait qu'elle ait toujours été positive et gentille m'a beaucoup soulagé. Elle continue d'être polie, remercie toujours et dit : « Comme tout est beau... comme ils sont gentils ici... ». J'avais vraiment peur de ce qui pourrait arriver.

## Au début...

Au début, j'ai sous-estimé la situation. Maman est veuve depuis vingt et un ans, c'est-à-dire depuis la naissance de mon deuxième enfant. La perte de son mari a été dévastatrice, ils étaient très proches et faisaient tous ensemble. Donc, lorsqu'il nous a quittés, il manquait sa moitié. Les petits-enfants allaient la voir, mais juste une fois par semaine ou le soir. Pendant la journée, elle se sentait seule et il en souffrait vraiment beaucoup.

J'ai pu retracer l'apparition de la maladie vers la naissance de mon troisième enfant, Paolo, qui a aujourd'hui quatorze ans. Ma mère lui avait acheté un parc en bois et je me souviens lui avoir demandé : « Mais pourquoi l'as-tu acheté ? Tu en as un, j'en ai un... » Puis j'ai laissé tomber et je n'y ai plus pensé. Mais, en y pensant après plusieurs années, j'ai réalisé que cela pouvait être le signe que quelque chose clochait car à la maison, j'ai trouvé plein de choses neuves, comme cinq sèche-cheveux, trois ou quatre appareils pour sécher la salade... elle rachetait les mêmes choses plusieurs fois. Je me suis rendu compte trop tard que son compte bancaire était à découvert et j'étais très en colère contre les entreprises de télévente. Ils lui ont escroqué beaucoup d'argent. De plus, ma mère payait les factures des médecins, mais elle oubliait de se faire rembourser par l'assurance maladie[1]. Elle s'est donc retrouvée sans argent, elle n'avait même pas de quoi tenir jusqu'à la fin du mois ! Quand j'ai réalisé cela, j'ai commencé à l'aider avec les paiements, mais elle ne savait plus où elle avait mis les factures récentes et j'ai perdu une demi-journée à le faire. La première mesure a donc été de transférer la correspondance et les factures directement chez moi, même si ma mère était très en colère ! Un conseil aux autres membres de la famille dans le même cas de figure : soyez plus prudents que moi, pour ne pas vous retrouver à zéro sur le compte bancaire. Même si les parents disent qu'ils se débrouillent, un regard supplémentaire ne fait pas de mal. Je ne voulais pas me mêler de ses affaires, mais j'aurais dû vérifier. Je regrette de ne pas m'être intéressée plus tôt aux aspects financiers.

Quelques années se sont écoulées avant que je reçoive le diagnostic, mais je comprenais bien que quelque chose n'allait pas. Par exemple, elle allait aux courses mais le frigo était toujours vide ou il y avait des aliments périmés. Mais c'est aussi grâce à mes enfants que je m'en suis aperçue, car depuis qu'elle était veuve, ils passaient une nuit à tour de rôle chez leur grand-mère. Grâce à Paolo, j'ai réalisé qu'elle ne prenait plus correctement son petit-déjeuner. Elle ne pouvait même plus faire le pudding, ou elle jetait même les poêles parce qu'elle ne se souvenait pas qu'il y avait de la nourriture dedans. Et puis, elle n'arrêtait pas de téléphoner ! Elle appelait dix fois chaque soir pour savoir à quelle heure mon fils allait dormir chez elle. Cette répétition, répétition, répétition me rendait nerveuse. On ne peut même pas imaginer ce que c'est... !

Au début, s'en rendre compte n'est pas évident, même pour les médecins. La maladie est très bien cachée par le patient ! Quand ma mère allait chez le médecin, elle lui disait qu'elle allait bien : « Je marche, j'écris, je vais me

[1] Dans le système suisse, on avance l'argent et on demande ensuite à être remboursés

promener... » disait-elle. Mais en réalité, ce n'était pas vrai. Elle savait très bien contourner les questions et y répondre, car lorsqu'une personne se rend compte qu'elle a des trous de mémoire, par défense ou par peur d'être malade, elle trouve des alternatives valables. Par exemple, si vous lui posez une question simple : « Qu'est-ce que tu as mangé ? La réponse est : « Un peu de tout, et c'était bon ! ». Ou à la question : « Quel âge as-tu ? Elle répond : « Je suis l'aînée de la famille ». Et c'est vrai : elle est la première d'une fratrie de sept... ou bien : « Je suis née en 1932 » … ce qui est également vrai, mais elle n'a pas répondu à la question. J'ai vu que maman se fatiguait parce qu'elle utilisait beaucoup d'énergie mentale... elle écrivait, lisait, marchait, cuisinait... mais... en réalité, elle ne faisait rien, mais elle était quand même fatiguée parce que sa tête était toujours active et, donc, quand elle allait chez le médecin, elle lui racontait tout cela. Et visiblement, en l'écoutant, il se disait : « En voilà une qui va bien ». Mais ce n'était pas vrai. Car il s'agit peut-être d'une façon de se cacher, de ne pas admettre le problème, mais il faut reconnaître qu'un malade d'Alzheimer sait très bien se débrouiller et dissimule beaucoup ! Je l'ai bien remarqué en me rendant dans son appartement : il était toujours bien rangé, la façade était parfaite. Mais si j'ouvrais le frigo il y avait de la nourriture périmée, si j'allais à la buanderie, il n'y avait rien à laver, car elle ne changeait pas les draps.

À un moment donné, c'était moi qui commençais à perdre la tête ! Quand j'ai brisé le téléphone et la machine à café, j'ai réalisé qu'il valait mieux demander un entretien avec un spécialiste. Je suis allé chez le gériatre, mais j'ai pris rendez-vous pour moi-même. Et à ce moment-là, même le médecin a compris que la situation était plus grave qu'elle ne le paraissait.

### L'évolution...

Au début, je n'avais aucun soutien. Je me sentais un poisson hors de l'eau parce qu'on ne me comprenait pas. J'avais besoin d'en parler avec quelqu'un qui avait les mêmes problèmes, qui comprendrait la situation. Parce que les gens voyaient ma mère et disaient : « Comme elle va bien, elle se porte vraiment bien... ». Même la famille pensait qu'elle était en bonne santé. Ce n'est que maintenant, des années plus tard, que d'autres constatent également que son état empire. Je dirais que le plus difficile, au début, ce n'est pas le patient mais son entourage. Les autres voyaient une personne qui parlait et marchait et donc, pour eux, elle allait bien. Mais personne n'entrait dans chez elle pour voir ce qui se passait et il était difficile de faire comprendre la gravité de la situation aux gens. Heureusement, je pouvais la surveiller car, comme elle pouvait encore marcher toute seule, elle venait manger avec moi pendant la journée. Mais c'était devenu... comment dire... c'était comme avoir un boulet, je l'avais toujours là, elle arrivait à sept heures et demie du matin et me demandait : « On va faire les courses ? ». Mais elle n'achetait rien et rentrait chez elle, et ensuite le même cycle se répétait. Plus tard, quelques connaissances l'aidèrent dans les tâches ménagères : laver, repasser, faire le lit ou faire le ménage. Mais comme le rapport à l'argent était aussi revenu à des souvenirs d'enfance, lorsque son père gagnait 280 francs par mois, toute dépense n'était pas possible pour elle. Et puis elle disait : « Il n'est pas nécessaire que quelqu'un vienne m'aider, il faut les payer alors je vais le faire ». Bien évidemment qu'elle faisait elle-même les corvées. Ce n'était pas vrai non plus, mais elle en était convaincue.

Je n'ai pas eu la possibilité de discuter avec beaucoup d'autres personnes à ce sujet. Je n'ai qu'une amie qui, plus ou moins à la même époque, avait sa mère atteinte d'Alzheimer. Mais maintenant, je connais des gens qui ont des proches qui souffrent de la même maladie. Ceux qui n'en ont pas ne peuvent pas comprendre. Je conseille à ceux qui sont dans cette même situation d'en parler, de demander de l'aide, aussi au médecin. Le mien s'intéressait à nous car je suis enfant unique et il souhaitait suivre notre cas de près. Plus tard, pendant sa maladie, je me suis renseignée. J'avais cherché quelques livres sur le sujet et j'en avais lu quelques-uns. Mais je me suis démoralisée et je ne les ai pas terminés. J'avais aussi regardé quelques bons films, *Still Alice* et *Una sconfinata giovinezza* du réalisateur italien Pupi Avati. Ils étaient vraiment touchants. Voir ces gens dans ce cheminement... cette obscurité qui entre... Je pense que ne plus savoir où l'on est, ce que l'on fait, qui est proche de soi, est très, très dur. Cela doit être vraiment terrible et triste. Et puis, plus de cinquante ans de mémoire ont disparu ! Ma mère est revenue à son enfance... elle veut rendre visite à ses parents, aider ses frères à la maison. Et si je lui dis qu'elle a quatre-vingt-six ans, elle s'énerve et s'offusque : « Ne dis pas de bêtises, je n'ai que cinquante ans ! ». Pour elle, je suis Marine, mais pas sa fille. Je suis sa sœur cadette et je suis allée à l'école avec elle. Elle ne se reconnaît pas toujours dans le miroir... et quand elle le fait, elle se dit vieille, laide, stupide. Et qu'il vaut mieux mourir.

### Sentiments, difficultés, attentes...

La plus grande difficulté est d'accepter la maladie. Comme je l'ai déjà dit, un enfant qui naît handicapé... on l'accueille mieux qu'une mère qui, tout à coup, après tout ce qu'elle a fait, après tout ce qu'elle a appris, ne sait plus que je suis sa fille[1]. Ce dont j'avais le plus peur, c'était qu'elle devienne violente comme la mère d'une dame que je connaissais, devenue accro au sexe[2]... c'était une chose terrible... Au contraire, la mienne a toujours été calme.

J'ai vécu le moment le plus difficile lorsque mon dernier fils, qui était très proche de sa grand-mère, m'a accusé de l'avoir mise dans une maison de

[1] Dans la voix de Marina, on entend une forte émotion…

[2] En référence aux symptômes de la démence fronto-temporale.

retraite. Ils étaient tellement proches… « El mè pinin el mè pinin…[1]» - elle disait. Depuis des années, il me reproche que sa grand-mère n'est plus là : « C'est de ta faute, elle faisait le pudding, la bonne soupe, tu n'en es pas capable, elle aurait pu rester à la maison... ». Il y a eu des moments où je me suis dit que ce que je faisais était juste. Je sais qu'on a fait tout ce qu'on pouvait, mais, malheureusement, ma mère ne pouvait plus rester seule à la maison. Mais parfois, je ne savais pas si je faisais tout de la meilleure façon possible, si je prenais les décisions les plus appropriées. Étant fille unique, j'ai toujours dû signer à sa place, et c'est une grande responsabilité. J'espère en avoir fait assez... c'est juste qu'à un moment donné, je m'énervais parce que je n'arrivais plus à me faire comprendre, à communiquer. Je ne pouvais plus... avoir une conversation correcte. La communication est encore difficile. De temps en temps, j'arrive à détourner la conversation vers un autre sujet, mais je n'ai pas la capacité d'écouter tout ce qu'elle dit et de le trouver juste et beau. Un côté positif est sa capacité à chanter et à jouer de la musique, qui est encore intacte. Il y a quelques jours, elle a pris l'harmonica et a joué plusieurs chansons, toutes en tête. Je vois que cela lui plaît et elle le fait toujours correctement.

### Les soins...

Tant que ma maman était à la maison, elle avait sa famille à proximité et cela lui faisait plaisir. C'était un gros plus. Lorsqu'elle appelait parce qu'elle avait besoin de quelque chose, elle savait qu'un de ses petits-enfants viendrait directement la voir ou que nous nous retrouverions pour prendre un café. Tout cela la rassurait. Mais désormais, cela ne serait plus possible. Quand je la ramène à la maison, je dois toujours être près d'elle, car si je vais dans une autre pièce et qu'elle ne me voit plus, elle se sent perdue. Lorsqu'elle est allée dans la maison de retraite, elle était encore très active et de bonne humeur. Après tout, elle a toujours dit : « Je veux aller dans une maison de retraite, quand tu vois que je ne tiens plus debout, tu me places ». Alors, quand l'opportunité s'est présentée, elle a été la première à dire : « Oui, j'y vais ». Elle était contente de son choix et c'était un soulagement pour moi. Une fois installée, elle a vu l'avantage d'avoir quelqu'un le soir, quelqu'un qui vient vérifier si elle va bien et prend soin d'elle. Cela l'a rassurée et elle l'apprécie encore aujourd'hui. C'était quelque chose qui lui manquait à la maison, parce que je ne pouvais pas être chez elle à minuit pour vérifier ce qu'elle faisait. En y réfléchissant maintenant, j'aurais pu utiliser un de ces appareils pour écouter les petits enfants dans leurs chambres. J'aurais pu m'en servir car nous n'habitions pas loin.

---

[1] « Mon petit, mon petit », en patois du Tessin

Souvenirs, conseils, enseignements...

Mon souvenir le plus important d'elle est qu'elle priait beaucoup. Même maintenant, elle récite le chapelet tous les jours. Un autre souvenir précieux est celui où elle souffrait et pleurait seule. Elle était très discrète. Elle cuisinait bien et, en fait, je ne peux même pas faire son gâteau comme elle !

Je conseille aux membres de la famille dont un proche est malade, de le soutenir, de lui faire sentir leur présence et de ne pas avoir honte d'avoir un cher atteint de cette maladie. Et puis, je leur conseille de se laisser aller, de manifester les sentiments davantage que je ne le peux, d'accueillir la vie telle qu'elle vient, d'accepter sa mère telle qu'elle est, de la regarder avec des yeux différents... parce que ta mère est toujours ta mère, une personne chère... qui t'a tant donné... Nous avons besoin de plus d'amour, de plus de compréhension, d'être plus disponible. Ce sont des choses qui, surtout au début, n'ont pas été si faciles pour moi non plus. Les malades doivent être bien traitées, il ne faut pas se moquer d'eux. Les blagues ne sont pas appréciées, elles ne sont pas acceptées.

C'est difficile d'expliquer ce que l'on ressent, car évidemment on comprend qu'au fil des années, le cerveau a des trous de mémoire et on pourrait se dire que c'est normal. Mais ce n'est pas facile à accepter. Cette maladie m'a appris que, dans la vie il y a des passages obligés. Si ce n'est pas cette maladie, ce sera une autre. Je voudrais dire à ma mère que je l'aime toujours, qu'elle est toujours ma maman chérie. Nous sommes juste passées à un autre niveau de pensée, de spiritualité. À un autre langage.

*Témoignage recueilli par Patrizia Arcioli le 30.10.2018*

# QU'EST-CE QUE MAMAN A ENCORE À NOUS DONNER ?

Marinella B.

*Marinella a pris soin de sa mère Carmela, aujourd'hui âgée de quatre-vingt-douze ans, pendant quelques années. La maladie a commencé il y a environ neuf ans, alors qu'elle en avait quatre-vingt-trois. Carmela est une amie de famille d'une employée de l'association Alzheimer, qui est au courant de sa maladie et se propose d'interviewer sa fille. De son côté, Marinella accepte immédiatement la proposition, c'est l'occasion pour elle de parler de sa maman et de retracer les étapes de la maladie. Si elle pensait que témoigner aurait été difficile, elle se ravise. L'interview se passe très bien. Marinella sait que son histoire est précieuse aussi pour les autres, car on peut en tirer des enseignements réconfortants. Il y a beaucoup de sérénité dans ses mots : c'est la même qui brille dans les yeux de Carmela et ceci est un détail qui a toujours impressionné Lara. Les mots de Marinella révèlent le secret de la force de Carmela et de ses enfants, qui ont hérité de cette qualité et qui, malgré leur diversité, sont unis par la résilience, ainsi que par la disponibilité et l'altruisme. La maladie de leur mère a soudé encore plus la relation entre frères et sœurs.*

Depuis toujours, ma mère est une personne solaire et souriante. Elle l'a toujours été, et l'est toujours. Elle aimait particulièrement être dehors, au contact avec la nature. Le jardin et le potager étaient sa passion, son dilemme était donc l'hiver. Elle a eu cinq enfants et une fausse couche. Je l'ai toujours admirée pour cela. De plus, une de ses filles est décédée jeune. Ceci l'a certes affectée, mais elle a réussi à surmonter cette épreuve. Sa fille était toujours présente dans ses pensées mais elle n'en parlait pas, elle ne pleurait jamais. Je l'ai vue pleurer très peu de fois et je me souviens d'elle comme d'une femme forte. C'était une génération de gens si travailleurs qu'ils n'avaient pas le temps de réfléchir. Et ma mère n'était guère différente. Elle acceptait ce que la vie mettait sur son chemin et cela avait aiguisé sa patience. Je pense que c'était la patience qui la rendait si calme. Sa sérénité m'émerveille toujours.

## Vivre aux côtés...

Lorsqu'une personne tombe malade d'Alzheimer, la première difficulté est d'en reconnaître les signes, qui ne sont jamais vraiment clairs, surtout quand on a plus de quatre-vingts ans. On a tendance à penser que c'est normal, de ne plus faire certaines choses... on pense que c'est dû à l'âge, ou au stress de la vie. Mais lorsque la situation empire, il faut se rendre compte que ce n'est pas juste ça. Mais je me souviens que lorsque ma maman allait chez le gériatre, elle arrivait à faire des choses que je ne pouvais presque pas faire moi-même, par exemple des calculs. À ce moment-là, je me disais que finalement elle allait bien. Bien entendu, lors du test de la montre, c'était très différent. Mais même si elle était malade, elle arrivait à m'étonner !

Une autre difficulté est d'accepter qu'il y ait une maladie, car au départ il n'y a pas de diagnostic précis. C'était aussi fatigant pour la maman car, au fond, elle se rendait compte qu'elle avait un problème et certainement elle en souffrait. Ma famille m'a soutenue. Mon mari avait vécu la même situation avec son père et en fait j'ai pris soin de mon beau-père à la maison pendant neuf mois. Et ses tantes avaient également eu la même maladie. J'avais donc déjà une certaine expérience et je savais dans quoi je m'embarquais, alors que mes frères ont mis beaucoup plus de temps à l'accepter. J'ai de meilleurs souvenirs de mon beau-père, car prendre soin de ma mère me fait souffrir davantage. M'occuper de lui, par contre, m'a beaucoup donné.

C'est aussi difficile de savoir comment se comporter. Tu ne sais jamais quand il faut intervenir, comment te situer... ce qu'il faut faire. Il faut se comporter comme avec les enfants, ne jamais perdre patience. Quand j'étais avec elle, je me préparais psychologiquement à être calme, cela ne servait à rien de l'agresser. Parfois, elle était un peu agressive envers moi, mais cela ne durait jamais longtemps. Je la laissais seule un moment puis je revenais. Et c'était déjà fini. J'ai particulièrement souffert lorsque mes filles ont commencé à me dire : « Ce n'est plus la grand-mère d'avant... » mais elles à mes côtés pour me soutenir, elles me réconfortaient et m'aidaient, parce que je gravitais toujours là, autour d'elle.

## Au début...

Je crois que la maladie a commencé après l'ischémie. Avant, il n'y avait pratiquement rien, nous allions chez le médecin uniquement à cause du diabète. Avec le recul, je peux dire que, depuis, elle n'a plus jamais été la même. J'ai pensé : « Pourvu qu'elle se rétablisse... », mais le médecin m'a dit de ne pas m'inquiéter, que ce n'était rien de grave. Au début, il n'était pas facile de se rendre compte que quelque chose clochait. Visiblement, il lui arrivait d'oublier des choses. Mais elle trouvait toujours une excuse valable pour solliciter notre aide : « Allez, aide-moi à faire ça... ah, j'en ai marre de faire la comptabilité, toutes ces factures… ». Mais bref, elle avait presque quatre-vingt-dix ans... et moi, j'arrivais le matin, nous bavardions... bref, j'allais la voir mais ensuite je rentrais chez moi, je n'étais pas toujours avec elle. Jusqu'à ce que... en fait je ne sais même plus quel a été l'évènement précis... mais ce dont je me souviens est d'avoir dit au médecin : « Ma mère a quelque chose... » et à partir de ce moment-là, j'ai commencé à assister aux visites médicales. En fait, il faut vivre ensemble 24 heures sur 24 pour comprendre plus vite. Et le fait d'avoir un diagnostic le plus tôt possible est probablement bénéfique pour tout le monde, car on peut se préparer. Dans notre cas, avant que l'on comprenne, les mois se sont écoulés, l'un après l'autre, précisément parce qu'elle ne faisait pas des choses « folles ». La maladie progressait lentement, mais c'était clair que quelque chose n'allait pas. Elle me disait : « Maintenant, je suis confuse, je ne comprends plus rien... ». Il s'en apercevait ! Celle-là a été la période la plus difficile, elle souffrait. J'essayais de la calmer. J'ai ressenti… tu sais… c'est comme si… si la personne te quittait, et tu te rends compte que tu es en train de te détacher d'elle. C'est douloureux de voir que quelque chose est en train de changer. Et eux... les malades... à mon avis, ils s'en rendent compte.

## L'évolution...

Quand nous avons compris que ça n'allait pas, nous avons fait appel aux services à domicile pour la laver, la nettoyer... La convaincre qu'elle avait besoin d'aide n'a pas été facile. Mais elle avait quatre-vingt-trois ans et nous avons réussi. Je l'aidais à faire les courses et je l'accompagnais chez le médecin. Maintenant que je pense aux repas... au début, elle les cuisinait, puis je les lui apportais. Elle se débrouillait, mais il fallait vérifier derrière... Je ne peux pas me plaindre des soignants, nous avions des aides à domicile et des aides-soignantes, avant qu'elle rentre à la maison de retraite où elle vit désormais. Elle n'est pas allée au centre de jour. Nous avons essayé mais elle ne s'y sentait pas bien. Par contre, mon beau-père était content. À ce stade, notre préoccupation, au-delà de l'état émotionnel que chacun vit différemment, était de l'aider le plus possible dans tout ce qui est pratique. Une aide est nécessaire et il est presque plus facile de l'accepter de la part de quelqu'un qui n'est pas de la famille. Pour cette raison, nous avons envisagé la maison de retraite, car dans un EHPAD l'aide est acceptée, alors qu'à la maison elle s'y opposait.

Ma mère a passé environ trois ans chez elle tranquillement, sans trop de hauts et de bas. Elle a lentement sombré dans la maladie. Mais ensuite, le moment est arrivé où il n'était plus possible de la laisser seule. Au début, mes sœurs m'ont aussi aidé. Nous l'invitions déjeuner à tour de rôle, mais après maman ne voulait plus rentrer chez elle. Et étant donné que cela nous faisait de la peine de la laisser toute seule à la maison lors des repas, nous avons engagé une aide-soignante. Elles préparaient le déjeuner ensemble et passaient du temps ensemble. Ensuite il y a eu l'étape suivante : nous étions obligés de rester avec elle la nuit, car elle errait dans la maison. Nous nous sommes relayés pendant plusieurs nuits, mais nous n'arrivions jamais à dormir. Elle se relevait, tombait, on avait peur qu'elle se fasse mal. Il fallait désormais trois soignants, et cela coûtait cher. Alors, pour sa propre sécurité, nous avons décidé de la placer dans une maison de retraite. Parce qu'à un moment donné, alors qu'elle était encore à la maison, il disait : « Ramène-moi à la maison... » comme s'il ne la reconnaissait plus. A un certain point, il n'y a plus de choix, car certains moments sont « vides », dans le sens qu'il n'y a personne pour s'occuper de la personne malade. Je savais qu'il y avait un centre de jour, mais elle ne voulait pas y aller. Et il y a des associations qui vous aident, comme l'association Alzheimer... mais participer à ces groupes... non, pas pour ma mère qui avait plus de quatre-vingts ans, c'est bien pour ceux qui tombent malades quand ils sont jeunes, et avoir un réseau de soutien est important. Je ne sais pas si j'aurais pu faire différemment. Je ne savais pas encore qu'il existe des consultants de l'Association Alzheimer qui font des visites gratuites à domicile. Ou peut-être que nous n'avons jamais vraiment cherché à connaître toutes les aides disponibles. Ce serait quand même aux médecins de mettre les familles au courant... qu'ils vous distribuent une brochure, tu vois... comme ça tu lis ça et tu réfléchis, car au moment de la visite il y a déjà trop d'émotions à gérer.

Je n'avais pas d'attentes par rapport à cette maladie... et le gériatre ne m'a pas dit grand-chose. Il lui a fait passer un test et a fixé les rendez-vous suivants. Je ne me souviens pas s'il nous a conseillé quoi que ce soit, ou s'il a décrit l'évolution de la maladie... il parlait toujours à ma mère. Mais j'ai encore son visage dans la tête car maman disait qu'il était bel homme.

Pour le reste, l'aspect social n'a pas beaucoup changé pour elle qui n'avait déjà pas beaucoup d'amies. Elle ne participait pas aux activités pour les personnes âgées, parce qu'elle n'était pas vieille du tout ![1] Elle n'allait qu'à l'église. Ses autres amies... elles étaient tout aussi âgées qu'elle et il faut les comprendre, ce n'est pas agréable de voir quelqu'un qui n'a plus toute sa tête. Cela peut être même effrayant. Elle n'avait pas un réseau social, mais notre famille était nombreuse et c'était suffisant.

C'est bizarre... je le répète aussi à mes sœurs... mais qu'est-ce que maman a encore à nous donner, pour rester parmi nous, comme ça ? Pour moi, c'est comme si elle voulait que nous restions unis ! C'est exactement ce que peut faire la maladie, si nous l'acceptons. Maman est au centre et son bien-être est notre priorité. Tous les autres problèmes sont secondaires. Je me rends compte que la maladie nous a plus encore unis en tant que frères et sœurs, car nous sommes tous là pour elle. Et cela nous a aussi rapprochées, à moi et maman ! Parfois, les relations mère-fille ne sont pas faciles, mais quand ta mère a besoin de toi... tu as aussi besoin d'elle. Au moment où tu t'occupes d'elle, tu comprends que tu es en train de retrouver une relation qui n'a peut-être jamais existé : moi, qui étais la quatrième de cinq enfants, je n'ai pas eu beaucoup de

[1] Marinella rit lorsqu'elle évoque le fait que sa maman ne se voyait pas du tout âgée.

câlins, mais la maladie a créé une véritable relation mère-mère. Je l'aime vraiment. Et le jour où elle ne sera plus là, elle nous manquera beaucoup.

### Sentiments, difficultés, attentes...

À mesure que la maladie évoluait, la mère devenait triste. Elle avait accepté sa maladie mais, lorsqu'elle comprenait qu'elle se trompait, ça la chagrinait. C'est le trait de caractère qui a le plus changé chez elle. Et la relation change aussi ! Tu es la fille, mais tu dois être mère, tu dois veiller sur elle comme tu le ferais pour ton enfant, mais sans la traiter comme une idiote. Il est important de comprendre que la personne malade d'Alzheimer est toujours une personne, avec son propre caractère et ses propres besoins, même si tu dois prendre des décisions à sa place et les lui faire accepter. Cet aspect ne m'a cependant pas trop pesé, car nous étions plusieurs enfants et prenions les décisions ensemble. Pour mon mari c'était différent, étant enfant unique, il a toujours décidé seul pour son père. Mais être si nombreux a aussi des inconvénients : il y a deux ans, elle a été amenée à l'hôpital et nous avions des opinions différentes sur comment gérer la situation. Désormais, dans l'état actuel, ce sera plus simple car nous sommes tous convaincus que nous ne voulons pas d'acharnement thérapeutique.

Je savais qu'Alzheimer est une maladie irréversible et je n'avais pas peur de son évolution. Je voulais juste que ça n'empire pas aussi vite, comme il s'était passé avec mon beau-père. Mais j'étais ouverte à accepter toute situation, car je sais que chacun a un destin différent. Bien sûr, après avoir écouté les expériences d'autrui, lis ou regardé des films sur ce sujet... on se rend compte que peut-être on peut faire différemment. Ou alors, comme tu dis, toi, Lara, fréquenter des groupes d'entraide. Il y a des gens qui ont l'imagination nécessaire pour trouver d'autres solutions. Ils peuvent vous suggérer des choses utiles. Entendre les expériences des autres est réconfortant.

Maintenant, maman n'est plus capable de prononcer une phrase complète. Il faut deviner ce qu'elle est en train de dire. Et elle parle de son enfance. Si je lui montre une personne, elle se souvient d'elle, telle qu'elle était il y a de nombreuses années. Elle nous reconnaît toujours, mais pose des questions du genre : « Est-ce que tu travailles ? » et si je lui réponds : « Non, maman... », elle s'écrie : « Oh, ma pauvre ! », parce qu'elle pense que je suis au chômage. Parfois, elle ne reconnaît même pas ceux qui lui rendent régulièrement visite. Dans ce cas, la meilleure chose à faire est tout simplement de la regarder dans les yeux et de lui tenir la main. Je ne sais pas où elle est... elle ne peut plus communiquer verbalement. Mais si tu la caresses, elle est heureuse. Elle me reconnaît, c'est vrai, mais pour moi c'est difficile d'accepter que je ne lui manque pas. Vous savez, je vais lui rendre visite, mais si au bout de deux minutes vous lui demandez si quelqu'un est venu la voir, elle dit que non. Peut-être c'est mieux comme ça, mais parfois... de temps en temps, on pourrait croire qu'il n'est pas nécessaire d'aller la voir tous les jours. Et en fait, ce n'est pas nécessaire, mais nous y allons quand même. Un autre aspect difficile est qu'il faut t'annuler et accepter qu'elle soit là avec toi, mais qu'elle ne le sait peut-être pas. C'est comme si elle était absente.

Les soins...

Notre parcours de soins a été classique : d'abord c'était nous qui avons pris soin d'elle, puis les soignants à domicile et enfin la maison de retraite. Probablement, c'est tout à fait normal de passer par toutes ces étapes. Rester à la maison ne suffit plus lorsqu'on est vraiment malade, car ils ont besoin d'un certain cadre, d'une régularité. Les proches ont peur de la maison de retraite, il y a toujours le spectre de... vous le savez... on se dit qu'elle ne sortira jamais de là. Je ne peux que dire du bien de ceux qui s'occupent de ma mère et, franchement, je me rends compte que lorsqu'une personne est malade, il faut un cadre adéquat. Au-delà d'un certain seuil, rester à la maison présente d'autres inconvénients : s'il y a une soignante et que quelque chose ne se passe pas bien, on s'en prend toujours à elle, tandis que dans un EHPAD, le personnel change. Et si, par exemple, elle a eu une réaction étrange, parfois il suffit simplement de changer de soignante et tout redevient à la normale. Et puis, dans les EHPADs on leur propose des activités : ma maman fait des bonsaïs et des biscuits. Depuis qu'elle est là, j'ai remarqué un autre aspect positif : elle est très calme quand je lui dis que je pars. Si je devais m'en aller avec des remords, par exemple en écoutant des reproches du genre : « Mais où me laisses-tu ? », je me sentirais mal. Mais sa tranquillité me rend heureuse et sereine.

La foi m'a beaucoup soutenu. L'acceptation et l'espoir aussi. Si vous n'avez pas la foi, l'acceptation et l'espoir, vous aurez beaucoup de préoccupations inutiles. Mais avec la foi, tout devient plus facile. Et quand je parle d'espoir... je ne pense pas à l'espoir qu'elle guérisse. Simplement qu'elle reçoive le mieux. Je n'ai jamais cherché à tout faire toute seule, car je sais très bien que ce n'est pas possible. Tout le monde a des obligations envers la famille, les enfants. Et aussi envers soi-même, car si vous vous épuisez vous êtes fini, vous n'êtes plus utile à personne. J'ai toujours essayé de défendre mon espace, je n'ai jamais atteint la limite. Je sais qu'on ne peut pas tout faire et que cela ne sert à rien d'essayer. Je me suis entourée d'aides et je ne me suis jamais senti coupable. C'est bien de faire comme ça. Dans la vie, il est important de faire bien ce que l'on peut. Il faut être conscients qu'on peut faire beaucoup, mais seulement jusqu'à un certain point.

Souvenirs, conseils, enseignements...

Le seul conseil que je puisse donner est de ne jamais perdre patience. Si, lorsque vous vous occupez de ces personnes, vous êtes nerveux, cela ne sert à rien. Je conseille aussi de ne pas les traiter comme des idiots, car ils raisonnent très bien, c'est à vous de ne pas vous laisser entrainer dans certaines dynamiques. Si cela se produit, il vaut mieux changer de lieu ou de sujet. N'entrez jamais en conflit, même s'ils vous agressent. Ce n'est évidemment pas facile, car lorsqu'il s'agit de votre mère ou père, la relation est différente. Émotionnellement, ce n'est pas comme s'occuper de quelqu'un avec qui vous n'avez aucun lien. Je voudrais aussi dire aux familles de ne pas les abandonner. Je sais que c'est difficile, j'ai même vu des gens quitter la maison de retraite en pleurant ! Mais ne les abandonnez pas, car c'est quelque chose de trop important et de trop précieux. Franchement, je n'espère pas terminer ma vie dans une maison de retraite. Et je ne souhaiterais pas que mes filles répètent mon comportement en me rendant visite tous les jours. Mais je me rends compte que le temps passé avec les personnes âgées est précieux. Cela m'attriste quand j'entends des gens dire : « Je ne vais pas en maison de retraite parce que c'est un endroit qui m'attriste... ». Je le comprends, bon sang, mais ce serait bien de pouvoir surmonter cet obstacle. Et j'espère ne pas perdre le contact avec l'EHPAD quand maman ne sera plus là, car c'est important ! Certains résidents sont très présents mentalement et ça fait plaisir de discuter avec eux. Si vous réconfortez les autres, cela vous récompense également. Mais vous ne pouvez pas comprendre ce que je veux dire si vous ne fréquentez pas cet environnement.

J'ai beaucoup de souvenirs avec elle. Noël par exemple, lorsque nous étions enfants. Elle tenait à tout bien faire pour sa famille. Mais surtout, son sourire, sa joie, sa sérénité face à la vie et la tranquillité avec laquelle elle a réussi à tout surmonter, m'accompagnent. Je n'ai pas eu une vie aussi aventureuse qu'elle l'a eue et parfois je me demande comment elle a fait. Sa façon d'aborder la vie était positive et disponible envers les autres. Cette maladie m'a aussi certainement changé. Maintenant, par exemple, je vois d'autres besoins et finalement c'est une chance. C'est enrichissant de pouvoir accompagner une personne dans sa fin de vie, sans drame. Mais pour ne pas se faire des soucis inutiles, il faut accepter la maladie. Mon conseil est : ayez du courage, acceptez-la ! La plus belle chose est d'accepter, car de là on peut partir et construire.

*Témoignage recueilli par Lara Allegri le 23.01.2019*

# ÉCOUTER LES SONNETTES D'ALARME

Milva

*Milva possède une double expérience dans le domaine de la démence, ayant travaillé pendant six ans en tant qu'aide-soignante dans un EHPAD spécialisé dans le traitement des personnes souffrant de troubles cognitifs, tout en prenant soin de sa propre mère, Giulietta, atteinte d'Alzheimer, jusqu'à un stade avancé de la maladie. Dans cet entretien avec la collègue Patrizia Arcioli, responsable de l'animation au centre d'accueil de jour de l'EHPAD où elle travaille, Milva parle essentiellement de son parcours de* caregiver *de sa mère. La maladie de Giulietta commence en 1996, à l'âge de soixante-treize ans, mais elle vit seule pendant cinq ans. En 2000, la détérioration de son état cognitif est telle que sa fille l'accueille chez elle. L'année suivante, elle fait pourtant le choix de la transférer dans l'EHPAD où elle travaille désormais, où Giulietta décède en 2010. Depuis son plus jeune âge, Milva souhaitait devenir infirmière, mais la mort de son père a changé ses plans. C'est pourquoi, après l'expérience avec sa maman, elle a commencé la formation en soins pour personnes âgées. Après une formation trimestrielle dispensée par la Croix-Rouge, en 2013 elle commence une école du soir afin de devenir aide-soignante. La narration de la longue maladie de sa mère, malgré les années déjà écoulées depuis son décès, est encore empreinte de beaucoup d'émotion.*

Ma mère s'appelait Giulietta. Elle était fille d'agriculteurs née dans un petit village. À seize ans, elle fut hospitalisée pendant huit mois en raison d'une pleurésie et, à sa sortie, le médecin lui conseilla de changer de décor. Elle est donc partie en Suisse alémanique, chez les Sœurs de Sainte-Croix de Menzingen, un institut féminin de soins domestiques, sociaux et sanitaires. Je pense que c'est là-bas qu'elle a appris à fabriquer du savon avec les cendres du poêle. Elle a ensuite travaillé comme domestique pour quelques familles. Chez un médecin, elle s'occupait de la maison et des enfants. Elle disait toujours qu'elle était partie de chez elle pour devenir servante chez les autres. Après le mariage, elle a travaillé depuis la maison : de gros paquets de mouchoirs arrivaient par la poste et elle les épinglait avec une épingle sur un coussin rempli de sable, elle enroulait l'ourlet et le cousait à la main. Plus tard, elle a travaillé plusieurs années, même après la mort de mon père, dans le restaurant de mon parrain, où elle cuisinait, repassait et servait au bar. Sa passion était les fleurs et les herbes aromatiques, elle préparait des infusions, de l'eau de rose ou de l'huile contre les coups de soleil avec des fleurs de millepertuis. Pendant la guerre, elle avait travaillé comme infirmière et quand j'étais petite, le mercredi après-midi, elle m'emmenait chez les personnes âgées du village qui avaient besoin de soins, pour les assister et leur faire des piqûres. C'était une personne qui se dévouait énormément pour les autres : lorsque ma grand-mère, sa mère, a été diagnostiquée d'un cancer intestinal, elle avait été à son chevet pendant des jours entiers. En général, elle accourait toujours si quelqu'un avait besoin d'elle, notamment ma grand-mère qui, pendant des années, passait les étés avec nous. C'est cet aspect d'elle que j'ai retenu tout particulièrement. Je peux dire qu'elle était une bonne mère, même si elle ne montrait pas beaucoup d'affection. Elle a été plus tendre à la naissance de mes filles, c'est-à-dire lorsqu'elle est devenue grand-mère, et davantage encore avec sa maladie.

## Vivre aux côtés...

Vivre aux côtés d'une personne qui a des problèmes de mémoire, c'est changer de vie et entrer dans son monde. Ma mère était devenue une enfant dont il fallait s'occuper. Elle avait constamment besoin de me voir. Si j'allais aux toilettes, elle se tenait là, sur le tabouret, et me regardait. La première nuit où je l'ai amenée vivre chez moi, je suis allée dans la salle de bain et j'ai fermé la porte. Elle tapait du poing sur la porte en disant à mes filles : « Elle nous a abandonnées, elle nous a abandonné toutes les trois ! ». Après quelques semaines, j'ai dû commencer à dormir avec elle, dans le même lit, parce que j'avais peur de ne pas l'entendre si elle se levait pendant la nuit et qu'elle puisse tomber. Cela a été difficile. Mais déjà pendant les quatre ou cinq années où elle était seule chez elle, je ne pouvais jamais m'absenter plus d'une journée ni partir en vacances, sauf le samedi, quand, en général, mon frère ou ma sœur faisaient le voyage pour lui rendre visite. Ils me déchargeaient de certaines tâches, comme le nettoyage et le changement des draps, ou de tâches plus lourdes dont mon frère s'occupait, comme couper du bois, tondre la pelouse ou autre. Mais même avec leur aide, le soir c'était toujours moi qui m'occupais d'elle. Eux, ils rentraient chez eux, ils avaient leur vie et leur travail.

## Au début...

Lorsqu'elle vivait encore seule, j'allais la voir tous les jours et même plusieurs fois par jour. À ce moment-là, je n'avais pas encore compris ce qui était en train de se passer. Je préparais ses pilules et j'avais trouvé mon propre système pour les lui faire les prendre, car le pilulier semainier de la pharmacie ne marchait pas avec elle. Du coup, j'avais préparé des petites enveloppes, sept bleues, sept rouges et sept jaunes. Chaque couleur correspondait aux médicaments d'un moment de la journée. Cela avait fonctionné pendant quelques mois mais ensuite, un samedi soir, elle avait ingéré à la fois ceux du samedi et ceux du dimanche. À partir de ce moment, j'avais décidé d'aller la voir au moins trois fois par jour. Je ne pouvais plus lui faire confiance. Puis elle a commencé à m'appeler : « Plus rien ne marche, la cuisine ne s'allume plus, l'ampoule ne marche même plus… ». Et je courais à chaque fois. Je laissai un mot à ma fille aînée et je partais. Parfois, je me mettais en colère parce que j'avais peur qu'elle fasse quelque chose de grave. Par exemple, une fois, pour changer l'ampoule de la table de chevet, elle avait arraché tous les fils électriques. À partir de ce moment-là, je n'ai plus été tranquille. Une autre chose qui m'a aussi paru bizarre est qu'elle n'avait jamais aimé les desserts, mais le propriétaire du magasin où elle allait toujours me disait qu'elle ne s'achetait que des croissants. De plus, quand ma nièce s'est mariée, je me suis occupé des fleurs et maman a passé deux jours avec moi dans le garage à me regarder faire. Le jour du mariage, elle est venue à la mairie et, même s'il n'y avait que nos plus proches parents dans la pièce, elle a pleuré. Elle avait peur et ne comprenait pas ce qui se passait. Après la cérémonie, je l'ai ramenée à la maison et une connaissance, qui était infirmière, elle est restée avec elle pendant que nous assistions au dîner.

Elle nous avait toujours dit : « Quand tu verras que je ne suis plus la Giulietta que tu connais, emmène-moi dans la maison de retraite parce que je ne veux pas être un fardeau pour vous ». C'est pour ça qu'elle ne voulait pas venir vivre avec moi. Elle venait déjeuner uniquement les jours fériés. À cette époque, je la laissais prendre le bus seule. Mais ensuite elle a commencé à m'appeler au téléphone, me disant qu'elle ne savait pas quoi faire, où descendre, où se trouvait l'arrêt. Puis tout a empiré : elle ne m'appelait plus, elle répondait seulement, car elle n'arrivait plus à composer le numéro. C'est à ce moment que j'ai commencé à me douter que quelque chose clochait.

Une autre chose étrange, c'est qu'elle avait commencé à avancer tous ses repas. Parfois j'arrivais à 8h30 pour mes médicaments du matin et il avait déjà une petite casserole sur la cuisinière pour préparer le déjeuner. J'ai essayé les repas à domicile, mais elle les jetait à la poubelle. Mais ce qui m'a finalement convaincue de l'emmener vivre chez moi a été lorsqu'un après-midi, à quatre heures et demie, elle avait posé une assiette en plastique sur la plaque chauffante pour préparer le dîner. Il y avait de la fumée partout ! Elle avait très peur, parce que j'avais eu peur aussi et que je l'ai grondée. Elle m'a regardé et m'a demandé, perdue : « Où sont mes parents, où sont ceux qui s'occupent de moi ? ». J'en ai profité pour agir. Je lui avais déjà demandé à plusieurs reprises d'emménager avec moi et elle n'avait jamais voulu. Mais cet après-midi-là, j'ai pris elle, une chemise de nuit et le chat, et je l'ai emmenée chez moi. Le lendemain matin, alors que nous sommes retournés chercher des vêtements, elle m'a demandé : « Mais où sommes-nous ? ». En une nuit, elle avait déjà oublié sa maison ! Et en ce qui concerne son chat : à partir du moment où il était chez moi, elle ne l'a plus caressé ni regardé, c'était comme si elle ne le reconnaissait plus. Et dire qu'elle ne vivait que pour lui !

À cette époque, j'étais… je ne peux même pas expliquer mon ressenti… je n'étais pas déçue… peut-être que je souffrais de solitude, je ne me confiais pas. Je ne savais pas qu'on pouvait demander des aides, le médecin ne m'a jamais dit que j'aurais pu être soutenue par des structures associatives. Aujourd'hui, je sais qu'il existe de nombreuses aides pour différents besoins. J'ai cependant reçu un soutien important de la part de mon ex-mari, que je dois remercier, car il a accepté de garder sa belle-mère à la maison avec nous, lorsque nous étions encore mariés.

Les gens ne comprenaient pas ce que je vivais. Ils ne faisaient que critiquer. Lorsqu'elle vivait encore chez elle, elle est sortie un jour pour se rendre au bureau de poste et a failli se faire renverser par une voiture. D'après les voisins, j'aurais déjà dû l'amener vivre avec moi à ce moment-là. Mais ensuite, quand je l'ai fait, certaines personnes m'ont dit : « Mais comment fais-tu, si j'étais toi, je la placerais dans une maison de retraite... ». Pour moi, la placer me semblait trop... ce n'était pas encore le moment, tant que j'arrivais à m'occuper d'elle, je n'y pensais pas. J'ai expliqué la situation aux gens, mais ils ne comprenaient pas vraiment et je me sentais mal à l'aise, car selon eux j'avais tort, alors que, pour moi, cela semblait être la bonne chose à faire. Et je crois que je l'ai faite : lorsque je l'ai ensuite emmenée dans une maison de retraite et qu'elle est décédée des années plus tard, ma conscience était tranquille parce que j'avais fait tout mon possible.

Mais au début, j'ai aussi fait une erreur. J'étais en colère parce que je ne comprenais pas ce qui se passait. Et si quelqu'un lit cette interview et ne sait pas ce que signifie avoir un proche atteint de cette maladie, j'espère qu'il ou elle le comprendra grâce à mon témoignage. Je ne savais rien et personne ne m'a aidée, mais je suis heureuse que d'autres personnes dans la même situation puissent bénéficier de mon expérience. J'ai vécu seule la maladie de ma mère et j'ai compris ce qu'elle avait appris en regardant un documentaire. Ils m'arrivaient les mêmes choses qu'à cette mère et cette fille ! La dame appelait constamment sa fille parce qu'elle ne se rappelait pas comment faire certaines choses. Mon mari, assis à côté de moi, a commenté : « Regarde, Milva, c'est toi et ta maman ! ». C'était tellement vrai ! Mais on a toujours tendance à sous-estimer la situation. Pour le médecin, il s'agissait simplement d'une légère démence sénile.

Au lieu de cela, c'était Alzheimer.

Pour avoir un diagnostic définitif, quatre ou presque cinq ans se sont écoulés depuis les premiers signes. À ce moment-là, nous avons commencé avec les médicaments, mais il était trop tard. Lorsque nous sommes allés chez le médecin pour des examens, il lui a posé plusieurs questions auxquelles elle n'a pas pu répondre. Puis il lui a demandé d'écrire quelque chose. Elle, tremblante, m'a regardé et m'a demandé : « Que dois-je écrire ? ». Je lui ai dit d'écrire quelque chose sur son chat, car elle l'adorait. Je lui ai proposé d'écrire qu'il était noir et elle a écrit comme une enfant : mon chat est noir. Elle a répondu correctement juste à la question : « Giulietta, nous sommes où ? ». « Dans la maison du médecin » - elle a dit. Cela m'aurait aidé de connaître la maladie des années plus tôt, elle était encore assez jeune et peut-être aurait-on pu faire quelque chose. Il faut vraiment essayer de comprendre le plus tôt possible et aller chez le médecin, mais encore faut-il qu'il vous écoute et qu'il prenne la situation au sérieux. J'ai été le voir, mais… !

Nous devons apprendre à écouter les sonnettes d'alarme. Par exemple, ma mère déplaçait toujours la table de chevet, un jour je la trouvais dans un coin et le lendemain dans un autre et, d'autres fois, elle cachait des choses, genre son porte-monnaie, qu'ensuite j'avais du mal à retrouver. Mais ce n'est que plus tard que j'ai compris que c'étaient de sonnettes d'alarme, lorsque j'ai lu une documentation sur les sept stades de la maladie d'Alzheimer qu'un ami, aujourd'hui également collègue, m'avait remise. Par exemple, dans la brochure était décrite une personne qui fermait la porte parce qu'elle croyait que d'autres les gens voulaient voler chez elle. Et c'est exactement ce qui lui est arrivé. Grâce à cette brochure, j'ai plus ou moins compris à quoi je devais faire face. C'était la seule aide que j'ai reçue, personne ne m'avait expliqué comment pouvait se comporter une personne atteinte d'Alzheimer.

### L'évolution…

Lorsque le médecin a confirmé le diagnostic, je me suis sentie presque soulagée. Avant, j'étais toujours dans le doute, mais pour une fois, il m'avait écouté.

Au fur et à mesure que la maladie progressait, ma mère est devenue apathique, elle n'était plus la femme énergique qu'elle était auparavant. Elle était comme un animal malade, le regard perdu dans le néant, elle parlait très peu, plus rien ne l'intéressait. Je pensais que cela allait empirer, mais au lieu de cela, une fois que la période où elle était un peu agressive est passée, elle a commencé à vivre dans son propre monde. À ce moment-là, ces malades ne vous reconnaissent plus et souffrent moins. L'agressivité vient du fait que, lorsqu'ils ont un moment de présence d'esprit, ils comprennent qu'ils ne sont plus capables de faire les choses comme avant, qu'ils oublient tout et qu'ils ne trouvent plus les mots corrects. Alors que s'ils sont dans leur monde, c'est un soulagement, tant pour eux que pour nous, si nous pouvons l'accepter. Ils se sentent vraiment mal surtout au début de la maladie. C'est le pire moment, où il faut être présent et essayer de comprendre ce qu'ils vivent. Nous devons également les impliquer davantage dans les activités quotidiennes ou leur montrer des photos pour activer des souvenirs. Mais il était trop tard pour elle. Une fois, je lui ai montré une photo de mon père et je lui ai demandé : « Tu te souviens de lui ? C'était ton mari ». Je pensais qu'il répondrait oui, mais à la place il m'a dit : « Mais je ne me suis jamais mariée, je n'ai pas d'enfants... ». Elle parlait de choses lointaines, de son enfance et de ses études, mais elle avait oublié son mariage, ses enfants... Au fil du temps, les phrases se perdaient, il n'y avait plus de phrases qui avaient un sens et, à la fin, il n'y avait même plus des mots, juste une litanie... tatatata.

### Sentiments, difficultés, attentes...

J'avoue que j'étais un brin en colère... mais contre le médecin ! Parce que le diagnostic était arrivé trop tard et qu'il ne m'avait pas dit que je pouvais recevoir de l'aide. Pas même en ce qui concerne les aspects financiers. Je l'ai découvert lorsque j'ai postulé pour la placer dans une maison de retraite. Là, le directeur m'a expliqué que je pouvais bénéficier d'une allocation pour personnes invalides, qui pouvait servir à rémunérer une soignante qui s'occupe d'elle, mais aussi à couvrir les frais du centre de jour. Je suis allée au centre avec elle, mais, presque immédiatement, j'ai compris que cela ne lui convenait pas : ils faisaient des petits travaux qu'elle n'était plus capable de faire. Mais la responsable a insisté, elle a dit que c'était pour mon bien, pour passer une journée paisible et pouvoir me reposer, mais cela s'est avéré contre-productif. À mon sens, cela ne servait à rien qu'elle soit avec des personnes et dans un environnement qui ne lui était pas familier : je savais ce qu'on pouvait attendre de ma mère, mais, une fois de plus, je n'ai pas été écoutée. C'est vrai que c'était une aide possible, mais, malheureusement, ce n'était pas la bonne pour elle. Quand elle montait dans le petit bus qui l'amenait au centre, elle pleurait comme un bébé et me suppliait de ne pas la laisser seule. Je ne l'avais jamais vue pleurer aussi désespérément. Combien j'en ai souffert ! Bien plus que de lui consacrer toute la journée ! En fait, je ne l'ai laissée partir que deux fois : c'était un cauchemar pour elle et moi, j'en ai souffert, j'étais à la maison et je ne pouvais m'empêcher de penser à ce qu'elle ressentait. La responsable m'a ensuite dit que, dans cet environnement, ils n'avaient pas pu lui faire faire quoi que ce soit, car elle était agitée toute la journée et qu'ils n'avaient pas le temps de s'occuper que d'elle. La maladie était trop avancée. Cela aurait dû être une journée tranquille... tu parles !

Il m'est difficile d'expliquer ce que je ressens à son égard, ou à l'égard de cette maladie. Ce n'était pas de la compassion… de la déception… Je ne sais pas, c'était peut-être de la frustration, le sentiment d'être inutile, de savoir qu'on ne peut pas aider beaucoup plus que cela. Après tout, que peut-on faire, sauf être à côté ? C'est un peu déprimant. Et j'avais aussi peur de ce qui pouvait arriver, je ne savais pas ce qui m'attendait. C'était la première fois que j'avais à faire avec cette maladie.

Les soins...

À cette époque, j'étais femme au foyer et mère, donc je n'ai pas eu besoin de bouleverser toute ma vie. Cependant, je crois que j'ai bouleversé la vie de mes filles et de mon mari. J'étais toujours avec elle ! J'essayais de l'impliquer dans les activités ménagères, comme éplucher les pommes de terre. Les questions étaient toujours les mêmes : « Où est ma chambre ? » ou bien : « Mais est-ce que j'ai un lit ? ». Cependant, je dois dire qu'elle n'a jamais été agressive. Elle n'était même pas exigeante, je pouvais faire mes corvées et elle me surveillait, me laissait lui faire sa toilette et lui laver les cheveux, elle n'a jamais refusé. L'important était que j'étais avec elle. J'attendais que les filles reviennent de l'école pour faire les courses, mais elle ne l'acceptait pas, elle disait que je les abandonnais. Finalement, je l'emmenais avec moi, mais il fallait que j'aille au magasin du village, car au supermarché elle n'était pas calme, il y avait trop de monde et trop de bruit.

Le premier soir chez nous, j'avais mis le chat avec sa litière dans la chambre avec elle et je l'entendais trafiquer. J'ai remarqué qu'elle ne sortait pas de la chambre et je suis entrée pour voir ce qu'elle faisait. Je l'ai trouvée accroupie sur le bac à litière du chat pour faire ses besoins. C'était impressionnant de la voir ainsi, même si, après tout, son raisonnement était juste. Chez elle, jamais elle n'avait mouillé son lit, elle savait exactement où se trouvait la salle de bain ! Mais chez moi, ça avait été trop difficile et elle avait trouvé un moyen d'éviter de salir. À ce moment-là, je me suis demandé à quel point elle en était arrivée. En outre, j'avais peur de la laisser dormir seule, car dans le salon, il y avait un escalier en pierre qui montait vers les chambres des filles. Elle dormait peu, de neuf heures à minuit environ, puis se levait. Plusieurs fois, elle montait sans allumer la lumière. J'étais très fatiguée et alors, pour être plus tranquille, j'ai commencé à dormir avec elle. Mais, à part la fatigue, j'étais sereine, car à mon avis c'était ce qu'il fallait faire et je la voyais calme. Quand j'ai senti que je n'en pouvais plus, j'ai cherché une place dans une maison de retraite. Son état avait empiré et je sentais que j'atteignais mes limites. J'étais nerveuse, fatiguée. Au bout de cinq ou six ans, j'avais besoin de me reposer, de me déconnecter. Elle a rejoint l'EHPAD après quelques mois, en août 2001.

J'ai pris soin de ma mère et maintenant je gagne ma vie en prenant soin d'autres personnes. Je n'y vois pas une grosse différence, car je m'affectionne tout de suite aux gens. Je n'arrive pas à être complètement détachée. C'est vrai que le soir, je ferme la porte et je rentre chez moi, mais au fond, je fais les mêmes choses que je faisais avec ma maman. Ces malades, il faut les écouter, les rassurer, être calme, bien les traiter, avec respect. Les soins que nous prodiguons à un proche, nous les prodiguons également en tant qu'aides-soignantes. En tant que proche, on est plus impliquée, mais face à certaines situations, on se sent pareil, on se sent parfois inutile, parfois déçue de soi, car on ne sait pas comment les aider.

À mon avis, le toucher est le plus important : une poignée de main, ou la main sur l'épaule et, parfois, si le résident l'accepte, même un câlin ou un baiser sur la joue. Et ils vous remercient avec le sourire... et je suis contente. Je n'ai jamais regretté d'avoir gardé ma mère chez moi pendant un an, mais il faut dire la vérité : cela bouleverse ta vie et également celle de toute ta famille. D'après mon expérience, j'ai juste regretté son entêtement à rester trop longtemps chez elle et qu'au moment où elle a emménagé chez moi, la maladie était déjà trop avancée. Si j'avais fait des études d'aide-soignante il y a vingt ans, j'aurais clairement vécu sa maladie différemment... du moins, c'est ce que je pense.

Tant que la situation n'est pas grave, l'avantage d'être chez soi, c'est que ces malades sont dans leur environnement. Mais s'ils sont emmenés pendant quelques heures et qu'en rentrant chez eux, ils ne savent plus où ils sont, comme c'est arrivé à ma mère, je dirais qu'il vaut mieux être dans une maison de retraite. Mais je sais bien que tout le monde ne voit pas les choses de mon point de vue. En tant qu'aide-soignante, je connais des proches de malades qui n'acceptent pas que leurs chers soient en contact avec d'autres personnes atteintes de démence, car si le patient se rend compte qu'il se trouve dans un environnement où les autres ne vont pas bien, c'est aussi un désavantage pour lui.

J'ai également eu quelques grosses déceptions de la part des établissements de soins. Par exemple, après s'être cassé le fémur, ma mère avait arrêté de manger. Après l'opération, elle a été admise à l'hôpital pour sa rééducation et j'ai informé le personnel qu'elle aurait besoin d'aide pour manger, car elle ne savait plus ce que signifie manger seule, il fallait la stimuler et la diriger ! J'avais précisé que, à cause de sa maladie, si on lui donnait une fourchette pour manger de la soupe, elle l'utiliserait et que, donc il fallait l'aider, car je ne pouvais pas être présente à tous les repas. Au lieu de cela, un soir, alors que je suis venue lui rendre visite, ils étaient en train de débarrasser la table alors qu'elle n'avait pas mangé. Une autre fois, je l'ai trouvée dans un fauteuil, allongée, avec le plateau loin, à 60 centimètres. Dites-moi, comment aurait-elle pu manger ? J'ai rapproché le plateau d'elle et lui ai donné la cuillère. À ce moment-là, une aide-soignante est entrée et lui a dit : « Regarde comme elle est méchante, cette Giulietta, elle mange lorsqu'il y a sa fille alors que d'habitude elle ne mange pas ! ». Ces mots m'ont beaucoup blessé, mais malheureusement, je n'ai pas réussi à lui répondre. Du coup, après un mois d'hospitalisation, elle avait arrêté de manger, car elle ne savait plus comment manger. Elle se nourrissait de liquides, de smoothies aux fruits, etc. Il lui a fallu six mois avant de manger à nouveau du solide. J'ai commencé avec quelques desserts que j'avais cuisinés moi-même, et petit à petit, elle a recommencé. Mais ce n'est pas tout : lorsqu'elle vivait encore chez nous, comme elle ne dormait pas, le gériatre m'avait conseillé de la placer quelques jours dans le service surveillé de l'hôpital, afin de trouver un médicament pour la faire dormir. Un soir, je suis passée lui rendre visite. Je pense que, juste avant mon arrivée, on l'avait appelée pour qu'elle aille à la salle à manger, mais elle était dans son propre monde et ne le comprenait pas. Je suis entré dans la pièce et je me suis assise sur la chaise près de la fenêtre. Maman était sur le lit. À ce moment, la porte s'ouvre un peu et une voix d'homme crie soudain : « Tu comprends que tu dois venir dîner ? Veux-tu venir oui ou non, combien de fois dois-je t'appeler ? ». Puis il a fermé la porte et il est reparti. Je ne l'avais même pas vu, juste entendu ! Le lendemain, j'ai informé le médecin et la personne a été convoquée. De toute évidence, ce métier n'était pas pour lui ! Mais bon sang, à ce moment-là, j'ai pensé qu'il valait mieux que je la garde à la maison, ma maman ! Peut-être que même les médecins ne connaissaient pas cette maladie ? Je ne savais pas quoi en penser. Cela pour dire qu'il faut un personnel spécialisé pour des malades d'Alzheimer. Et ce n'est pas toujours le cas dans les hôpitaux.

## Souvenirs, conseils, enseignements...

Un aspect positif de la maladie est que ma maman était devenue plus douce. Auparavant, elle n'avait jamais été affectueuse ou aimante, contrairement à mon père. Mais quand elle est tombée malade, je pouvais facilement lui dire : « Maman, je t'aime, je suis là avec toi... » et quand j'allais lui rendre visite, elle était dans son monde et me caressait le visage, elle me disait que j'étais belle et cela me faisait du bien. À cette époque, mon mariage était en train de s'effondrer et, pour moi, c'était merveilleux d'entendre quelqu'un me dire des gentillesses.

Pendant la maladie, j'ai tout appris par moi-même. J'ai compris que je ne pouvais pas me mettre en colère parce que j'étais confrontée à un problème : ma mère n'avait jamais été comme ça, elle avait une maladie cérébrale, donc je devais l'accepter, être tolérante, supporter, être calme, parler lentement. Une chose que je ne ferais plus, c'est de lui « mentir ». Je m'explique : à un moment donné, depuis que j'étais devenue sa mère, on m'a dit de la seconder si elle m'appelait comme ça. Mais un jour, alors que je partais, je lui ai dit que je devais y aller et que je ne pouvais pas l'emmener avec moi. À ce moment, elle a répondu : « Mais alors quel genre de mère es-tu, tu es une mauvaise mère ! ». Je me suis senti une menteuse. À ce moment-là, je me suis juré de ne plus jamais lui mentir. C'est vrai qu'il faut les seconder, mais bon... si j'étais la mère et que je la laissais là... Alors, la fois d'après, quand elle m'a encore demandé où était sa mère, je lui ai dit qu'elle était morte à l'âge de quatre-vingt-dix-sept ans. J'ai ajouté : « Presque une centaine, tu t'imagines ? ». Et elle a répondu : « Oh, mais alors elle était vraiment vieille ! ». A partir de ce jour, plus de mensonges.

Il est difficile de donner des conseils car les cas sont tous différents et chaque malade a son propre caractère. Cependant, je voudrais dire aux proches qu'il existe des associations qui vous aident lorsque vous avez besoin d'une journée ou de vacances, mais aussi pour être informés à propos de la maladie. Il vous faut comprendre à quoi vous serez confronté et comment vous comporter. Il est important de savoir qu'un patient peut être agressif tandis qu'un autre se replie sur lui-même. Au début on fait des erreurs, puis petit à petit on parvient à comprendre ce qui est le mieux et comment soutenir votre proche, il suffit d'avec une caresse ou d'un câlin s'il ne parle plus. S'informer est essentiel. Il faut comprendre que notre proche n'a pas changé de caractère, c'est la maladie qui l'a changé. Ce n'est pas de leur faute et nous devons être patients. À cette époque, je n'ai pas eu de contact avec d'autres personnes dans la même situation que moi et je le regrette. J'aurais pu échanger avec elles. Pour maman j'aurais fait tout ce qui était possible et peut-être mieux que je ne l'ai fait, alors informez-vous, faites-vous aider ! Restez proche de vos chers, même s'ils ne vous reconnaissent pas ou ne vous parlent plus. La communication n'est plus verbale, elle se transforme : un sourire, un câlin, une caresse. Ce sont les gestes qui comptent dans ces moments-là. Vous pouvez leur demander comment ils vont, mais il est plus important de leur tenir la main, de les caresser, d'avoir un contact physique. C'est mon conseil en tant qu'aide-soignante. Et c'est aussi la plus grande joie, car même s'ils vivent dans leur propre monde, même s'ils ne se souviennent pas, ils feront toujours un sourire ou quelque chose qui vous permettra de comprendre qu'ils savent que vous êtes là pour eux et que vous les aidez. Prendre soin d'eux fait du bien également à soi-même : parfois je n'avais pas envie d'aller rendre visite à ma mère, mais j'y allais tous les jours parce que j'avais besoin d'elle, pour lui prendre la main et peut-être recevoir une caresse ou un sourire à mon tour. ….

Grâce à cette maladie, j'ai appris qu'il faut faire ce qui nous fait plaisir car, certes, la vie peut être longue, mais elle peut aussi être courte dans ce qui se passe dans notre tête. Je suis contente de tout ce que j'ai fait pour ma mère. Le matin où ils m'ont appelé parce qu'elle était en train de nous quitter, j'ai rapidement fermé le magasin dans lequel je travaillais. Il était midi moins dix. En partant, je lui ai dit : « Maman, attends-moi, car je te jure que, si tu ne m'attends pas, je vais me mettre en colère... ». Elle est décédée douze minutes après mon arrivée. M'attendre était l'un de ses plus beaux cadeaux. Aujourd'hui, je la vois tous les jours, car j'ai ses cendres et celles de mon père à la maison. Je lui parle et je lui dis : « Maman regarde-moi, je vieillis... je fais de l'eau de rose comme toi… ».

*Témoignage recueilli par Patrizia Arcioli le 20.5.2019*

# ENSUITE IL A DIT CE MOT : ALZHEIMER.

Raffaella

*Raffaella Moresi est parmi les premières personnes à soutenir mon projet. Les problèmes liés aux pertes de mémoire l'intéressent depuis 1983, année où sa mère est tombée malade de la maladie d'Alzheimer. Son père remarque les premiers problèmes, ne les accepte pas et en parle avec sa fille. Ils se sont progressivement aggravés, mais le diagnostic n'a été confirmé qu'en 1991. La maladie s'est étendue sur une période de vingt-trois ans, progressant lentement, jusqu'au décès d'Elide, qui a vécu pendant neuf ans auprès de sa fille et de sa famille, puis les dernières années dans un EHPAD. Dans les années 1980, on savait peu de choses sur cette maladie et Raffaella ressentait le besoin de la comprendre et de la faire connaître. En 1992, elle rencontre la Association Alzheimer Tessin qui venait à peine d'être créée et, consciente de l'importance du partage des difficultés et des soucis, elle rejoint le groupe d'entraide pour les membres de la famille promu par l'Association. Elle entre au comité régional, dont elle assume la présidence entre 1995 et 2000, et au comité central en 2013. Grâce à son travail d'enseignante à temps partiel, elle peut gérer le centre d'appel régional Alzheimer et effectuer des visites aux familles, notamment celles qui vivent dans des régions éloignées. Après vingt-trois ans d'engagement, il est temps de tourner la page. Elle quittera bientôt le comité ayant concrétisé son rêve : depuis l'année dernière, le centre d'appels est actif toute la semaine. Raffaella avait déjà raconté son parcours dans le magazine Alzheimer Info et, vingt ans plus tard, elle nous livre un autre précieux témoignage. Le souvenir de sa mère est intact.*

Ma mère était une personne intellectuellement très active. Elle fut l'une des premières femmes engagées en politique lorsque, en 1971, les Suissesses obtinrent le droit de vote. Elle a siégé au conseil municipal de Bellinzone pendant seize ans et a été secrétaire du secrétaire du parti libéral cantonal. Elle s'occupait également de la facturation et des salaires de la Croix Verte et était secrétaire de sa promotion de 1923 et de la promotion de mon père de 1920. Elle avait une mémoire de fer, elle était le cerveau de la famille : elle contrôlait tout, contrairement à mon papa qui était plutôt le bras. Elle travaillait si dur qu'un jour, le magazine satirique du Carnaval l'avait dessinée marchant d'un pas vif avec son petit porte-documents... elle trottait, elle se portait toute droite comme un petit soldat... pour aller aux réunions du soir du parti.

## Vivre aux côtés...

Nous avons vécu avec cette maladie pendant vingt-trois ans et elle a impacté toute la famille. Normalement, une mère se soucie en premier de ses enfants... mais moi, je me préoccupais d'abord pour elle, car j'avais décidé qu'elle vivrait avec moi. Lors de son déménagement dans la maison de retraite, qui a été traumatisant pour moi, j'ai réalisé que je n'avais pas vu grandir de mes deux filles au cours des années où elle avait vécu avec nous.

À cette époque, j'enseignais et je devais trouver du temps pour travailler. Mais si elle ne me voyait pas, elle paniquait et je devais l'emmener avec moi. C'était un gros travail. Mes filles ont bien vécu cette période et mon mari a été très compréhensif, dès lors qu'elle passait ses vacances ou le week-end avec nous après le décès de mon père. Qu'elle soit avec moi m'a beaucoup aidé, car au moins je n'étais pas préoccupée. Aujourd'hui, je peux dire que ça a fait énormément mûrir mes filles, et elles me le confirment. L'une des deux avait même une meilleure manière de se comporter que moi : si elle voyait qu'elle était agitée, elle arrivait à comprendre, par exemple, si elle devait aller aux toilettes... ou bien elle la calmait en lui faisant jouer du piano, l'une des compétences qui sont restées intactes même pendant sa maladie. Même si elle se trompait au piano, elle était capable de se corriger, c'était incroyable ! Hormis les premières années, pendant lesquelles elle était en colère contre elle-même, elle avait conservé un bon sens de l'humour. Lorsqu'elle est entrée « dans son monde », elle est redevenue la même qu'avant et nous avons aussi beaucoup ri… . ce n'est pas facile, on ne peut pas comprendre si on n'y passe pas.

Avant de m'occuper de ma mère, je n'avais jamais eu à faire avec la maladie d'Alzheimer. Je ne savais pas ce que c'était, même lorsque j'aidais une amie avec son père, ou la mère d'une autre amie. Mais je me souviens bien de la fois où ma copine m'a demandé d'aller à l'hôpital chercher la chemise de nuit et la culotte de sa maman. Elle m'avait dit que sa maman les cachait. Une autre fois, je suis allée la chercher pour faire une scintigraphie osseuse et là, à l'hôpital, à l'endroit même où se trouvaient les bouteilles d'oxygène, elle a commencé à faire pipi sans enlever ses culottes. Je ne savais pas quoi faire, j'avais honte parce que je ne m'y attendais pas. Je n'ai réalisé que plus tard que ce sont des situations récurrentes dans ce type de maladie.

## Au début...

C'était les années 80 et ma mère avait soixante ans. Il y avait déjà eu des signes auparavant, mais personne n'aurait compris qu'il s'agissait de symptômes de la maladie d'Alzheimer, car cette pathologie était encore inconnue ou, du moins, on n'en parlait pas. En 1985, elle devait déjà être très malade car, alors que j'allais accoucher de ma deuxième fille et que j'avais des contractions, elle a demandé à mon père : « Qu'est-ce qu'elle fait là, maintenant ?». En 1988, mes parents sont allés en Californie pour rendre visite à des parents. Elle adorait voyager et à son retour, elle racontait tout en détail. Mais cette fois-là, elle avait peur et ne quittait pas mon père d'une semelle. Nos proches disaient que, souvent, elle ne voulait pas quitter la maison. Et même plus tard, quand mon père est tombé malade et a été opéré d'un cancer, elle ne comprenait pas ce qui se passait et elle lui cuisinait des montagnes de pâtes et se mettait en colère s'il ne mangeait pas. Mais mon père, qui avait opéré du ventre, devait manger en petites quantités plusieurs fois par jour. Sa forme de démence a évolué très lentement, à tel point qu'elle est décédée en 2006, à l'âge de quatre-vingt-trois ans.

Les premières années furent un cauchemar. Un jour elle m'a dit : « Il se passe quelque chose dans ma tête... ». Et qu'aurais-je pu lui répondre ? Au moins, lorsque le diagnostic est tombé, j'ai pu lui expliquer qu'elle perdait la mémoire. Elle, qui avait toujours été la gardienne de la paix à la maison, avait commencé à se mettre en colère pour un rien. Une fois, elle avait fait cuire du lapin au four et avait demander : « Est-ce que c'est bon ? ». Et mon père, pour plaisanter : « Il est un peu chaud, mais il est bon ». Elle s'est mise très en colère et je n'ai réalisé que plus tard qu'elle ne comprenait plus l'ironie... alors qu'elle avait toujours eu un excellent sens de l'humour. Je n'ai commencé à comprendre cette maladie qu'en 1992, lors de la création de l'Association Alzheimer en Suisse italienne. La présentation de l'association était prévue pour le 22 janvier à Lugano et ma mère avait été diagnostiquée l'année précédente, deux jours avant le décès de mon père. Je n'ai jamais vu mes parents se disputer autant que lors de la dernière année de la vie de mon père. Mais le médecin qui le soignait à l'époque avait exclu la maladie d'Alzheimer ou la démence, car elle était encore jeune et avait souvent de bons résultats aux tests. C'est pourquoi il ne parlait que de dépression et lui prescrivait des antidépresseurs. J'y ai cru, car ma mère pleurait beaucoup ! À un moment donné, j'ai décidé de l'emmener chez le neurologue, qui a fait un scanner de son cerveau. Puis il a prononcé ce mot, Alzheimer, mais c'était tout. Je ne savais même pas ce que c'était !

Qu'il me dise « Alzheimer » ou « rien à manger ce soir », pour moi c'était pareil, ça ne voulait rien dire pour moi.

Nous étions en 1991 et mon père était toujours convaincu qu'elle avait une tumeur à la tête. Alors que lui-même était en fin de vie, je lui ai dit que maman n'avait pas de cancer, mais qu'elle vieillissait avant l'heure et que sa mémoire se détériorait. C'est tout ce que j'ai réussi à lui dire. Et à ce moment-là, il s'est laissé mourir. D'une certaine manière, c'est encore pire pour un conjoint, car vous vivez avec les parents une vingtaine d'années et ensuite vous quittez ensuite le nid, mais vous vivez avec votre conjoint pendant de nombreuses années.

Quand mon père est mort, j'ai essayé d'organiser la vie de ma mère chez elle, même si j'ose dire qu'elle était chez moi une bonne partie du temps, y compris les vacances scolaires. J'ai rempli sa maison de notes parce qu'elle disait qu'elle n'avait plus de mémoire, elle qui avait toujours eu une mémoire de fer ! Quand je l'appelais pour savoir si elle était allée chez le médecin, elle me répondait : « Chez le médecin ? Et pour quoi faire ? ». Alors je lui ai apporté un cahier et je lui ai dit : « Écris chaque jour ce que tu fais et ce que tu manges, parce que peut-être que ça t'aidera à entrainer la mémoire ». Que j'étais naïve !

De 1991 à 1992, j'ai cherché aussi, comme mon père, de me débrouiller pour l'aider. Elle n'arrêtait pas de me poser les mêmes questions. En l'espace de quelques minutes, elle demandait dix fois la même chose. Le mot d'ordre de mon père était « concentres-toi ! » et j'ai fait exactement la même chose. C'est l'une des nombreuses erreurs que j'ai commises. Je lui répétais : « Mais maman, tu ne m'écoutes pas... ! ». Elle vivait encore seule lorsqu'un centre de jour thérapeutique a ouvert ses portes à Bellinzone et elle a commencé à le fréquenter deux fois par semaine. Cela lui a été d'une grande aide et était une véritable aubaine pour moi car plus tard, lorsque j'ai dû me faire aider par d'autres soignantes à domicile, elles pouvaient prendre congé les jours où elle était au centre de jour. En fait, à cette époque-là, elle passait déjà beaucoup de temps avec moi, car je venais la chercher le jeudi soir et elle restait avec ma famille tout le week-end. J'ai donc pu constater qu'il ne se lavait plus. Je me suis souvenue que c'était l'une des premières choses que mon père avait signalées. J'ai réussi à la convaincre de se laver sous prétexte de lui montrer comment fonctionnait la douche. Mais elle faisait même plus le ménage et elle ne changeait pas les draps.

## L'évolution...

À mesure que la maladie progressait, maman devenait de plus en plus apathique, confuse et ne parvenait plus à discuter. Mais le pire, c'était les premières années. En 1996, Aricept[1] a été mis sur le marché. Ma mère ne parlait plus, elle lisait seulement un peu mais elle ne parvenait pas à articuler un discours. Le docteur Tanzi, qui était président de l'Association Alzheimer, m'a suggéré de l'essayer pendant un mois, car comparé aux médicaments de la génération précédente, il n'avait aucun effet secondaire sur le foie. Au bout de deux semaines, la dame qui la gardait pendant que j'enseignais m'a dit : « Tu sais que grand-mère parle ? ». Et c'était vrai ! Elle avait recommencé à

[1] Médicament prescrit pour les cas d'Alzheimer légers ou modérés.

parler et avait continué assez longtemps. On ne pouvait même plus regarder un film parce qu'elle commentait tout. Je ne dis pas qu'elle a parlé jusqu'au bout, mais encore en 2003, elle a quand même prononcé quelques mots et montré des émotions. Je crois que ce médicament l'a aidée. Un diagnostic précoce peut être utile car, même si on ne peut pas guérir de cette maladie, on sait désormais qu'il y a des traitements et on peut planifier l'avenir... là, je pense aux directives anticipées pour la « fin de vie ». Pour le reste, je ne le sais pas, car comme le diagnostic peut être posé quelque temps à l'avance, plusieurs cas d'Exit[1] se sont produits. Même si chacun a des droits sur sa propre vie, il existe un dilemme éthique et Alzheimer Suisse est en train d'y réfléchir.

### Sentiments, difficultés, attentes...

Le plus dur à accepter, c'était de la voir pleurer. Je n'ai jamais vu ma mère pleurer comme elle le faisait au début de sa maladie ! Et puis, ce que j'ai toujours dit, c'est que je n'aurais jamais pu lui « essuyer les fesses ». J'avais l'impression de lui manquer de respect. Ça ne me dérange pas de faire ça aux autres, mais à elle... ! Je crois que je faisais quand même de bonnes choses, c'est-à-dire que je l'accompagnais dans la recherche de stratégies de mémorisation ou dans la réalisation d'activités, même si elles n'étaient des intellectuelles. Nous avons fait des memory, des puzzles, des jeux de société... nous avons chanté et dansé. Elle adorait danser et était une excellente danseuse. Grâce à cela, la régression a probablement été plus lente. Elle s'est produite en plusieurs phases, par « marches » : elle descendait d'abord une marche, puis se stabilisait pendant un certain temps. Ce n'est que plus tard que j'ai appris à apprécier ce qu'elle pouvait encore faire à chaque étape, car si un jour elle était encore en mesure d'éplucher des pommes de terre, le lendemain elle pouvait bien ne plus savoir se servir du couteau. Cette expérience a été une vraie école pour moi. Si une situation similaire devait se reproduire, j'anticiperais et veillerais à ce que la personne ne se referme pas sur elle-même, qu'elle ait le plus de vie sociale possible et qu'elle soit autonome autant qu'elle le peut. Il ne faut pas la remplacer dans ce qu'elle peut encore faire !

Quand j'ai compris qu'elle ne pouvait plus rester seule, j'ai demandé à quelqu'un de rester avec elle. J'ai pris grand soin de lui expliquer qu'elle n'était pas obligée de faire le ménage à sa place, mais qu'au contraire, elle devait le faire avec elle : mon idée était de lui donner le chiffon ou l'aspirateur à la main pour qu'elle puisse faire ce qu'elle pouvait. Au lieu de cela, la première dame a fait exactement le contraire : je suis arrivée et j'ai trouvé ma mère assise, toute lavée et peignée, la radio et la télévision éteintes et la dame qui s'occupait de ses propres affaires. Au lieu de l'aider à rester active, elle la servait et, ainsi

[1] Association suisse d'aide à suicide assisté

elle la rendait passive. Je ne l'avais jamais vue comme ça. J'étais déjà consciente à cette époque, peut-être parce que j'étais enseignante, qu'il fallait lui laisser faire tout ce qu'elle était en mesure de faire, peu importe si elle se trompait. Et c'est ce que j'ai toujours essayé de faire comprendre aux familles, lorsque j'étais responsable du centre d'appel. J'ai commis beaucoup d'erreurs, mais si je dois penser à quelque chose de positif et de quelque chose de juste que j'ai pu faire, c'est ça. Je ne peux rien changer, mais j'aurais aimé en savoir plus sur cette maladie, afin de réagir différemment. Malheureusement, à cette époque, je ne savais de cette maladie et certainement, si j'avais été plus consciente, je l'aurais accompagnée d'une manière différente. Je lui aurais fait sentir davantage que nous l'aimions. Certains de ses amis m'ont déçu : ils jouaient aux cartes et partaient en vacances ensemble, mais quand mon père est mort, ils ne se sont plus jamais revus. Ils m'ont dit : « J'ai peur... je ne sais pas de quoi parler avec elle... ». Peut-être que la maladie faisait peur parce qu'ils avaient le même âge.

L'une des choses les plus choquantes a été de comprendre qu'elle ne comprenait plus… comme quand j'accouchais de ma fille…. C'était traumatisant. Cela s'est produit à d'autres moments aussi. Un jour, nous étions au cimetière et il y avait la pierre tombale de mon père, qui s'appelait Orazio. Une petite fleur recouvrait la première partie du nom et elle a dit : « Là est enterré tonton[1] ». Une autre fois, nous sommes allées boire un verre dans un bar et elle a sorti une photo de mon père quand il était jeune et m'a dit : « Tu le vois celui-là, ça fait un moment que je ne le vois plus ». Et moi, carrément choquée : « Mais maman, c'est papa, nous rentrons tout juste du cimetière, il est mort ! ». Et elle s'est mise à crier : « Mais personne ne m'a dit qu'il était mort ! ». À ce moment-là, pour la calmer, j'ai dû lui dire : « D'accord, tu as raison, il n'est pas mort... ». Mais, quelques minutes plus tard, je lui ai montré une autre photo de mon père et elle m'a dit calmement : « Je sais bien qu'il est mort... ». Une autre chose qui m'a choqué, c'est quand elle a commencé à m'appeler maman.

Je ne vivais que dans le présent, parfois même avec désespoir. Je n'avais aucune attente, je ne savais pas ce qui allait se passer. J'aurais dû pouvoir m'appuyer sur quelqu'un dans les moments d'urgence, ne serait-ce que pour aller chez le coiffeur, car je passais tout mon temps libre avec elle, bien plus qu'avec mes filles. Avoir quelqu'un pour me dépanner, rien que quelques heures, aurait été utile. Ce type de service n'existait pas et cela me manquait. C'est pourquoi, à ce jour, je suis toujours membre du comité de l'Association Alzheimer : je souhaitais contribuer à la création d'un centre d'appel disponible toute la semaine et d'un réseau de bénévoles formés sur qui les familles peuvent s'appuyer. Concernant le centre d'appel, mon objectif est

[1] La dernière partie du prénom Orazio et la même que le mot oncle en italien.

atteint : il y a toujours quelqu'un qui répond et écoute. C'est très important ! De cette façon, nous apportons un soutien et des conseils à ceux qui en ont besoin. Du côté des bénévoles, des actions ont été entreprises et un service en collaboration avec Pro Senectute commence enfin à fonctionner.

### Les soins...

S'assurer que la personne puisse rester dans son environnement, où elle voit ses choses et a ses habitudes, est une forme de respect et c'est fondamental. Mais si la démence est à un stade avancé, elle risque de manger des choses qui ne devraient pas être consommées ou de laisser la cuisinière allumée. Ces malades ne peuvent plus rester seuls à la maison. C'est pour cette raison que j'ai toujours été inquiète pour elle et, en 1994, je l'ai amenée vivre chez moi. Elle a vécu avec ma famille pendant près de cinq ans. Elle fréquentait toujours le centre de jour de Bellinzona le mercredi, ville où vivait mon frère, de sorte à l'impliquer également. Il me la ramenait dans l'après-midi. Et une fois par semaine elle aillait au centre de jour de Lugano. J'aimais mon travail et je ne me suis pas sentie coupable de ne pas être restée à la maison pour prendre soin d'elle. J'ai cherché de l'aide. Avoir des enfants, être confrontée aux jeunes à l'école et avoir beaucoup à faire, m'a donné de la force. Je voyais autre chose par rapport à mon quotidien avec elle. En 1999, huit ans après le décès de mon père, nous l'avons transférée dans une maison de retraite. À ce moment-là, je me suis sentie coupable. C'était assez traumatisant.

### Souvenirs, conseils, enseignements...

J'ai beaucoup de souvenirs d'elle... je la revois comme dans un film. Lorsqu'elle était en bonne santé, elle était une personne assez dure avec nous, pas froide, mais pas câline non plus. Elle l'est devenue un plus tard. À mon avis, la chose la plus importante face à une personne souffrant de cette maladie est de s'armer de beaucoup de patience. Il ne faut pas être pressés. Un conseil utile est de regarder la personne dans les yeux : je mimais souvent, je mangeais avec elle et devant elle pour lui montrer comment faire. Il faut donner du sens à ce que l'on fait, pour nous c'est banal mais pour eux ça ne l'est pas. Même aux stades avancés, je parlais toujours, je faisais des monologues en cherchant constamment son regard et je donnais un nom aux choses, par exemple je disais : « Prends le verre ». Mais dans l'ensemble, hormis les premières années qui ont été vraiment terribles tant pour elle que pour nous, je pense qu'elle se sentait bien. La tolérance est également importante. Vous devez être conscient qu'il s'agit d'une maladie et que vous ne devez pas avoir honte si la personne a des comportements bizarres, par exemple lorsque vous sortez déjeuner ou dans un lieu public. À cette époque, il y avait très peu d'aides et je me suis aidée moi-même, car il n'y avait pas d'autre soutien. Heureusement, avec la naissance de l'Association Alzheimer, j'ai pris connaissance du seul manuel traduit en italien, que j'ai littéralement dévoré. Parallèlement, l'Association a commencé à publier des brochures et des conseils comportementaux dont j'en assurais la traduction. Faire partie de cette association, à laquelle je serai toujours reconnaissante, a été pour moi une aubaine et je recommande toujours à toutes les personnes confrontées à cette maladie, de lire ce qui a été publié car, entre-temps, de nombreuses publications intéressantes ont été publiées sur la maladie et aussi sur les malades atteints à un âge précoce.

J'ai « retrouvé » ma mère lorsqu'elle a franchi la première phase. Dans la phase moyenne, elle s'est remise à chanter, elle jouait du piano et on a même ri des choses bizarres qu'elle faisait. Elle était redevenue elle-même. Et moi, qui commençais enfin à comprendre, j'ai changé mon comportement. Après, c'était bien. Au début, ma mère pensait avoir eu un accident vasculaire cérébral, mais quand le diagnostic est tombé je l'ai rassurée, je lui ai dit qu'elle perdait un peu la mémoire. Je n'ai rien nié et lui ai expliqué que nous serions là pour l'aider. Cette maladie m'a appris à vivre au jour le jour et à apprécier les qualités des gens de leur vivant. Témoigner une nouvelle fois me permet, d'une part, de me souvenir d'elle et, d'autre part, de dire clairement que ces personnes peuvent et doivent vivre dignement.

Témoignage recueilli par Lara Allegri le 8.6.19

# PRÊTE A DÉPASSER LES LIMITES

Rosina

*L'ancienne maison de maître est remplie de lumière en ce matin de printemps. Rosina affiche aussi un sourire lumineux et un regard serein. Son quotidien a peu changé depuis que son mari, Luigi, a commencé à avoir des problèmes de mémoire. Trois ans ont passé et Luigi est toujours autonome, donc vivre à ses côtés ne lui pèse pas. En effet, avoue-t-elle, s'il n'était pas là, il lui manquerait. Je connais Rosina depuis toujours et cette interview est une excellente opportunité de nous remémorer les souvenirs de mon enfance avec sa fille, tout en abordant un sujet qui touche de nombreuses personnes, en particulier les femmes : celui d'accompagner et de prendre soin d'un conjoint lorsque l'âge avance et que des difficultés de santé se présentent. Notre conversation autour d'un café, tandis que la lumière du matin s'infiltre entre les grandes fenêtres, apparaît le portrait d'un homme bon, qui ne souffre pas de sa nouvelle condition de santé et qui se confie volontiers à son épouse bien-aimée, avec qui il a partagé sa vie avec bonheur pendant cinquante ans. Parce qu'ensemble ils sont plus forts. En effet, Rosina est convaincue que, grâce à son aide, Luigi pourra passer les prochaines années à la maison. Ceci, tant que sa santé à elle le permet : tant qu'elle garde sa force, elle se sent capable de faire face aux défis qui les attendent. Car outre à la force, dont elle est déjà pourvue, Rosina est en train d'apprendre la patience. Elle est consciente que le problème de son époux lui impose des limites, mais elle les considère comme peu importantes. Et elle se prépare mentalement à les dépasser lorsque la situation le demandera.*

Luigi est un homme très gentil et attentionné. On pouvait compter sur lui et il avait des mains en or. Jusqu'à il y a quelques années, il n'y avait rien dans la maison qu'il n'ait pu réparer. Il trouvait toujours une solution et nous n'avons jamais eu besoin d'électriciens, de menuisiers ou de plombiers. Pour ainsi dire, il aurait même pu fabriquer des chaussures pour les fourmis. Je pense que les moments les plus importants de sa vie ont été lorsqu'il a fondé une famille. Il était très présent, dans la limite de ses engagements professionnels et sociaux. Il était actif comme moniteur chez les Samaritains et les pompiers. Il faisait aussi la projection des films au cinéma, le tout avec passion et ne manquait jamais un cours ou une assemblée. S'il s'est engageait, il était à fond et il s'impliquait dans la vie du village. Il a quitté son engagement chez les pompiers en raison des limites d'âge et les Samaritains parce que les activités nécessitaient l'utilisation des nouvelles technologies et, pour lui c'était trop compliqué. Par contre, il assurait les transports chez les Samaritains et, après sa retraite, il a commencé à faire du bénévolat. Il allait aider les gens, les emmenait se promener. Ces activités avec les Samaritains lui tenaient à cœur et lui donnaient satisfaction. Il a toujours été un bon mari... et maintenant… il me met en difficulté.

### Vivre aux côtés...

Pour l'instant je n'ai pas de problèmes majeurs et, si ça continue comme ça, ça ira. Il est autonome, il se douche, se rase, n'oublie jamais de mettre de la crème et s'habille tout seul. Bien évidemment, je dois tout préparer pour lui et faire attention aux horaires lorsque nous avons un rendez-vous, car il est très lent. Parfois, il oublie de se raser, mais quand je le lui rappelle, il le fait. Je dois juste le suivre. Parfois, j'ai l'impression qu'il est paresseux et gâté, car il me demande tout et ne fait pas le moindre effort. Par exemple, il ne regarde jamais sa montre pour vérifier la date, il me la demande toujours. Mais à la maison, il fait encore beaucoup et spontanément. Par exemple, il lave les tasses du petit-déjeuner... mais en fait, j'ai l'impression qu'il est un peu paresseux, car s'il y a deux plats à laver, il le fait, mais s'il y en a plus, il laisse tout sur l'évier. Mais sans doute, il ne fait que des choses précises et faciles, il ne fait plus ce qui est complexe.

### Au début...

Tout a commencé il y a environ trois ans avec une bronchopneumonie. Auparavant, il était complètement autonome, il savait par exemple prendre lui-même toutes ses pilules. Après la bronchopneumonie et les antibiotiques puissants qu'il a dû prendre, il a commencé à dire : « C'est quoi toutes ces pilules ? Mais quand dois-je les prendre ? » Il était confus. J'ai donc dû intervenir et l'aider à s'organiser. Puis, il y a deux ans, nous sommes allés chez le médecin pour renouveler notre permis de conduire et le médecin n'était pas sûr de lui remettre le certificat d'aptitude. Il m'a proposé de l'amener chez le gériatre, qui m'a dit qu'il pouvait encore conduire, mais qu'il était un peu ralenti dans ses réactions et que je devais toujours être avec lui. Il avait raison, car une fois que nous étions aux cours dans la petite ville à côté qu'il connaissait parfaitement, il m'a demandé ou était le supermarché. Je lui ai donné le temps de réfléchir et il s'en est souvenu. Mais par la suite, il était devenu trop lent et je ne pouvais plus prendre des risques. En voiture nous ne faisions que de courtes distances, nous n'allions même plus jusqu'à son village natal, car il y avait trop de virages. Même aller en ville était compliqué. En gros, c'était moi qui conduisais à sa place : « maintenant il y a un stop... maintenant tu peux y aller... ». J'ai eu peur et j'ai dit aux enfants : « Papa, je ne le laisse plus conduire... ». La dernière fois que nous avons reçu le certificat à faire valider par le médecin, je l'ai renvoyé aux autorités sans rien lui dire. Il était un peu contrarié, mais il l'a accepté.

J'ai parlé au gériatre du déclin. Pour moi, c'était la faute des antibiotiques qu'il avait pris pour soigner sa bronchopneumonie, mais il n'était pas d'accord. Mais c'est bien à partir de ce moment que le problème est apparu. Heureusement, ça avance lentement. Cela fait maintenant trois ans. L'année dernière, au printemps, j'ai décidé de l'envoyer au centre de jour pour une journée.

## L'évolution...

Pour moi, savoir qu'il y a un problème ne change rien. Car finalement, le gériatre a seulement confirmé que sa mémoire régressait. Je lui ai demandé s'il existait des thérapies, mais il a répondu que non. Et puis, Luigi prend déjà beaucoup de pilules et il ne voulait pas le surcharger. Il m'a également recommandé des livres avec des exercices, que j'ai personnellement trouvés assez difficiles, mais mon mari ne les fait pas, il préfère lire ses livres d'armurerie. Je suis allé trois fois chez le gériatre puis j'ai arrêté. Moi aussi, je constate que la mémoire régresse. Si ça empire et que je ne sais plus comment me comporter ni ce que je peux faire, j'irai demander conseil, mais pour l'instant tout va bien. En réalité, je suis sereine. Mais je ne peux plus le laisser seul toute une journée. Si je dois partir à Lugano et que je dois donc partir après le petit-déjeuner et revenir en fin d'après-midi, je ne peux plus le faire. Une fois, je suis allée chez le médecin et je lui ai laissé son déjeuner à réchauffer, mais quand je suis revenue, il n'avait pas mangé. Il a dit qu'il m'attendait. Je peux encore faire des trajets plus courts, de quelques heures. Il est passionné de pistolets, de fusils... donc il s'assoit sur le canapé et feuillette des livres d'armurerie.

## Sentiments, difficultés, attentes...

C'est difficile de devoir toujours répéter les mêmes choses, mais peut-être que c'est mon problème à moi. Mais je ne veux pas commencer à écrire des mémos. Ce n'est pas normal de perdre la mémoire, car il y a beaucoup de gens qui, même âgés, se souviennent de tout et sont très actifs, vont danser, faire plein d'activités... mais ce sont des choses qui peuvent arriver avec l'âge. Et il y en a qui vivent dans des conditions plus difficiles encore.

Bien sûr, je me sens un peu inquiète. Mais pas pour maintenant, plutôt pour ce qui pourrait arriver dans le futur. Je pense : « et si quelque chose m'arrive ? ». Comment mes enfants pourront-ils gérer la maladie de leur père ? Notre fille travaille, elle part à six heures et demie du matin. Et notre fils habite loin. Quand je pense qu'il sera peut-être impossible pour moi de prendre soin de lui... Tu sais, ça va maintenant, mais les années passent pour moi aussi et, qui sait, comment sa maladie va dégénérer ? Maintenant, elle progresse très lentement et je le soigne parfaitement, mais que se passerait-il s'il attrape à nouveau la grippe ou une pneumonie et qu'ils le bombardent à nouveau d'antibiotiques ? Eh bien, je suis concernée par ces possibilités. S'il tombe malade et que son déclin est plus rapide, que vais-je faire ? Je sais qu'il y a une aide à domicile, mais c'est difficile pour moi de l'accepter. J'ai eu une mauvaise expérience lorsque je me suis cassé le bras, ça n'a pas été positif pour moi. Cela dit, il est vrai que lui accepterait de l'aide. Il est toujours calme et gentil. Bien sûr, s'il décide qu'il veut faire un truc, rien ne va l'arrêter. Parfois j'essaie de m'imposer, d'autres fois j'abandonne.

Pour moi, mon mari n'a pas la maladie d'Alzheimer. S'ils me demandent comment il va, je réponds bien, car c'est vrai. Il a un peu perdu la mémoire, oui. Et il reconnaît qu'il y a un problème, il en parle ouvertement aux autres aussi. Pour l'instant, ce sont des petites choses : lorsque nos enfants sortent, il dit « ils sont partis sans dire au revoir... » ou « mais cette fille, on ne l'a pas revue depuis un moment... ». Il ne se souvient pas de certaines choses, mais il est joyeux et me fait des blagues. Parfois, il se met à rire tout seul et me dit ensuite ce qu'il pensait. Même avec son frère il en racontait beaucoup. Quand nous sommes trop silencieux, pour que je recommence à parler, il me dit très ironiquement : « Ne parle surtout pas aussi fort que ça, je t'entends très bien... » Mais désormais, les personnes s'adressent à moi, par exemple pour savoir s'il compte se rendre ou non à une assemblée. Et il est le premier à dire qu'ils doivent me le demander. Pour moi, ce n'est pas compliqué de parler ouvertement de ce problème et si j'avais besoin d'aide, je la demanderais. Quand je me rendrai compte que ma présence est nécessaire vingt-quatre heures sur vingt-quatre, je demanderai de l'aide. Pour l'instant je n'y pense même pas.

Ses amis l'appellent, mais il ne leur rend plus visite. Il ne peut plus conduire et certains habitent loin. Peut-être qu'il serait quand même capable de prendre le bus tout seul, mais je ne lui fais pas confiance. Même pour les promenades, jusqu'à l'année dernière il y allait seul, mais plus maintenant. Parfois, il a la tête qui tourne et il est déjà tombé, je l'ai déjà trouvé par terre. Ces choses me choquent et donc, maintenant, nous y allons toujours ensemble, sauf s'il veut sortir juste une demi-heure et que je sais où il va. Mais en général, j'essaie de ne jamais le laisser sortir seul.

Il y a clairement eu un changement dans ma situation personnelle. Juste pour te faire comprendre... si jusqu'à l'année dernière je me levais à 6h30 et allais au jardin pour jardiner, maintenant c'est fini. Ou si j'y vais, je reviens voir s'il a pris son petit-déjeuner ou ses pilules. Je dois m'en occuper, mais je peux encore m'absenter pendant quelques heures. Et si je pense aux vacances... l'année dernière, en mai, nous sommes allés dans un centre thermal, mais j'étais toujours tendue. Il s'est perdu deux ou trois fois en allant se faire masser, il ne retrouvait pas son chemin. Donc je n'y vais pas cette année. Si je dois partir et être tendue, je préfère rester à la maison. D'un côté, je suis désolée, parce que j'aimerais que nous sortions un peu, mais de l'autre... en août, nous allons habituellement chez ma famille à Belluno. Mais cette année, je n'en ai pas envie. Mon frère veut sortir souvent et mon mari se fatigue tellement. Désormais, il dort aussi pendant la journée, parfois même de deux à cinq heures. Il a toujours été quelqu'un qui aime dormir longtemps, mais visiblement, maintenant il ne dort pas la nuit. Luigi est content quand nous allons chez moi, sauf qu'en étant loin de son environnement, il met encore plus de temps à faire sa toilette. Je suis désolée, car il veut y aller et ce serait encore possible, puisque je peux l'emmener en train. Mais en vérifiant les horaires je vois que s'il faut attendre une heure pour un changement de train, je ne vais plus boire de café car c'est trop long à organiser. C'est difficile de savoir ce qu'il faut faire, parce que peut-être qu'il va bien, mais moi, je ne vais pas bien, je suis tendue. Et puis je me sens coupable : dois-je voyager avec lui ou pas ?

### Les soins au domicile...

Nous sommes bien à la maison en ce moment. Et je n'ai pas envie de le laisser tout seul, même pas quelques jours. Une infirmière m'a demandé si je voulais le laisser deux ou trois jours, mais je ne suis pas prête. Partir une semaine en vacances en sachant qu'il devra aller dans une structure d'accueil ou à l'hôpital... non, je ne peux pas. Luigi comprend bien à quel point il a de la chance de m'avoir. Il le dit toujours, même aux autres : « Heureusement, j'ai ma femme, car sans elle... ». Sans moi, c'est sûr qu'il ne pourrait pas rester vivre chez lui.

Ces rares fois où je ne dors pas la nuit, je suis prise de doutes : que dois-je faire s'il m'arrive quelque chose ? Je sais qu'il devrait aller vivre dans un EHPAD, car je ne peux pas demander à mes enfants de s'en occuper. On critique facilement les personnes qui placent des proches dans une maison de retraite, mais c'est parfois nécessaire. On ne peut pas s'occuper des proches et travailler. Une connaissance à moi avait une aide à domicile 24h/24, mais pour cela il faut avoir de l'argent. Mon mari accepterait d'avoir une aide à la maison, mais je... si je tombais malade, est-ce que je l'accepterais ? Peut-être je dis non maintenant, parce que je suis en bonne santé, mais si j'étais malade... mais pour lui, il n'y a pas de problème. Il a un bon caractère. J'ai de la chance... il est respectueux, il est gentil et on ne peut pas dire ça de tous les maris, pas même de ceux qui n'ont pas de problèmes similaires. J'ai le temps de m'adapter, car la maladie progresse lentement. Mais que se passerait-il si quelque chose arrive ? Et s'il empire et que je ne suis pas préparée ? J'aurai du mal à m'en occuper. C'est compliqué. Tant qu'il sera comme ça, il restera sans autre à la maison.

En ce moment, je réfléchis à l'opportunité de l'envoyer au centre de jour deux fois par semaine, car je vois qu'il y va volontiers. Les premières fois qu'il y est allé, il m'a dit : « Tu es bien contente... » mais pour moi rien ne change, je fais ce que je dois faire, qu'il soit là ou pas. Mon principe est : tu y vas pour sortir un peu de la maison. Avoir un jour de congé ne m'intéresse pas forcément. C'est juste pour qu'il voie du monde. Ça lui manque, de parler aux autres. Mais comment les rencontrer s'il est toujours chez lui, sur le canapé ou devant la télé ? Même aller chez des amis... si la route est courte et qu'il fait beau on y va à pied, sinon il doit rester à la maison. Peut-être qu'il est capable d'y aller seul et peut-être même qu'il aimerait le faire, mais c'est moi qui n'ai pas trop confiance ! J'ai peur qu'il tombe. Je le fais pour moi, tu comprends ? Pour éviter de m'inquiéter. Je dois vraiment essayer de ne pas lui faire part de mes craintes. Mais je n'ai pas envie d'être inquiète. Une fois qu'il voulait aller dans un sens, je voulais aller dans l'autre et je l'ai laissé partir seul. Il s'est arrêté au bar pour boire et je me suis mis en tête que quelque chose s'était passé... tu vois ? Je le fais pour moi... pour ne pas m'inquiéter. De temps en temps, je doute qu'il soit plus autonome que je ne le pense, et que c'est moi qui lui fixe des limites. C'est comme quand nous sommes allés en voiture. C'est moi qui avais peur.

### Souvenirs, conseils, enseignements...

La patience est fondamentale. Je ne suis pas très patiente, je m'en rends compte. Pour être calme, je dois me concentrer, parfois j'oublie qu'il n'a pas de mémoire et je réagis. La patience ne s'achète pas, c'est une histoire de caractère. Mais il me l'apprend. Sans patience, on est très stressé. J'ai appris à ne plus rien lui demander. Avant, il faisait beaucoup de choses, mais une fois, je lui ai demandé de faire des travaux dans la serre et il n'a pas réussi. Ou alors il y avait une poignée à réparer dans la buanderie. Il l'a démontée, mais il fallait que ce soit un menuisier à la fixer. Il s'est rendu compte qu'il ne pouvait rien faire, il l'a même dit, mais de neuf heures à midi et de deux heures à sept heures, il a continué à démonter la poignée et à essayer de la remonter. Il n'acceptait pas qu'il ne puisse pas le faire. Je ne lui demande plus de réparer des choses parce que je ne sais pas s'il pourrait et je ne veux pas le mettre dans l'embarras.

Maintenant je suis sereine, je gère toujours tout parfaitement. Les limites sont de petites choses et j'espère être prête à les déplacer. Mais je suis aussi consciente que si un jour je n'en peux plus, je devrai le placer en maison de retraite. D'ailleurs, peut-être qu'on ira ensemble, qui dit qu'il faut y aller jusque quand on n'est plus autonome ? Mais je sais que ce sera difficile parce que chez soi on se sent toujours mieux. Je connais une personne qui a volontairement décidé d'aller dans une maison de retraite. Les enfants n'étaient pas d'accord. Mais depuis l'année dernière, j'ai vu sa santé empirer... c'est peut-être une coïncidence mais.... En Suisse, les maisons de retraite sont un luxe. À Belluno, où vivait ma mère, ils étaient quatre dans une chambre. Les conditions ne sont pas les mêmes.

Le souvenir le plus précieux de Luigi est qu'il a toujours été amoureux de moi. Aujourd'hui encore, il me le dit presque tous les jours. Luigi est une personne très affectueuse, qui sait donner et demander de l'affection.

*Témoignage recueilli par Manuela Bonfanti le 21.3.2019*

# ACHEVER LA TÂCHE

## Sabine

*Quel miracle, la technologie, qui me permet de rencontrer Sabine par Skype sans la rejoindre chez elle, dans la partie italophone des Grisons ! Avec elle, nous parlons de la maladie de sa maman Hildegard, née en 1927 et décédée en octobre 2017. Sabine et son mari Markus ont pris soin de la maman au domicile lors de ses quinze derniers mois de vie. Ils ne savaient pas à quoi ils allaient être confrontés ni combien de temps allait durer sa présence chez eux, mais ils sentaient que c'était ce qu'il fallait faire parce que le papa de Sabine, qui avait déjà quatre-vingt-dix ans, n'avait plus la capacité de s'en occuper et ils excluaient l'intégration dans un EHPAD. Grâce à sa conviction profonde selon laquelle chaque chose est cyclique, la famille a abordé chaque journée, qu'elle soit heureuse ou pénible, en acceptant ce nouveau défi. Hildegard, atteinte d'Alzheimer, les a quittés après un peu plus d'une année de cohabitation. Il y a encore beaucoup d'émotions dans la voix de Sabine lorsqu'elle évoque sa maman. Le départ, qui s'est déroulé dans la maison de Sabine, a été marqué par une émotion profonde. Elle se réjouit d'avoir pu rester auprès d'elle jusqu'à ses derniers instants. En l'habillant pour la préparer à la vie éternelle en laquelle sa maman croyait fermement, Sabine a senti le privilège de ces derniers gestes. Achever la tâche. Fermer le cycle.*

Ma maman était une personne très modeste, sans exigences. Elle et ses besoins venaient toujours après tous les autres. Elle avait toujours tout donné, était très gentille, avait un sens de l'humour très pointu et peut être pour cette raison nous voulions nous occuper d'elle. Elle savait calculer de tête comme une calculette et se souvenait de tout. Elle était la mémoire de la famille et inspirait une confiance absolue. D'origine suisse allemande, elle s'était transférée à Nyon avec mon papa, qui avait eu une opportunité de travail dans la Suisse francophone.

### Vivre aux côtés...

La plus grande difficulté consiste à réussir à se connecter avec la personne. Ma maman parlait souvent du frère ou de personnes que je ne connaissais pas. C'était difficile de comprendre ce qu'elle racontait. Ça c'était très lourd. Et puis, c'est comme avoir un enfant à la maison ! Mais une personne qui ne peut pas donner un coup de main parce qu'il est petit, il a juste un ou deux ans. On pense et on gère tout. On donne même à manger avec la cuillère.

Nous avons cinq enfants et, quand maman est arrivée pour vivre avec nous, le plus petit avait déjà douze ans et la quatrième est restée avec nous peu de mois et ensuite elle est partie à l'université. Mais notre fils a vécu la maladie de la grand-mère en direct durant sa préadolescence. Et il devait rester tranquille. Il a été très gentil, il ne s'est jamais plaint. De temps à autre, il disait que c'était un peu difficile, il était parfois impressionné par l'état de la grand-mère, mais jamais il n'a dit : « Je ne la veux plus avec nous. ».

## Au début...

Maman est tombée malade entre les quatre-vingts et quatre-vingt-quatre ans. Elle était plutôt âgée. Un des premiers indices a été qu'elle ne se souvenait plus comment cuisiner la Haslital, un gâteau de la Suisse intérieure qu'elle faisait souvent. Moi je ne m'étais pas donné du mal à noter la recette, car je lui téléphonais et elle me la donnait. Le jour où elle m'a dit : « Ce gâteau je ne l'ai jamais fait... », je me suis dit mince ! J'étais perplexe. Voilà, d'un coup elle prétendait n'avoir jamais fait ou su une certaine chose. Et elle n'appelait plus, c'était toujours mon papa qui téléphonait. Lui, avant, il ne l'avait jamais fait.

Puis, en 2014, nous avons voulu faire plaisir à papa qui fêtait ses nonante ans et nous sommes allés tous à Paris, où il avait travaillé et il avait beaucoup de souvenirs. Pour nous c'était un stress total. Très difficile ! À ce moment nous avions compris combien elle était malade. Nous sommes rentrés après trois jours, nous étions épuisés. Il faisait trop chaud et ça, ça ne se gère pas bien. Mais en plus, elle avait de la peine à marcher et mon papa traînait. Et puis, cette vessie externe qui devait être vidée ! On lui avait percé la vessie car elle avait eu un cancer et au début elle gérait, disons les deux premières années, mais ensuite il lui a fallu quelqu'un pour l'aider. Sa maladie, je l'ai souvent reliée à l'anesthésie de l'opération de la vessie parce qu'elle s'est manifestée par la suite. Bref, à Paris il y a eu un moment où elle a dit un gag hors propos au moment de se retrouver devant la Vierge de Notre Dame où ils s'étaient fiancés, et à ce moment nous sommes restés très perplexes, car elle était croyante.

Maman est tombée malade entre les quatre-vingts et quatre-vingt-quatre ans. Elle était plutôt âgée. Un des premiers indices a été qu'elle ne se souvenait plus comment cuisiner la Haslital, un gâteau de la Suisse intérieure qu'elle faisait souvent. Moi je ne m'étais pas donné du mal à noter la recette, car je lui téléphonais et elle me la donnait. Le jour où elle m'a dit : « Ce gâteau je ne l'ai jamais fait... », je me suis dit mince ! J'étais perplexe. Voilà, d'un coup elle prétendait n'avoir jamais fait ou su une certaine chose. Et elle n'appelait plus, c'était toujours mon papa qui téléphonait. Lui, avant, il ne l'avait jamais fait.

Puis, en 2014, nous avons voulu faire plaisir à papa qui fêtait ses nonante ans et nous sommes allés tous à Paris, où il avait travaillé et il avait beaucoup de souvenirs. Pour nous c'était un stress total. Très difficile ! À ce moment nous avions compris combien elle était malade. Nous sommes rentrés après trois jours, nous étions épuisés. Il faisait trop chaud et ça, ça ne se gère pas bien. Mais en plus, elle avait de la peine à marcher et mon papa traînait. Et puis, cette vessie externe qui devait être vidée ! On lui avait percé la vessie car elle avait eu un cancer et au début elle gérait, disons les deux premières années, mais ensuite il lui a fallu quelqu'un pour l'aider. Sa maladie, je l'ai souvent reliée à l'anesthésie de l'opération de la vessie parce qu'elle s'est manifestée par la suite. Bref, à Paris il y a eu un moment où elle a dit un gag hors propos au moment de se retrouver devant la Vierge de Notre Dame où ils s'étaient fiancés, et à ce moment nous sommes restés très perplexes, car elle était croyante.

Moi au début j'ai pensé à une perte de mémoire normale, mais quand elle ne réussissait plus à cuisiner c'est devenu clair, parce que cuisiner était sa grande passion. Peu avant qu'elle vienne vers nous elle s'échappait de la maison, mon papa recevait des appels du coiffeur. Et, en hiver, il arrivait qu'elle sorte sans le manteau. Mais c'est arrivé peu de fois, car elle s'est ensuite cassé le cou du fémur et elle était en fauteuil roulant. À partir de ce moment. C'est moche de le dire, mais lorsqu'elle est venue vivre à la maison avec nous, ça nous a simplifié la vie, parce qu'elle ne pouvait pas s'échapper.

À ce moment nous avons compris que c'était grave et nous savions qu'être avec mon papa n'était pas une solution. Pour lui, l'objectif était de la garder en vie et, lorsqu'il la nourrissait, il n'attendait même pas qu'elle avale. Il la nourrissait à un rythme militaire… terrible… ça me faisait mal. Mais il faisait ce qu'il réussissait à faire et ça lui semblait juste de le faire ainsi. Il faut dire aussi qu'il avait nonante ans et c'était trop pour lui, il était en train de perdre les forces et ce n'était pas juste qu'il risque de mourir à cause de sa femme. Aujourd'hui il est encore en vie, mais il a quelques problèmes de mémoire lui aussi. Mais je ne pense pas qu'il s'agisse d'Alzheimer, c'est seulement qu'il tombe et le jour d'après, il ne s'en souvient plus. Et il n'arrive plus à gérer l'argent, il n'en comprend plus la valeur.

Par contre, pour ma maman c'était Alzheimer et il y a eu un déclin très fort en cinq années. Et dire que maman était le cerveau de la famille… !

Ce qui a sauvé mes parents a été le fait que mon papa a pris la retraite à soixante ans. Ils ont acheté l'abonnement général de train et, presque tous les jours pendant à peu près vingt-cinq ans, ils ont pris le train du matin pour visiter un endroit en Suisse. Il gardait même un cahier dans lequel ils écrivaient les voyages qu'ils faisaient. La réaction de mon père lorsqu'il s'est rendu compte que maman avait commencé à tomber malade, a consisté à refuser la maladie et aller de l'avant comme avant. Du coup il la traînait sur les trains et peut être que ça lui a fait du bien de regarder au-dehors les paysages défiler. Je crois que ç'a été la chose la plus juste, aller de l'avant, avec la vie de toujours. Selon moi, il a repoussé la maladie aussi loin que possible.

## L'évolution...

Maman est venue vivre avec nous en juillet 2016. Elle avait quatre-vingt-neuf ans. Jusqu'à ce moment elle avait habité avec mon papa dans la Suisse francophone. Il s'occupait d'elle avec l'aide d'infirmières de Spitex. Lui était déjà très âgé, il avait trois ans de plus qu'elle et il s'occupait surtout de lui donner à manger. Au printemps 2016, il était difficile de la suivre : il n'avait plus de patience, même vis-à-vis du personnel Spitex. Il les voyait comme des envahisseurs. Avec mon mari nous nous étions toujours dit que dans notre maison il y aurait toujours une place pour eux. Et en avril 2016, mon papa m'a demandé de prendre maman parce qu'il n'en pouvait plus. Il était épuisé.

Ma maman est en fauteuil roulant. La maison avait trois étages mais elle vivait sur un étage seulement. Elle était toujours là, elle dormait et mangeait et elle était seule toute la journée, sauf lorsque mon papa lui donnait à manger ou lorsqu'arrivait l'infirmière. Je le regrettais beaucoup, car elle était comme en prison. Nous en avons parlé en famille et avons décidé que maman aurait pu venir en été. Nous sommes paysans et d'abord nous devons monter les animaux à l'alpage. Avant qu'elle n'arrive, j'avais organisé plusieurs choses à l'avance : j'avais parlé avec l'Association Alzheimer, j'avais embauché le personnel de soin et loué un lit médicalisé. En juillet nous sommes allés la chercher. Mon papa l'avait avertie et elle avait dit oui. Mais la grande difficulté a été qu'on n'a jamais compris combien elle comprenait vraiment et, en regardant en arrière, je crois que nous avons sous-évalué cet aspect.

Un de nos objectifs était de l'intégrer dans notre vie, pour lui donner de la joie de vivre avec les enfants, mais nous avons compris qu'il était arrivé le contraire. En réalité on met beaucoup d'énergie pour la personne malade et il n'y a pas de retour, c'est comme un trou noir qui avale. Donc ça été difficile, mais on s'est dit qu'on le faisait et nous l'avons fait. Nous pouvons dire que nous avons été chanceux, d'une certaine manière, car tout cela a duré seulement quinze mois. Sa santé n'était pas stable et pour moi, entrer dans la chambre tous les matins et ne pas savoir si elle était vivante ou pas, c'était difficile. Mais la dame de l'Association Alzheimer Grisons m'a bien expliqué les étapes de la maladie et même comment comprendre si une personne est en train de mourir.

Une chose très importante est d'avoir le soutien de toute la famille, seul on ne peut pas y arriver. Sans mon mari je n'y aurais pas réussi, car ma maman était toujours avec nous. Malheureusement, nous n'avons jamais compris si ça lui faisait plaisir. Il n'y avait pas de réaction. Peut-être qu'elle était contente d'être avec nous, mais elle a été déracinée de l'endroit où elle avait vécu durant cinquante ans. Elle parlait que l'allemand et le français, donc nous avons dû prendre uniquement des infirmières qui parlaient ces deux langues. Dans notre maison elle avait sa chambre et elle passait la journée en famille, avec nous. On mangeait ensemble. Ici elle n'avait pas d'amis, il n'y avait que nous et nos amis. Seuls deux ou trois ne sont plus revenu nous rendre visite, après avoir vu la situation. Peut-être qu'ils ne savaient pas comment gérer la chose. Pour assister ces malades il faut de la flexibilité, afin de s'adapter à chaque situation. Moi j'avais acheté un appareil qui était connecté au portable et il m'envoyait un SMS quand elle bougeait ou s'il y avait un bruit. C'était la manière de la surveiller quand j'allais m'occuper du foin. Ainsi je pouvais la laisser même sur la terrasse et si je voyais que quelque chose n'allait pas, je rentrais à la maison.

### Sentiments, difficultés, attentes…

J'ai toujours pensé qu'il était normal d'avoir des problèmes de mémoire. Ça fait partie de la vieillesse. Mais je ne suspectais pas une maladie. On lui a diagnostiqué l'Alzheimer, mais avoir un diagnostic avant n'aurait rien changé. Je dirais que ça a duré cinq ou six ans, peut-être plus. Moi de cette maladie je ne savais rien. Je savais qu'on pouvait perdre la mémoire, mais je ne savais pas que ça changerait autant la personnalité. Mais nous on est des paysans et nous acceptons ce qui arrive : que ce soit une tempête, une naissance ou une mort. Tout fait partie d'un cycle. Et donc ça ne nous a pas paniqué plus que ça.

La chose la plus difficile était l'idée qu'elle viendrait chez nous, parce que j'avais peur de n'avoir plus aucune liberté. Après cinq enfants, finalement le dernier vient d'avoir douze ans et on commençait à « souffler ». Mais voilà qu'arrive le prochain ! Un autre aspect difficile était de ne pas savoir combien ça pouvait durer et on a pensé qu'elle aurait vécu jusqu'à cent quatre ans qu'au maximum. On s'est dit que nous serions arrivés à la retraite, et qu'on pouvait y arriver.

Mais je ne sais pas si nous aurions pu le faire, pendant quinze ans… car peu après nous nous sommes aperçus combien nous étions épuisés.

Ce n'est pas que nous avions sous-évalué la tâche : nous avons dit « nous le faisons » et nous l'avons fait. Mais nous n'imaginions pas… tu ne peux pas imaginer… tu ne sais pas combien et comment ça sera. En effet, nous on voulait aussi l'intégrer dans notre vie et ça n'a pas eu lieu. Mais récemment, on en a encore parlé e nous nous sommes dit que, si nous devions le faire, nous le referions.

Une des caractéristiques de la maladie était qu'elle était agitée parce qu'elle ne réussissait pas à dire quelque chose ou à se faire comprendre. Et quand elle était agitée, elle chantait très fort et toujours la même chose : Amen et Alléluia. Elle pouvait chanter pendant des heures. Étant donné qu'elle avait sa chambre sous la nôtre, elle nous réveillait. Une fois, elle a chanté quatorze heures de suite, sans s'arrêter. Et à la fin elle avait encore de la voix. Elle n'a même pas dormi. Nous, on était complètement épuisés. Avec le temps je voyais arriver ces moments d'agitation et parfois je réussissais à la calmer, mais quand elle était agitée, la chanson était comme un mantra. Ces crises de chant pesaient sur la famille. Mon papa me l'avait dit, mais qu'elle chante comme ça, ç'a été une découverte. Puis elle a arrêté de parler. Je m'efforçais de discuter, mais aucune réaction ne venait d'elle, même pas en lui disant « papa te salue ». Rien, aucune émotion. Ç'a été difficile parce qu'on n'a jamais compris si elle allait bien ou pas. Ça nous aurait beaucoup aidés si de temps en temps nous pouvions savoir qu'elle était bien avec nous, ça aurait été une reconnaissance de ce que nous faisions pour elle.

### Les soins...

Maman est restée dans notre maison jusqu'à la fin, même si elle n'a jamais reconnu ma maison comme la sienne. Cependant nous n'avons jamais eu l'impression que ça lui tenait à cœur de ne plus être dans sa maison. Nous avions emmené les objets pour qu'elle se sente chez elle, mais probablement quand elle est arrivée chez nous elle était déjà trop dégradée.

Nous nous sommes sentis très soutenus par l'entourage, surtout par le médecin, par l'Association Alzheimer et par le service Spitex. Sans eux nous n'aurions pas réussi. Ils ne se faisaient jamais attendre, ils comprenaient l'urgence du moment et ils étaient de suite à disposition. Leur aide a été très importante, même que seulement pour parler. Nous avions besoin d'une valve de défoulement. Je n'ai jamais craint de demander de l'aide et je sais que nous n'aurions pas pu faire plus. Nous avions fait le mieux possible, nous lui avons donné des petites mesures de confort. Je n'ai jamais pensé à la mettre dans une maison de soin. Chaque fois que je passais devant une maison de soin de la vallée et voyais la tristesse, je savais pourquoi elle était chez nous.

### Souvenirs, conseils, enseignements

Aux personnes qui s'occupent des malades d'Alzheimer je conseille de s'assurer le soutien de diverses associations avant que la maladie évolue. N'essayez pas de tout faire tout seul, il est absolument nécessaire de se faire aider. Je pense que nous avons compris seulement plus tard, ce qu'elle comprenait encore. Nous aurions pu être plus attentifs à lui parler librement. Nous avons sous-évalué combien elle comprenait et nous l'avons peut-être blessée avec des considérations sur l'église, ou sur des valeurs qui étaient très importantes, pour elle. Je pense que ça été notre plus grande erreur. Parce que jusqu'à la fin elle nous a reconnus.

Notre joie la plus grande a été au début, car elle nous faisait rire avec des plaisanteries, sèches comme son humour. Je me souviens avec plaisir de ces moments de légèreté. Même la manière dont elle est partie a été une joie : le jour d'avant, elle allait bien, elle était dehors à prendre le soleil et avait beaucoup bu. C'était la première fois qu'elle le faisait, d'habitude il fallait insister. Ce jour, elle avait bu plus d'un litre d'eau avec du sirop à la menthe, mais lorsque le lendemain nous avons vidé le sac d'urine, il était presque vide. J'ai senti qu'il arrivait quelque chose. Nous l'avons laissée au lit et l'après-midi je suis allée prendre mon fils à l'école. Dès mon retour, je rentre dans la chambre, je prends la chaise et je m'assieds. Elle me regarde et expire. Elle m'a attendue ! Absolument ! S'en aller comme ça a été sa dernière manière pour être à la disposition de l'autre : sûrement elle a voulu me rendre ce moment le plus facile possible. Le docteur a dit qu'elle a eu une mort magnifique. Pour moi ç'a été un moment très beau. Je ne savais pas que la mort est comme ça. Ce n'est ni blanc ou noir, la mort est un passage.

Avec Markus nous avons allumé une bougie et chanté le *Dona nobis*. J'ai pu choisir qui m'a aidé à la laver, la changer et l'habiller. C'était très beau, finir le travail.

D'autant plus depuis avoir expérimenté cette maladie, j'ai appris quelque chose de l'âge avancé de mes parents qui sont arrivés à nonante ans et plus. Pour moi et mon mari il est désormais clair que nous ne voudrions pas rester en vie coûte que coûte. Maman comme papa auraient pu mourir avant : maman, avec ce cancer à la vessie, et mon papa pour un à la bouche. Ce sont des maladies qui les auraient tués s'ils n'avaient pas été opérés. Nous voudrions essayer de comprendre quand c'est vraiment notre moment et ne pas aller contre nature. Nous voudrions essayer de ne pas nous faire conditionner par les médecins ou la médecine et rester autodéterminés jusqu'à la fin.

Je ressens une très grande gratitude pour ma maman et me souviens de sa disponibilité, sa présence constante lorsque nous avions besoin d'elle. J'ai éprouvé une grande émotion en me souvenant d'elle durant cette interview.

*Témoignage proposé par Lara Allegri et recueilli par Manuela Bonfanti le 8.6.2019*

# IL ÉTAIT PRÉSENT

Silvano

*En 2008 Eugenio reçoit un diagnostic de maladie d'Alzheimer. Cela durait depuis quelques années, sans qu'aucun évènement marquant n'alarme sa femme et ses enfants, constamment présents à ses côtés. Son fils Silvano nous parle des problèmes et des sentiments qu'il a vécu pendant sa maladie. Lorsque la situation d'Eugenio s'aggrave, le choix de la famille s'oriente vers l'EHPAD dirigé par son fils. C'est une solution idéale pour Silvano. Eugenio y passe donc les deux dernières années de sa vie, qui s'est terminée en 2013. L'entretien oscille entre son rôle de fils et son rôle professionnel, dans une bascule d'émotions opposées. Elles se reflètent dans son récit, qui va des évaluations objectives aux moments de grande intimité. En évoquant la figure de son père, le fils se rappelle les qualités et les enseignements qui l'ont façonné en tant qu'homme et professionnel. Connaître de près l'expérience d'autres familles lors des étapes de réflexion, de décision, de doute et parfois d'échec et de résignation qui précèdent l'arrivée dans un établissement de soins, ainsi que l'expérience d'y séjourner, ont permis à Silvano de mieux comprendre les besoins et la dimension émotionnelle des résidents et de leurs familles. C'est le dernier enseignement d'Eugenio. Dans les moments d'émotion les plus profonds, je comprends que celle-ci est bien plus qu'une interview : c'est l'hommage d'un fils à un père qui a laissé sa marque jusqu'à son dernier souffle.*

Mon père Eugenio était une personne très humble mais riche d'enseignements, et il m'a beaucoup apporté jusqu'aux derniers jours de sa vie. C'était un travailleur acharné, un ouvrier qui a été conducteur sur un téléphérique pendant de nombreuses années. Il était également autodidacte, habile dans toutes les tâches manuelles. De nature il était plutôt timide, introverti et du genre à accepter sans problème de ne pas être en charge. Il n'avait pas de passions particulières, il n'était pas du genre à aller au bar non plus et il avait peu de vrais amis. Il se consacrait au travail et surtout à sa famille, qui était prioritaire pour lui. Il n'avait aucune exigence et vivait avec ce que la vie lui donnait. Je crois que les évènements les plus importants de son existence sont liés à la famille, car je me souviens qu'il parlait beaucoup du mariage et de la lune de miel à Venise. C'était d'ailleurs probablement son seul voyage à l'étranger car il n'aimait pas se déplacer. Je me souviens qu'il travaillait un temps dans une laiterie et qu'il transportait le lait dans toute la région. Mais après l'âge de 50 ans, il aimait de moins en moins conduire et essayait d'utiliser la voiture le moins possible. C'était un homme très attaché à son pays et à sa terre. Ses jalons, outre sa famille, étaient ses maisons : celle qu'il a construite et qui a été agrandie pour créer ma maison, et la ferme dans les montagnes qu'il aimait tant. C'étaient ses points de repère, ses vraies passions. Il s'est beaucoup investi dans les maisons et dans l'éducation de ses enfants. Son humilité était même de trop, car je crois qu'il se privait pour nous permettre d'avoir plus. Les moments comme Noël ou les anniversaires ne l'excitaient pas, il participait mais ils ne correspondaient pas à ses valeurs.

### Vivre aux côtés...

Mon père a toujours été une personne indépendante et libre, mais lorsqu'il est tombé malade, notre relation à son égard a changé. Nous voulions le protéger et cela a conduit à une inversion des rôles. Il fallait souvent le sermonner...nous luis disions : « Non papa, ne fais pas ça... » parce qu'il se mettait en danger. Un exemple parmi tant d'autres : il souhaitait aller travailler au jardin l'été à midi, sous un soleil de plomb. Et parfois il nous arrivait d'avoir des tons inappropriés... « Mais je te l'ai déjà dit papa, ça suffit... », que nous n'utilisions pas auparavant. Parfois, les conflits étaient inévitables mais la séparation au moment du déménagement en EHPAD a été mal vécue par ma mère. Elle l'a ressentie comme une défaite, car elle n'a pas pu le garder à la maison jusqu'au bout. Et cela a été encore plus difficile pour elle car, à un moment donné, il ne la reconnaissait plus comme sa femme. Et aujourd'hui encore, je considère comme hautement louable l'engagement des conjoints envers ces malades, qui restent présents même si la personne avec Alzheimer ne les reconnait plus.

### Au début...

Les premiers problèmes sont apparus lorsque mon père était relativement jeune, vers soixante-dix ans. En famille, nous avons commencé à comprendre que quelque chose se passait parce qu'il ne savait plus comment effectuer certaines tâches de routine ou qu'il ne se souvenait plus où il avait mis ses affaires. Je me souviens très bien des lunettes : on allait couper du bois en montagne et le soir il ne les avait plus. C'était un signe, mais nous ne nous sommes pas trop inquiétés pas car cela peut arriver à tout le monde. Mais force est de constater qu'il y a eu de petites pertes au niveau cognitif. C'était en 2005, mais la maladie avait probablement déjà commencé il y a deux ou trois ans. Personnellement, mon métier ne m'a pas permis de mieux comprendre ce qui se passait, car mes connaissances ne sont pas médicales. Il disait : « Je suis en train de vieillir… » et pour nous, c'était justement ça. Jusqu'à ce moment-là, son seul déplacement qui aurait pu présenter quelques petits dangers, était d'aller à la cabane en montagne, mais ma mère l'appelait fréquemment pour savoir s'il était arrivé ou à quelle heure il reviendrait. Cependant, lorsque les difficultés spatiales sont apparues, nous avons compris qu'il y avait bel et bien un déclin cognitif et qu'il fallait intervenir.

Nous avons été très inquiets pour de vrai ce dimanche, lorsqu'il est allé chercher le journal dans le village à côté et qu'il a été ramené à la maison par mon oncle, le frère de ma mère. Nous y allions généralement ensemble, nous arrêtions dans une boulangerie, achetions le journal et prenions un café. Ce jour-là, il y était allé seul. Il avait croisé son beau-frère et lui avait dit qu'il ne savait pas où il était et qu'il ne se rappelait plus où il devait aller. Pour nous, c'était un déclic. Nous étions en 2006. Du début de la maladie jusqu'à sa mort, environ huit années se sont écoulées, mais nous ne nous sommes inquiétés qu'après les trois premières, car lui, outre son assurance, il perdait aussi son courage et sa force infatigable. À partir de ce moment-là, nous avons commencé à prendre soin de lui de manière différente. De son côté, craignant de ne pas pouvoir se retrouver et voyant qu'il commençait à se fatiguer, il a commencé à s'enfermer à la maison, au point que nous avions même du mal rien à le convaincre à sortir dans le jardin.

## L'évolution...

Au fur et à mesure que la situation évoluait, le soir il ne reconnaissait plus sa femme ni la maison où il habitait. Il disait : « Ramène-moi à la maison ! ». Mais ma mère insistait encore pour s'occuper de lui à la maison. Puis le moment est arrivé, où il se levait la nuit pour aller aux toilettes, il marchait et il tombait - mais il ne s'en souvenait pas toujours - et finalement les problèmes d'incontinence ont commencé. Nous sommes entrés dans une spirale difficile, mais j'en avais discuté avec ma sœur et nous étions d'accord que la décision du placement en EHPAD revenait à la mère : il était clair pour nous que, tant qu'elle aurait envie de le garder à la maison, nous la soutiendrions. Si cela n'avait tenu qu'à elle, elle s'en serait toujours occupée. Elle était sûre de pouvoir y arriver et ne voulait pas se séparer de lui, même si cela était probablement dû à ses croyances. Mais elle a fini par comprendre qu'elle avait besoin d'aide. Cette prise de conscience s'est produite en décembre 2011, lorsque mon père a dû être hospitalisé pour un problème rénal. Ce moment était crucial, car ma mère a compris qu'elle était à bout de ses forces et de ses ressources. Mais surtout, elle a compris que dans une structure adéquate mon père serait aidé, suivi et soigné et qu'elle pouvait le voir quotidiennement, tout en améliorant leurs respectives qualités de vie. Nous avons eu un moment de réflexion, car mon père régressait et donc se lever et bouger devenait dangereux pour lui. Une chute était toujours imminente. Nous avons donc pris la décision et il a été inscrit sur la liste d'attente. Étant directeur de la maison de retraite en question, j'étais confiant de pouvoir l'accueillir et garantir sa protection tout en rassurant ma famille. C'était certes un privilège qu'il soit dans la maison de retraite dans laquelle je travaillais mais, ne voulant pas faire de différence entre lui et les autres, j'ai dû expliquer à ma famille qu'il n'aurait pas eu de traitement privilégié. J'avoue que pour moi, qui connaissais de près l'endroit où il allait désormais vivre, c'était plus simple que pour les autres personnes. Mais je suis convaincu que pour ma famille, ainsi que pour toutes les autres familles qui doivent affronter le moment de la séparation, c'est vraiment beaucoup plus compliqué. Et de toute façon, le moment où je l'ai accompagné à la maison de retraite a été très difficile et douloureux pour moi aussi. Je lui en avais parlé et parfois il le comprenait, même s'il avait du mal à le digérer, mais ensuite il ne se souvenait pas de ce qu'on lui avait dit et, chaque fois, pour lui c'était un deuil. Il l'a toujours mal vécu, mais nous savions qu'il fallait être loyaux avec lui.

## Sentiments, difficultés, attentes...

Le médecin nous a annoncé le diagnostic avec une approche humaine et des modalités appropriées. C'était la maladie d'Alzheimer. Nous n'avons pas été surpris... que pouvait-il avoir d'autre après tout ? Néanmoins, la confirmation du diagnostic nous a permis de commencer des traitements pour ralentir la démence. Je me souviens que, pendant que nous faisions les IRM, nous pouvions voir que le cerveau était endommagé. On le voyait carrément « s'assécher », si je peux m'exprimer ainsi. À chaque fois, c'était de plus en plus petit et c'était touchant de voir ces photos...

Nous avons essayé de ralentir la maladie avec des exercices. Nous avions acheté quelques livres simples pour l'impliquer dans des activités de mémoire et de calcul, mais ça ne l'intéressait pas, c'était déjà le cas lorsqu'il était encore capable de comprendre. C'était probablement une manière de ne pas affronter et de ne pas accepter le problème. Je dois dire que mon fils Damiano, qui avait alors une dizaine d'années et qui mangeait à midi chez ses grands-parents parce que ma femme et moi travaillions, a eu un impact positif sur son grand-père. Le fait que ce soit son petit-enfant à les faire avec lui et à l'encourager, était devenu comme un jeu, mais à certains moments il abandonnait et ne terminait pas tous les exercices.

Du fait de mon expérience professionnelle, mais aussi grâce aux informations fournies par les associations compétentes, nous connaissions déjà le parcours qui nous attendait. Nous en avons discuté avec maman et nous nous sommes préparés à ce que la situation empire. Nous ne l'avons pas bien pris, non, mais nous avons poursuivi au jour le jour. J'étais peut-être mieux préparé, ma mère, en revanche, avait quelques soucis supplémentaires. Mais bien... après tout, affirmer que je n'étais pas inquiet n'est pas la vérité, on n'est jamais vraiment prêt. Certaines choses sont agaçantes lorsqu'elles arrivent, car c'est une perte de personnalité, on ne le reconnait plus dans ses comportements. À un moment donné, nous vivions avec un inconnu dans la maison. Sa confusion l'avait amené à ne plus se souvenir des gens ou à se tromper. Par exemple, il se souvenait de mon fils mais il pensait que c'était moi, et donc il ne me reconnaissait plus. Et sa femme, il ne la reconnaissait pas comme épouse : pour lui, elle était sa mère. C'est comme si nous l'avions déjà perdu, même s'il était toujours en vie. Heureusement nous avons eu le temps de nous adapter à l'évolution, car c'est une maladie qui dure longtemps. Pour mon père, cela a néanmoins été assez rapide, car c'est en 2006 que nous avons commencé à le remarquer, en 2008 lorsque nous avons commencé à en prendre soin et en 2011 lorsqu'il est allé en maison de retraite. Mais sur le plan médical, nous avions suffisamment d'informations et, je le répète, ce n'est pas par manque de modestie, mais je pense que j'étais probablement moins inquiet que les autres membres de ma famille, car j'avais une option concrète toute prête, que je pouvais suivre de près. J'étais donc rassuré.

### Les soins...

Jusqu'en 2011, nous avons pu nous occuper de lui chez nous malgré sa confusion. Pour offrir une journée de libre à ma mère, il avait commencé à fréquenter le centre de jour, mais ne l'avait jamais accepté. Et elle avait du mal à le laisser partir, car il la cherchait constamment. Par exemple, lorsqu'elle quittait la maison pour les courses ou un autre rendez-vous, en revenant, elle le trouvait dans le jardin, à sa recherche : il avait peur d'être seul. Heureusement, il y avait presque toujours quelqu'un avec lui.

Ensuite, nous avons franchi le pas.

Lorsque nous l'avons accompagné à la maison de retraite, j'ai voulu donner des consignes précises pour garantir sa liberté, c'est-à-dire que je ne voulais pas de contrainte physique. Je m'explique : à la maison, il se levait la nuit parce qu'il n'était pas attaché et, même si nous avons discuté de cette problématique en famille et nous étions d'accord de ne pas l'attacher en EHPAD non plus, je me souviendrai toujours de l'épisode du premier soir : mon père tombe, se blesse, je suis immédiatement contacté, je l'emmène aux urgences et je suis submergé par les critiques de la famille. Aussitôt après, il a été attaché, mais pas constamment. L'équipe des soins m'a raconté qu'il était tombé trente-trois fois mais, dès la première chute, sans autre conséquence : il était comme du caoutchouc. Nous ne savions pas comment il avait réussi à se libérer des corsages. Sur cette problématique j'ai apporté mon expérience personnelle lors d'une conférence des directeurs d'EHPAD intitulé « contenons la contention ». Je tiens à souligner qu'à cette époque, en plus d'être directeur de l'EHPAD où résidait mon père, j'étais également président de l'Association des directeurs de maisons pour personnes âgées du Tessin et nous voulions réfléchir sur un sujet important et débattu, comme celui de la contention dans les EPHAD, en nous basant sur deux droits fondamentaux : la liberté individuelle et la sécurité. Ce sont deux principes qui, pour ce type de patient, sont souvent contradictoires et il faut donc évaluer au cas par cas lequel est le plus important, en respectant ses souhaits et ceux de la famille. S'il existe la capacité de comprendre, le choix est laissé au malade. Mais avec cette maladie, il arrive qu'une personne se sente capable de bouger ou de se lever, même si en réalité il n'est plus en mesure de comprendre de ne plus pouvoir y arriver. Et donc il se fait mal. Il faut alors réfléchir : il faut le laisser libre de tomber, quitte à accepter les conséquences, ou bien nous privilégions sa sécurité ? Si nous décidons de le laisser libre, nous devons trouver des solutions pour réduire les risques de chutes. Mon père avait un esprit fort, libre et courageux et, par conséquent, le voir attaché était une grande souffrance. Nous avons trouvé un bon compromis et je pense avoir répondu adéquatement à ses souhaits, même s'il ne les a jamais exprimés. Ainsi, bien qu'il ait été parfois attaché, il a aussi eu des moments de liberté.

Il est évidemment différent d'évaluer la contention en tant que professionnel ou de la vivre avec les émotions d'un membre de la famille. Nous avons également dû en discuter au sein de notre famille. C'est pour ça qu'au début je disais que mon père m'a appris des choses jusqu'à son dernier jour de vie ! Il m'a appris à comprendre ce que signifie amener une personne dans une maison de retraite et ce qui veut dire être attaché. Et ce, malgré le fait que j'y travaillais déjà depuis vingt ans ! Grâce à lui j'ai mieux compris les membres de la famille qui se retrouvent face à cette difficulté et je peux les aider dans leur réflexion. Il y a encore une réticence envers les EHPADs au début, mais en y travaillant je peux dire qu'il y a aussi une grande satisfaction et une vraie reconnaissance pour ce que nous faisons. Et cela va bien au-delà des critiques ou des petites non-conformités, que nous admettons et qui nous permettent de mener une démarche d'amélioration. Le malaise des membres de la famille, ayant pris conscience que la maison pour personnes âgées est une possibilité - et peut-être même la moins terrible - se dissipe avec le temps. Mais pas pour tout le monde, pas de la même manière ni avec les mêmes temps. Le sentiment est toujours le même : je veux le meilleur pour mon proche et je n'ai pas pu le lui offrir en le gardant à la maison. Ils ressentent un sentiment de défaite, ensuite commence la recherche du meilleur et la non-acceptation des éventuelles erreurs de l'établissement de soins.

Bien évidemment, en ce qui concerne mon père, nous aussi avons fait tout ce que nous pouvions pour le garder à la maison ! Mais être accueilli dans un établissement pour personnes âgées a permis de lui offrir de meilleurs soins et une meilleure qualité de vie : le personnel est présent 24 heures sur 24, il y a une surveillance, il y a une hygiène, il y a des repas équilibrés et des activités avec la famille et les bénévoles. La relation individuelle malade-soignant n'existe pas, mais il existe une perspective et une pratique professionnelles qui ne peuvent être garanties à la maison. En tant qu'établissement, nous sommes également très heureux que certains membres de la famille restent en contact avec nous même après le décès de leur proche. Ils reviennent rencontrer d'autres membres de la famille ou des personnes âgées qu'ils ont connues. Certaines personnes deviennent même bénévoles plutôt que de rester à la maison. Ma mère y resta liée jusqu'à cinq ans après la mort de mon père, car elle avait fait quelques connaissances et allait « rendre visite à ses vieux ». Elle aussi était introvertie, elle avait peu d'amis, et elle en a trouvé de nouveaux alors qu'à la maison avec mon père, ils vivaient un peu isolés, car après avoir pris une retraite anticipée pour cause d'invalidité, il avait commencé à s'isoler. Ce n'était pas la faute de la maladie, il avait perdu ses amitiés avant même de tomber malade, en prenant sa retraite après le décès de quelques amis et parce qu'il n'acceptait pas la condition d'invalidité. Cependant, il avait toujours un fort attachement pour son frère, qui vivait à proximité.

Il ne faut pas diaboliser les établissements pour personnes âgées et je crois que la population le comprend. Il y a déjà eu un changement, tant au niveau des mentalités que des structures, depuis quelques années. Aujourd'hui, on ne parle plus des vieilles « maisons de retraite ». Les structures se sont transformées, tout comme la façon dont on aborde les personnes âgées. Mais évidemment, il faut du temps de détachement. C'est humain de vouloir vivre dans sa propre maison et je suis honnête : je ne voudrais certainement pas non plus aller vivre mes dernières années dans une maison de retraite. Parfois on entend des gens dire : « Plutôt… mieux vaut mourir d'abord… ». Mais la réalité est qu'en vivant plus longtemps, un plus grand nombre de personnes en bénéficieront. En Suisse italienne, les maisons de retraite accueillent 5.000 personnes âgées et elles ne représentent que 25% du total. Ce chiffre me semble rassurant : nous n'y finissons pas tous notre vie. Ce n'est certainement pas la meilleure option, mais peut-être elle est la plus adaptée pour passer les dernières périodes de sa vie.

## Souvenirs, conseils, enseignements…

Que mon père soit dans une maison de retraite me faisait mal, bien évidemment, parce que, pour moi, ce n'était pas une personne âgée comme les autres. Le soir, j'allais lui rendre visite après avoir terminé le travail. Je me souviens du premier été, où il bougeait encore tout seul : nous sortions et regardions le téléphérique monter, nous nous souvenions de l'endroit où il travaillait et c'était très beau. Mais quand je le raccompagnais, le pire moment était quand je lui tournais le dos pour partir et il me disait : « S'il te plait, amène-moi à la maison... je veux retourner chez moi… » et ceci est un truc... tu te dis qu'il sait où il est… mais tu dois lui dire au revoir, tu ouvres la porte et tu pars… Il avait perdu la notion de l'espace, mais il savait qu'il n'était pas chez lui ! Et chaque soir, c'était un coup de poing dans le ventre car je réalisais que je l'abandonnais, même s'il était entre de bonnes mains. Je ne revivrai plus jamais une situation comme celle-ci... comprendre la signification du moment où je tourne le dos et je pars est la chose la plus difficile que j'ai vécue. Heureusement, il y a eu aussi de bonnes choses.

Je crois que je referais ce que j'ai fait en l'accueillant dans l'EHPAD que je dirige, mais il me le confirmera que le jour de notre prochaine rencontre. Pendant le stade initial, par contre, j'essaierai de comprendre s'il y a d'autres manières de l'aider et de ralentir son déclin. J'essaierais d'abord d'être plus attentif aux indices. Une autre chose que je referais parce que c'était un moment très précieux, c'est la façon dont nous l'avons accompagné pendant les derniers jours de sa vie, en dormant à tour de rôle avec lui. Il y avait eu des détériorations soudaines et un conflit était survenu avec le personnel qui aurait tenté de le maintenir en vie. Mais nous avons compris que nous n'allions pas tergiverser d'un mois et, lorsque nous lui avons dit au revoir, nous avons vraiment vécu un grand moment.

Il était présent.

Quelques jours avant son décès, nous étions tous à ses côtés près du lit et de manière sereine mais affectueuse, nous lui avons fait comprendre que nous étions prêts, qu'il pouvait nous quitter... Ce fut un moment très intense... wow...[1]

*Témoignage proposé par Lara Allegri et recueilli par Manuela Bonfanti le 19.9.2019*

[1] Le souvenir de ce moment étant très intense, il provoque une exclamation.

# HISTOIRES DE SOINS

TÉMOIGNAGES DES SOIGNANTES PROFESSIONNELLES

# LES FAIRE SE SENTIR COMME À LA MAISON

Mariella

*Au niveau professionnel, Mariella trouve sa voie à vingt-neuf ans, après quelques expériences dans d'autres secteurs qu'elle définit peu gratifiants. Diplômée d'une École de Commerce et en tant qu'esthéticienne, elle quitte les emplois de bureaux et de salon et, après quelques stages dans le secteur hospitalier et dans des EHPAD, elle choisit de se former comme assistante gériatrique. Le diplôme lui ouvre les portes d'un établissement pour personnes âgées, où, depuis trente-quatre ans elle est employée au secteur dédié aux personnes atteintes de déficits cognitifs. L'an prochain, elle prendra sa retraite. Son témoignage sur un laps de temps si long nous offre la possibilité de comprendre l'évolution du secteur des soins pour personnes âgées, en particulier de celles qui sont touchées par la démence. Mariella met en évidence la transformation survenue au cours des deux dernières décennies grâce aux méthodes thérapeutiques non médicamenteuses. Elle se concentre plus particulièrement sur son lieu de travail, l'unité de logement pour personnes atteintes de la maladie d'Alzheimer qui a été créé depuis plusieurs années. Ce lieu de vie, comme Mariella aime l'appeler, a l'ambition de faire sentir les résidents comme chez eux, que ce soit sur le plan pratique qu'émotionnel. En outre, elle déplace l'optique de prise en charge d'une personne malade dans la mesure où elle valorise les ressources, en évitant de déplorer les pertes. Malgré cette approche positive, Mariella est bien consciente de la fragilité causée par les pathologies cérébrales. En évoquant les personnes qu'elle a assistées durant ces dernières longues années, par moments, elle s'émeut.*

Je n'ai pas commencé de suite à travailler avec les personnes âgées. J'ai eu une expérience dans les bureaux, et une autre dans un salon d'esthéticienne, mais c'étaient des activités qui ne me gratifiaient pas. Durant une période j'ai alterné les stages dans des hôpitaux et dans les services d'aides à domicile. Après ces expériences, j'ai pu comprendre que les EHPAD et la gériatrie étaient des milieux adaptés à mes attitudes psychologiques et émotionnelles, de même qu'à mes exigences. Entre 1982 et 1985 j'ai fréquenté ce qui un temps était l'équivalent actuel de la OSS[1] et en janvier 1986 j'ai été embauchée dans l'EHPAD où je travaille encore à présent.

[1] École suisse des Opérateurs sociosanitaires. La formation est possible en apprentissage ou à l'école à temps plein.

Par la suite je me suis spécialisée dans le domaine des démences. Déjà à ces temps-là, la formation d'assistante gériatrique était basée sur la relation, sur l'accompagnement de la personne dans les activités de la vie quotidienne. À cette époque par contre, il n'existait pas une vraie alternative aux thérapies pharmacologiques. L'approche non pharmacologique s'est développée ces dernières vingt années et ma chance a été d'avoir un directeur et un responsable des soins ouverts d'esprit, qui soutenaient la formation en thérapies alternatives et les nouvelles idées qu'elles proposaient. Dès 2001, après la restructuration de notre maison de retraite, nous travaillons de manière différente : nous avons eu l'idée d'une nouvelle prise en charge de ce type de résidents, en particulier avec la création du secteur d'habitation. Dès lors, la formation a été continue : de la *Validation* à la *Doll Therapy*, à la Musicothérapie, au *Carpe Diem*. Ce sont toutes des thérapies non pharmacologiques, basées sur la relation et sur l'accompagnement, qui nous apprennent à ne pas se focaliser sur les limites, mais à utiliser les ressources que ces personnes possèdent encore. Il ne faut pas croire qu'une personne soit « finie », juste car elle a Alzheimer.

En particulier le dernier cours, *Carpe Diem*, m'a beaucoup appris. Cette philosophie mise sur l'instant présent et cela signifie que l'on peut être émerveillé chaque jour. Nous ne pouvons pas être frustrés si nous comprenons que, soudainement, quelque ressource peut se manifester. Et c'est vrai : chaque jour, nos résidents nous surprennent de manière positive ! Le jour d'avant il peut y avoir que des babillages, tandis que le jour suivant ils te disent : « Mais comme vous êtes mignonnes… », ou : « Allez, les filles, on y va… ».

### La satisfaction de soigner…

La satisfaction plus importante consiste au fait de pouvoir aider et intervenir là où la personne, avec ses ressources, n'y arrive plus. C'est déjà suffisant. Et puis il y a la satisfaction de te sentir demandée dès le matin, dans le couloir. Naturellement, ils ne se souviennent pas du visage ou du nom. Une d'entre elles me l'a dit : « Vous êtes toutes les mêmes pour moi… ». Précisément pour nous différencier, au printemps nous avons adopté des uniformes de différentes couleurs pour chacune d'entre nous. Le point de départ pour introduire cette nouveauté, nous l'avons reçue durant une formation *Carpe Diem* : il y avait une dame de quarante-cinq ans qui avait juste reçu le diagnostic d'Alzheimer. Ses histoires nous ont touchées. La dame ne réussissait pas à reconnaître les personnes qui la soignaient et nous a dit : « Commencez par vous enlever toutes ces blouses identiques, mettez-vous quelque chose qui vous distingue les unes des autres ! ». Cette personne nous a aidé à formuler les concepts d'« expérience positive » et « expérience négative » vis-à-vis des soignantes, car grâce aux couleurs elle pouvait dire si elle s'était sentie bien en se référant à la soignante habillée, par exemple, de jaune. J'ai tout de suite remarqué que ça fonctionne, parce que l'été passé une résidente me cherchait dans le couloir. Une collègue lui avait demandé si elle avait besoin de quelque chose et elle a répondu : « Oui, mais j'ai besoin de la petite en orange...[1]». Ensuite elle m'a vu et a dit : « Voilà, c'est elle ! » La jeune malade nous a également expliqué que ça la dérange quand une soignante lui dit : « Tu dois prendre les pastilles... » de manière condescendante, comme si elle parlait à une petite fille, plutôt que de dire simplement : « Voici les pastilles ». C'est la même chose lorsque nous demandons devant tout le monde : « Vous devez aller aux toilettes ? » Nous savons que c'est personnel et qu'il faut le faire discrètement, mais parfois nous avons besoin que quelqu'un nous le fasse remarquer une fois de plus. Tu comprends qu'on peut mal le vivre, si tu te mets à leur place. Je crois aussi que nous devons aimer ces personnes, parce qu'elles sont sans défense. Elles sont à notre merci et cela nous donne un grand pouvoir, que nous ne devons pas exercer.

Une autre satisfaction liée à mon lieu de travail est le fait de pouvoir offrir un concept de soin qui a fortement évolué ces vingt dernières années. Ici, j'ai eu des possibilités de formation professionnelle continue et les résidents en ont aussi bénéficié. J'explique : quand j'ai commencé ce travail, le concept de « lieu de vie » n'existait pas, on parlait de « maison médicalisée ». Un temps on se vantait presque, lorsqu'on disait qu'une maison pour personnes âgées était médicalisée, parce que cela signifiait que l'on octroyait des soins techniques et la personne la plus importante, d'un point de vue professionnel, était l'infirmière. Dans cette optique, il suffisait que le matin, le personnel fasse que sais-je... l'insuline ou quelques soins médicaux... et on estimait que leur travail était terminé. Il n'y avait pas d'activités sociales, d'animation de groupe, et personne ne pensait faire un petit tour au jardin ou des mots croisés, ou à peler les pommes ensemble. Tout cela ne faisait pas partie de la mentalité des EHPAD parce que, faire ce genre de choses, c'était considéré comme ne rien faire. Mais moi, je me disais que nous pouvions faire plus. Déjà durant la formation, je prenais soin de deux résidents qui marchaient encore et bougeaient les mains, donc ils avaient encore des ressources, et j'avais proposé de faire un peu de gymnastique simple. Ça a marché et de cette expérience j'ai conclu que, comme on peut faire de la gymnastique, on peut lire aussi le journal ou faire des mots croisés. Ce serait utile d'avoir des activités ludiques ou autre aussi à l'hôpital, dans le secteur de gériatrie où certaines personnes âgées avec des problèmes cognitifs passent de longues périodes en attente d'arriver chez nous.

---

[1] La tenue de Mariella è orange.

L'idée de l'unité d'habitation dans notre maison pour personnes âgées existe depuis dix-sept ans. Trois ans en arrière, nous avons eu une autre restructuration, qui a amélioré et réalisé au mieux le lieu de vie, que ce soit dans la prise en charge du résident, que pour les espaces, l'ameublement et le jardin. Accompagner une personne dans les activités de la vie quotidienne signifie adopter toute une autre vision de la personne, en se focalisant sur ses ressources et en l'encourageant à les utiliser. Les limites cognitives sont secondaires pour nous : s'ils ne savent plus manger avec la fourchette, ils peuvent le faire avec les mains, c'est seulement un concept culturel et, si nous étions en Inde, il n'y aurait aucun problème. Par contre, quand il existe de graves limitations physiques, à savoir si la personne n'est plus capable de se déplacer seule, elle ne peut pas vivre dans le secteur d'habitation. Ce type de résident, qui a des limites autant physiques que cognitives, est suivi différemment. Le seul critère pour l'unité d'habitation dans laquelle je travaille est la mobilité.

## Les soins : gestes, mots, attitudes…

Depuis que nous avons commencé à nous former pour une gestion différente, mon évolution personnelle a été constante. Lorsque je pense aux instruments de travail qu'il y avait au début… c'est toute une transformation ! Tout un autre monde ! Déjà à ce moment-là, on parlait de relation, de faire les choses avec eux, de les accompagner et non pas de les soigner, mais maintenant on parle de ressources sans se focaliser sur les limites, qui pourtant existent. Si nous le faisions, ils ne pourraient même pas essayer de manger seuls, ou bien ils seraient par exemple immobilisés pour ne pas tomber, alors que, chez nous, personne l'est. Ils ont déjà tant de limitations et nous ne voulons pas en imposer d'autres. Pour cet aspect, en accord avec les familles, nous prenons des risques et nous adoptons des mesures préventives. Par exemple, nous mettons des culottes protège-hanches ou le tapis avec les senseurs pour les appels, ou les chaussettes antidérapantes. Dans la pratique, nous offrons des soins personnalisés. Naturellement, étant donné que cette typologie des résidents ne permet pas toujours d'évaluer les risques et les dangers, nous devons leur garantir une certaine sécurité. Pour cette raison notre secteur est « fermé », il y a des codes pour l'ascenseur et la porte de sortie donnant aux escaliers. Tout le personnel soignant a suivi le cours de base de la méthode Validation et nous adoptons une approche qui vise à davantage accompagner la personne, qu'à la soigner. C'est ce que je veux dire, lorsque je dis que nous évitons de penser aux limites et valorisons les ressources.

Ces personnes, surtout lorsqu'elles sont agitées, expriment leurs besoins à travers les modalités non verbales. Étant donné que, parfois elles ne comprennent pas le sens de ce que nous disons, nous devons trouver d'autres moyens pour établir une relation. Pendant les formations, nous en assimilons divers, mais à la fin, nous utilisons celui qui nous touche le plus. À la base de tous les moyens que nous apprenons, il y a le respect et la valorisation des ressources pour essayer de maintenir le plus longtemps possible le type de vie qu'ils avaient à la maison. Certains gestes, comme se laver le visage, peuvent être oubliés si on ne leur permet pas de le faire seuls et si on se substitue à eux. La façon dont le geste est exécuté n'a pas d'importance, ce qui compte uniquement c'est la gratification d'y avoir réussi. Il en est de même quand ils veulent parler. Et ils racontent des choses, ils racontent ! Tout un monde sort ! Dans la communication avec les résidents, il est utile de connaître leur histoire de vie. C'est important, car, si nous avons une professeure, elle sera contente de feuilleter un livre ou d'en parler. Si quelqu'un aimait le jardinage, à l'arrière, nous avons un jardin avec des fleurs. Ou si c'est la cuisine qui lui plaisait, il est possible de feuilleter des revues. L'histoire de vie et leurs habitudes nous aident à comprendre ce qui peut les intéresser. Ainsi, il est plus facile aussi de communiquer et, comme on le dit entre nous, de mettre la personne « au centre » : de nos action, préoccupations, soins, etc.

Les sources principales d'informations sont les familles. La relation entre eux et les soignants est fondamentale et doit être soutenue. Au début ils doivent accepter la maladie et cela est très difficile surtout pour celui qui a des parents encore jeunes, ou s'ils avaient un parent très actif et créatif qui d'un coup n'arrive à faire plus rien. Si la personne est âgée, la maladie est mieux acceptée. Je me souviens des filles d'une patiente... elles avaient des difficultés à accepter... nous avons dû faire plusieurs rencontres, nous les avons invitées à partager leurs expériences aux rencontres de nos Cafés Alzheimer. Parmi toutes les difficultés, certaines filles m'ont dit que se faire appeler « maman » par sa mère a été la pire chose. Et une fille qui ressemblait au papa a été même appelée avec son nom à lui ! ça peut être vraiment un choc. L'implication de la famille est une ressource pour nous et les résidents, car le côté affectif est plus naturel avec les membres de la famille. Et même s'il ne les reconnaît plus par leurs noms, ils ont de beaux souvenirs. J'ai remarqué que même quand un résident n'a plus la capacité de comprendre qu'il ne reçoit pas de visites régulières, si un cher vient lui rendre visite il a une mimique faciale qui change. On voit qu'il est content. Nous voulons que les familles se sentent accueillies et beaucoup d'entre elles nous ont remerciés pour cela. Avec elles nous prenons le thé et notre porte est toujours ouverte pour partager joies et douleurs. Nous savons que, pour elles, partir est difficile car elles le vivent comme un abandon. Nous cherchons de les soutenir, surtout les premiers temps. Et c'est beau aussi de se revoir après, en dehors, car quand tu arrives à la fin de vie de la personne chère, car tu as déjà posé les bonnes fondations dans la relation avec les membres de la famille. D'habitude, les membres de la famille qui sont très présents au début de la maladie ont tendance à le rester même dans les phases plus avancées. Ils ne les abandonnent pas parce qu'ils se détériorent et, si certains nous disent qu'il est inutile de venir, nous les convainquons qu'il existe aussi le non verbal et que c'est très bien de faire une simple promenade et raconter ses choses, sans attendre à des réponses. Il y a toujours l'écoute. On ne peut pas savoir combien cela sera codifié, mais parfois les choses sont comprises.

Je voudrais faire une petite remarque concernant les thérapies non pharmacologiques : surtout dans les cas de peur, d'anxiété, de syndrome du crépuscule ou d'agitation moteur comme le *wandering*[1], nous activons la thérapie la plus ciblée. Cela peut être la *Validation*, la *Doll Therapy*, le chant ou le rapport un à un. Avec de telles techniques on atteint le but de ne pas administrer un médicament. La thérapie pharmacologique ne doit pas servir à les maintenir tous assis, calmes et silencieux. Nous ne voulons pas travailler ainsi, avec des personnes qui dorment même pendant la journée ou ne réagissent pas. Moi je préfère avoir une personne qui se lève dix fois de table, plutôt que devoir lui donner à manger. Le médicament peut être une tentation pour les maintenir calmes, mais nous n'acceptons pas l'usage parce qu'il augmente le risque de chutes et de confusions et, à la fin, ils ne réussiraient plus à se bouger. Certes, parfois c'est frustrant car, pour dix minutes, tu penses avoir résolu le problème de l'agitation et ensuite ça recommence, mais il y a des procédés qui fonctionnent bien. Chanter est l'un d'entre eux, ça fait sortir les émotions et les souvenirs. Une fois je me suis même très émue parce qu'en faisant écouter un CD de chansons liturgiques, un homme a commencé à pleurer avec le *Sois louée Marie*. La fille a expliqué qu'il le chantait durant les fêtes du village, lorsqu'ils allaient en procession avec les étendards. Près de lui il y avait sa femme qui avait un diagnostic d'Alzheimer au troisième stade, et elle aussi a commencé à pleurer. Quelque part, dedans, quelque chose s'était réveillé… des souvenirs, des émotions.

Je crois que, ayant à disposition tant de « cartes », on trouve toujours une alternative au calmant traditionnel. Rien qu'en pensant à mes premières années de travail, combien de pilules nous devions donner parce qu'on n'avait pas d'autres instruments ! Alors que maintenant, dans notre unité d'habitation, nous privilégions l'intervention non pharmacologique, surtout de jour. Le discours de la gestion de l'anxiété est un peu différent vers la nuit à cause des limitations de service, vu que nous n'avons que deux soignants.

Une autre qualité importante dans ce travail est sans aucun doute l'écoute active. L'observation du langage non verbal s'apprend avec le temps, lorsque tu sais ce que tu dois extrapoler au-delà des mots. L'expérience est importante, et je le vois bien avec ceux qui débutent : moi je suis… comment dire… sur

[1] Errance : il s'agit d'un phénomène assez commun parmi les personnes atteintes de démence, qui consiste à errer sans but.

une autre planète au niveau des soins. Celui qui commence au secteur Alzheimer se sent déjà désarmé lorsqu'une personne lui dit : « Il y a mon mari qui m'attend dans la voiture... » parce que, peut-être, il n'a jamais travaillé avec des personnes atteintes de démence. Il faut toujours expliquer que leur réalité n'est pas cohérente avec la nôtre et, si tu n'es pas formée aux thérapies alternatives, il n'est pas facile de savoir réagir. Nous mangeons aussi avec eux, pour recréer l'atmosphère familiale. Nous entrons dans un rapport vraiment très intime.

### Souvenirs, conseils, enseignements...

Aux familles, je conseille de saisir l'instant, de ne pas se sentir mal si un jour tout semble négatif, mais de profiter des beaux moments. Ce n'est pas toujours facile et j'en suis consciente que pour nous les soignants c'est plus simple : ce n'est pas notre maman ou notre papa, ce ne sont pas les personnes qui t'ont tout appris, à l'époque où tu avais besoin d'eux... maintenant les rôles se sont inversés. Il faut plutôt essayer de voir le verre à moitié plein qu'à moitié vide.

Ce métier me plaît parce qu'il faut être créatif et sortir ses « antennes » pour les comprendre, parce que leurs mots ne correspondent pas toujours à leurs actions. De cette manière nous augmentons aussi nos ressources. Et puis ça me plaît de travailler avec eux, ils ont tant d'imagination ! Une fois ils m'ont fait cinquante nœuds sur un pyjama, ou en un instant je me suis retrouvée avec un dentier enfilé dans le flacon du savon. J'ai choisi la gériatrie avec des résidents avec problèmes cognitifs, parce qu'ils m'émeuvent et savent me surprendre ! Je me souviens d'une femme que j'avais accompagnée aux toilettes : quand je suis entrée pour l'aider elle m'a souri, elle m'a fait une caresse et m'a dit : « Ma tu es vraiment gentille ! » Je ne m'y attendais pas ! Voilà les choses qui me gratifient ! Un baiser, la personne qui s'émeut… ces moments de partage de leurs émotions sont mes souvenirs les plus beaux. Même les pleurs, car je sais que certaines émotions généralement belles ont été éveillées.

Ce que je voudrais faire comprendre c'est qu'il y a eu un grand changement dans la gestion des personnes atteintes de démence. Nous avons défini l'espace où je travaille comme un lieu de vie, mais ce ne sont pas que des mots, c'est la réalité ! Nous voulons faire en sorte qu'ils se sentent comme à la maison. Accueillis et aimés.

*Témoignage proposé par Patrizia Arcioli et recueilli par Manuela Bonfanti le 26.12.2019*

# ILS ONT CONFIANCE, ILS ACCEPTENT TON ASSISTANCE

Anna

*Anna Latini est aide-soignante. Elle a travaillé pendant huit ans dans une maison de retraite du Canton Grisons en Suisse, dans un service de soins spécifiques pour personnes atteintes d'un stade très avancé de démence. Son rôle consistait principalement à assister les hôtes de l'établissement sociosanitaire dans les tâches quotidiennes, telles que l'hygiène personnelle, l'habillement et la nourriture. Ceux qui ont travaillé avec Anna ont apprécié son sens du relationnel et son attention aux petits gestes. Le travail est pour elle une passion, dont elle parle avec plaisir dans cet entretien avec Lara Allegri, infirmière en soins palliatifs et membre d'Alzheimer Grisons et d'Alzheimer Suisse.*

## La satisfaction de soigner...

Dans mon travail, je dois prendre soin des gens et les aider dans leur toilette, en les habillant ou en les aidant à manger, pour rendre leur vie quotidienne moins pénible. En fait, de nombreuses personnes dont je m'occupe ne sont plus autonomes. J'apporte ma contribution dès le matin au réveil, sachant que certains ont aussi besoin d'aide pour se lever du lit. L'échange de mots et d'émotions fait également partie de mes tâches, car c'est un aspect important pour pouvoir établir une relation. Mes expériences sont belles et positives, car traiter avec des personnes qui vous récompensent avec un sourire vous remplit de satisfaction. Même s'ils ne savent plus s'expliquer, un sourire ou un regard suffit à vous apporter beaucoup. Je pense à ce qui m'est arrivé ce matin avec une dame qui ne parle pas et qui mange avec difficulté, à tel point qu'il faut la nourrir très souvent : aujourd'hui, elle m'a fait un grand sourire et a mangé. J'étais très satisfaite. Les récompenses sont souvent des sourires. Et ils vous procurent des émotions qu'on ne peut pas expliquer, il faut vivre ces situations pour les comprendre. Je trouve aussi très satisfaisant de pouvoir faire quelque chose avec eux. Mais pas parce que je le leur impose, simplement parce qu'ils comprennent que je leur donne quelque chose de moi. Une relation de confiance et d'empathie se crée. Au fur et à mesure que je parle, le film de toutes ces années défile devant moi. Je me souviens des personnes que j'ai soignées avec mes collègues, où un vrai feeling et une bonne relation avec le patient ont été créés.

Dans ce métier, on veut donner le meilleur de soi-même et si on n'y parvient pas, c'est vraiment une déception. Des difficultés existent, ce n'est pas toujours facile. J'ai aussi vécu des expériences difficiles, car il arrive parfois qu'une personne devienne un peu agressive. Par exemple, une dame avait pris son sac et me l'avait jeté, ou je me souviens d'une autre qui s'est approchée et m'a donné une fessée. Dans ces cas-là, il faut comprendre que ce n'est fait exprès. Il faut une grande assurance. « Calme » est le maître mot ! Il suffit souvent de s'éloigner cinq minutes et, au retour, tout redevient calme. Mais cela ne se passe pas toujours comme on l'espère. Un jour, un homme a sauté au-delà d'un petit mur, en piétinant le sac d'un autre patient. Je dis cela avec le sourire, car ce ne sont pas des traumatismes et je m'en souviens avec plaisir, même s'il y a une pointe de tristesse. Pensez à quel point les gens deviennent fragiles, fragiles et effrayés ! Ne pouvant plus s'expliquer, ils développent d'autres types de défenses.

### Les soins : gestes, mots, attitudes...

Justement parce qu'ils ne peuvent plus s'exprimer avec des mots, il faut être attentive à leurs besoins, en interprétant leurs expressions. Les aider à faire face aux réalités pratiques de la vie est un aspect de mon travail, mais pour comprendre ce dont ils ont réellement besoin, il faut se mettre à leur place. Il y a une grande différence entre les personnes en bonne santé et celles souffrant de problèmes de démence ! Dans ce cas, c'est vous, en tant qu'aide, qui prenez leur place et interprétez leurs besoins. Une seule expression peut suffire pour comprendre qu'il doit aller aux toilettes, ou qu'il a soif. À certains, il faut même offrir le verre. La personne cognitivement intacte sait très bien quoi faire, elle sait s'exprimer et si elle a soif, elle boit. Mais en cas de démence, si le malade n'arrive plus à se faire comprendre avec des mots ce dont il a besoin, la seule solution est d'essayer d'interpréter : ne mange-t-il pas parce qu'il n'a pas faim ou parce qu'il n'aime pas ça ? Peut-être qu'il est agité ? La compréhension est fondamentale. Nous sommes leur miroir et nous nous reflétons en eux. Au cours de ces années d'expérience, j'ai beaucoup appris. Désormais, à chaque fois que je m'apprête à faire quelque chose, je préviens : « Écoute, je te déplace... maintenant je vais te faire ça... », car ils peuvent avoir peur s'ils sont pris au dépourvu. Dans notre unité, qui s'occupe des démences très avancées, tout cela est particulièrement important. Les gens ne parlent plus, certains ne reconnaissent pas les objets du quotidien. Il m'est même arrivé qu'une personne ne reconnaisse pas les toilettes et ait donc peur de tomber dans le trou ! De manière générale, nous essayons toujours d'être très compréhensifs, de chouchouter les personnes pour qu'elles se sentent apaisées, et de garantir leur sécurité. Il faut les rassurer : parfois, si par exemple une dame pense aller chercher les enfants parce qu'elle pense qu'elle est encore une jeune maman, il suffit de dire que les enfants vont bien.

La communication change lors des stades avancés. Ils ne peuvent plus s'expliquer et tu dois décider ce qui est le mieux pour eux. Concrètement, c'est vous, soignant, qui les remplacez. Il existe mille façons de se faire comprendre. C'est d'abord une histoire d'empathie : on communique avec des gestes, avec le sourire. On montre ce que l'on va faire : peigner, boire... car les gestes sont rassurants. On accompagne ces personnes, on leur prend la main, on l'approche au jet d'eau du robinet. Souvent on constate que la personne « répond », c'est-à-dire qu'elle fait quelque chose par elle-même et qu'elle réussit. Par exemple, elle se lave les mains elle-même. Après de nombreuses années de travail, tout cela me vient très spontanément. C'était différent au début : j'étais nerveuse si quelque chose arrivait. Maintenant, je suis capable de rester calme. Pour comprendre ce qu'ils veulent, je me réfère à leur regard. Je les regarde et je comprends s'ils sont joyeux et souriants, ou s'ils ont le visage plus sombre. Dans le premier cas, ils n'ont probablement aucune douleur et, grâce à l'empathie, nous pouvons commencer le travail. Sans un mot, nous échangeons un regard plein d'émotions.

Même après des années d'expérience, on peut se sentir parfois incompétente : si vous ne parvenez pas à calmer un malade anxieux ou confus, vous regrettez de n'avoir pas réussi votre tâche. Vous souhaitez toujours pouvoir faire plus, même si vous avez tout essayé. Mais c'est humain, de ne pas réussir à chaque fois. Vous pouvez vous y attendre de temps en temps. La formation aide parce qu'on apprend des gens qui ont beaucoup plus d'expérience. Et puis, elles sont toujours utiles : les méthodes changent et il faut se mettre à jour. Pour exercer ce métier, il faut avoir une certaine prédisposition, car être aux côtés de personnes atteintes de cette maladie n'est pas facile. Vous ne pouvez pas les traiter comme des enfants, car ils ont tout un vécu. Il arrive que les personnes atteintes de démence aient des moments de clarté ; certains en ont davantage, d'autres moins. Ils réagissent de façon empathique et ils comprennent, s'ils peuvent faire confiance aux soignants et, probablement, c'est précisément la confiance que nous parvenons à établir qui jette les bases et améliore la relation. En réalité, nous les soignants nous ne pouvons pas convenir à tous les patients, des relations privilégiées se créent. J'ai remarqué que certaines personnes se sentent plus à l'aise avec une soignante, plutôt qu'avec une autre. Par exemple, avec l'une, ils font une certaine chose, tandis qu'avec une autre, ils ne la font pas. Mais peut-être qu'ils sourient. De manière générale, je peux dire que tout le monde accepte mes soins. Et cela peut parfois devenir une situation inconfortable pour les autres soignants, car je ne le fais pas exprès, de faire ce petit quelque chose de plus. Mais cela me dérange si, en faisant cela, je fais du tort à un collègue. Cela m'est arrivé une fois avec une dame... si j'étais absente, elle ne mangeait pas... et je me souviens d'avoir eu une discussion avec ma cheffe de service le matin du jour de son décès... elle m'a dit que c'était bien que nous ayons une relation aussi spéciale, mais qu'il y avait un inconvénient. C'est lourd à entendre. Dans ce cas, nous avions parlé de la notion de mesure. Mais pour revenir à l'empathie : c'est eux qui choisissent ! Même s'ils ne vous l'expliquent pas et n’en sont pas conscients, ils font leur choix. Je pense à plusieurs cas... certaines personnes sont contentes si je vais vers elles. Donc, à mon avis, ces malades ont une capacité de discernement, ils le démontrent en accordant leur confiance à l’une ou l’autre soignante. S’ils se sentent en sécurité, ils te font confiance inconsciemment, pas besoin de dire quoi que ce soit. Ils te font confiance, ils acceptent ton assistance. C’est la même chose pour nous, sauf que nous, nous pouvons l’exprimer avec des mots.

Pour travailler avec ces malades, il faut être ouverts, joyeux, leur donner de la chaleur humaine et leur faire comprendre que vous voulez les aider. Travailler en boudant, en les regardant de travers, ce n’est pas possible. Il faut donner un peu de soi-même. Et le faire avec le sourire. Alors tout va bien. Ma contribution est importante, car j'améliore leur qualité de vie rien qu’en leur faisant faire une promenade, se remémorer un évènement du passé ou chanter. Une fois, j'ai aidé une dame à préparer des tagliatelles. C'était sympa.

Malheureusement, la maladie progresse et on se sent parfois impuissant. Il peut arriver qu'un patient dont tu t’es occupé pendant des années ne te reconnaisse plus. Ou bien que, comme cela est arrivé avec une dame que je connais depuis près d'une décennie, qu’elle ne parle et ne marche plus, même si elle le faisait quand je l’ai connue. Dans ces moments, on se sent impuissant, car on ne peut pas arrêter la maladie. C'est le cours de la vie, d'une maladie... et quand tu les regardes tu te dis : « Mon Dieu, comment devient-on ! ».

### Souvenirs, conseils, enseignements...

Les expériences difficiles n’ont pas manqué. Je me souviens d’une dame très gentille, nous nous apprécions mutuellement. Un jour, elle s'est sentie mal après le déjeuner et je me souviens qu'elle me regardait avec des yeux... elle voulait clairement me dire quelque chose ! Elle a été amenée dans sa chambre et elle avait toujours le même regard. Cela ne semblait pas grave, mais quand je suis revenue le lendemain, elle était morte. Quand cela arrive si soudainement et qu’on ne s’y attend pas, c’est très touchant. J’en ai souffert. Ensuite, je l'ai accepté. À cette même époque, ma mère avait également commencé son déclin, alors j'ai dû l’accepter. Autant pour cette dame, avec qui j'avais une relation merveilleuse, que pour ma mère. Quand quelqu'un nous quitte, c'est toujours une mauvaise expérience, même si l'on sait très bien que cela arrive tôt ou tard. En tant que soignants, nous avons une certaine habitude et savons comment les choses se passent. On se sent mal pendant quelques jours, on se sent découragés, on ne va pas bien. Mais ensuite on va de l’avant, car d’autres ont besoin de nous et nous ne pouvons pas nous laisser aller. J'ai vécu beaucoup de belles expériences... par exemple lorsqu’on revient de vacances et ils se souviennent de vous. Cela m'est arrivé plus d'une fois, et cela signifie que je compte pour eux. Ou bien, je me souviens d'une dame très gentille, qui me souhaitait toujours une bonne nuit lorsque je la mettais au lit et m'envoyait ses meilleurs vœux pour ma famille.

En ce qui concerne les familles, je suis toujours touchée par l'intérêt porté à leur proche. Ils s'inquiètent pour sa santé, mais pas seulement : ils réfléchissent aussi beaucoup à ce dont ils ont besoin, comme les vêtements ou les effets personnels. Parce qu'une personne, même si elle est malade, a sa propre dignité et il est juste qu'elle soit également soignée sur le plan esthétique. Ce n'est pas parce qu'elle est dans une maison de retraite qu'elle n'a plus besoin de rien. Au contraire, tant qu'elle respire, il faut respecter sa dignité. Par conséquent, une chaussette trouée doit être jetée. Je trouve bien que les membres de la famille restent proches et leur rendent visite, mais il est également bon de s'occuper des petites choses qui semblent superflues mais qui ne le sont pas. Je recommande de passer des moments calmes et sereins ensemble, de faire une promenade ou de passer des moments seuls, comme le faisait un mari qui s'asseyait régulièrement dans un salon avec sa femme malade et profitait pleinement de ce moment d'intimité. On peut être très satisfait même avec un simple câlin. Ce qui est encore plus émouvant, c'est de voir les filles et les fils avec leur mère... comment ils lui tiennent la main et la câlinent... ce sont des choses très normales et simples. Mais elles témoignent d'affection et d'amour. Je peux également aider les familles, en essayant de comprendre leurs peurs, leurs doutes ou leurs attentes, et les rassurer.

Bien sûr, je dois respecter les limites que m'accorde mon rôle de soignante, mais j'essaie toujours de leur faire sentir qu'ils ont confié leur proche à quelqu'un qui le remplace adéquatement. Il est important de soutenir le patient et cela se fait en lui permettant de profiter de l'aide d'une personne ayant de l'expérience en matière de soins. Travailler avec des personnes qui, jour après jour, vous apprennent à faire des choses, aide à rester positif. Grâce à ce travail, j'ai développé la patience. Je comprends beaucoup mieux les personnes âgées, j'ai appris à les écouter. Bien souvent, ceux qui ne travaillent pas avec elles ne se rendent pas compte de leurs besoins. Pour moi, un patient est une ressource importante, car il vous apprend beaucoup de choses.

J'ai de nombreux souvenirs précieux et j'en ai déjà raconté certains. Au moment où je parle, le film de toutes ces années me revient à l'esprit. Le rôle d'aide-soignante se limite aux activités de la vie quotidienne et j'aurais aimé pouvoir faire plus et poursuivre mes études dans ce domaine. Mais si une personne s'intéresse et veut évoluer, il est possible d'accomplir des choses importantes, même dans le rôle d'aide-soignante.

*Témoignage recueilli par Lara Allegri le 30.01.2019*

# UN ACCOMPAGNEMENT PERSONNALISÉ

Annamaria

*Infirmière psychiatrique spécialisée en gériatrie et gérontologie, Annamaria a commencé sa carrière à l'hôpital neuropsychiatrique de Mendrisio en 1976. Au cours de sa formation, elle a rencontré certaines associations s'occupant des personnes âgées, dont l'association Alzheimer. À partir de ce moment, son intérêt pour la démence a augmenté de telle façon, qu'elle s'est formée à la méthode* Validation *pour l'accompagnement de ces malades. Pendant de nombreuses années, elle a travaillé dans ce domaine et a contribué, dans les maisons de retraite où elle a travaillé, à l'ouverture de départements dédiés. Elle est à la retraite depuis un an, mais elle est toujours active en tant que membre de l'Association Alzheimer. Dans cette interview, elle retrace son parcours professionnel en évoquant les démarches entreprises pour créer du bien-être dans la vie des patients qu'elle a soignés. Elle nous parle ouvertement de réussites et d'échecs, ces derniers pour elle souvent liés à des facteurs extérieurs à la maladie. Son témoignage met en évidence l'importance d'un accompagnement personnalisé par un personnel formé et conscient. En se remémorant le métier qu'elle a exercé pendant de nombreuses années et les patients qu'elle a rencontrés, Annamaria sourit.*

J'ai commencé à travailler avec des patients atteints de démence lorsque je bossais dans un hôpital psychiatrique il y a quarante ans. À cette époque, on ne parlait pas d'Alzheimer, mais plutôt de démence, et les personnes souffrant de ces troubles nous étaient souvent envoyées parce qu'elles accomplissaient des actes bizarres, comme se déshabiller en public ou mettre incorrectement les vêtements. Mais tout le monde pensait qu'il s'agissait d'artériosclérose ou d'un autre problème similaire. J'y ai donc rencontré des personnes présentant des symptômes de démence, mais je ne pouvais pas les aider. Dans notre livre de psychiatrie, il n'y avait que quatre lignes sur cette pathologie : le livre disait juste qu'elle avait été découverte par Alois Alzheimer et rien d'autre. Ensuite j'ai travaillé dans une maison de retraite et j'ai remarqué que beaucoup de gens avaient le même problème. Grâce à Alzheimer Tessin, que j'ai rencontré pendant le cours de spécialisation en gériatrie, j'ai pu constater le travail fantastique que faisait cette association : ils organisaient des journées pour faire comprendre la maladie et je les ai rejoints parce que je voulais apprendre. Ils avaient une bibliothèque contenant diverses histoires de vie, y compris des histoires fictives, et en les lisant, on pouvait mieux la comprendre. J'étais captivée ! Les personnes âgées me fascinent déjà en tant que telles, car elles ont une histoire longue et importante à écouter, mais à partir de ce moment, je me suis intéressée encore plus aux personnes atteintes de la maladie d'Alzheimer.

Ensuite, j'ai changé de lieu de travail et j'ai contribué à la création de ce que l'on appelait à la maison de retraite on avait appelé le « service fermé », dédié aux personnes atteintes de démence. Je n'y suis pas restée longtemps, car les caractéristiques architecturales et la gestion ne facilitaient pas un accompagnement paisible et efficace. Entre-temps, je me suis formée avec la méthode Validation, ce qui m'a beaucoup aidé. En effet, grâce à cette méthode et à mon expérience en psychiatrie, lorsque j'étais seule face à une personne ayant un problème de gestion du quotidien, j'avais une certaine tranquillité d'esprit pour y faire face. Je ne dis pas que cela marchait toujours, mais parfois c'était le cas. Je me sentais à l'aise avec ces personnes. J'ai déménagé dans une autre maison de retraite et, là aussi, j'ai collaboré à l'ouverture d'un service dédié. Je voulais créer un environnement protégé dans lequel les personnes avec une démence pourraient se déplacer librement. De ce fait, nous avons tout imaginé : de l'environnement aux choses qu'ils pouvaient manipuler. C'était un moment formidable et je me sentais désolée de ne pas pouvoir transmettre ma vision d'accompagnement. Mon idée était de vivre avec eux comme dans une maison : nous avions une grande cuisine, j'avais commandé des tables en bois et nous mangions ensemble. Cela n'a pas été facile pour certains soignants. Il y avait aussi un coin repos, un coin jeux, un bureau, une machine à coudre, et même un porte-parapluie et un cintre devant la porte qui menait au jardin, pour qu'ils puissent aller et venir à leur guise. Il est vrai que le soir, il y avait plus de désordre que dans une salle de retraite normale et qu'il fallait la ranger, car préparer un environnement bien entretenu pour le lendemain signifiait respect et amour pour eux. Il ne faut pas les faire vivre dans un « désert », soit un environnement désordonné, et donc non respectueux de leur personne.

Je me souviens que les malades ne savaient pas demander à jouer au ballon ou à lire un livre mais, s'ils les avaient là, à leur disposition, ils les utilisaient... souvent d'une manière plus que correcte. L'exemple de la vaisselle en verre ou en céramique en était la meilleure preuve : si on leur proposait des gobelets en plastique, utilisés à l'époque dans de nombreuses maisons de retraite, ils les jetaient et on les retrouvait sur la pelouse. Mais lorsque nous leur proposions des verres en verre, ils les plaçaient soigneusement sur le sol, sur la table ou sur la bibliothèque. C'était fantastique de voir qu'ils comprenaient la différence entre l'un et l'autre ! Ce sont de petites choses, mais je veux dire par là que nous avons besoin de respecter ces personnes et souvent, nous les soignants, l'oublions. Je préférais utiliser de la vaisselle ordinaire, car ensuite ils nous aidaient et c'était une façon de construire une relation. Le seul problème était le manque de temps et nous nous laissions souvent stresser par les horaires imposés par l'EHPAD. Mais on parle d'il y a dix ans... maintenant les choses se sont améliorées et de toute façon, quelles que soient les théories suivies, tout dépend de l'attitude de la soignante.

J'ai quitté le métier avec regret. Il y a déjà trente ans, j'étais convaincue que ces personnes avaient des droits malgré ce type de maladie. Dans le dernier service où j'ai travaillé, environ la moitié était atteinte de démence, mais le personnel n'était pas encore complètement convaincu de la nécessité d'un accompagnement personnalisé. Je pense qu'il n'y a rien que ces gens doivent forcément faire. Je vais vous donner un exemple : parfois, ils organisent des évènements dans la maison de retraite. Ce sont des activités intéressantes, mais chacun doit pouvoir y accéder selon son humeur ou son envie. Rien ne doit être imposé, car si on impose, il y aura des problèmes de fatigue, d'agressivité ou de tristesse. Je suis encore aujourd'hui convaincue que le patient doit être « au centre » dans la pratique du quotidien, et non pas juste théoriquement. Par ailleurs, on parle souvent du manque de ressources. Moi, j'ai constaté que beaucoup de ressources existent mais qu'elles sont gaspillées. C'est compliqué. En tant qu'infirmière, on peut facilement changer de travail, mais pour les aides-soignantes, la situation est plus précaire et on ne peut pas espérer qu'elles d'en parlent ouvertement. C'est dommage, car beaucoup étaient de très bonnes soignantes. Cela a été mon grand regret.

## La satisfaction de soigner

Les satisfactions sont éphémères mais importantes : le sourire, le moment où ils sont détendus. Ce sont des réponses qui signifient que j'ai été efficace dans l'accompagnement. Je ne pense jamais aux grands résultats, mais aux petites choses, par exemple quand nous pouvions partager des moments en toute sérénité. Je me souviens de l'époque où nous jouions au jeu de l'oie, que nous avions créé exprès et que nous avions fabriqué en bois : des gens qui ne parlaient presque plus, lorsqu'ils étaient détendus, avaient des réponses ou des émotions fantastiques. Ils ont eu la satisfaction d'être connus des autres sous un autre aspect et ont retrouvé un rôle, une dignité, dans leur monde qu'était la salle. C'était une façon de réactiver leur mémoire de manière ludique et parfois j'étais surprise par ce qu'ils savaient. Ils connaissaient notre région mieux que moi !

Je trouve que les situations difficiles ne sont jamais créées par les patients. La plupart des actes agressifs sont provoqués par l'environnement, le manque de compréhension, le stress. Je m'explique : une fois, pendant une formation, nous avons effectué un exercice... imaginez que vous êtes dans un pays étranger... vous ne comprenez rien quand ils vous parlent, mais ils veulent que vous fassiez quelque chose. Que se passe-t-il ? Soit tu te mets à pleurer, soit tu deviens agressif. Tu vois ? Il y a souvent un manque de compréhension de la souffrance des autres. Mais d'autres fois, tout va bien, il y a des personnes atteintes de démence qui sont très faciles à accompagner. Mais lorsqu'un problème de comportement survient, il est souvent induit par nous. Il faudrait une plus grande sensibilité et la recherche de la bonne méthode. Dans les maisons de retraite, il y avait autrefois trop peu de moyens, comme la psychothérapie, ou du personnel formé aux méthodes de Validation, Carpe Diem ou d'autres techniques qui mettent l'accent sur la relation de respect et d'acceptation que, du moins en théorie, tout le monde connaît. Voilà ce que je pense : il faut investir dans la formation du personnel.

Et puis il faut le dire, il n'y a pas qu'une seule théorie qui fonctionne. Mais l'institution sanitaire doit accepter cette idée. Je m'explique : par exemple, Carpe Diem laisse faire la personne sans lui mettre de limites... ce qu'elle sait encore faire, elle le fait, que ce soit l'hygiène, l'alimentation... Mais dans cette optique, il faut aussi accepter l'idée que le personnel travaille en pyjama la nuit. Cela semble idiot, mais si vous arrivez en uniforme d'infirmière et dites au patient atteint d'Alzheimer qu'il doit dormir, il se demande pourquoi. Une amie dont la mère est malade l'a bien expliqué : « J'avais l'habitude de rester avec elle et quand je disais maman, mangeons, nous mangions ensemble ». Elle montrait l'exemple. Ce sont de petites choses, mais dans une salle où les patients ne veulent pas dormir, si vous connaissez ces stratégies, mises en œuvre avec beaucoup de respect, vous évitez de vous compliquer la vie et d'augmenter le nombre de pilules. Dans certaines maisons de retraite que je connais, je sais que tout ceci est déjà en place et ça fonctionne bien. Je trouvais intéressantes aussi les rencontres avec le personnel d'autres établissements, car on pouvait puiser des idées d'autres professionnels, et il y en avait de très bonnes.

### Les soins : gestes, mots, attitudes...

La différence entre ce type de patient et les autres est qu'il n'est pas possible d'établir des horaires pour telle ou telle autre activité. Il faut évaluer pour chaque occasion ce qu'il est possible de faire et à quel moment. Mais si on n'est pas suffisamment sûre de soi en tant que soignante, on ne sait pas comment faire... alors on préfère s'en tenir à l'emploi du temps habituel. Certes, la plupart des patients s'adaptent bien au rythme : quand ils se lèvent ils aiment manger, par exemple. Mais même l'hygiène, qu'il est quand même juste de faire, se fait facilement en général, si l'on ne fixe pas de règles trop strictes. Avec de petites précautions, vous pouvez respecter à la fois les horaires et les souhaits des gens. Je me souviens que l'hygiène était plus facile avec les femmes. Chez les hommes, cela était perçu comme une sorte d'invasion alors que les femmes sont plus enclines à accepter qu'on les aide, peut-être car elles ont des maternités ou parce qu'elles vont chez le gynécologue. Mais pour les hommes, surtout quand il y avait des crises, toucher à cette partie pouvait s'avérer hors de question. Cela dépendait beaucoup de la mentalité de l'homme et du fait que c'était une femme qui les lavait. Il fallait inventer quelque chose. Si cela était possible, ils étaient autorisés à le faire eux-mêmes, car ils comprennent et souffrent si vous agissez contre leur volonté. J'ai vu des personnes alitées, donc des cas où on pouvait se dire « je peux faire ce que je veux », avoir des réactions de gêne. Il est donc important d'être le plus douce possible, d'utiliser la kinesthésique, la stimulation basale, qui sont des techniques qui apprennent à traiter le corps en douceur sans créer de fractures. Tout cela permet même à une personne alitée de se sentir mieux. L'intrusion n'est pas facile à accepter et si une personne peut parler, tant mieux. Mais que se passe-t-il si la personne ne peut plus rien dire ? Elle souffre, un point c'est tout. Je peux imaginer que c'est difficile car un jour, pendant un cours, l'enseignant nous a bandé les yeux et nous a mis un gant de toilette mouillé sur le visage, ou bien il nous a fourré quelque chose dans la bouche. Si on y réfléchit, c'est exactement ce qu'on fait avec certains patients... sans le vouloir, on crée un acte de violence, par exemple si le patient ne comprend pas que c'est une cuillère. Ça arrive. Et à ce moment, il peut croire que vous être en train d'exercer une violence. Nous devrions parler davantage de ces aspects, car lorsque les soignants comprennent tout cela, leur approche aux soins est différente.

Parfois, il n'en faut pas beaucoup pour les rassurer. Les soignants doivent être créatifs et curieux. Des boutades, le fait de poser des questions ou même de montrer ses sentiments, tout cela a des chances de fonctionner. Je me souviens d'un monsieur qui ne voulait pas que je l'aide avec sa toilette. Je me suis assise, frustrée, et je lui ai dit : « Je ne sais plus quoi faire... » et il m'a pris la main et l'a caressée. J'ai compris qu'il voulait me consoler et c'est là que la relation a commencé. Lorsqu'il m'a fait confiance, je lui ai demandé : « On essaie de laver tout ça ? ».

Il m'est arrivé de me sentir inadéquate, incompétente. Je me souviens d'une personne en grande difficulté, qui parlait peu. Je suis arrivée soudainement et je n'ai pas fait tout ce que j'aurais dû. Il m'a dit une phrase un peu énigmatique... Je ne m'en souviens pas par cœur, mais en gros il voulait dire que je n'étais pas capable de soigner les gens. À ce moment-là, j'ai pensé que je ne valais rien parce que je n'avais pas réussi une approche correcte. Cette phrase m'a perturbé. Quand une chose pareille arrive, on repart avec, pour y réfléchir à la maison et apprendre à mieux faire le lendemain. On se sent inadéquate même lorsque, malgré tout ce qu'on a mis en place, on ne trouve pas d'autre choix que de se tourner vers la pharmacologie. J'ai eu des expériences avec des personnes hospitalisées parce qu'elles étaient ingérables. Parfois, si la personne devient agressive, c'est à cause des erreurs du personnel qui n'est pas assez créatif, mais j'avoue que j'ai aussi eu des durs à cuire. J'aurais aimé avoir du temps dédié, pour discuter de chaque personne parmi nous, les soignants, au lieu d'être tout le temps dans l'action. C'est important.

Parmi les qualités d'un soignant, la connaissance est toujours importante : il faut bien connaître la maladie, se former. De la patience oui, il en faut, mais pas plus que ça. Je dirais plutôt l'empathie et l'accueil sans préjugés, ni exigences. Et la capacité de s'adapter au patient.

### Souvenirs, conseils, enseignements…

Les familles sont une source d'aide exceptionnelle et il faudrait qu'ils soient toujours de votre côté. Pour moi, c'était une aubaine, quand ils pouvaient m'aider pour le déjeuner ou autre chose. Les membres de la famille sont fantastiques, ils peuvent vous donner de nombreux conseils par rapport aux préférences ou au comportement de leur cher. Bien sûr, il arrive aussi qu'ils se plaignent. Une fois j'ai été nommée cheffe de service dans une maison de retraite, la mentalité de la maison était différente de la mienne, alors j'ai décidé de fixer une réunion avec les familles. Les proches ont commencé par se plaindre, mais quand ils ont vu que je les écoutais, ça s'est mieux passé. Je leur ai demandé de me détailler leurs besoins. Et effectivement, qu'est-ce que cela nous coûte à nous, les soignants, de changer un pull lorsqu'il y a une tache, si c'est important pour la famille ?

Nous pouvons également aider les proches d'autres manières. Par exemple, certains ont besoin de s'alléger en discutant. Je me souviens d'une femme dont les deux parents avaient des problèmes de mémoire. Ce n'était pas un plaisir pour elle de venir les voir. Je lui avais donné à lire le livre de la méthode Validation et cette lecture a changé son approche. Elle m'a dit : « Maintenant, je n'essaie plus de les faire se sentir bien, comme moi je pense qu'ils doivent se sentir. Et je ne leur demande même plus ce qu'ils ont mangé aujourd'hui, je peux faire autre chose avec eux... ». Voilà comme nous, les soignants, pouvons aider la famille à se sentir mieux avec leur cher malade. Certains m'ont dit que, quand ils ont arrêté de vouloir contrôler les choses, quand ils ont arrêté de regarder uniquement les pertes ou les défauts, ils ont pu vivre de bons moments : ils ont chanté, ils ont ri... et que peut-on désirer de plus ? Ensuite, que le souvenir de ces moments ne dure pas... tant pis... mais toi, tu as offert un moment précieux. Il ne faut jamais penser que c'est trop peu. Il faut les accompagner, leur faire plaisir, faire des choses amusantes et venir leur rendre visite quand on a envie d'être ensemble. C'est dommage de le faire à contrecœur, ils comprennent quand une personne se force. J'ai vu des patients qui semblaient ne plus rien comprendre dire : « Elle, elle doit venir quand même… ». Et qu'est-ce que j'aurais pu lui dire ? C'était vrai... le patient comprenait exactement la situation, il le sent dans ses tripes. Quand la famille et le malade se sentent bien ensemble, cela se voit immédiatement et c'est ça, ce qui nous aide réellement.

À la maison, la gestion de ces patients est beaucoup plus difficile, car tout pèse sur la *caregiver* de la famille et, si elle ne demande pas de l'aide appropriée, elle peut être submergée par les affaires pratiques et être anxieuse pour tout. Malheureusement, beaucoup ne souhaitent pas placer un proche dans un EHPAD parce qu'ils se sentent coupables, ils pensent qu'ils l'abandonnent. Au contraire, bien souvent les malades s'y sentent bien. Je ne suis pas favorable aux maisons de retraite, mais je ne suis pas non plus favorable au maintien à domicile à tout prix. Il faut évaluer au cas par cas, il faut essayer et voir. Une personne peut se sentir bien même à la maison, mais cela nécessite d'avoir de l'aide et, de toute façon, ce n'est pas facile. À moins d'être une grande famille et de se relayer, tout coûte. Je n'envie pas les *caregiver*, c'est un travail très pénible. Imaginons une épouse... la pauvre... comment peut-elle tout faire alors qu'en général elle a le même âge de l'époux malade ? De nombreuses personnes parviennent à garder leur proche à la maison, mais à un coût élevé – soit financièrement, soit en raison du stress.

Que m'a appris cette maladie ? Ohhh, tellement ! Tout d'abord que la communication, même avec ceux qui comprennent, n'est pas toujours facile. Et donc j'ai appris à avoir une plus grande attention pour réussir la communication et une capacité plus fine d'observation des sentiments et des émotions... Et puis, c'est une grande richesse qu'ils vous donnent. En général, il y a une grande sagesse chez ces personnes, dommage que je n'ai pas écrit tout ce qui en est ressorti car c'est extrêmement intéressant. Ils ont bien rempli ma journée, le travail n'était jamais ennuyeux. Il y avait des problèmes, mais ils étaient « périphériques », ils ne concernaient pas les patients.

Mon souvenir le plus précieux était celui du cours de Validation. Il y avait une dame alitée. Nous avons dû expliquer à son mari que nous ne pouvions plus faire grand-chose pour elle et il m'a dit qu'elle aimait la musique. Je passais une heure ou deux par semaine avec elle, je lui faisais écouter au casque les œuvres musicales qu'elle aimait. Elle ne me reconnaissait certainement pas, mais elle percevait mon toucher et le moment de la musique était important. La dernière fois que je l'ai vue avant son décès, alors qu'elle écoutait Carmen de Bizet, elle m'a serré la main et une larme a coulé sur sa joue. C'était un très beau moment.

*Témoignage recueilli par Manuela Bonfanti le 25.5.2019*

# AVANT, ELLE ÉTAIT COMME MOI

Aurélia

*Aurélia est arrivée en Italie en 2007 depuis la Roumanie, pour y travailler en tant qu'aide-soignante à domicile. Depuis douze ans, elle travaille auprès des personnes âgées. Après une formation officielle d'aide-soignante auprès de la Croix-Rouge suisse, elle a trouvé un emploi dans un EHPAD, où elle travaille depuis 2016. Elle a donc une double expérience que cette interview se propose de comparer, à savoir l'expérience d'accompagnement d'une personne âgée à domicile, par rapport au travail dans un établissement avec une équipe de soignants qui s'occupent de plusieurs personnes. La nouvelle orientation professionnelle d'Aurélia est en contraste avec son souhait pour sa propre vieillesse et elle explique clairement les raisons de son choix. Ceci est probablement le message le plus important de son témoignage, qui ne se limite pas à l'expérience globale des soins, mais qui traite plutôt des personnes dans le besoin ou malades et de la relation qu'elle a établie avec elles dans leurs domiciles, où elle a vécu de nombreuses années. Voir de ses propres yeux les changements auprès des personnes dont elle s'occupait, lui fait réfléchir sur le sort de chacun d'entre nous durant la vieillesse.*

## La satisfaction de soigner…

Je travaille avec des personnes âgées depuis douze ans. J'avais soigné le grand-père de mon ex-mari en Roumanie, mais ma première expérience professionnelle s'est déroulée à Rome. Là, j'ai soigné une personne pendant quatre ans, jusqu'à ce qu'elle ne soit plus autonome à cause de problèmes de mémoire. J'ai compris qu'il y avait des choses dans son esprit, qu'elle sortait précisément parce qu'elle ne raisonnait pas. De 2007 à 2013, j'étais à Rome, puis je suis allée en Suisse et j'ai continué à travailler comme aide-soignante à domicile. C'est là où j'ai commencé ma formation et j'ai suivi deux cours de la Croix-Rouge pour prévenir les chutes auprès des personnes âgées, notamment celles souffrant d'Alzheimer. Les thèmes étaient : *Évaluation, risques et prévention* ainsi qu'Accompagnement *dans les déplacements quotidiens*. En 2015, j'ai décidé de me former pour travailler dans des maisons de retraite. Lorsque la dame dont je m'occupais est décédée en 2016, j'ai trouvé un travail en EHPAD et je suis très satisfaite.

Il y a beaucoup de satisfactions dans mon travail, mais j'en ai surtout avec les gens qui n'ont pas de famille. En fait, j'ai tendance à m'occuper davantage des personnes seules. C'est mon souhait, je veux montrer que quelqu'un s’occupe encore d’elles. Et j'aime donner de l'affection, même si elles ne réagissent pas. Je suis sûre qu'ils sentent que quelqu'un les caresse. Après tout, je remplace la famille qu'elles n'ont pas et c'est ma grande satisfaction. Je me sens utile, même une simple caresse est très importante. Dans mon dernier emploi en tant qu'aide-soignante, j'ai également eu la satisfaction d'être la personne que la dame appelait toujours. Elle avait une cloche, mais à un certain moment elle m'a appelée et m'a dit : « Je n'ai plus besoin de la cloche, parce que ton prénom est resté dans ma mémoire... ». Et jusqu'à la fin elle a prononcé mon prénom : d'abord c'était Aurélia, puis à la fin c'était Au... et je suis restée Au pour elle. Pour quoi que ce soit, elle appelait Au. Le soir de son décès, je ne travaillais pas, nous étions deux soignantes, car elle appelait souvent même la nuit et tôt le matin. J'avais vu qu'elle était mal parce qu'elle transpirait, alors je suis quand même allée la voir et je suis restée avec elle jusqu'à la fin. Et à la morgue, j’ai dit à la fille que je voulais prendre soin d’elle, parce qu’elle était une belle femme et qu’elle avait confiance dans la façon dont je la coiffais et la maquillais. Elle ne s'est jamais regardée dans le miroir, mais elle savait qu'Aurélia avait bien pris soin de son apparence. Sa fille a accepté.

Et puis il y a aussi des gens dont on se souvient avec le sourire parce qu'ils ont créé des situations « drôles », je m'excuse du mot. Il y avait une dame, lorsque je travaillais sur appel au domicile, qui était prise en charge par différentes soignantes et dont la clé de la maison était à la disposition de tous. Mais quand j’entrais, je la trouvais sur une chaise en train de me dire : « Mais que cherches-tu chez moi, donne-moi les clés ! » ... ou encore : « Tu n'as rien à faire ici ! ». Je lui expliquais que je devais cuisiner ou faire autre chose, et finalement, elle acceptait parce que je lui ai disais que, de toute façon, j'étais déjà payée. Souvent elle était lucide, mais parfois elle ne se souvenait de rien du tout. Par exemple, le chat... elle imaginait qu'il était toujours là et il lui achetait de la nourriture. Une fois, elle s'est enfermée dans la salle de bain et aurait pu tomber, une autre fois, elle a pensé que je lui avais volé son chemisier jaune, même si je lui ai expliqué que j'étais grande par rapport à elle, et que donc je ne pouvais pas l’utiliser. Pourtant elle insistait, elle a dit que je l'avais donné à mes amis. Pense donc : moi, qui vole pour mes amis... !? Je ne me fâchais pas, au contraire, je rentrais dans son jeu, je le prenais en plaisanterie. Dédramatiser est important.

Au début tu m’as demandé à quoi il faut faire attention... une personne avait des couteaux dans la cuisine. Cela m'a fait peur car il y a une problématique de sécurité. Une fois, elle dressait la table et a posé plus d’assiettes que nécessaire. Je ne comprenais pas et elle m’a demandé : « Mais tu ne vois pas mes frères ? » J'ai servi le déjeuner et elle insistait : « Et que mangent mes frères ? ». Alors j’ai eu l’idée de répondre : « S'ils voulaient manger, tes frères, ils auraient dû appeler pour que je cuisine pour eux aussi, mais maintenant il n'y a que ça et c'est pour toi ». Ça a marché. Mais le lendemain, elle a recommencé : « Hier, tu as fait la fête chez moi et tu as tout mangé et mes frères n'ont rien pu manger ! ». Ce sont des situations qui paraissent irréelles, mais cela a été une belle expérience puisque j'ai toujours réussi à la gérer en jouant à son jeu.

Mes plus grandes difficultés je les ai eues avec une personne atteinte de démence sévère, qui voulait toujours se déshabiller. Il me fallait faire preuve d'imagination pour la distraire, j'attirais souvent son attention vers la télé et elle oubliait un petit moment. Ensuite, elle recommençait. Ce sont des situations difficiles, car si une personne se déshabille, que faut-il faire ? Il faut trouver une solution. Les distraire fonctionne plutôt bien. Ou alors il m'est arrivé que la dame dont je m'occupais à Rome, et qui a fini par souffrir de démence, appelait tous les passants et criait : « Venez, à l'aide ! Celle-là va me tuer ! Aidez-moi ! ». Tout le monde dans le quartier savait qu'elle avait une démence, mais parfois un inconnu passait par là... alors une fois je me suis retrouvée avec un monsieur chez moi et j'ai dû me justifier. Ou alors elle éclatait de rire « ehhh ehhh ehhh » et je ne savais pas quoi faire. Une fois, j'ai commencé à rire aussi, et tout d'un coup, elle s'est arrêtée. Mais bref, ce n'est pas comme si toutes mes stratégies fonctionnaient à chaque fois. Avec cette maladie, il faut toujours en trouver de nouvelles.

### Les soins : gestes, mots, attitudes...

J'avoue que je préfère travailler dans des maisons de retraite, car en tant qu'aide-soignante 24 heures sur 24 au domicile, c'est très exigeant, physiquement et psychologiquement. C'est pourquoi j'ai décidé de changer. Moi aussi, je vieillis et je pense que ma patience n'est plus la même qu'avant. Alors, pour ma sérénité, je préfère un autre rythme de travail. Je ne me vois pas faire autre chose. Ce que je fais, je le fais avec mon cœur, mais je dois être sereine. Être aide-soignante à domicile m'a beaucoup aidée, j'étais heureuse de l'avoir fait et d'avoir accumulé une expérience qui m'aide maintenant et se reflète dans ma façon de travailler dans les maisons de retraite : je comprends immédiatement les besoins. J'aime ce travail parce que j'aime les gens et trouver un moyen de leur remonter le moral. Cependant, si je pense à mes vieux jours, je ne voudrais pas aller dans une maison de retraite. J'aimerais rester à la maison avec une aide-soignante. Je sais que, lorsqu'une soignante passe tout le temps avec une personne, elle se consacre davantage à elle et elle comprend mieux ce dont elle a besoin. Je sais que j'ai tout donné aux personnes dont je me suis occupée. Pour les malades, c'est mieux d'avoir une seule soignante, car elles s'habituent à toi. Elles peuvent également s'habituer dans les maisons de retraite mais, chacun de nous soigne à sa manière et le patient doit accepter les différences. Quand on travaille comme soignante, la relation doit bien fonctionner, sinon il faut changer ! Si vous ne les aimez pas en tant que personnes, vous ne pouvez pas résister. J'apprécie vraiment ceux qui sont soignants, car je sais ce que c'est ce travail. La relation est toujours profonde, car même dans une maison de retraite, si une personne ne veut pas de toi, cela ne fonctionne pas, mais si tu entres dans une relation agréable, tu peux lui offrir une vie merveilleuse.

Moi qui ai eu les deux expériences… si quelqu'un me demande des conseils sur devenir ou pas un soignant à domicile, ma réponse dépend de la personne qui me le demande. Il y a des personnes que je ne conseillerais pas d'être aide-soignante... mais c'est mon opinion. Je viens de connaître une fille qui veut changer de travail. Mais elle ne veut pas comprendre, disons qu'elle n'est pas très débrouillarde. Mais dans ce métier, il faut comprendre très vite, réagir vite, être organisée, savoir tout de suite comment assurer la sécurité de la personne dont on s'occupe. Bref, il faut être toujours présent dans ton travail, si tu t'occupes d'une seule personne. Au contraire, si tu t'occupes de trente personnes dans une maison de retraite, le plus important est de comprendre les urgences, ce qui doit d'être pris en charge avant tous les autres et comment gérer la situation. Le travail d'aide-soignante à domicile ou dans une maison de retraite est différent : dans la maison de retraite tu n'as pas de répit, mais on travaille moins et tu peux te faire aider. Mais cela demande un sens des priorités. En tant qu'aide-soignante à domicile, tu as plus de responsabilités car tu es seule à devoir tout gérer et tu travailles plus d'heures, mais tu peux prendre une petite pause dans la journée ; et comme il n'y a qu'une seule personne, l'environnement est plus calme. Cependant, je dois dire que, si tu travailles toujours toute seule avec une personne atteinte de la maladie d'Alzheimer, ce n'est pas facile car, mentalement, tu risques de devenir folle, étant donné qu'ils répètent les mêmes choses. Je vais t'expliquer ce qui m'est arrivé avec la première dame que j'ai soignée à Rome, qui n'arrêtait pas de me dire toute la journée qu'elle avait mal au pied et qu'elle voulait une crème qui ne l'aidait en rien. Toute la journée elle se lamentait « Oh mon Dieu ! Mais qu'est-ce qui ne va pas chez moi... ! Oh quelle douleur… ! ». Je venais juste d'arriver de Roumanie et j'ai dû résister. Alors pour rester calme et tranquille, je me suis concentrée sur la télévision. Je ne l'entendais même plus.

Je n'ai jamais eu de grandes difficultés avec les familles, car je comprends les situations et je suis compréhensive. Certains de leurs proches n'ont pas été faciles, mais lorsqu'ils comprenaient que ce que leur avait dit leur maman ou leur papa n'était pas tout à fait fidèle à la réalité, ils me laissaient tranquille. Il m'est arrivé un jour qu'une mère ait appelé sa fille et lui ait dit : « Celle-ci ne m'a rien donné à manger... » et la fille est arrivée avec le déjeuner. Du coup je lui ai dit : « Mais madame, pensez-vous vraiment que je ne prépare pas le repas à votre maman ? Croyez-vous que je puisse oublier ça ? ». Au début, c'est difficile avec les familles, parce que je dois leur faire comprendre que la maladie ne permet pas toujours de dire les choses telles qu'elles sont réellement. Mais si la famille croit aux malades, alors tu deviens vite la « méchante ». Mais si tu dépasses ce stade, alors tout se passe bien. Cette première phase est la plus difficile pour une soignante.

### Souvenirs, conseils, enseignements...

Il ne faudrait jamais gronder les personnes atteintes de démence, car elles s'agitent. Il faut parler calmement et régulièrement, en répétant souvent. Et faites très attention à ce qu'ils ne se blessent pas. Probablement, des fois je n'ai pas trouvé la meilleure solution à un problème, mais cela ne peut pas être si sérieux que ça, parce que je ne m'en souviens pas. Pour l'instant, je ne me suis pas beaucoup confrontée à des malades d'Alzheimer qui ne parlent plus. Dans la maison de retraite où je travaille, il n'y a qu'une seule personne comme ça. Elle tient toujours le même discours : elle parle de sa maison. Elle veut rentrer chez elle et c'est le seul mot resté dans son vocabulaire.

Cette maladie me fait réfléchir à ma vie. J'ai vu une dame qui s'occupait des personnes âgées qui, désormais, ne peut presque plus parler. Elle ne nous sort que des chansonnettes. Quand je la regarde, je pense toujours : « Avant, elle était comme moi... ». Pour cette raison, si j'en arrive là, j'aimerais rester à la maison avec une soignante. Dans une maison de retraite, tout le monde verrait mon état. Une fois, j'ai soigné une personne très connue dans la région. Sa femme et ses enfants le gardent à la maison. J'ai demandé : « Que pensez-vous d'une maison de retraite ? » et eux, ils ont répondu : « C'est exclu... imagine s'ils le reconnaissaient et disaient, regardez comment il est, maintenant ? ». Cette maladie me fait aussi penser à moi, tu comprends ? La dernière personne dont je me suis occupée à la maison n'a jamais voulu recevoir de visites, elle ne voulait pas être vue. Bien sûr, si tu peux décider, tu fais ce que tu veux, mais si tu ne peux pas, ce seront les autres qui décideront. Et c'est comme ça avec la maladie d'Alzheimer. Mais moi j'ai déjà tout organisé pour ma vieillesse. J'espère qu'avec une retraite acceptable, je pourrai embaucher une auxiliaire de vie qui restera avec moi à la maison. Même si maintenant je travaille dans une maison de retraite, j'ai fait mon choix.

*Témoignage recueilli par Manuela Bonfanti le 20.8.2019*

# AVEC UN PETIT RIEN, ON PEUT TOUT FAIRE

Donatella

*Donatella est aide-soignante depuis plus de vingt ans. Elle a commencé son travail il y a trente-six ans comme masseuse médicale, s'occupant de personnes souffrant de déficits moteurs, mentaux et cognitifs. En 2001, après avoir obtenu un diplôme d'aide-soignante, elle commence à exercer ce métier. À l'écouter, je suis impressionnée par l'enthousiasme avec lequel elle parle de son travail et sa volonté de le faire du mieux possible, pour préserver la dignité des personnes. Elle travaille aujourd'hui dans une maison de retraite qui accueille cinq résidents présentant des déficits cognitifs. À l'intérieur, il y a un appartement protégé équipé de tout le confort. Les méthodes de travail, en particulier celles fondées sur des thérapies non médicamenteuses, diffèrent : on y trouve les méthodes de* Validation *et de* Gentlecare, *ainsi que la* Doll Therapy, *la* Pet Therapy *et la philosophie* Carpe Diem. *Chacune de ces thérapies est utilisée avec un dénominateur commun : placer au centre la Personne. Avec un P majuscule.*

## La satisfaction de soigner...

Dans mon travail, il y a de nombreuses satisfactions. Nous les vivons jour après jour, instant après instant. Voir une personne qui s'approche de toi et te serre dans ses bras, ou quelqu'un qui te regarde et, en soupirant, te dit : « Heureusement que quelqu'un m'écoute... », sont des moments qui donnent beaucoup, si l'on sait les saisir. Les difficultés existent, mais elles viennent toujours de l'extérieur, lorsque des personnes en dehors de notre équipe doivent nous remplacer. Lors des remplacements, il peut y avoir des difficultés. En effet, pour mieux prendre soin de nos malades, il faut comprendre le fonctionnement de notre structure d'accueil et se poser une question fondamentale : « Avec qui, je me mets en relation ? ». Ici, les temps sont différents, il faut les respecter et ne pas juger. Nous sommes assez souvent jugés car, malheureusement, ceux qui viennent de l'extérieur ne connaissent pas notre travail de tous les jours. Il est également important de comprendre que les hôtes de ce service « protégé » pour malades d'Alzheimer ne sont pas dans un ghetto, mais des personnes qui souhaitent continuer à vivre leur vie. Vu de l'extérieur, le rôle de l'aide-soignante dans un service protégé est encore très difficile à appréhender sous toutes ses facettes. Parfois, nous entendons des affirmations comme : « Regardez, ils ne font rien… » ou : « Ils sont juste là, assis… ». Mais c'est ça, notre rythme de travail, car nous respectons les souhaits et les possibilités de chaque malade. Nous ne pouvons pas aller plus vite. Cela signifie qu'à un commentaire du genre : « Tu ne vois pas que ses cheveux sont gras ? ». Il faut se justifier et expliquer que la dame a préféré prendre le petit déjeuner ce matin-là et que nous l'avons préparé comme elle le voulait, comme elle le faisait à la maison. Ayant fait une activité avec elle, dans la cuisine, je n'avais pas le temps de lui laver les cheveux. Mais quand la dame le jugera opportun, nous les laverons. Nos résidents se gèrent par eux-mêmes. Nous ne sommes là que pour protéger, ce sont eux qui décident quoi, où et quand. Dans la vie de tous les jours, la journée de certains commence par l'hygiène corporelle et le petit déjeuner. On enchaîne ensuite avec des activités récréatives, comme la gymnastique, les animations musicales et les lectures, le tout dans le respect des souhaits de chacun.

## Les soins : gestes, mots, attitudes...

Pour accompagner au mieux ces Personnes, il est essentiel de les considérer exactement comme nous et de comprendre qu'elles ont juste à exprimer ce qu'elles sont. Prendre soin, c'est entreprendre un chemin avec la Personne. En ce sens, une ressource fondamentale est la connaissance de son vécu : la biographie de chaque résident, que nous recueillons grâce aux informations fournies par la famille ou les amis, est fondamentale pour moi. Nous essayons d'obtenir toutes les informations qui nous aident à comprendre comment nous comporter avec telle ou telle autre Personne, et ce qu'ils préfèrent. Chacune est différente et son expérience est également différente. L'apport le plus positif et le plus important est celui de la famille : elle est là pour ses proches, elle offre sa présence au quotidien. Les membres de la famille sont une grande ressource, c'est ce qui reste de concret à ces malades. Nous sommes là, certes, mais nous sommes des « vecteurs ». Un autre aspect très positif est la possibilité que les proches offrent aux soignants de partager des moments en famille. C'est particulièrement merveilleux lorsqu'ils mangent ou font les choses les plus simples de la journée, comme écouter de la musique ou même jouer avec de simples boutons. Mais rien n'est banal, car ils font des activités avec leurs parents et font quelque chose de différent de l'habitude. Un autre très beau moment est, par exemple, lorsque la coiffeuse arrive : si un membre de la famille est présent pendant le coiffage, il participe activement : « Maman, tu aimes ce chignon ? Allez, recommençons comme tu le faisais quand tu étais à la maison... ». C'est l'une des nombreuses petites choses qui, pour eux, sont de grandes choses. Je suis disponible pour aider les proches, j'écoute leurs exigences, qui sont aussi celles du résident. Certains détails paraissent sans importance, mais ils ne le sont pas : si, par exemple, leur mère aimait prendre des bains de pieds, pourquoi pas ?

Pour comprendre les besoins, nous, les aides-soignantes, réfléchissons à ce que la Personne aimait faire. Si elle lisait volontiers et n'en est plus capable, nous lisons ensemble. Ou bien on essaie de trouver des alternatives, par exemple des jeux manuels. Si elle est incapable de s'exprimer verbalement, mais qu'elle écrit, nous essayons de l'aider à écrire ou à faire des mots croisés. C'est difficile à expliquer, il n'y a pas d'approche unique, car chaque Personne est unique et on se comporte différemment avec chacune d'elles. C'est pourquoi il est important de connaître son vécu : si une dame travaillait dans un bureau et qu'elle n'est plus capable de faire certaines choses, elle aime peut-être toujours les stylos et vérifier les lettres, car « je m'occupais de rédiger... ». Alors on prend des stylos et des blocs-notes et on dit : « Nous avons quelques affaires ici, des stylos, des cahiers, pourriez-vous les organiser et me faire un compte-rendu ? ». Cela prend du temps, mais ça marche. Peut-être qu'elle écrit une liste, même courte, comme elle le faisait à l'époque. Et elle se sent gratifiée. Vous pouvez également les gratifier avec des mots : « Mais quel travail important avez-vous fait... pourriez-vous m'aider à faire une liste... ? ». Et elle revient dans le passé, où elle était responsable d'une entreprise et faisait l'inventaire. Admettons que quelqu'un a été enseignant... même s'il y a des difficultés à connecter des phrases, nous choisirons des activités d'écriture ou de lecture. Je donne ces exemples pour montrer à quel point la biographie est fondamentale, pour nous aider à choisir le type de soin à offrir. Mais en réalité, nous nous entraidons, car en les gratifiant, nous nous gratifions aussi nous-mêmes. Et si l'on a supprimé, même pour cinq minutes leur anxiété et leur désespoir, c'est une réussite. Parce qu'ils sont des êtres humains comme nous et que maintenant ils se retrouvent avec des gens qui ne sont ni de leur famille ni de leurs amis, ce n'est pas leur maison, leur habitat. Et nous nous devons leur donner la possibilité de revenir à ce qui leur était agréable : pour la ménagère il y a la maison... si elle aimait cuisiner parce qu'elle avait des enfants et des petits-enfants et elle cuisinait pour tout le monde, alors que, chez nous, elle ne fait plus rien, il faut savoir ce qu'elle a vécu et puiser dans ses ressources, même si cela ne marche peut-être pas tout de suite.

Depuis maintenant deux ans et demi, nous avons fait un super travail au sein de notre structure : il y a du respect entre nous tous et sur cette base nous avons construit un programme. Notre travail ne peut se faire sans empathie. Cela signifie aussi que nous devons faire table rase de nos pensées et de nos jugements, en nous mettant à la place de ceux qui sont en face de nous, sans juger leurs actions. Comprendre ce que la Personne veut nous communiquer est essentiel. Prenons un exemple pratique : chez nous il y a une malade qui aimait beaucoup sa maison et y avait vécu depuis plusieurs années après le décès de ses parents. Dans la journée, l'idée de rentrer chez soi provoque de l'anxiété... et pour tout le monde d'ailleurs, car ils sont très attachés à la maison. Mais cela ne sert à rien de lui dire que nous la ramènerons chez elle, car la dame sait très bien que nous ne pouvons pas. Alors, si on ne peut pas détourner la conversation, si on lui dit par exemple : « Écoutez, Madame Marie, je vous ai préparé ce goûter, qu'en pensez-vous ? » et elle insiste : « Non, je dois rentrer chez ma mère... » ... eh bien moi, qui suis l'aide-soignante, je dois essayer de comprendre. Qu'est-ce que Madame Marie est

réellement en train de me dire ? Peut-être qu'elle veut exprimer autre chose. Cela pourrait être : « Je ne me vois pas ici... Je vous aime en tant aides-soignantes, mais je n'ai pas ma place ici, ma maison me manque... ». Ou bien, si elle dit : « Ma mère est là, elle m'attend... » c'est beau, bien sûr... mais que puis-je lui répondre ? Lentement, avec tact, nous essayons de lui faire comprendre. « Quel âge avez-vous, Marie, maintenant ? » Et la dame : « J'en ai… j'en ai… je suis née en 1931… ». Et on continue : « Vous avez 87 ans, Marie, et donc… ». À ce moment-là, Marie comprend : « Ne me le dites pas, où sont-ils... sont-ils au cimetière ? » Voilà, de cette façon j'ai fait ressortir ce qu'elle avait envie de dire : mes parents me manquent. Ce résultat, lorsqu'on arrive à l'atteindre, est bien mieux que de répondre : « Nous vous y amènerons demain, ne vous inquiétez pas ! ».
Pour les rassurer et les mettre à l'aise, nous utilisons leurs sens préférés : visuel, olfactif ou kinesthésique. C'est notre clé d'ouverture. Grâce à la biographie, nous identifions le sens le plus développé et parvenons à établir de l'empathie. Nous préparons également des schémas et étudions les réactions sur une période donnée. Par exemple, la personne kinesthésique aime être caressée et en général elle aime aussi materner. Pour ce type de personne, si elle est agitée et nous dit « Oh, mon Dieu, je suis anxieuse, je ne me sens pas bien aujourd'hui parce que je dois aller à l'école... » nous pouvons répondre « Est-ce que vous aimiez aller à l'école ? » Et un dialogue s'instaure. Cela ne réussit pas à chaque coup, cependant, en comprenant le point de départ le plus favorable, par exemple celui d'une personne qui aime le contact, on part délicatement et on ajoute d'autres mots, pour arriver ensuite à des gestes qui rassurent. « Vous aimiez l'école... et Dieu sait quelle bonne élève vous avez été, qui sait à quel point votre famille était fière de vous » ! et la personne kinesthésique établit lentement le contact, elle pose sa main... pour bien comprendre, il faudrait les voir... pendant la formation d'aide-soignante, j'ai réussi à filmer quelques instants. La personne visuelle, quant à elle, regarde. Pour la calmer lorsqu'elle dit : « Ma mère me manque, mes enfants me manquent... je veux rentrer chez moi », nous pouvons nous approcher de la fenêtre et lui demander : « Allons voir dehors... à quelle heure elle rentre, d'habitude ? ». Et en regardant dehors, nous essayons de détourner son attention : « Mais regardez ce beau tilleul... et cela, qu'est-ce que c'est ? » De cette façon, nous la distrayons de sa pensée. La personne peut répondre « Le marronnier… » et entamer une nouvelle conversation qui la calme. La musique est géniale, mais elle ne convient pas à tout le monde. Chez les personnes atteintes de démence, cela accentue les bruits, tout comme les personnes qui parlent fort augmentent leur anxiété.

Si une personne aime la compagnie, nous l'amenons là où il y a des gens, mais en limitant le temps. Elle ira donc bien parce que les gens l'ont vue, et elle les a vus, même si elle ne se souvient pas de qui ils sont. À ce moment elle est heureuse et ils sont contents de la voir, mais quand elle commence à être fatiguée, elle cherche sa maison et demande : « Nous restons encore longtemps ? ». À ce moment-là, c'est à nous de comprendre et d'agir. On la ramène dans sa chambre et, si au bout de dix minutes, elle ne se souvient plus d'avoir été là... « Mais quoi ? Pourquoi ? Je suis allée où... ? »… ce n'est pas important ! Car pendant une heure, elle n'était plus angoissée, le souvenir qui l'oppressait n'y est plus. Voici un autre exemple d'une personne olfactive, que j'ai soignée. Elle était au stade terminal de la maladie. Elle était alitée et alimentée par sonde naso-gastrique. Elle a eu six enfants, c'était une femme de fer, qui a travaillé toute sa vie dans une parfumerie. Du coup, elle aimait beaucoup les parfums et j'ai appris de sa fille que son préféré était le muguet. Ma première approche a été de la caresser sur certains points qui semblent banaux, mais qui ne le sont pas, car il y a toujours une raison dans toutes les approches. Petit à petit nous avons pris les gants de toilette et nous les avons parfumés. Je lui ai dit d'un ton doux : « Madame Rosa, je vous ai apporté du muguet... ». Le ton est important aussi… en fait il y a tellement de choses importantes ! Rosa gardait toujours le regard fixe, sauf à l'arrivée de son fils, car voir un être cher déclenche quelque chose, on le sait. Mais ce qui est incroyable, c'est qu'à chaque fois que le gant de toilette parfumé du muguet s'approchait d'elle, elle commençait à bouger les yeux !

Les animaux aussi aident également à lutter contre les problèmes d'anxiété, car qui n'a pas eu de chat, de chien ou de canari dans sa vie ? Dans notre résidence nous avons un labrador qui appartient à une animatrice. Le chien est utilisé pour la *Pet Therapy*. Vous ne pouvez pas vous imaginer combien cette petite chienne soulage de l'anxiété ! Elle est très bien accueillie et elle les « soigne ». Un animal s'adapte à tous les types de patients, même les gens olfactifs, car même si un utilisateur fait un commentaire sur l'odeur du chien, ne serait-ce que : « Oh, ça pue, mais il est beau », une conversation s'établit. Vous pouvez l'encourager à lui offrir un biscuit et peut-être qu'elle commence à parler d'un chien qu'elle avait et, de cette façon, l'animal devient le point d'union et de communication.

Depuis que je travaille dans cet établissement, j'ai malheureusement vu se détériorer la santé de nombreux résidents. Par exemple, une personne qui parlait et avec laquelle nous pouvions même chanter, maintenant elle ne parle plus. Lorsque la communication devient plus difficile, aux stades avancés, nous utilisons les mêmes techniques avec lesquelles nous travaillions au départ, toujours très calmement. Il s'agit de croire en ce que vous faites. Si nous savons que la Personne est visuelle, je me tiendrai devant elle et lui parlerai calmement. Même si elle ne peut pas me répondre, elle me comprend. En se regardant dans les yeux on peut se comprendre, le contact est établi. L'important c'est le calme, le respect. La dame que je soigne n'est pas une « malade », devant moi j'ai une Personne, pas un objet. Il ne faut jamais l'oublier.

Même nous, les soignants, avons des moments de détresse. Cela semble contradictoire, mais c'est parce que nous ne savons pas tout et c'est pour cela qu'il faut continuer à se former et expérimenter. Je me remets toujours en question. Il faut de l'humilité. Il faut faire table rase et se dire : « Maintenant j'écoute, je prends et j'apprends ». Et je ne dis pas ça pour paraître meilleure que d'autres. Il y a des formations, mais parfois elles ne sont pas ciblées. Les enseignants sont préparés, mais encore faut-il passer à la concrétisation. Dans de nombreux établissements, on n'a pas encore compris que ces personnes doivent être considérées comme des Personnes et non comme des malades ! J'affirme qu'ils ont absolument du discernement, et je pourrai vous citer de nombreux exemples qui le prouvent ! Mais il faut vivre avec eux, partager leurs expériences. Pour s'en rendre compte, il suffirait d'enregistrer ne serait-ce qu'une seule matinée. La théorie c'est bien joli, ce ne sont pas des théories vides de sens – certaines théories oui, permettez-moi de le dire – mais la majorité d'entre elles, ce sont des philosophies et des méthodologies que l'on peut vraiment mettre en place. Le problème est que nous n'avons pas encore tous adopté cette perspective. Dans la mise en pratique, il reste encore de très nombreuses difficultés. Il y a eu le boom de la maladie d'Alzheimer, différents services ont été construits et ils sont parfaits, sur le papier. Mais parfois, il n'y a pas besoin de complications, car avec un petit rien, on peut tout faire ! Le vrai problème est de se mettre en question, atteindre la collaboration. Ce n'est qu'en se remettant en question que l'on peut profiter réellement de la formation et en faire profiter les personnes dont on s'occupe.

Les qualités essentielles pour faire ce métier ? Je réitère que le respect s'impose. La personne en face de moi est comme moi. Je respecte particulièrement son espace, par exemple je ne fais jamais de câlins si je ne suis pas sûre que la personne apprécie mon contact. Et puis l'humilité : il faut regarder le malade dans les yeux, je ne dois pas me cacher, je veux démontrer que je suis présente. Les silences sont également importants. Nous n'avons pas à en avoir peur. Stimuler ces personnes demande beaucoup de patience. Et il faut vouloir les connaître. À partir de ces prérequis, je peux tout faire. Mais je dois être capable d'établir de l'empathie. Je ne suis pas un tuteur, je ne me permets jamais de me considérer comme tel. Mais dans la limite de mes possibilités, je suis là pour eux.

Ma contribution personnelle devient plus significative lorsque je travaille en équipe. Nous avons atteint un excellent équilibre de respect. Ce n'est qu'ainsi que nous pouvons faire plus, être plus productifs envers nos résidents. L'aide des collègues est fondamentale, nous devons essayer de combiner nos bagages respectifs pour le bien de ceux dont nous prenons soin. De chaque collègue, au cours de toutes ces années, j'ai appris beaucoup de choses : de la personne la plus haut placée à celle qui a occupé le rôle le moins considéré, même si, pour moi, il n'y a pas de véritable hiérarchie. J'ai appris de tout le monde et j'espère avoir encore beaucoup à apprendre.

## Souvenirs, conseils, enseignements...

L'épisode le plus difficile auquel j'ai assisté remonte à l'époque où je travaillais à Locarno, dans un établissement pour personnes âgées. Un patient atteint de démence, dont je m'occupais depuis environ quatre ans, s'était enfui pendant la nuit. Les recherches se sont immédiatement concentrées sur l'endroit d'où il provenait. J'ai rejoint l'équipe de recherche et nous sommes partis vers son village. Nous avons rapidement réussi à le localiser et une fois arrivé à lui, j'ai immédiatement essayé de le rassurer, grâce à l'énorme connaissance du patient, que je croyais avoir désormais acquise. Au lieu de cela, sa réaction en me voyant était complètement inattendue. Il m'a donné un coup de poing au visage, dirigé vers le menton, qui, heureusement, ne m'a pas laissé de conséquences graves. Mais cela m'a laissé sans voix, car je ne m'attendais pas du tout à une telle réaction. Cet épisode m'a appris la leçon d'humilité : il ne faut jamais rien tenir pour acquis dans ce métier ! À ce moment-là, j'ai compris à quel point son désir de liberté était grand pour tenter de retrouver son lieu de vie. Bien sûr, je lui ai pardonné immédiatement, mais c'était un épisode vraiment difficile à gérer. Lorsque ces choses arrivent, nous devons réagir en voyant le positif. Clairement, j'étais coincée au début. Mais ensuite j'ai pensé que je ne comprenais vraiment rien. Parce que les choses se comprennent par l'expérience directe. C'est pourquoi nous devons toujours nous mettre en question et rester ouverts à tout ce que la journée nous offre, le meilleur comme le pire. En vérité, c'est toujours pour le meilleur. Cela ne veut pas dire que je suis mère Teresa de Calcutta, mais si nous faisons un travail qui nous plaît, nous trouvons toujours un côté positif. Si vous n'avez pas envie de faire ce métier, mieux vaut changer. Malheureusement, il y en a qui le font parce qu'ils n'ont pas d'autre boulot. Mais les entreprises devraient être sensibilisées afin qu'elles puissent embaucher ceux qui en ont vraiment envie, ceux qui sont adaptés à ce métier. Dans ces services protégés, des périodes d'essai seraient utiles, afin de sélectionner les personnes les plus adaptées, qui soient calmes, qui regardent dans les yeux, qui écoutent... ce sont des choses qui paraissent banales, mais qui sont pourtant fondamentales.

Ma meilleure expérience a été avec la patiente dont j'ai déjà parlé précédemment, Rosa. Sa maladie était à un stade avancé et elle avait le regard figé perdu dans le vide. Avec l'odeur du muguet, j'ai réussi à la distraire de son apathie et à rétablir un contact visuel avec elle. « Conquérir » son regard a été pour moi l'expérience la plus belle et la plus gratifiante. Mais je crois que le fait d'avoir croisé mon regard à moi a été, pour Rosa, une expérience tout aussi importante. Celle-ci fut une rencontre très touchante et profonde, que je n'oublierai jamais.

Mon conseil à ceux qui s'occupent de ces malades est avant tout de les écouter. Nous utilisons la thérapie par la réminiscence. En pratique, il s'agit d'un retour vers le passé, car la personne touchée par ces troubles se retrouve comme « bannie » dans le présent et vit donc dans son passé. Avec ces techniques, le soignant réveille de beaux souvenirs, voire parfois laids, mais cela lui plaît généralement car il a la sensation d'être vivant. Que faisaient-ils dans le passé ? « J'allais danser, j'avais des petites chaussures. Euh, tu te souviens, je les avais dans le placard... ». En les aidant à se souvenir, tu peux aussi les gratifier. « Comme c'est joli, vous aviez une paire de chaussures, les talons étaient-ils hauts ? ». « Euh je ne me souviens plus vraiment, mais c'étaient des hauts talons, c'est sûr... ». Tout cela fait partie de leur vécu. Je recommanderais aux familles qui ont des proches dans un établissement de s'appuyer sur les soignants et de le considérer comme des membres de la famille élargie. Mon avis pour les familles qui ont les malades à la maison est qu'ils ne devraient pas s'isoler, car toutes les expériences aident à avancer et, si vous marchez à côté des autres, ce que la vie vous amène à vivre dans ces moments est moins pénible. Bien souvent, nous nous sentons impuissants parce que nous ne pouvons pas accepter de voir notre proche changer. Mais c'est toujours lui, il a juste d'autres besoins. Et si vous n'êtes pas seul, le voyage est moins difficile.

Les qualités que j'ai apprises, mais que je porte déjà en moi, car elles font partie de mon bagage familial, sont le respect et l'humilité : je dois continuer à apprendre et tant que je suis prête à le faire, cela signifie que je suis vivante. Mais c'est aussi beau d'avoir l'opportunité de recevoir. Tout le monde peut me donner quelque chose et moi, de la même manière, je peux apporter ma petite contribution. Cet échange est possible grâce au respect et à l'humilité.

De nombreuses transitions ont eu lieu ces dernières années. Je les considère toutes comme positives, car j'ai beaucoup appris, notamment lors de la formation *Validation*. J'ai appris à me confronter à d'autres collègues issus d'établissements différents avec des rôles différents, mais unis par l'envie de se remettre en question. Nous partagions tous les mêmes angoisses, la peur de ne pas réussir, mais c'était bien de pouvoir exprimer nos joies ou nos inquiétudes. C'est une petite chose, mais c'est grandiose. Et c'était très gentil de ta part, Valeria, de m'écouter. C'est moi, tout simplement. Cet entretien est aussi une belle expérience pour moi. Je garderai un souvenir précieux.

Témoignage proposé par C. Schnidrig et recueilli par Valeria Bernasconi le 20.7.2018

# UNE RELATION THÉRAPEUTIQUE À TROIS

Jennifer

*Jennifer Saurwein, mère et jeune grand-mère à plein temps, a commencé à collaborer il y a trois ans et demi en tant que bénévole au centre thérapeutique de jour de l'Association Alzheimer Tessin, suite à un évènement imprévu. À cette époque, Jennifer fréquentait une maison pour personnes âgées avec son chien, un Golden Retriever de quatre ans et demi au caractère doux qui, depuis qu'il était chiot, affichait une prédisposition particulière envers les personnes âgées. Lors des visites, une personne active dans les soins aux personnes ayant des déficits cognitifs constate la relation entre le chien et sa propriétaire et leur capacité à divertir les résidents. Convaincue que la zoothérapie, qui utilise des animaux de compagnie, puisse représenter une activité récréative et thérapeutique valable, elle propose cette combinaison à la responsable du centre de jour thérapeutique de Lugano. Jennifer découvre le pouvoir de guérison des animaux de compagnie et du monde des personnes âgées, notamment celles souffrant de troubles de la mémoire. Dès que possible, elle se forme auprès de l'Association Suisse des Chiens de Thérapie et mène actuellement elle anime une activité dans un centre de jour ou dans d'autres établissements qui nécessitent sa présence occasionnelle. Cette interview illustre en quoi consiste son travail et comment, grâce à l'interaction avec un animal, cela constitue une possibilité supplémentaire d'augmenter le bien-être des personnes souffrant de troubles de la mémoire, quel que soit leur caractère ou leur appréciation des animaux.*

J'avais choisi Buddy dans la portée pour son caractère très calme et, depuis tout petit, je l'emmenais dans l'établissement où ma belle-mère était hospitalisée. Il aimait être avec les personnes âgées et j'aurais aimé faire quelque chose pour elles, avec son aide. L'occasion s'est présentée grâce à la fondatrice de l'association Pro Memoria, qui m'a contacté pour célébrer le centenaire d'une personne qui souffrait de démence sénile et aimait beaucoup les chiens. Après un certain temps, elle m'a proposé à l'Association Alzheimer. Et de là tout est né. Permettez-moi de commencer par dire que je n'ai aucun diplôme d'infirmière, donc je n'avais pas d'idées très claires sur ce qu'était la zoothérapie et je ne savais pas vraiment dans quoi je m'embarquais. La première fois que je l'ai emmené au centre de jour, Buddy n'avait qu'un an, mais pour suivre la formation, il fallait qu'il ait deux ans. Entre-temps, pour ne pas commencer sans aucune connaissance, j'avais lu quelques livres et quand il a eu deux ans, nous nous sommes présentés à l'examen d'aptitude de l'Association Suisse des Chiens de Thérapie. Je parle au pluriel car nous sommes un binôme et la formation se donne à tous les deux, ensemble. Cela signifie qu'il ne pouvait pas faire d'activités thérapeutiques avec une autre personne. Nous avons réussi l'examen et Buddy a même reçu un prix d'Alzheimer Suisse. Lors de l'évènement j'ai été contactée par d'autres centres de jour, mais j'ai toujours pensé que ce type d'activité ne devait pas devenir obligatoire, car c'est très fatigant, surtout pour le chien. Je n'ai donc accepté qu'une seule mission, trois fois par mois, me laissant une semaine de libre si un EHPAD ou une école me contacte pour une activité ponctuelle.

Nous travaillons avec des chiens principalement dans trois domaines : avec des personnes âgées, avec des personnes handicapées et avec des enfants. Généralement, les demandes proviennent d'établissements pour personnes âgées, alors qu'il n'y a pas d'ouverture à l'utilisation de la zoothérapie en milieu hospitalier, pour des raisons d'hygiène. Compréhensible, dites-vous ? Oui et non, moi je ne suis pas d'accord. Moi je travaille avec des personnes assises, mais cette thérapie peut également s'adapter à des personnes complètement allongées. En raison de la taille de Buddy, un contact intense avec l'animal n'est pas possible et je dois trouver des stratégies pour le placer à une hauteur où l'utilisateur peut le caresser et le serrer dans ses bras. Heureusement, il y a actuellement sept nouveaux chiens en formation, dont quelques-uns plus petits – des chiens que nous pouvons appeler des « chiens de câlins ». En réalité, il n'existe pas une race plus adaptée qu'une autre, c'est une question de caractère. On pense souvent que si le chien est docile, il est destiné à une thérapie. Mais le chien doit être respecté, ses limites doivent être comprises. Certes, il existe des chiens doux, qui conviennent très bien et vont toucher un certain type d'émotions. Mais un chien plus actif et plus physique peut stimuler différemment. Alors si vous me demandez s'il existe une race plus adaptée je vous répondrais : pas de race spécifique, tout dépend de la nature du chien.

## La satisfaction de soigner

Je veux être honnête avec vous : je suis très jalouse de ce que je vis lors des rencontres avec ces gens. Ce sont des moments et des émotions que je peux difficilement expliquer. Je suis très impliquée et parfois je souffre avec eux. Même le chien absorbe... comment puis-je vous expliquer... il est comme une éponge... mais savez-vous que je dois rentrer chez moi dans le bus au lieu de marcher, parce qu'il est épuisé ? Et la nuit qui suit la thérapie, il rêve souvent. Je l'entends gémir, bouger ses jambes. Les animaux absorbent beaucoup de souffrance. Il lui arrivait également d'avoir des problèmes intestinaux, car il était trop impliqué. C'était très impressionnant. Le fait est que, même lorsque nous nous promenons, il a tendance, ou peut-être se sent-il obligé, à se diriger vers les personnes âgées. Il a la capacité de reconnaître les personnes en difficulté, c'est un véritable aimant pour elles. Pour cette raison, il est de mon devoir de le sauvegarder. La relation thérapeutique, même si elle se fait en groupe, est essentiellement à trois : moi, le chien et la personne âgée. Ce n'est pas facile pour moi, car je dois veiller au bien-être de chacun.

### Les soins : gestes, mots, attitudes...

Il est souvent courant de considérer la zoothérapie comme quelque chose de simple, du genre... aller caresser un peu le chien. C'est vrai, mais cela ne représente qu'une toute petite partie de ce que je fais : il y a des activités ludiques et de contact physique que je prépare chez moi, en tenant compte du but et du public. Souvent, malgré leurs problèmes de mémoire, les personnes se souviennent du jour de notre arrivée et il y a une forme d'attente. Cependant, chaque fois que je reviens je présente à nouveau le chien... même si je vous le dis... presque tout le monde se souvient de lui, alors qu'elles ne se souviendraient pas de moi si je n'étais pas arrivée avec lui. Alors… je fais mon entrée, il y a le salut et le retour sur ce qu'on a fait la dernière fois. Puis l'activité commence. Il peut s'agir d'un jeu auquel Buddy joue principalement en collaboration avec elles, comme lancer une balle ou un jeu avec des cartes que le chien va chercher dans un panier. Ou encore, celui ou celle qui peut se déplacer cache quelque chose et donne l'ordre d'aller le chercher. Dernièrement, j'ai fait une activité spéciale : j'ai demandé à des amis de m'envoyer des cartes postales de différentes parties du monde et je les ai accrochées à une corde à linge. Buddy est allé les retirer et les leur a apportées. Nous les avons lues ensemble et avons placé le lieu avec une épingle sur une carte. Grâce à ces lieux, de nombreux souvenirs sont revenus à l'esprit et ont émergé de beaux témoignages. Même une utilisatrice fermée et introvertie s'est ouverte lorsqu'elle a vu une carte postale d'Émilie-Romagne, car elle aimait danser et se souvenait des salles de danse de cette région. Et il a commencé discuter. Une autre fois, toujours avec les cartes postales et la carte du monde, nous avons positionné les races de chiens. Je dois dire que tout le monde collabore, même si ce n'est pas au même rythme et de la même manière. Je commence généralement par une activité de déplacement et de récompense du chien, mais Buddy peut également faire le lien vers d'autres types d'activités. Et leur donner une récompense est la plus grande joie pour tout le monde.

La séance dure environ trois quarts d'heure. Jamais plus que cela. Et le chien me fait comprendre avec des signaux bien précis quand c'est trop pour lui. J'explique aux usagers du centre de jour que par respect pour le chien, je continue les activités sans lui. Ce que je fais n'est jamais casuel, donc même les cartes du jeu Memory ont des photos de Buddy. Mais je dois faire très attention pour qu'il ne soit pas stressé. Après tout, il se trouve dans un environnement fermé, avec des odeurs et des bruits particuliers, et est touché par de nombreuses personnes avec des touchers différents... peut-être que l'une d'entre elles a un début de Parkinson et que son toucher est tremblant. J'ai aussi remarqué que Buddy sert d'intermédiaire : par exemple, si un usager est mal à l'aise, ou lorsqu'il ne peut pas faire une activité, il parle au chien. Je n'arrive pas toujours à faire ce que j'ai prévu, j'évalue en fonction de l'environnement et je fais plutôt une thérapie « bien-être » : j'ai toujours le stéthoscope avec moi et les utilisateurs peuvent le comparer avec leur rythme cardiaque, ou je fais des pseudo visites des soins vétérinaires, un brossage ou des câlins.

Parmi les qualités qu'il faut avoir pour travailler avec ce type de personnes, il y a sans aucun doute une grande écoute et une grande empathie, pour pouvoir les comprendre. Et puis, évidemment, du dévouement, car cela demande du temps de préparation. Les 45 minutes de l'activité ne sont rien, comparées à celles que je mets à disposition pour sa préparation. Et puis, on s'attache à ces gens-là. Je rentre chez moi légère, car je sais que nous avons offert des moments de joie. Et à chaque fois j'ai davantage d'informations, un sourire ou une phrase. Je suis convaincue que lorsque Buddy et moi allons en thérapie, nous offrons toujours quelque chose de nous-mêmes à ces personnes, même si ça dure ce que ça dure, car chez les personnes souffrant de démence le souvenir ne reste pas toujours. Mais à ce moment précis, ils ressentent du bien-être. C'est super pour moi aussi, car ce domaine de travail correspond à l'une de mes passions, c'est-à-dire les remèdes non conventionnels, et cela me passionne. La formation et le bagage accumulés durant ces quatre années m'ont aussi beaucoup apporté : la compréhension de certaines attitudes, des regards... des détails que, n'étant pas dans le métier, j'ignorais.

### Souvenirs, conseils, enseignements...

Il m'est déjà arrivé de penser : « Je ne peux pas faire ça ». Mais jamais en thérapie. Cela m'est arrivé pendant la formation : nous avons rendu visite à des personnes handicapées et deux d'entre elles étaient dans un état végétatif. Il n'y a eu aucune réaction et même le chien était mal à l'aise. C'était un mur trop grand. Je savais que je ne travaillerais probablement pas avec ce type de personne, mais cela faisait aussi partie de mon parcours de formation et j'ai dû y faire face. Je vais vous dire la vérité : plusieurs fois, je suis rentrée à la maison en pleurant de frustration. Il n'y avait eu aucune réponse, aucune, même pas physique. J'en ai parlé avec les formateurs et on m'a expliqué que même si la personne est dans un état végétatif, il y a toujours le regard et en y regardant de plus près, ils avaient effectivement raison... J'ai remarqué qu'il y avait effectivement une réaction, quoique petite. Cependant, chez les personnes atteintes de démence, cela n'arrive jamais car il y a toujours une réponse ou une interaction possible. Si elle n'est pas verbale, elle est tactile : ils le caressent, l'observent, le récompensent et lui sourient...

Cependant, ceux qui suivent la formation travaillent en général déjà dans ces structures et le font pour offrir quelque chose de plus. Il s'agit souvent de bénévolat : nous n'avons aucune forme de rémunération, ni pour le matériel ni pour le transport, et la formation n'est pas uniquement payante, mais il a lieu le samedi. En Italie, c'est différent : la formation ne peut être effectuée que par ceux qui travaillent dans le secteur paramédical et médical, tandis qu'en Allemagne notre activité n'est pas considérée comme *Pet Therapy*, mais comme chien de compagnie, car le chien de thérapie n'est associé qu'au binôme chien-infirmière rémunérée. J'espère toujours que chaque année il y aura de nouvelles équipes, et que le besoin de proposer des thérapies de ce type augmente également dans le milieu hospitalier. Il faut qu'il y ait des possibilités sur tout le territoire. Pour une personne atteinte de démence, avoir un chien est certes très agréable, mais il doit pouvoir s'en occuper, car un chien a aussi des droits. Ce n'est pas un moyen auxiliaire.

Pour tout vous dire, cette activité m'apporte beaucoup et m'a beaucoup appris. Avant je ne voyais pas de grandes différences entre les personnes âgées... mais après... ils n'étaient plus seulement des « personnes âgées » : l'une était différente de l'autre. Et dans cette maladie, les facettes sont variées. Maintenant, je dirais que ma belle-mère souffrait également d'une forme de démence, mais je ne m'en rendais pas compte. Et même mon père, qui était indépendant, vivait seul et cuisinait. En tant que fille, je ne l'aurais jamais vu. Ou alors je ne voulais pas le voir. Pourtant, en repensant à nos appels téléphoniques, je me souviens lui avoir dit : « Papa, je pourrais t'enregistrer... tu me dis toujours les mêmes choses… ». Avec le recul…

*Témoignage proposé par P. Fassora et recueilli par Manuela Bonfanti le 14.11.2019*

# REDÉCOUVRIR LES PETITES RESSOURCES

Pamela

*Pamela est infirmière et elle a acquis son expérience professionnelle à l'hôpital Civico de Lugano en Neurologie et Orthopédie. Par la suite elle a travaillé dans une maison de retraite et, à chaque poste assumé, elle s'est occupée de personnes avec déficit cognitif. Depuis six ans elle travaille au centre thérapeutique de jour Pro Senectute à Lugano. Contrairement aux centres de jours, les centres thérapeutiques accueillent exclusivement les personnes atteintes de déficits cognitifs. Les personnes malades et leurs familles apprennent l'existence des centres de jours grâce à leurs généralistes, gériatres et neurologues, ou alors grâce au « bouche à oreille ». Pamela a suivi diverses formations inhérentes à la problématique cognitive. Plus précisément, elle s'est formée à la Stimulation cognitive non spécifique et à la Stimulation basale. Toujours dans ce domaine, elle s'occupe aussi de groupes d'entraide pour les familles, mis en place par l'Association Alzheimer. Depuis plusieurs années, Pamela vit également l'expérience de parent, étant donné que sa grand-mère est atteinte d'Alzheimer, mais notre actuel échange se concentre exclusivement sur son rôle professionnel. La patience et le calme recommandés par Pamela semblent faire partie de son caractère déjà de manière naturelle. Cela étant, elle est convaincue que ces qualités peuvent être acquises ultérieurement.*

## La satisfaction de soigner…

Travailler dans un service spécialisé ou dans un centre thérapeutique de jour est très différent et, par conséquent, on en retire des satisfactions différentes : dans mon travail actuel, j'ai plus de contacts avec les personnes et mes satisfactions sont simples. Par exemple, j'aime découvrir les ressources de nos patients, dont on ne soupçonnait pas qu'ils puissent encore les maîtriser. La relation avec la famille est aussi très touchante, on crée un rapport de confiance et les soignants deviennent un point de référence. Au début, il peut y avoir un peu de résistance de la part de la famille mais, par la suite, un sentiment de confiance s'instaure et ils finissent par nous demander conseil. Par exemple, il arrive souvent qu'ils nous avouent se sentir fatigués ou qu'ils n'arrivent plus à affronter certaines situations. Ils réussissent à extérioriser ce qu'ils ressentent, d'autant que nous leur demandons de le faire de manière directe. Du coup, ils répondent parce qu'ils ne se sentent pas jugés de parler avec quelqu'un qui connait et comprend la complexité d'être à côté d'une personne qui présente ce type de problématique ! Quoi qu'il en soit, pour eux c'est une surprise de voir qu'une personne s'intéresse aussi à eux ! Le rapport avec la famille est aussi beau que celui que nous instaurons avec le malade.

Je me sens particulièrement bien lorsque je réussis à trouver ce qui peut apaiser le malade dans une situation donnée. Si je trouve la bonne stratégie, je peux suggérer qu'elle soit aussi utilisée à la maison pour ainsi aider la *caregiver* à affronter les difficultés au mieux. Parfois il en faut bien peu, mais il faut faire preuve de créativité : par exemple, s'ils ne s'hydratent pas, nous cherchons à trouver une saveur qui plaît, s'ils sont agités ou nerveux, nous cherchons à trouver un sujet de discussion, peut-être en regardant des images sur les thèmes qui leurs tiennent à cœur. L'art de la communication et de trouver des stratégies spécifiques et pour moi fondamental et particulièrement enrichissant.

Il est cependant difficile de voir les difficultés des malades. C'est pourquoi nous essayons de trouver le soutien approprié, en collaboration avec les membres de la famille et les soignants. En règle générale, je peux dire que nos difficultés sont liées au contexte général du patient, car parfois les membres de la famille ont du mal à voir les limites et, d'autres fois, les ressources. Ils connaissent encore mal la réalité des maladies qui touchent le cerveau. Et c'est frustrant pour moi de savoir que, parfois, une personne ayant des problèmes cognitifs reste seule à la maison pendant de nombreuses heures. Les proches croient souvent que le membre de la famille peut encore rester seul ou faire face à certaines situations.

Notre tâche est aussi celle de faire comprendre lorsque la limite a été atteinte et trouver des solutions ensemble. Cependant, ce n'est pas facile de mettre en pratique la solution idéale. Mon travail consiste aussi à clarifier ce qu'est cette maladie. La famille se demande souvent pourquoi leur cher agit d'une certaine manière, elle ne comprend pas ses comportements. Certains ne savent pas qu'ils font partie de la maladie, il est donc important de les expliquer. Pour cette raison, nous organisons des rencontres régulières avec la famille.

### Les soins : gestes, mots, attitudes…

Mon travail est très particulier et grâce à mes diverses formations j'ai appris l'aspect cognitif. Nous avons approfondi spécifiquement, ce que nous pouvons stimuler. Dans notre centre thérapeutique nous accueillons dix-huit malades, douze dans une aile et six dans l'autre. Dans chaque groupe il y a deux professionnels et quelques volontaires. Le début typique d'une journée consiste à accueillir les personnes et de passer un peu de temps ensemble en buvant le café. Nous créons un moment d'orientation dans le temps, nous nous attardons sur le jour, le mois, l'année et la saison ; et sur l'orientation dans l'espace : nous précisons le lieu où nous nous trouvons. Par la suite, nous lisons le journal en mettant à contribution le malade, nous nous informons sur ce qui se passe dans notre pays et à l'étranger. Les malades sont généralement plus reposés le matin, par conséquent nous nous concentrons sur l'activité principale, à savoir le cognitif et le mouvement. Après le repas ils se reposent et ensuite nous faisons des activités plus « légères », ludiques, à savoir de la lecture ou de la musique. Une activité comme demander une couleur ou un animal pendant que nous lançons le ballon, ce qui permet de travailler à la fois le déficit moteur et cognitif. Si nous remarquons qu'une personne a plus de difficultés par rapport aux autres, nous la détachons de ce groupe afin qu'elle ne se sente pas mal à l'aise. Nous avons deux groupes de niveau différent, afin de mieux répondre à leurs besoins. Ce qui est important est de ne pas humilier la personne et faire en sorte qu'elle ne se sente pas inadéquate. Nous nous adaptons à ce qu'ils peuvent faire. Nous avons bien qu'il faut éviter de demander à la personne de se souvenir, alors que nous nous rendons compte qu'elle n'est pas sûre de sa réponse. Demander des choses comme : « Qu'avez-vous mangé hier ? » risque de les mettre en difficulté, en la mettant mal à l'aise. Du coup, parfois la personne est obligée « d'inventer » la réponse afin de masquer l'oubli. Les questions les plus adaptées sont celles qui concernent l'état d'âme ou les désirs : « Comment allez-vous ? » ou bien : « Qu'aimeriez-vous faire ? ». Ou donner de suite l'information correcte dont elle doit se souvenir et la répéter avec patience, sans faire remarquer les oublis.

Au début, nos malades ont encore la capacité de discernement, mais avec le temps les difficultés augmentent et ils n'arrivent plus à faire des choix cohérents. À ce moment, ils ont besoin d'aide, de soutien. Lorsque les problèmes de communication verbale augmentent, le non-verbal dit beaucoup. Par exemple, une personne qui ne réussit plus à exprimer qu'elle veut aller aux toilettes se bougera bizarrement sur la chaise : il est donc important de savoir observer avec attention. Si nous devons vraiment poser une question, ça aide de poser des questions auxquelles ils peuvent répondre simplement par un oui ou un non. De plus, les phrases doivent être brèves : pas de long discours, aucun terme complexe. Prêtons aussi attention aux bruits de fonds qui pourraient compromettre la compréhension. En outre, parlons en regardant toujours en face de la personne. Nous travaillons beaucoup avec la musique, qui a un effet agréable et relaxant et agit sur l'humeur en faisant diminuer les troubles du comportement. La musique aide aussi à se souvenir de leur vie passée. Leurs souvenirs les plus beaux sont, en général, liés à la famille et souvent à la maman. Tous les quinze jours il y a la *Pet Therapy* : c'est le moment où intervient un chien de thérapie accompagné de son maître.

Notre territoire offre de nombreuses formations et outils pour soigner les personnes avec déficits cognitifs. Nous réfléchissons souvent en équipe sur comment aider nos malades, ce qui nous permet de mieux gérer nos propres préoccupations. Nous trouvons des stratégies pour répondre à leurs besoins en discutant avec les membres de la famille, en créant une synergie, et nous échangeons avec les collègues pour comprendre s'ils sont eux aussi confrontés aux mêmes problèmes ou difficultés et quelles solutions ils proposent. Les qualités indispensables pour soigner ces personnes sont la patience, la disponibilité et le calme. C'est la seule manière pour que nous soyons empathiques. Le calme se transmet. C'est un type de communication non verbale qu'ils comprennent très bien.

Selon moi, les situations les plus difficiles se créent lorsque la maladie avance et qu'il nous faut trouver de nouvelles solutions s'adaptant à la situation du moment. Lorsque cela arrive il est nécessaire de tout revoir l'organisation et nous prêtons une attention particulière à reconnaître le moment du « passage » à un nouveau niveau de difficulté : par exemple nous pouvons nous rendre compte qu'une personne qui normalement réussissait à lire un article se retrouve tout d'un coup perdue. À ce moment-là, nous proposons l'activité de façon simplifiée. Ainsi, nous n'augmentons pas la frustration et l'anxiété, et nous évitons de déclencher des réactions défensives d'agressivité. Il est important de ne pas mettre en évidence les difficultés. À mon avis, la biographie est un outil indispensable pour connaître leurs intérêts et proposer ce qui leur fait plaisir, ou pour comprendre quels évènements ou souvenirs pourraient déclencher des anxiétés.

## Souvenirs, conseils, enseignements…

Un conseil important que je pourrais proposer à la famille est de parler ouvertement de ses propres difficultés et demander de l'aide, car les problèmes augmentent et il ne faut pas arriver dans la situation où tout est « trop » évidemment, chaque cas est différent et en discuter sert aussi à comprendre tous les aspects possibles. Il ne faut pas s'isoler car si la famille ne réussit pas à trouver les solutions de soin pour créer du bien-être, tout devient compliqué. Du coup on devient nerveux, on se sent fatigué, épuisé. On s'écroule. Il ne faut pas oublier que, souvent, le *caregiver* est l'épouse – ou l'époux – qui a déjà un certain âge. Si on fragilise le *caregiver* principal, alors c'est le pivot fondamental qui s'écroule et plus rien ne fonctionnera pour le malade. Il y a des époux qui ne veulent pas faire peser le soin sur les enfants et prennent tout à charge. Ce sont beaucoup de responsabilités ! Ils tiennent les rênes, mais avec l'avancée de la maladie les difficultés deviennent vraiment inextricables et il faut savoir se faire aide. Il est important de comprendre qu'on ne peut pas toujours y arriver, même si effectivement certaines personnes réussissent à garder leur cher à la maison jusqu'à la fin. Une autre chose fondamentale est de ne jamais avoir honte d'eux. Il n'y a pas de raison de ne pas les amener au bar ou au restaurant, même si parfois ils font des choses bizarres. Cependant, il vaut mieux faire des activités simples, pas trop prenantes, que ce soit pour le malade que pour le *caregiver*. Ça c'est le genre d'activité qui fait du bien à tous.

Contrairement au travail en service hospitalier ou en maison de retraite, mon activité m'a appris le calme et la patience car le contexte me le permet. Ailleurs on n'a pas autant de temps, car il y a beaucoup de choses pratiques à effectuer. En outre, j'ai appris l'importance de découvrir ce que le malade réussit encore à faire ou pas. Le cerveau nous représente. Lorsqu'une personne a un déficit cognitif, il ne fonctionne plus comme avant. Alors il est important de trouver le moyen de maintenir ses ressources.

*Témoignage proposé par Ombretta Moccetti et recueilli par Manuela Bonfanti le 19.8.2019*

# LE CENDRILLON DES MÉTIERS SOCIAUX

Silvia

*Personne discrète, aux manières raffinées et courtoises, Silvia me reçoit volontiers pour parler de son travail. Il y a treize ans, elle a quitté son pays, la Roumanie, afin de subvenir aux besoins de sa famille. Elle arrive d'abord en Italie, où la communauté roumaine compte près de deux millions de personnes qui s'entraident pour trouver du travail. Silvia prévoit de rentrer bientôt chez elle. Au lieu de cela, année après année, elle reste. Et à ce moment-là, elle doit faire le deuil en laissant son métier qui la passionne : elle était institutrice et, de surcroit, elle diplômée en travail social. En Italie, comme plusieurs de ses collègues et amies, elle est devenue une assistante personnelle à la maison d'une dame âgée. Elle a ensuite déménagé dans le canton du Tessin, en Suisse, pour y travailler pendant dix ans en tant qu'aide-soignante auprès de personnes âgées. Malgré la charge de travail, Silvia continue de se former et, en 2012, elle s'est diplômée en présentant une thèse sur le stress au travail, notamment celui des soignants dont elle défend la cause. L'arme de Silvia contre l'invisibilité qui caractérise son métier est l'instruction. Grâce à sa maîtrise parfaite de l'italien[1] et à sa préparation académique, elle est devenue une référence pour les problèmes liés à une profession encore trop sous-évaluée et juridiquement fragile. Une fragilité qui n'est en aucun cas unilatérale, mais qui concerne aussi de près les malades et leurs familles.*

Je m'appelle Silvia et j'ai quitté mon pays, la Roumanie, parce que mon mari était malade et que nous avions des dettes. Je suis partie en pensant me rendre en Italie, de gagner suffisamment pour payer mes dettes et de rentrer chez moi. Mais lorsqu'on fait ce choix, on change. On s'habitue à un autre style de vie. Je voulais rentrer rapidement, mais même ma famille s'est habituée à avoir de l'argent et chaque fois que je demandais : « Qu'est-ce que je fais ? » la réponse était : « Allez, reste encore un peu... ». D'abord c'était pour payer les études universitaires de mon fils... ensuite jusqu'à ce qu'il trouve un emploi... En Roumanie, j'étais enseignante dans une école primaire et personne n'aurait cru que je pouvais quitter ce boulot, car travailler avec des enfants était ma vraie passion ! Mon directeur a gardé mon poste pour moi pendant deux ans. Je le regrette, mais je n'ai jamais essayé d'enseigner ici parce que je sais que je dois maîtriser parfaitement la langue… on ne peut pas faire d'erreurs de langue au tableau. Mais je vais bien maintenant, j'aime ce travail. Ce n'est pas un poids de le faire car, ayant également obtenu un diplôme d'assistante sociale, ça aussi

[1] Langue utilisée au Tessin, l'un des cantons suisses.

c'est mon métier. Malheureusement, je n'ai pas pu faire reconnaître mon diplôme : en Italie, je n'avais aucune chance et en Suisse, je devais passer un examen en français ou en allemand.

### La satisfaction de soigner…

Il y a bien sûr des satisfactions dans le travail d'assistante de personnes âgées. Si je prends l'exemple de la dame dont je m'occupe à présent, en deux ans je suis passée du moment où elle ne voulait pas du tout de moi au début, au moment présent où, si je ne suis pas là, c'est un drame. Je rentre en Roumanie une semaine par mois et je dois faire attention à ne pas lui annoncer trop tôt que je pars, sinon toutes les cinq minutes elle me demande : « Mais qu'est-ce que je vais faire sans toi ? ». C'est agréable de se sentir utile. Je crois qu'aujourd'hui, la dame n'apprécierait même pas sa propre fille comme elle m'apprécie. Et c'est satisfaisant de pouvoir être indispensable... même si parfois je suis au lit avec mon mari et la nuit je me réveille en disant : « Elle est en train de m'appeler ! ».

Madame est atteinte de la maladie d'Alzheimer. Ce qui est difficile avec ces malades, c'est qu'il faut toujours prendre soin d'eux. Ils ne font rien par eux-mêmes. C'est comme être maîtresse d'école ! Il faut faire un plan de cours précis : de huit à neuf heures, petit déjeuner, puis ranger, l'amener sur la terrasse et veiller sur elle car elle peut tomber, puis préparer le déjeuner et la faire manger... et ça c'est une autre satisfaction car j'aime cuisiner et elle aime manger. Mais elle me pose toujours les mêmes questions : « On ne mange pas aujourd'hui ? alors qu'en fait on vient de terminer ! Ou son *leitmotiv* : « Et maintenant, qu'est-ce qu'on fait ? ». Il faut trouver quelque chose pour l'occuper toute la journée. Alors, je l'emmène faire du shopping même si je n'ai besoin de rien, ou je vais en ville avec elle. Elle est comme une enfant dont il faut s'occuper... elle ne lit pas, elle ne regarde pas la télé, elle ne fait pas de travaux manuels, elle ne fait plus rien. Ou bien elle fait quelque chose pendant deux minutes, puis s'arrête. Si nous commençons à regarder un film, au bout d'un moment, elle s'ennuie. Elle n'est pas satisfaite, elle est très exigeante, mais je ne sais pas si c'est une question de caractère ou de mémoire défaillante. Parfois, je suis anxieuse parce que je ne sais pas comment occuper sa journée. Et puis, elle m'appelle tout le temps ! Elle a constamment besoin d'être rassurée et si elle est prise d'angoisse, je dois détourner son attention. Je n'y arrive pas toujours, l'infirmière est meilleure que moi parce que, comme elle arrive juste pendant une demi-heure, elle peut tout donner dans ce court laps de temps, alors que moi, j'ai toute la journée devant moi. Même pour ceux qui travaillent dans des établissements, c'est différent, car ils changent de personnes. Moi, je suis seule avec elle.

J'ai également travaillé avec des personnes sans problèmes de mémoire et la différence que j'ai remarquée concerne mon indépendance : ici, je ne parviens plus à penser à mes propres affaires, je me consacre à 100% à elle. Il est impossible de se déconnecter, car ces personnes dépendent entièrement de vous. Ils absorbent tout et vous laissent sans énergie. De mon côté, je suis trop engagée, car même quand la dame se rend au centre de jour, j'appelle pour savoir comment elle va. Et si elle ne va pas bien, je vais la chercher même si de deux heures à sept heures trente c'est mon temps libre. Donc, si cela arrive, je dois travailler toute la journée. Si on en fait trop c'est parce qu'on a l'impression qu'elles ne peuvent pas réussir toutes seules. Et ça ce n'est pas top. Je ne peux même pas m'approcher de ma chambre car elle m'appelle de suite. Mais cela dépend de la personne dont on s'occupe et aussi de l'aide-soignante et de ses exigences. J'avais déjà travaillé 24 heures sur 24, mais la situation était différente : le monsieur que je soignais n'avait pas la maladie d'Alzheimer, il se contentait de certaines choses et à six heures du soir il allait dans sa chambre et j'étais libre. Ce n'est pas mon cas maintenant.

Je tenais à ce qu'on me reconnaisse le diplôme d'assistante sociale obtenu en Roumanie et je suis désolée de ne pas y avoir réussi. Ce n'est pas seulement pour travailler, mais parce que j'aime parler de mon travail et, quand j'ai des interviews à la radio ou dans les journaux, il est très différent de dire : « Madame Silvia est auxiliaire de vie à la maison... » et une autre d'entendre : « Elle est assistante sociale ». Mais je ne refuse pas les interviews car, pour moi, c'est important de parler de ce travail de l'intérieur et faire entendre la voix des personnes qui l'exercent. Habituellement, ceux qui en parlent ne savent pas ce que signifie être soignante au domicile 24h/24. Même les infirmières ne s'en rendent pas compte : l'une d'entre elles a essayé puis a demandé à une amie commune : « Comment peux-tu travailler autant ? Ce n'est pas une vie ! ». Je ne peux pas lui donner tort : le travail d'aide-soignante est épuisant. J'ai également obtenu un diplôme à l'École Polytechnique de Lugano, en présentant ma thèse sur le stress au travail. J'ai recueilli des témoignages d'exploitation, de comment fonctionnent des agences de placement, qui vous mettent dans une famille puis vous oublient. C'est ça, notre problème. Malheureusement, quand on n'a pas de travail, au début on accepte tout ! Il m'est arrivé qu'une dame ait levé sa canne sur moi. Je me suis retournée et je suis partie… mais que se passe-t-il si vous ne pouvez pas vous le permettre ? Et ce n'était pas une famille peu connue ! Je me souviens qu'ils m'ont demandé de jouer aux cartes car ils n'étaient que trois. Je me suis assise et la fille, devant moi, a dit à son mari : « Regarde, nous en sommes réduits à jouer aux cartes avec la servante... ». J'aurais dû m'y attendre, car lorsque je suis allée les voir et que j'ai apporté mon CV, ils ont vu que j'étais enseignante, que j'avais un diplôme, mais savez-vous ce qu'ils m'ont dit ? « Dans cette maison, tu dois oublier qui tu es. Ici, toi tu n'es rien ». Mais je suis toujours la même, pourquoi devrais-je oublier qui je suis ? Juste parce que mes diplômes ne sont pas reconnus ? Chez eux, je suis restée que trois jours. Évidemment, certains d'entre nous, soignants, ont des exigences, par exemple, qu'on leur achète des affaires personnelles, et malheureusement pour les deux ou trois qui adoptent ce genre de discours, on nous met tous dans le même panier, comme si nous voulions tous en profiter. Mais c'est pareil pour les employeurs, ils ne sont pas tous pareils. Heureusement, je me sens bien ici, ils me donnent ce qui est juste. Avec ce que je reçois pour les dépenses courantes, je peux tout acheter, de l'essence pour transporter la dame, jusqu'à la lessive ou ses vêtements, que j'achète en Roumanie.

La communication avec elle est toujours bonne, on peut parler, elle ne se trompe pas des mots. À ce niveau nous nous entendons très bien. Mais il arrive que si je parle à quelqu'un et qu'elle entend une phrase, elle crée des scénarios dans sa tête. Le plus typique est que je pars. Un jour, elle a dit aux animateurs du centre de jour que je partais pour la Russie et que je ne reviendrais jamais. Et elle parle de manière si convaincante qu'ils l'ont cru ! Justement parce qu'elle est très convaincante et parle avec assurance, même le médecin qui venait régulièrement, mais seulement pour quelques minutes, n'a pas pu comprendre qu'elle était malade. Ce n'est que plus tard que nous avons réalisé qu'elle avait dans la maison de la nourriture périmée depuis plus de trois ans, ou des vêtements identiques qu'elle avait achetés parce qu'elle ne se souvenait pas de les avoir déjà achetés. Vous avez juste besoin de savoir que vous ne pouvez pas vous fier à ce qu'ils disent car parfois ils ont des moments de lucidité et d'autres fois non. Mais il est impossible de savoir lesquels. Quand viennent les proches de madame, j'aime voir l'affection qu'ils lui manifestent, ils mériteraient d'être filmés ! Ils parlent de choses du passé et elle est parfaitement présente lorsqu'elle leur raconte, c'est pourquoi ils ne l'ont pas remarqué tout de suite. Même lorsqu'ils appellent, elle parle normalement, on ne s'aperçoit presque pas qu'elle est malade. Elle appelle les garçons « enfants » même s'ils ont déjà des fiancés. Ce n'est que récemment qu'ils ont également remarqué qu'elle répétait tout le temps, par rapport à avant.

La première qualité à avoir est la patience, car autrement vous leur faites du mal, ainsi qu'à vous-même. Parce qu'une autre chose qui arrive souvent, c'est qu'elle ne se souvient de rien et donc elle me répète les mêmes questions toutes les cinq minutes. Prendre certaines situations avec humour est également important. Faites rire la personne et vous rirez aussi. Et tout se calme. Un jour, elle a eu une éruption cutanée et pour l'aider à guérir, je ne lui ai pas fait porter de sous-vêtements. Ce jour-là, c'était la chasse aux culottes ! Il faut également la capacité de minimiser.

Je suis bien formée car j'ai suivi un cours sur la maladie d'Alzheimer et d'autres sur la psychiatrie sociale et la psychologie oncologique. Se former est nécessaire, car sinon on peut avoir l'impression qu'ils le font exprès et c'est là qu'on entend ces histoires de soignants qui frappent les personnes âgées ! Ils ne comprennent pas la maladie. Il *faut* faire une formation spécifique. La connaissance est nécessaire. Au Tessin, il existe également le cours d'assistant familial, unique en Suisse, mais non reconnu au niveau fédéral. Cela signifie que si je vais dans une agence, avoir suivi la formation m'aide à trouver du travail, mais pas à avoir un meilleur salaire. En ce sens, l'Italie est plus claire dans les documents : vous êtes assistante à la personne et vous l'aidez d'abord, puis vous faites le ménage. Parce que vous savez, il y avait des cas de femmes qui travaillaient dans une très grande maison et elles étaient exploitées pour devenir les servantes de toute la famille, négligeant la personne âgée. Vous me demandez comment je suis arrivée en Italie ? Nous sommes presque deux millions et nous nous entraidons. Puis, comme nous parlons italien, nous arrivons dans le canton du Tessin en Suisse, car la rumeur se répand que nous pouvons gagner plus. Mais j'aimerais retourner dans mon pays. J'y retournerais aussi à pied. Ici, je serai toujours une étrangère. J'espère que ce sera l'année prochaine : j'aurai soixante-quatre ans. La Roumanie est mon pays, ma maison.

### Souvenirs, conseils, enseignements...

Il y a encore beaucoup de belles choses à vivre avec elle. Quand je vais en ville avec la dame, elle est tout à fait normale, elle semble n'avoir rien. Nous y allons bras dessus bras dessous, nous mangeons habituellement de la glace et quand elle la mange, toute son anxiété disparaît. En ville, elle redevient comme celle d'avant et lorsque nous rentrons dans une boutique, tout le monde la connaît ! C'est précisément à ce moment-là qu'elle comprend qu'elle n'est plus celle qu'elle était avant. Travailler avec des personnes qui ont des problèmes de mémoire m'a appris qu'on ne peut pas les comparer aux autres personnes âgées. Il faut savoir s'organiser, mais si on connaît la maladie, ce n'est pas si difficile. Pour moi, c'était plus difficile de remplacer une collègue par une dame qui, oh mon Dieu... ! Même si j'étais au chômage, je n'y arrivais pas, j'avais le cœur brisé car je la connaissais, mais j'ai dû refuser. Mon estomac se serrait, chaque fois que j'allais travailler pour elle.

C'est un beau travail que d'être aide-soignante. Je regrette juste que ce soit le Cendrillon des métiers sociaux. C'est pour cela que je me bats, car il faut trouver une solution pour le remettre à sa juste place. Cendrillon peut devenir une princesse, car il y aura de plus en plus de personnes âgées et il faudra faire quelque chose. Mais si nous ne prenons pas la bonne direction maintenant, des problèmes surgiront plus tard. Je parle de ce problème à tout le monde et je ne sais pas comment les alerter ! Je sais seulement que ce travail doit être repensé et professionnalisé. On laisse n'importe qui faire le travail de soignant, comme si c'était possible. Aujourd'hui arrivent des gens qui n'ont aucune spécialisation et qui ne devraient peut-être même pas s'approcher des personnes âgées ! Mais ils font ce travail parce qu'il n'y a pas de suivi. Au lieu de cela, comme dans toutes les professions, nous devons offrir un service de qualité et cela non seulement pour nous protéger en tant que travailleuses, mais aussi pour les malades et leurs familles. Les agences nous mettent dans des foyers sans nous connaître, c'est compliqué aussi pour les personnes elles-mêmes et leurs proches.

Les souvenirs les plus précieux des personnes qui perdent la mémoire sont leurs histoires. Quand on les écoute, on ne peut s'empêcher de faire la comparaison avec sa propre vie et on en ressort toujours enrichi. Vous voyez que c'est une personne qui a vécu une vie... pleine, riche... et cela vous fait réfléchir.

*Témoignage proposé par Sara Rossi et recueilli par Manuela Bonfanti le 21.8.2019*

# NOTRE JOURNÉE EST DÉJÀ PAYÉE AVEC DES SOURIRES ET DES CÂLINS

Simona

*Simona est infirmière. En 2002, elle a quitté sa Roumanie natale pour Brescia, au nord de l'Italie, où elle a travaillé à la fois dans un EHPAD et dans un hôpital. Après son mariage, en 2009, elle s'installe en Suisse et travaille depuis 2015 pour une association qui s'occupe d'assistance et soins à domicile, qui lui propose de suivre la formation pour obtenir le Diplôme d'Etudes Approfondies en Gériatrie et Gérontologie à la Haute école spécialisée de Lugano. Simona s'est spécialisée dans cette branche et, grâce à vingt ans d'expérience professionnelle et une passion déclarée pour les êtres humains, elle s'occupe depuis deux ans à domicile notamment des personnes atteintes de démence. Dans le cadre de ses fonctions, elle soutient également les membres caregivers de la famille, qui ont fait l'objet de son travail de diplôme. Son intérêt pour les personnes âgées, et en particulier pour la démence, la rapproche de diverses institutions : la Croix-Rouge, Pro Senectute, l'Association du troisième âge et l'Association Alzheimer. Son implication active a été remarquée et lui a permis de collaborer dans des groupes d'entraide pour les caregivers et aux rencontres hebdomadaires que l'association Alzheimer a mis en place pour le soutien des familles et des malades. Depuis août 2019, elle consacre 30% de son temps de travail à l'Association Alzheimer. La matinée est toujours consacrée au travail auprès des malades à domicile, tandis que l'après-midi elle mène des actions de sensibilisation. C'est précisément sur cet aspect qu'elle se concentre à plusieurs reprises, avec une approche ouverte aux nombreuses possibilités de venir en aide à ceux et celles qui en ont besoin. En premier, nous dit-elle, il faut connaître la maladie à laquelle on est confronté.*

## La satisfaction de soigner...

Ma plus grande satisfaction est de voir le résultat du travail d'une équipe multidisciplinaire. Lorsque vous rencontrez un malade qui vous sourit même s'il ne sait pas qui vous êtes, parce qu'il vous reconnaît au ton de sa voix ou associe votre visage à quelque chose d'agréable, lorsque vous sentez qu'avec vos émotions vous avez pu lui transmettre de la sérénité et du bien-être... eh bien, quand vous voyez cela, vous avez l'impression qu'il n'en faut pas davantage dans la vie : notre journée est déjà payée avec des sourires et des câlins. Et on se sent vraiment satisfaite de ce que vous avez fait.

Si le malade a associé à vous une émotion positive, s'il vous sourit ou vous serre dans ses bras, cela signifie que vous avez déjà beaucoup donné, que vous avez réussi à transmettre quelque chose. Mais c'est aussi satisfaisant lorsque le *caregiver*, désespéré car il ne savait plus quoi faire, s'adresse à nous et se tranquillise car il sait qu'il peut nous faire confiance. Nous garantissons la continuité des soins, avec les mêmes personnes et la même stratégie. Je me souviens d'un membre de la famille...dont la mère est tombée et a eu une fracture. Personne ne pouvait s'occuper d'elle 24/24h, mais nous avons eu une réunion de famille et avons trouvé une solution, un plan adapté aux besoins de chacun : la dame fréquentait le centre de jour, où elle était prise en charge par des professionnels, tandis qu'à la maison, nous nous occupions d'elle en collaboration avec son fils. Elle a bien récupéré et nous étions tous satisfaits. Lorsque mon employeur m'a proposé de me spécialiser en gériatrie, j'ai immédiatement accepté car je me sentais proche des personnes âgées, mais je ne connaissais pas bien la démence. Juste au moment où j'ai commencé mes études, ma mère a fait une dépression. En Roumanie, on lui avait diagnostiqué une démence et, pendant cette période, je n'arrêtais pas de pleurer. J'étais touchée. Mais plus je pleurais, plus ma curiosité envers cette maladie grandissait. J'ai lu beaucoup, j'ai participé à tous les évènements sur le sujet, j'avais envie de comprendre. Ma mère est sortie de ce qui n'était qu'une pseudo-démence, mais ce qui lui était arrivé avait touché un endroit sensible et je me suis dit : « Je dois faire quelque chose pour les malades et leurs familles, en particulier pour la *caregiver* ! ».

Être soignante est un rôle très important et c'est pour cette raison que je l'ai choisi comme travail de diplôme de fin d'études. Mais interagir avec eux n'est pas toujours facile, car parfois ils n'acceptent pas la réalité et l'aide. Pourtant, connaître les services compétents disponibles sur le territoire rendrait leur la vie bien plus facile ! Pour la *caregiver*, vivre avec des personnes atteintes de démence est souvent difficile car je pense que, dans de nombreux cas, les connaissances sur la maladie sont insuffisantes. Nous faisons beaucoup pour informer, mais l'information ne passe pas comme elle le devrait et nous ne comprenons pas pourquoi. Peut-être que les gens ne veulent pas entendre parler de démence parce que cela fait peur et que les membres de la famille, ne l'acceptant pas, préfèrent souvent « fuir ». J'essaie toujours de faire comprendre aux gens ce que signifie avoir cette maladie et, surtout, qu'on peut vivre avec sans anxiété ni peur. Nous l'avons également expliqué à nos collègues du service à domicile, qui savent désormais pourquoi les utilisateurs du service se comportent d'une certaine manière, quels sont les symptômes et comment ils peuvent gérer les situations. Nous avons également proposé de rencontrer les soignants qui travaillent dans les centres de jour, pour leur expliquer qu'avec les personnes atteintes de démence, il faut faire preuve de patience et d'une certaine régularité. Ils ont d'autres rythmes et d'autres besoins. Même si parfois ils ne se souviennent pas de qui nous sommes, ou s'ils ne reconnaissent pas les membres de notre famille, ils ont des moments de clarté et sont présents. Bien sûr, on peut parfois se demander s'ils peuvent nous comprendre. Mais ensuite il se passe des choses qui vous font réaliser que oui, ils comprennent vraiment ! la preuve ? Une femme me dit : « Oh, tu ne portes plus ces chaussures colorées, pourquoi ? ». Et à ce moment-là, tu te dis : « Oh mon Dieu, elle a raison, je ne les ai pas portées depuis une semaine et elle l'a remarqué ! ». Ou bien vous revenez de vacances et une personne qui ne vous reconnaît pas, qui ne vous appelle pas par votre prénom et vous avez bien l'impression que vous ou une autre soignante ce serait pareil, vous sourit et vous dit : « Vous n'avez pas été me voir depuis un moment ». Cependant, tout cela peut être douloureux pour les membres de la famille, en particulier pour ceux qui s'occupent de la personne malade, car un jour, l'être cher peut parler ou se comporter normalement, et le lendemain pas du tout. Et ils se demandent s'ils le font exprès pour se moquer. Absolument pas ! Mais pour comprendre ceci, il faut connaître la maladie. C'est vraiment le tout premier pas.

### Les soins : gestes, mots, attitudes...

Étant donné qu'ils ne parviennent pas à s'exprimer, ces patients deviennent parfois agités et ont des problèmes de comportement. Il peut s'agir de douleur, de faim, de soif, d'envie d'aller aux toilettes... Ils communiquent en s'agitant, en errant, avec des gestes, des pleurs, des câlins, des expressions faciales. Il existe de nombreuses méthodes de communication et il faut faire attention à tout. Il est important d'essayer d'abord de comprendre la raison des troubles du comportement. Ce n'est pas toujours facile et, pour y parvenir, il faut très bien connaître la personne et sa biographie. Pour cette raison, ce serait idéal d'avoir toujours les mêmes personnes qui s'occupent de la même personne malade en faisant le suivi, et d'impliquer toujours les membres de la famille et les personnes qui les connaissent.

Un matin, je suis arrivée chez un patient. Déjà depuis l'extérieur, nous entendions le mari crier. Et la patiente criait encore davantage. « J'y vais, oui j'y vais ! Dehors ! ». Elle n'arrivait pas à sortir du lit. Mais quel était son problème ? Il était très simple : elle avait besoin d'aller aux toilettes. Il nous a fallu un certain temps pour le comprendre. Ensuite, elle s'est calmée. Même si ce n'est pas facile, il faut rester calme, car ils perçoivent notre agitation. Et puis il faut donner beaucoup d'amour et d'affection. C'est ce dont ils ont le plus besoin.

Pour faire ce travail, il faut de l'humanité. Vous devez être une personne prête à donner et à recevoir des émotions. Il faut aimer ce travail, sinon c'est trop difficile. Je ne peux pas expliquer pourquoi ils se sentent bien avec moi, je leur donne probablement de la sécurité et de la tranquillité d'esprit et au bout d'un moment, ils n'ont plus peur. Souvent, je ne comprends pas comment j'arrive à accomplir certaines choses... J'aime penser que je transmets des émotions positives et du plaisir. Par exemple : qui n'aime pas les massages, les câlins, les caresses ? Pourtant, à quelle fréquence embrassons-nous les personnes âgées ? À quelle fréquence complimentons-nous ou demandons-nous des conseils ? J'ai toujours des huiles essentielles avec moi... Je leur fais écouter de la musique relaxante... c'est des moments où il n'est pas nécessaire de parler, il suffit d'être là et ils le ressentent. Si on n'est pas présents à 100%, ils le remarquent tout de suite.

Je me souviens d'une patiente. J'étais au début de ma formation spécialisée et elle me rendait anxieuse car je n'arrivais jamais à l'aider, à la comprendre... quand je suis arrivée elle était déjà agitée. Un jour, j'ai compris que je n'avais rien à faire ni à dire. J'ai utilisé les huiles, je l'ai massée… et elle était si paisible ! Quand je lui ai demandé si elle voulait prendre une douche, elle s'est levée sans protester alors que normalement elle criait et essayait de me cracher dessus. À ce moment-là, j'ai pensé : « Mon Dieu, j'ai réussi, j'ai trouvé le bon moyen ! ». Je crois que ces malades ont un « neurone miroir » qui les aide à comprendre l'humeur des gens avec qui ils ont affaire.

Il est également important de toujours faire preuve de patience. Faites des gestes lents pour ne pas les agiter, parlez sur le même ton de voix et attendez tranquillement la réponse, car ils ne peuvent pas comprendre tout de suite. Il n'est pas nécessaire de se précipiter. Nous qui travaillons chez eux, nous ne pouvons pas faire grand-chose, étant donné que nous ne sommes présents que peu de temps. C'est pourquoi nous devons enseigner aux membres de la famille qui les soignent, comment comprendre leurs besoins. La nourriture, par exemple : ils ne savent plus qu'ils doivent manger et ont donc besoin d'horaires réguliers. Ou bien ils ne savent plus utiliser les couverts ou ne reconnaissent plus les aliments ou les plats. Il en va de même pour la salle de bain. Les enseignants de mon école m'ont aidé à comprendre comment se comporter et quel type de stratégies mettre en pratique. Ils m'ont aidé à trouver ma voie, mais parfois je me sens encore inadéquate, parce que ce que je pensais faire ne fonctionne pas. Je rentre à la maison et j'y pense encore... J'allume l'ordinateur et je cherche de l'aide, quelqu'un qui a fait face à une situation comme la mienne. J'appelle également mes collègues formateurs et leur demande ce qu'ils feraient. Peut-être qu'une autre personne a des connaissances que je n'ai pas. Personne ne sait tout. Nous avons également des réunions hebdomadaires pour parler des patients que nous suivons. Et puis, il y a des rencontres organisées par des associations comme Alzheimer, auxquelles il est toujours utile de participer. Il faut toujours partir du principe qu'il est possible d'en faire davantage. Ce que l'on fait n'est jamais suffisant.

## Souvenirs, conseils, enseignements...

J'ai tellement de souvenirs de ces gens... ils vous serrent fort dans leurs bras et vous font une caresse... et vous vous demandez pourquoi ils le font. Vous vous demandez s'ils vont bien, s'ils mangent ou dorment, si les soignants les traitent bien. Bref on se pose mille questions et on essaie de trouver la réponse. Ils réagissent à leur manière... en quelques secondes... ils véhiculent tellement d'émotions, positives ou négatives... et là on se demande... qu'est-ce qui m'arrive ? Je m'excuse, mais parler d'eux... mon Dieu, que c'est émouvant... on a l'impression de ne pas être vues et reconnues. Mais ce n'est pas le cas. Et je pense que c'est la même chose pour les membres de la famille. Selon moi, il faut sensibiliser les gens à cette maladie dès le collège. Expliquer de quoi il s'agit permettrait de percevoir les choses différemment, d'une meilleure façon, car admettons par exemple qu'un garçon ait son grand-père malade à la maison, ou s'il rencontre des personnes âgées dans la rue, en comprenant ce qui se passe, il pourra aider. S'il ne connaît pas la maladie, il est possible qu'il humilie son grand-père qui utilise un couteau pour manger de la soupe, par exemple. Nous devons vraiment apprendre aux jeunes que les émotions et l'amour que nous donnons, mais aussi tout ce que nous recevons, nous rendent heureux dans la vie. Avec l'amour, vous pouvez tout résoudre et tout surmonter.

Les pires moments pour moi, c'est quand on voit que la qualité de vie de la personne malade n'est pas celle qu'elle souhaiterait, celle qu'elle a eue dans le passé. Bien souvent, nous sommes convaincus que nous faisons le bon choix et cela peut être le cas pour nous, mais peut-être pas pour eux. C'est pourquoi il est important d'insister sur les directives anticipées concernant les soins souhaités, dès le début de la maladie. Parce que si une personne n'est plus indépendante et a peut-être des enfants qui travaillent et ne peuvent pas la suivre... et que des solutions ne sont pas trouvées au plus vite... on se sent impuissant face à la bureaucratie, aux limites économiques ... Je me retrouve dans des situations où j'aimerais faire plus. Il est important, pour leur sécurité, de décider avec leur famille et eux-mêmes, s'ils peuvent encore s'exprimer : que souhaiteraient-ils ? Une autre chose importante est la socialisation dans les centres de jour où se déroulent des activités : sorties, activation de la mémoire, gymnastique et bien plus encore.

Ce qui m'impressionne toujours, ce sont les sentiments de culpabilité des proches, les *caregiver* qui ne parviennent pas à en faire assez. Elles veulent être toujours présentes parce qu'elles ont l'impression de les abandonner. Cela arrive même si elles ne sortent que quelques minutes pour faire les courses. Elles croient qu'elles doivent tout faire car c'est en se donnant entièrement qu'elles arrivent à ne pas ressentir de la culpabilité. Elles croient que c'est à elles de s'en occuper, car personne ne peut les comprendre aussi bien. Peut-être ont-elles aussi l'impression qu'elles seules savent mieux les suivre... c'est vrai qu'elles sont compétentes ! Mais peut-être qu'elles ne font pas confiance aux services d'aide, parce qu'elles ne savent pas comment ils travaillent. Il faut pourtant faire comprendre aux membres de la famille qui les soignent à la maison, que c'est comme pour les courses : si quelqu'un les aide, ils ne portent pas seuls le fardeau. Et il en va de même pour la maladie : nous permettre de les aider ne signifie pas ne plus s'occuper de son proche, malade. Le personnel soignant peut aussi tout simplement recommander une stratégie à suivre. Les membres de la famille me tiennent à cœur. Et ils doivent comprendre que se faire aider signifie avoir plus de temps pour profiter de leur proche. Ils doivent avoir du temps à eux, sans culpabiliser. Écouter d'autres personnes dans la même situation est important : cela résout beaucoup de problèmes et contribue à atténuer le sentiment de culpabilité.

Cette maladie m'a appris à apprécier les petites choses de la vie et que chaque petit geste ou mot apporte beaucoup à une personne âgée - et à nous aussi. Avant, quand je faisais les courses et que je voyais des personnes âgées attendre l'ouverture du magasin, je ne comprenais pas pourquoi ils essayaient de me parler. Peut-être que je me demandais aussi ce qu'ils attendaient de moi. Mais maintenant, je me rends compte qu'ils sont peut-être debout depuis deux heures du matin et n'ont parlé à personne. Et qu'échanger quelques mots les aide. Qui sait, je pourrais, peut-être même, être la seule personne à qui ils ont parlé depuis ce matin ! Pour nous, ce n'est qu'un petit geste, mais pour eux, cela signifie beaucoup. Un sourire peut apporter un rayon de soleil dans la vie d'une personne.

*Témoignage proposé par Ombretta Moccetti et recueilli par Manuela Bonfanti le 24.6.2019*

# RESTER AUTHENTIQUE

Verena

*Verena Balmer a soixante ans splendidement bien assumés et travaille depuis vingt-sept ans à l'EHPAD La Quercia à Acquarossa. Elle a commencé sa carrière dans le domaine des soins aux personnes âgées en 1992 comme auxiliaire en soins, après avoir suivi la formation proposée par la Croix-Rouge Suisse. Sept ans plus tard, elle suit une formation d'aide-soignante et travaille depuis plusieurs années dans le service dédié aux personnes atteintes de démence. En 2011, elle a suivi une formation d'opératrice selon la méthode Validation. En outre, désireuse de vivre une autre réalité professionnelle, en 2014 elle a demandé un congé sans solde de trois mois pour travailler à l'institut Sonnweid de Wetzikon en Suisse alémanique, spécialisé dans la prise en charge des personnes atteintes de démence : une expérience qui s'est avérée très importante pour Verena, qui parle de son travail comme d'une opportunité de croissance constante sur le plan personnel et professionnel. Une remise en jeu qui, au fil des années, lui procure une satisfaction au quotidien. En 2015, Verena a complété le deuxième niveau de la formation Validation, qui lui permet de diriger et d'animer des groupes. Grâce au temps ensoleillé, notre rendez-vous a lieu sur un banc devant la maison de retraite.*

## La satisfaction de soigner...

La plus grande satisfaction dans mon travail, c'est quand je vois que les personnes dont je m'occupe sont sereines, quand je sens qu'elles vont bien. Je le remarque grâce aux émotions, car il y a des résidents qui ne parlent pas. Mais quand ils nous serrent dans leurs bras, c'est très beau... très doux. C'est pour ainsi dire le « beau côté » de la maladie : ils vous montrent leur côté doux. Et ils te volent le cœur. Même quand ils ne parlent plus, mais que j'arrive quand même à faire en sorte qu'ils s'ouvrent, à obtenir un regard ou un sourire, c'est une des plus grandes satisfactions. Dans mon groupe, il y a trois personnes dont on pourrait dire qu'elles dorment toute la journée. C'est vrai qu'avec la maladie ils se fatiguent davantage, mais c'est surtout une fermeture, car ils ne comprennent plus tout ce qui les entoure. Si j'arrive à les faire participer, c'est une victoire pour moi.

## Les soins : gestes, mots, attitudes...

La communication est la base de tout et avec cette maladie, elle change. Elle continue d'exister, mais de façon différente. Et nous devons la personnaliser.

Par exemple, si un résident sait encore verbaliser, mais dans un langage simple, on parle comme lui. Ou bien nous utilisons des poèmes ou de la musique. Même le regard ou le toucher est important, car il est inutile de parler à une personne atteinte de démence sans réussir à attirer son attention. Ils deviennent nerveux parce que pour eux, tout n'est que du bruit, c'est comme une langue qu'ils ne comprennent pas et donc ils s'agitent. Capter le regard ou communiquer par des gestes, c'est bien mieux.

Et puis il faut s'adapter à leurs rythmes. La flexibilité et l'élasticité sont importantes : nous sommes là pour eux et nous devons essayer de les faire se sentir au mieux. Le matin, je vais dans les chambres et j'essaie de comprendre de ce dont ils ont besoin, de faire preuve d'empathie. Les choses ont changé au fil des années : avant, il était plus important de veiller à ce que tout le monde soit bien lavé le matin. Bien sûr, cet aspect est également important, on ne peut pas les laisser sales, mais par rapport à il y a trente ans on le fait avec plus de finesse, avec plus de diplomatie. Il faut toujours faire attention à ne pas les humilier. Et là, je pense au moment où ils doivent laver leurs parties intimes et n'en sont plus capables. La douceur est importante !

Je travaille avec une petite équipe dans un secteur dit « de résidence ». Nous nous occupons de dix résidents, toujours les mêmes. Dans cette zone, il y a des gens qui ont encore des ressources, par exemple ils marchent ou mangent seuls, et nous pouvons les impliquer dans certains travaux. Dans les chambres, cependant, il y a des malades qui ont davantage besoin d'aide. Ils savent peut-être encore s'orienter, mais peut-être ne marchent-ils plus. Ou encore, il s'agit souvent de personnes à des stades plus avancés. Quand j'arrive au travail, je laisse tout ce qui concerne ma vie personnelle derrière moi. Pendant la journée, je ne pense même pas à mes affaires privées, je suis présente et je crois que c'est ce dont ils ont besoin. Le matin, je ne réveille pas ceux qui dorment encore, je commence à m'occuper de ceux qui sont réveillés. Nous n'avons pas de programme à suivre, chaque jour est différent.

Pour nos résidents, la matinée est généralement consacrée aux soins et pour eux, avec les repas, c'est déjà une occupation majeure. Ils constituent l'essentiel de la journée. En semaine, des animations sont proposées au centre de jour. Il y en a qui participent, mais ils sont peu nombreux dans notre département. Nous proposons la musicothérapie, lire le journal... L'idéal pour nous est d'avoir le temps d'arrêter toute activité et rester avec eux. La matinée passe vite, il y a ceux qui marchent dans le couloir, ceux qui font autre chose. Mais ils n'ont pas besoin de faire beaucoup de choses, en général ils préfèrent le calme, la tranquillité. En effet, lorsqu'il y a beaucoup de visites, ils sont agités. Chez eux, ils étaient probablement habitués au calme.

Ensuite, une fois par semaine, nous faisons ensemble le groupe Validation. Nous nous réunissons et faisons un rituel. Il y a d'abord le salut, ils se serrent la main... nous le faisons pour reprendre le contact social et créer un groupe, car il s'agit d'un rôle social qu'ils ont perdu. Et dans le groupe chacun a son rôle : il y a ceux qui aident à servir le goûter, ceux qui chantent, ceux qui observent... Le rituel est important car, d'une fois à l'autre, ils ne se souviennent plus, et faire toujours les mêmes choses leur donne confiance et sécurité. La méthode *Validation* change l'approche envers les personnes souffrant de démence. Elle enseigne la communication verbale et non verbale, car à un stade avancé on ne peut communiquer qu'à travers les émotions. Elle est basée sur l'empathie, l'humanité, le respect et le calibrage. Elle nous enseigne des techniques pour être empathique. Par exemple, lorsqu'une personne est déprimée, nous avons toujours tendance à lui remonter le moral. Avec *Validation*, au contraire, on fait « miroir », en reflétant ses émotions de manière discrète, sans exagérer. Cela permet de valider le vécu de la personne, de ne pas la juger, de l'écouter, de l'accueillir. Il n'y a pas de juste ou de faux. Ne pas juger est difficile, le jugement est souvent présent chez chacun et nous devons le mettre de côté. De cette façon, la personne se sent comprise et se sent mieux. Parce que c'est souvent cela leur problème : ils ne se sentent plus compris et ont du mal à se faire comprendre.

Le plus grand défi, pour moi, c'est lorsque je dois faire quelque chose contre la volonté d'un résident. Par exemple, s'il a besoin d'être lavé parce qu'il s'est sali, je dois le faire, et dans ce cas il n'y a pas de compromis. Mais la personne désorientée peut le vivre comme de la violence. Il y a la pudeur, le fait que parfois ils ne comprennent pas ce qui se passe ou ce qui est nécessaire. Il faut toujours évaluer la situation : si, pour une fois, ils ne veulent pas se laver ou se lever, ce n'est pas grave, mais il y a des choses qu'à un certain moment il faut faire. La chance avec les démences, c'est que dès que nous en avons fini, tout redevient comme avant. En fait nous avons une dame qui se salit régulièrement et nous devons la nettoyer contre son gré, mais dès qu'on a fini elle est affectueuse, nous serre dans ses bras, nous fait des bisous.

Parfois, nous devons résoudre des conflits entre résidents et ça peut être un peu difficile. En fait, il y a toujours ceux qui ont une désorientation moins grave et qui ne comprennent pas ceux qui sont à un stade plus avancé. Par exemple, il y a ceux qui fourrent tout dans leur sac à main, même les affaires des autres, et nous devons faire de la médiation, faire comprendre qu'ils ne sont pas des voleurs. Nous devons protéger tout le monde. Il n'est pas facile de s'adapter à vivre avec les autres, avoir la porte de sa propre chambre toujours ouverte, ou la partager avec ceux qui ronflent ou qui se lèvent la nuit. Ce sont nos problèmes quotidiens.

Dans les maisons de retraite, on peut se sentir encore mieux qu'à la maison mais certains ne l'acceptent pas et ceux qui ont du mal à s'adapter se sentent généralement moins bien. C'est compréhensible, ce n'est pas facile. Le moment le plus difficile de la journée est la fin de l'après-midi ou le soir. Le matin, en général ils savent où ils sont, mais vers le soir, l'anxiété et l'agitation prennent le dessus. Ils pensent qu'ils doivent aller voir leurs parents ou leurs enfants, qu'ils doivent cuisiner pour leur mari ou aller traire les vaches... pour les rassurer on valide toujours leurs émotions : il y a ceux avec qui je chante et à ce moment je réussis à mieux m'occuper d'eux, ou bien je récite une prière si je sais qu'une personne était religieuse.

Il est important de rester authentique face à leurs réactions. Si une personne dit qu'elle doit rentrer chez elle, ne dites pas « allons-y », car dans les moments où elle est lucide, elle peut penser qu'on se moque d'elle. Et il faut respecter leurs sentiments : s'ils me disent qu'ils veulent leur mère, cela veut dire qu'à ce moment-là ils ont besoin de parler d'elle et alors je demande : « Que faisait ta maman ? » Je parle toujours au passé, donc je reste authentique, mais avec leur réponse, je continue à parler. Cependant, ce n'est pas moi qui décide du sujet, je les suis juste, en les guidant juste un peu. Je dois les écouter et comprendre : de quoi cette personne a-t-elle besoin ? Si sa mère lui manque, c'est un sentiment qui doit être respecté. Ou si elle dit : « Mon mari est mort aujourd'hui », le deuil est réel, il est ressenti même si le mari est décédé il y a des années. Lorsque vous pouvez simplement être là et partager leur ressenti, ils se calment souvent. Ils ne sont pas « difficiles ». Si vous comprenez que leurs ressentis ou leurs inquiétudes sont réels et que parfois ils peuvent même être tristes ou en colère, il est plus facile de les aider. À mesure que la maladie progresse, la communication non verbale, le toucher et le regard deviennent de plus en plus importants. Nous, les soignants, devons observer ce qui leur fait plaisir. Quelle est la façon de les toucher qui leur fait du bien, ne serait-ce que pour un instant ? Parfois, il suffit de leur prendre la main, ils sont heureux de ta présence. Pour les proches, c'est beaucoup plus difficile car il y a un vécu préalable qui peut être bon ou moins bon. Même en tant que soignante dans ce domaine, je constate qu'il est difficile de rester professionnelle lorsque je suis avec un de mes proches désorienté. C'est plus facile quand il y a un certain détachement émotionnel.

### Souvenirs, conseils, enseignements...

Il m'est arrivé de me sentir incompétente, par exemple lorsque je suis obligée de faire des choses contre la volonté du résident. Il se peut également qu'un membre du personnel soit moins à l'aise avec un résident, tandis qu'un autre soit plus à l'aise, alors il faut laisser qu'il - ou elle - s'en occupe. Mais dernièrement, je dois dire que cela ne m'est plus arrivé. Il serait important d'améliorer l'échange d'expériences entre les collaborateurs. Il y a toujours quelqu'un qui a fait d'autres formations qu'il serait utile de partager. Dans notre service, cela fonctionne déjà bien car nous sommes peu nombreuses et nous nous parlons, mais c'est quelque chose qui devrait être élargi à différentes équipes de soins. Il y a beaucoup à faire, il y a ceux qui se spécialisent. Faire connaître ses propres expériences est important. Certes, ces échanges ont eu lieu parfois, mais il faudrait qu'elles soient régulières.

J'ai aussi vécu des épisodes difficiles. Maintenant notre département a un code de sortie à la porte, pour laisser plus de liberté à l'intérieur sans risques, mais je me souviens qu'il y a vingt ans, il y avait des résidents qui voulaient rentrer chez eux. Et quand on les voit partir, ils sont déterminés, on ne peut pas les arrêter, sinon ils deviennent agressifs ! Une fois, je me souviens que j'ai eu des sueurs froides. Une dame était partie, je n'avais même pas mon téléphone avec moi. Ça m'a pris du temps pour la convaincre à revenir. Il faut prendre son temps, sinon cela devient une tragédie. J'ai appris à calibrer mon comportement : je les accompagne et je sais que le moment viendra où, avec la diplomatie, je pourrai les convaincre de revenir. Vous ne pouvez pas avoir une attitude de « général » qui décide tout, ils ne peuvent pas le supporter. Avec eux ça ne marche pas.

C'est bien quand les proches sont présents avec l'esprit tranquille. Il suffit de s'assoir avec son proche et lui montrer de l'affection. À mesure que la maladie progresse, c'est la chose la plus précieuse. Lorsqu'une famille est en difficulté, nous, les soignantes, pouvons expliquer la maladie, aider les membres de la famille à l'accepter et à réagir de manière adaptée. L'acceptation est la base, si vous n'acceptez pas la maladie de votre proche, vous aurez de grandes difficultés. Une fille m'a dit qu'elle avait du mal parce que sa mère ne reconnaissait plus son prénom, elle ne la reconnaissait plus comme sa fille. Mais le prénom, finalement, n'a plus d'importance. Et si vous leur demandez leur prénom à eux, qui ils sont, ils sont eux-mêmes en difficulté. Ces malades reconnaissent les gens aux émotions qu'ils dégagent, et ils comprennent si quelqu'un les aime. En général, ceux qui auparavant avaient déjà de l'aisance à exprimer leurs émotions perçoivent la relation comme plus facile : si les câlins et les baisers étaient déjà une façon d'exprimer les sentiments en famille, cela les aide lors de la maladie. Mais j'ai déjà entendu plusieurs personnes dire que même un parent sévère peut changer avec la maladie et faire ressortir son côté doux, qui n'est plus bloqué comme avant. C'est l'une des belles choses qu'une maladie peut apporter : le « mur » s'effondre. Prendre son temps et être proche de son cher est important, il n'y a pas besoin de faire grand-chose. Si une personne aime marcher, même si elle est en fauteuil roulant, elle peut sortir, c'est toujours agréable de voir autre chose que des murs. Et puis, il est important de montrer ses émotions car si on les exprime, la communication demeure. Savoir ce qui reste, au niveau de la compréhension, c'est difficile, ça dépend aussi beaucoup du stade de la maladie. Ils ne comprennent plus certaines choses, par exemple, il y a ceux qui sont incontinents et ne s'en rendent pas compte, ou qui ne savent plus marcher depuis un certain temps, mais qui veulent quand même tout faire tout seul... comme sortir du lit ou aller aux toilettes. Et nous devons les protéger. Toutefois, ils peuvent comprendre encore des choses même si, dans la phase finale, ça régresse beaucoup. Je me souviens d'une dame que je devais suivre lors de la formation Validation. Elle était au quatrième stade[1] et, en général, ils ont même les yeux fermés, ils sont repliés sur eux-mêmes et il est plus difficile d'avoir une relation. À ce stade, on parle peu... on utilise plutôt le toucher. Et une des dernières fois, cette dame a levé la main et m'a caressé la joue. Ce fut un très beau moment, parmi mes plus précieux.

Suivre cette formation a changé ma façon de travailler et m'a changé aussi. Cela m'a aidé à grandir. Ah, ce métier m'a beaucoup appris ! [2] C'est une grande leçon de vie.

*Témoignage proposé par Patrizia Arcioli et recueilli par Manuela Bonfanti le 22 mai 2019*

[1] De l'état confusionnel à la phase finale d'une démence, les études ont repéré cinq stades. Au 4ème, il y a une perte plus grave des capacités cognitives.

[2] Verena rit, car cela lui paraît une évidence.

# INTERVIEWS AUX AUXILIAIRES SOCIO-MÉDICAUX

# CINQ QUESTIONS POUR... LARA ALLEGRI

## INFIRMIÈRE EN SOINS PALLIATIFS

### Qui est Lara ?

Je suis infirmière et je termine actuellement une formation de clinicienne spécialiste en soins palliatifs. J'ai eu mes premiers contacts avec des personnes souffrant de perte de mémoire au cours des années où j'ai travaillé au service de Médecine de l'Hôpital de Mendrisio, jusqu'en 2001, puis dans deux résidences privées pour aînés. J'ai eu l'opportunité de travailler dans le service protégé où vivent des patients souffrant de déficits cognitifs et de suivre différentes formations dans ce domaine. Au fil du temps, j'ai également assumé le rôle de cheffe de service et, en 2015, l'Association Alzheimer Grisons m'a demandé d'ouvrir un service de consultation pour soutenir et informer la population. Je collabore également avec Alzheimer Tessin, pour laquelle je m'occupe de cours de sensibilisation : j'organise des soirées pour les *caregiver* et les professionnels du secteur des soins, afin qu'ils puissent bénéficier d'une approche plus complète et consciente de la maladie. Actuellement, je travaille également comme infirmière consultante pour la Fondation *Hospice*, une organisation qui propose des soins palliatifs à domicile. L'objectif de ces traitements est d'améliorer la qualité de vie et de garantir aux patients et à leurs familles le meilleur suivi pendant la maladie. Parmi nos patients, il y a également des personnes souffrant de démence.

### Quels sont vos domaines d'activité ?

En ce qui concerne le service de consultation, mon rôle consiste à rencontrer les familles, les informer et comprendre quelles stratégies peuvent être mises en œuvre pour maintenir la personne malade à domicile le plus longtemps possible et dans les meilleures conditions, avec une attention particulière concernant la qualité de vie de la *caregiver*. L'objectif est de la soulager en utilisant les ressources disponibles du territoire et en les adaptant à la réalité et aux besoins du patient. Nous cherchons les stratégies les plus appropriées et nous les trouvons souvent en écoutant le patient et le membre de sa famille qui s'en occupe. Ce dernier a beaucoup de responsabilités et de préoccupations... il peut arriver par exemple que le malade ne dorme pas bien la nuit ou qu'il s'éloigne de chez lui. Ensemble, nous essayons de trouver une solution ou d'activer d'autres ressources. Le spectre d'action est très large et varié. Mon rôle consiste également à conseiller les soignants lors de situations complexes : je reste en retrait, j'observe la situation sous un autre point de vue et, à travers ce prisme différent, je propose des interventions.

Pour *Hospice*, en revanche, j'agis en deuxième ligne. Cela signifie que je ne suis pas au chevet du patient, comme si j'étais son aide à domicile, mais je suis son soutien pour comprendre ce dont lui et les personnes qui l'aident pourraient avoir besoin. Nous travaillons en réseau avec des médecins traitants, des médecins spécialistes et des infirmières à domicile. Nous pensons en termes stratégiques, en anticipant les actions nécessaires pour soulager le patient. Nous parlons de souhaits et de directives anticipées, dans une démarche de partage dans laquelle nous essayons de reconstruire et de respecter la volonté présumée du malade. Travaillant dans deux domaines distincts, mais unis par le concept de l'accompagnement et du conseil, je suis les gens dès les premiers troubles, jusqu'à la fin de la vie. Et, si elles le souhaitent, je discute avec les familles même après le décès.

### Comment suivez-vous les malades ?

Lorsque mon aide est sollicitée, je rencontre à la fois le patient et sa famille, généralement au domicile. De cette façon, je constate immédiatement les besoins pratiques et les éventuelles difficultés de gestion. Mais j'ai surtout la possibilité de connaître le patient et d'établir une relation avec lui. Et ceci est fondamental. La consultation touche à différents aspects, à commencer par les aspects sociaux et de soins. On me consulte, par exemple, pour des problèmes d'incontinence, des troubles du comportement ou des difficultés pour se laver et s'habiller. Souvent, nous parlons également des besoins financiers nécessaires pour embaucher des aides à domicile, ou de difficultés sociales. Nous vérifions qu'ils reçoivent les aides octroyées par la loi et, si nécessaire, nous activons l'intervention d'un assistant social.

Dans la majorité des cas, mon soutien auprès des patients passe par l'aide au membre de la famille, qui met ensuite en œuvre le traitement sur le plan pratique. En fait, lorsqu'il y a un problème à la maison, je suis toujours alertée par le membre de la famille qui s'en occupe. Concrètement, je travaille avec la « cellule des soins » : le patient et ses soignants. Dès les premiers problèmes, le rôle du médecin traitant devient central, car il doit être le pivot de tout le réseau. Ce n'est que plus tard, selon l'âge et la situation, que le gériatre ou le neurologue interviendra. Après le diagnostic, on peut se tourner vers de l'aide à domicile, les centres d'accueil de jour (CAJ), les rencontres organisées par l'association Alzheimer, les groupes d'entraide entre *caregiver* et enfin vers les soignant/es. Les offres d'activités sur le territoire ne manquent pas. Les CAJ offrant de l'assistance au niveau d'activités sociales sont des clubs récréatifs utiles également au niveau préventif, car socialiser et faire des activités aident à garder plus longtemps les facultés cognitives. Il existe aussi de différents CAJ socio-thérapeutiques. On rentre ici dans un contexte de maladie et ils sont organisés par Pro Senectute et la Croix-Rouge, animés par des infirmiers et des soignants qui sont en mesure d'apporter une plus grande aide lorsque l'autonomie diminue. L'offre est diversifiée. Ceux qui présentent ne seraient-ce qu'un léger problème de mémoire, peuvent participer à des groupes thérapeutiques qui se réunissent dans le but d'exercer la mémoire. Des associations comme Alzheimer informent et répondent volontiers aux doutes, mais on peut également s'adresser au médecin de famille ou au gériatre.

## Pourquoi soutenir les membres de la famille ?

Les membres de la famille sont les piliers fondamentaux pour les soins. Si la personne qui s'occupe du patient ne se sent pas bien ou tombe malade, le patient ne sera pas bien suivi et il ne sera certainement pas possible de le garder à la maison. Notre rôle, en tant que spécialistes, consiste à soutenir le membre de la famille qui s'occupe du malade, mais il n'est pas envisageable qu'on le remplace, car la relation émotionnelle et l'histoire entre eux ne peuvent être reproduites. Elle est unique et ancrée dans le cœur des malades. Prendre soin des *caregiver*, c'est-à-dire des personnes qui s'occupent de leur proche, est donc crucial. Si nous ne le faisons pas, tout le monde sera perdant car rester à la maison est une bonne chose que ce soit pour le patient, que pour sa famille. Mais il faut évaluer chaque situation au cas par cas. Les membres de la famille ne doivent pas partir avec une seule idée en tête, à savoir la promesse que leur proche n'ira jamais dans une maison de retraite. L'attitude idéale est la suivante : accompagnions-les, pas à pas, aussi loin que nous le puissions, sans ressentir de la culpabilité.

Lorsque le membre de la famille n'est plus en mesure de gérer la situation à la maison, ou lorsqu'il n'a plus de ressources suffisantes, d'autres décisions deviennent nécessaires. Les ressources dont je parle peuvent être physiques, cela signifie qu'il faut un nombre suffisant d'aidants, mais ce sont souvent aussi des ressources financières, car toutes les familles n'ont pas les moyens de se permettre trois aidants pour assurer les 24 heures sur 24. Les infirmières qui interviennent à domicile passent une ou deux fois par jour et, au-delà d'un certain niveau de maladie, cela ne suffit plus. Le réseau social des amis ou des voisins – les proches aidants - est important mais il est clair qu'en l'absence d'un aidant familial principal, le maintien à domicile est extrêmement difficile. Avoir une telle personne de référence est un privilège pour le patient.

## Un souhait ? Un espoir ? Un conseil ?

Il ne faut jamais perdre de vue que le malade est une personne. Aujourd'hui, la tendance est à tout médicaliser, à rendre même les gens « *evidence-based* », comme on dit maintenant. Cela signifie que nous avons un protocole pour tout et il faut mettre une étiquette à chaque trouble. Mais en faisant cela on risque d'oublier la personne ! Nous devons certes traiter des personnes souffrant d'une maladie, mais certaines réactions ne sont pas forcément des symptômes à traiter par une pilule. C'est un langage, c'est l'expression de leur malaise. Il ne faut donc jamais cesser d'écouter la manière dont les émotions s'expriment. Chercher des réponses différentes permet de rester focalisée sur la personne et son histoire. La richesse de chacune demeure : seul le mode de communication change. Ma grand-mère, qui souffrait de la maladie d'Alzheimer, était toujours ma grand-mère. Parfois j'entends des gens dire : « Nous sommes en train de la perdre... », ou encore : « Il a perdu cette capacité... ». En réalité, la personne est toujours là et on peut continuer à la voir, si on observe des toutes petites choses. Il faut apprendre à la comprendre lors des différents stades de la maladie. Il ne faut pas se focaliser sur ce qui a été perdu, mais sur ce qui est encore là. Ce n'est qu'ainsi que l'on peut accueillir et accompagner au mieux ce genre de personne malade.

## CINQ QUESTIONS POUR... MICHEL RAVETTA
### AUMÔNIER EN SOINS PALLIATIFS

### Qui est Michel[1] ?

La pierre angulaire de mon existence et de mes intérêts est la passion pour la vie, et cela inclut également la mort, c'est-à-dire un processus qui ne peut exclure la souffrance, ni le moment qui précède le deuil, ni le deuil lui-même pour ceux qui survivent. Je suis devenu prêtre après une formation en chimie pharmaceutique et des études de philosophie et de théologie. En tant que frère capucin, je peux accomplir des activités laïques, tout en restant lié à ma communauté religieuse. Bien entendu, les professions doivent être moralement compatibles avec notre rôle : je ne travaillerais jamais, par exemple, dans un environnement où l'euthanasie est pratiquée. J'ai également une formation d'assistant social que j'exerce auprès de mineurs abusés et, il y a une dizaine d'années, des études universitaires avancées en soins palliatifs m'ont ouvert des possibilités d'enseignement. Je me suis également occupé des soins palliatifs à l'Institut d'oncologie de Suisse italienne, car un accompagnement spirituel y était nécessaire. Il y a trois ans, j'ai quitté ce travail pour un nouveau défi professionnel : aujourd'hui, je travaille comme aumônier dans une grande maison de retraite à Lugano, qui dispose de dix lits de soins palliatifs.

### Quels sont vos domaines d'activité ?

Je m'occupe de la formation de personnes qui travaillent dans le domaine de la démence – donc les professionnels Alz heimer Grisons et Tessin - et j'offre une assistance spirituelle aux patients et à leurs familles. Je rencontre des patients atteints de démence à un stade avancé lorsque j'interviens, en tant que prêtre, pour des soins palliatifs dans les maisons de retraite. À ces malades, j'offre une aide visant non pas tant à réfléchir sur le sens de la vie ou de la mort, car il n'y a plus la capacité de raisonner sur ces questions, mais plutôt à se rappeler quelles étaient leurs valeurs. Je peux garantir que, quels que soient leurs choix spirituels, ces personnes sont merveilleuses. Même malades, elles restent des personnes à part entière et nous devons les aimer pour ce qu'elles sont. Peut-être qu'elles oublient les noms de leurs enfants, mais elles parviennent à réciter par cœur *Je vous salue Marie* ou d'autres prières. Cela est possible parce que nos prières occidentales, nées sur le modèle des prières orientales, sont comme des mantras, où la même formule est répétée. Nos personnes âgées, habituées à réciter le chapelet, ont fixé la prière dans leur esprit et il est incroyable de constater à quel point ce type de maladie très violente ne parvient pas à détruire complètement l'identité. C'est un aspect qui

[1] Prénom écrit en français afin de déterminer son genre : le prénom originel est Michele

mérite d'être étudié, il est tellement incroyable de voir comment l'esprit des personnes atteintes de démence, fragmenté et divisé, nous fait oublier certaines choses très importantes et en retient d'autres qui le sont moins sur une échelle de valeurs. Je trouve cela extraordinaire et émouvant. De plus, je crois que lorsqu'un de nos aînés récite une prière, cela a un effet bénéfique et même quelque peu apaisant. Le but de la prière est d'apaiser et cette génération qui ne reviendra plus, a l'habitude d'impliquer les autres dans la prière. Nous prions pour nos morts, pas pour nous-mêmes. C'est un dialogue avec son cœur et son âme, comme le soutient la spiritualité bouddhiste ou hindoue : il faut chercher la divinité en nous-mêmes, pas dans les églises ou à l'extérieur, car c'est dans la personne vivante que Dieu vit et c'est dans la prière que l'on peut chercher Dieu. C'est beau de voir ces personnes âgées, si désarmées et exposées à la violence de la maladie, serrer dans leurs bras l'image de Padre Pio ou de Notre-Dame de Lourdes. Ce sont des images qui ne disent rien aux jeunes et qui les trouvent même bien bigotes, mais pour ces gens-là, elles sont leur ancrage à la normalité dans un contexte complètement bouleversé. Alors, sans prétention, je peux dire que le mien est un accompagnement pas à pas, qui prend en compte, sans la juger, la personne avec laquelle j'interagis.

### Comment suivez-vous les malades ?

En général, je vois ce type de patient dans le large éventail de situations que nous appelons « fin de vie ». C'est une période qui peut durer des mois. Parfois, je les rencontre aussi dans le service Alzheimer des maisons de retraite. Les limites de l'accompagnement sont nombreuses et il faut être réaliste. Une des limites est certainement la communication, mais, si le patient ne peut pas répondre, il ne faut pas penser que nous sommes en train d'avoir un monologue. C'est grave, car l'autre, même s'il ne peut pas répondre ou raisonner sur ce que nous disons, nous écoute. J'en suis convaincu. Le problème est que notre langage ne lui convient plus. Et c'est à nous, en tant qu'opérateurs sociaux de l'adapter au patient, et non vice-versa. Alors je dis, ne parlons pas comme des universitaires. Parlons de choses simples, qui font du bien autant au patient qu'à nous-mêmes.

Je crois que, même avec les limites imposées par la maladie, nous pouvons faire beaucoup. Par exemple, nous pouvons être tout simplement présents. Certains pourraient se demander pourquoi je suis assistant spirituel alors qu'en pratique je suis simplement présent à côté du malade. Eh bien, je fais ce que l'infirmière, le physiothérapeute ou le médecin ne peuvent pas faire parce qu'ils n'ont pas le temps. Je le fais à leur place. Le rôle d'assistant spirituel ne passe pas par les mots, mais du fait d'être présent, en consacrant du temps à l'autre. Parce que l'Autre est important, c'est un individu unique et nous devons le graver dans nos esprits : même s'il nous fatigue ou nous blesse, il est une « pièce unique » et avec la mort il ne sera plus jamais là. L'assistant spirituel doit faire réfléchir ses collègues sur l'unicité du patient. Dans le secteur sociosanitaire on dit que le patient est « au centre » ... oui et non... il faut encore travailler sur cet aspect, car quand le patient n'est pas proactif, quand il ne fait pas ce qu'on lui dit lui, lorsqu'il est désobéissant ou capricieux, le garder « au centre » de notre travail est difficile. Mais c'est là toute la grandeur des soignantes, qui ne doivent pas se laisser décourager par les retours qu'elles reçoivent et continuer à se donner ! Quand je pense à tout ceci, mes pensées de gratitude vont aux membres de la famille qui gardent leur proche à la maison, car ils sont seuls pour prendre soin du malade, car il n'y a pas de cloche pour appeler à l'aide. C'est un engagement peu reconnu, mais qui donne pourtant un sens à notre humanité.

## Pourquoi soutenir les familles ?

L'effort des *caregiver*, qui s'occupent de leur proche à la maison, est immense, mais lorsque survient le décès, ils ont une vision différente du deuil. Ils sont tristes mais, en toute conscience, ils savent qu'ils ont fait tout ce qu'ils pouvaient. Un problème à affronter est celui de la culpabilité. Les proches disent souvent : « Je n'aurais pas dû le mettre dans une maison de retraite... ». Bien sûr, c'est plus facile que de garder une personne malade à la maison. Mais si vous avez fait ce choix, les sentiments de culpabilité sont absolument inutiles et une fois que la mort a changé le scénario, il faut l'accepter. Nous avons entre nos mains la possibilité de faire un travail spirituel avec nos proches, mais nous devons y croire, sinon c'est voué à l'échec. Une chose extraordinaire, lorsqu'il est impossible de garder la personne à la maison, par exemple si le conjoint est très âgé ou si les enfants sont à l'autre bout du monde, c'est de voir le conjoint survivant ou l'enfant qui s'occupent de leur proche selon leurs possibilités, en allant régulièrement rendre visite au patient. Dans ces moments-là, on se rend compte qu'il n'était vraiment pas possible de faire autrement pour eux, qu'ils avaient simplement compris leurs limites et c'est la preuve d'une grande maturité. Dans ces cas-là, les membres de la famille ne se sentent pas coupables. Aussi parce qu'on ne peut pas sacrifier sa vie pour la personne malade : si c'est possible, elle doit être intégrée à la famille. Il faut faire le choix le plus approprié ou le moins douloureux. Avoir quelqu'un à tout prix à la maison, sans savoir comment le gérer ou qui nous bloque dans notre vie émotionnelle, professionnelle et familiale quotidienne, nous fait tomber malade. C'est un travail très fatigant et il ne faut pas avoir peur de demander de l'aide. Les membres de la famille doivent avoir le même sens de leurs propres limites, qui ont les soignants professionnels. Demander de l'aide est difficile et nous le voyons clairement chez la génération qui nous a précédée, qui ne demande pas, est très fière et je ne le dis pas en les jugeant, mais avec amour. L'orgueil empêche les personnes âgées de demander de l'aide aux membres de leur famille en cas de maladie, car elles ont peur de déranger. Mais ils ne savent pas que nous leur devons tout ! Rendre la pareille à ce qu'ils ont fait pour nous lorsque nous étions enfants est une forme d'amour et de gratitude. Et ça nous fait du bien aussi, c'est une merveilleuse école de vie pour nous, les jeunes, de pouvoir les aider maintenant quand ils en ont besoin. L'idéal du « rendre service » est beau, mais il faut « mettre la main à la pâte », travailler au contact direct des personnes âgées, autrement on reste des « théoriciens ». Et plus la personne âgée est incapable d'être cohérente avec ses pensées, plus elle nous offre la possibilité de faire un travail sur nous-mêmes. J'admire énormément ceux qui font ce type de travail.

Le membre de la famille fait partie intégrante de la prise en charge du patient, parce qu'il est cette partie de l'humanité qui survit à la mort de l'être cher. Dans mon travail, je dois établir une relation de confiance basée sur l'écoute, l'accueil et le service. Quand je parle de service, je pense qu'en tant que prêtre, je m'occupe également des funérailles. Cela devient un moment supplémentaire de réflexion sur la grandeur de la vie et le souvenir de nos proches, que nous continuons d'aimer au-delà de l'évènement qui est la mort. Je me dois de garantir aux familles que je serai disponible même après, s'ils ont besoin de me rencontrer lorsqu'ils auront atteint une stabilité émotionnelle. Je sais, ce que perdre ses parents signifie, et une relation de partage se crée entre nous, car lorsque nous avons vécu les mêmes épreuves, nous pouvons ressentir de l'empathie. Chacun l'a fait avec ses propres ressources, et ce n'est pas peu de chose. Il est aussi très important de leur permettre de s'exprimer… J'évoquais, auparavant, le sentiment de culpabilité, qui ne surgit jamais de rien. Le problème est que tous les parents n'étaient pas de bons parents et, parfois, derrière la décision de ne pas s'occuper d'eux, il peut y avoir eu des incompréhensions ou des violences... et en fin de vie, tout cela joue un rôle. Pourtant, j'ai vu des personnes donner – et recevoir – le pardon juste avant de mourir… et c'était merveilleux ! J'ai vu des enfants et des parents pardonner l'un l'autre après des années, voire des décennies, durant lesquelles toute relation était coupée. Je les ai vus s'étreindre et s'embrasser, et la personne âgée décéder après quelques heures. C'est le côté spectaculaire de notre métier. L'être humain est compliqué, nous avons nos « ères géologiques », mais nous ne devons pas avoir peur de récupérer, peut-être même au dernier moment, ce pour quoi tant de souffrances ont valu la peine. Mieux vaut tard que jamais. Cela aussi fait partie d'un cheminement que, tant que nous sommes des humains et non des androïdes, nous ne devrions pas avoir peur d'affronter.

### Un souhait ? Un espoir ? Un conseil ?

Je souhaite à tous, et donc à moi aussi, de vivre. Tout simplement, vivez. Un point c'est tout. Car seuls ceux qui ont vécu mourront. Prenons conscience de l'importance des relations, même si parfois nous en ressentons les tensions et les limites, même si parfois nous aimerions en éliminer certaines. Mais sans relations, nous serions banals. Vivons, car vivre est merveilleux ! Nous n'avons pas décidé de naître mais en théorie nous ne pouvons pas décider si on veut mourir ou pas, mais au moins comment mourir. Mais n'oublions pas de donner de la valeur à chaque journée, car notre vie est un miracle d'amour.

## CINQ QUESTIONS POUR... OMBRETTA MOCCETTI
RESPONSABLE CENTRE ALZHEIMER

### Qui est Ombretta ?

J'ai suivi une formation d'institutrice et je voulais me consacrer à l'enseignement spécialisé, mais une visite à l'hôpital psychiatrique a changé mon parcours : à l'époque, dans les services de psychogériatrie, il y avait des personnes atteintes de démence, logées dans des dortoirs de 8 lits et soignées dans la mesure qu'on le pouvait avec le personnel disponible. Ce monde m'a fasciné et, en 1982, j'ai obtenu mon diplôme d'infirmière psychiatrique. À la même époque, ma mère, âgée de 62 ans, a reçu un diagnostic de maladie d'Alzheimer. Ce terme était encore peu utilisé, on parlait plutôt d'athérosclérose ou de démence, mais je le connaissais, car je l'avais entendu lors de ma formation. Cela signifiait ce que je n'aurais jamais voulu voir chez ma mère, une déstructuration progressive du cerveau, avec des effets dévastateurs sur la personne. Après une expérience en maison de retraite et dans l'éducation spécialisée à Zurich, je retourne vivre au Tessin et je m'accorde la possibilité de quitter mon travail pour suivre ma mère, devenue entre-temps incapable de mener une vie indépendante. En accord avec mon mari, nous sommes allés vivre avec elle, car mon père était également décédé. Ma vie a donc été consacrée à ses soins. Des années difficiles s'ensuivent, ma mère est de plus en plus dépendante. La situation se complique, car, même si elle est une personne douce et facile à vivre, toutes les journées s'organisent autour d'elle, limitant grandement la vie de ma nouvelle famille, entre-temps enrichie par l'arrivée de mon fils. Après plusieurs années, nous avons opté pour la placer dans un établissement, mais j'ai continué à m'occuper d'elle jusqu'à son décès en 2003. Mon désir ayant toujours été de pouvoir la garder à la maison jusqu'à son décès, le choix de la maison de retraite a donc été douloureux et il m'a causé beaucoup de culpabilité. Mais maintenant, en jugeant la situation à postériori, je sais que, pour elle aussi, ce furent des années de qualité, grâce également à la merveilleuse relation établie avec le personnel soignant dans l'EHPAD. Par la suite, j'ai recommencé à travailler dans un centre thérapeutique de jour dédié aux personnes souffrant de déclin cognitif et, depuis 2010, je gère également l'antenne téléphonique de l'Association Alzheimer Tessin. C'était un travail d'une demi-journée par semaine, un temps insuffisant pour répondre à toutes les demandes que nous recevions. Ainsi, depuis deux ans, nous avons pu mettre en place une bonne solution en synergie avec Pro Senectute : avec la création du Centre de compétences Alzheimer et autres démences (CAlz) à Lugano, nous pouvons garantir une antenne téléphonique tout au long de la semaine.

## Quels sont vos domaines d'activité ?

Je suis actuellement responsable du CALz. Mon travail consiste à capter les besoins et les ressources nécessaires. Je suis responsable de les identifier et de trouver des solutions. Notre point fort est de disposer d'un numéro de téléphone et d'un bureau où vous pouvez prendre rendez-vous pour obtenir des conseils. Notre porte est toujours ouverte. Je suis responsable des offres locales telles que les vacances Alzheimer, le groupe de rencontres pour les malades, les groupes d'entraide pour les membres de la famille, les rencontres mensuelles « Cafés Alzheimer » et le service de soutien à domicile pour les membres de la famille des personnes souffrant de troubles cognitifs. De plus, je coordonne les bénévoles et les professionnels qui s'occupent des activités et j'organise les rencontres de formation et de sensibilisation. En collaboration avec Alzheimer Suisse, nous menons un travail d'harmonisation des sections, pour proposer des services communs.

## Comment suivez-vous les malades ?

Une fois que j'ai reçu toutes les informations sur la situation de la part du malade, des membres de sa famille, des professionnels ou autres soignants, ma tâche est d'émettre des hypothèses pour la prise en charge, en mobilisant des institutions et du personnel qualifié, ou à partir des offres coordonnées par le CAlz. Les possibilités sont variées : pour les personnes ayant des problèmes cognitifs légers ou modérés, les groupes d'activation cognitive organisés par Pro Senectute sont une première réponse. À partir du diagnostic, commence parfois aussi l'Aide à la famille. La collaboration avec le médecin de famille et le médecin spécialiste est indispensable. Les centres thérapeutiques de jour sont une bonne solution pour ceux qui ont ces problèmes, mais ils ne conviennent pas à tout le monde : parfois le meilleur accompagnement est un suivi individuel. Au cours de la maladie, qui se déroule « par étapes », la famille revient vers moi pour réévaluer ses besoins et son organisation. Afin d'éviter la solitude et l'isolement des personnes âgées, l'association Pro Senectute a mis en place depuis plusieurs années un service de bénévoles qui fonctionne très bien. Mais, lorsqu'il s'agit d'aider à domicile une personne ayant une déficience cognitive, la bonne volonté et l'envie d'aider, ne suffisent pas. Les compétences et la formation sont cruciales. C'est pourquoi, à partir d'une expérience/projet dans la région de Locarno, nous avons opté pour un service d'aide désormais disponible dans toute notre région. Après avoir évalué les besoins de la caregiver, le CAlz a proposé un service appelé « soutien aux membres de la famille s'occupant de personnes en déclin cognitif qui vivent à domicile ».

## Pourquoi soutenir la famille ?

Le proche qui s'occupe du malade a lui-même besoin d'aide, même si parfois il a du mal à l'admettre et n'ose pas demander de l'aide. Il faut lui faire prendre conscience de l'importance de prendre soin de sa santé psychophysique, particulièrement dans le cas de la *caregiver* principale. Nous savons bien quelle charge quotidienne elle porte et, en créant ce service, nous avons voulu lui offrir un espace pour reprendre les activités auxquelles elle avait renoncé, comme suivre des ateliers ou aller au cinéma. La personne qui s'adresse à nous est la soignante « informelle », généralement le membre de la famille le plus proche. Même si la *caregiver* peut déjà compter sur une aide à domicile – le plus souvent pour les activités d'hygiène - la journée est longue et chargée. Et c'est là qu'intervient notre personnel à domicile. Payer toutes les heures est une lourde charge, c'est pourquoi nous avons opté pour un tarif avantageux, financé en partie par l'une des dernières initiatives publiques visant à soutenir les membres de la famille qui prennent soin de leurs proches, sur le modèle de ceux déjà actifs dans d'autres cantons suisses[1].

Je précise qu'il s'agit d'un service professionnalisé : nous avons recherché et formé un réseau de personnes et certifié leur adéquation à cette tâche. Les familles en sont très satisfaites. Le service est actif tous les jours, sauf le dimanche, de 7h à 23h, pendant quatre heures au maximum. Le choix d'un nombre d'heures maximum a été fait de manière à ne pas remplacer d'autres types de services convenablement rémunérés. Nous ne souhaitons pas les remplacer, car chacun a sa propre expertise et spécialisation et a déjà fait ses preuves. Par exemple, grâce aux visites que j'ai effectuées pour comprendre la réalité des services à domicile, je sais que les services de Spitex fonctionnent bien pour l'hygiène et les médicaments, et ont l'avantage d'être financés par la Mutuelle. Mais une réflexion est nécessaire pour éviter de gaspiller les énergies et trouver des solutions communes et efficaces. Nous avons du personnel disponible pour toutes les régions et nous diffusons des informations sur l'ensemble du territoire, mais pour l'instant il n'y a pas beaucoup de demandes. L'information n'est probablement pas encore parvenue à grande échelle, mais c'est aussi une question de mentalité : dans certaines régions, la tendance est de se débrouiller seul, ou de s'adresser à d'autres services déjà actifs sur le territoire, qui offrent le même type de service.

### Un souhait ? Un espoir ? Un conseil ?

L'un de nos objectifs, outre l'aide pratique, est de briser la stigmatisation entourant les maladies cognitives et psychiatriques. Il y a beaucoup de personnes touchées et à mesure que la population vieillit, il y en aura de plus en plus, mais admettre qu'un de nos proches souffre de ce type de maladie reste difficile. Nous travaillons afin de créer de la solidarité et pour démontrer à la société que ce sont des personnes à part entière qui, si elles sont comprises

[1] Les cantons suisses de Fribourg et de Vaud, par exemple, ont créé le service AlzAmis.

et correctement accompagnées, peuvent encore faire et donner beaucoup. Je me souviens d'une de nos vacances Alzheimer : un groupe de personnes, en nous voyant danser et chanter, s'est demandé qui étaient les patients ! En effet, en ramenant les malades dans des contextes familiers, où ils se sentent bien, ils parviennent à éprouver du plaisir, notamment en revivant des souvenirs liés à des situations émotionnelles. De cette façon, les moments d'agressivité, qui effraient et inquiètent les membres de la famille et pas qu'eux, sont également limités ! Ces situations sont induites par une mauvaise compréhension du contexte et un sentiment d'égarement face à certaines situations. Ayant travaillé au contact de ces malades pendant quarante ans, j'ai appris à la comprendre et à la gérer. Et je continue d'apprendre grâce aux personnes, non pas grâce aux symptômes de la maladie. Bien entendu, il ne serait pas juste d'idéaliser les situations générées par cette maladie, qui est et reste un défi social qui nécessite de plus en plus de personnes informées et compétentes, ainsi que de beaucoup de patience. Il est évident qu'il est plus facile d'être patiente en tant que professionnelle, qui travaille par roulement et termine après quelques heures, plutôt qu'en tant que membre de la famille. Mon espoir est de pouvoir changer la perception et le jugement des gens à l'égard de ces maladies. J'aimerais faire comprendre que nous pouvons vivre bien aux côtés de ces personnes, si nous essayons de comprendre leurs vécus et d'adopter les bonnes stratégies. Ce serait la plus belle des récompenses, autant pour l'association Alzheimer que pour moi personnellement.

## CINQ QUESTIONS POUR... PATRIZIA ARCIOLI

### RESPONSABLE CENTRE D'ACCUEIL DE JOUR

Qui est Patrizia ?

Mon parcours dans le domaine social a commencé à l'âge de trente ans avec une formation initiale d'aide-soignante. Après deux années de travail dans une résidence pour personnes âgées, j'ai suivi un parcours alternatif auprès des usagers âgés dans différents domaines, comme l'Université du Troisième Âge et des séjours au bord de la mer. J'ai continué ma formation et on m'a proposé de devenir responsable d'un établissement pour personnes âgées dans ma région, le Val d'Ossola en Italie. Le défi me paraissait assez ardu, mais je l'ai accepté. Mon rôle consistait notamment à prendre soin de la famille qui devait emmener son proche à l'EHPAD. Pendant que je dirigeais la structure de l'établissement, j'ai également suivi la formation de trois ans d'éducatrice professionnelle. Bien qu'en Italie cette formation offre la possibilité de travailler avec un large éventail d'usagers - mineurs, toxicomanes, personnes âgées ou handicapées - j'ai choisi de continuer à travailler avec les personnes âgées parce que j'ai toujours eu une prédisposition envers elles. Après dix ans en tant que responsable, j'ai exploré d'autres horizons. À ce moment, j'avais quarante-quatre ans et je me suis dit : « C'est maintenant ou jamais ». J'ai envoyé plusieurs CV et, en 2007, j'ai été embauchée dans le canton du Tessin comme aide-soignante dans une maison de retraite dans le secteur qui s'occupe des personnes avec des déficiences cognitives. Je suis repartie de zéro, mais je l'ai fait avec beaucoup de plaisir, car c'était un aspect de mon parcours dont j'étais un peu nostalgique, car « prendre soin » à 360° est l'approche la plus intime. En 2009, l'EHPAD a relevé un nouveau défi : ouvrir un centre de jour intégré à l'établissement, pour répondre aux besoins de ceux qui, déjà sur liste d'attente, n'ont pas encore de place. L'objectif était de rapprocher les gens à la réalité de notre maison, car le fait de connaître son futur quotidien lors d'un accueil le jour facilite leur emménagement futur. La transition est moins traumatisante. On m'a proposé d'animer le centre et nous avons commencé en 2010 sans qu'une seule personne soit inscrite, même si nous avions annoncé cette nouvelle opportunité. Puis une dame est arrivée... puis une autre. Et le tam-tam des familles s'est mis à fonctionner, car elles percevaient le bien-être de leurs proches lorsqu'ils rentraient chez eux heureux, même si certains ne se souvenaient pas de ce qui avait été fait. Depuis, je suis responsable du centre de jour, de l'animation de la maison de retraite et du processus d'accompagnement des familles avant l'accueil définitif de leur proche. Tout cela, en synergie avec le directeur et le responsable de soins.

## Quel est votre domaine d'activité ?

Mon travail consiste à collaborer avec les collègues afin d'offrir une bonne qualité de vie à ceux qui fréquentent le centre de jour, soit qu'ils y viennent pour la journée, soit qu'ils soient déjà résidents dans l'EHPAD. Nous offrons la possibilité de socialiser, nous proposons diverses activités et nous essayons de valoriser les ressources de chaque personne. Ceci est particulièrement important dans une vallée reculée où les personnes âgées restent souvent seules à la maison en attendant que leurs enfants reviennent du travail, ou dans les cas où il n'y a personne du même âge avec qui partager leurs intérêts. Pour cette raison, notre centre est avant tout un centre social, avec des activités de divertissement et d'échange. Si la personne a besoin d'activités purement thérapeutiques, elle est dirigée vers le centre thérapeutique le plus proche. Notre centre de jour intégré est pratiquement unique dans la région. Et les chiffres parlent d'eux-mêmes : en dix ans nous avons atteint 2300 fréquentations par an. En moyenne, une dizaine de personnes par jour viennent de l'extérieur. Nous aimons beaucoup l'idée qu'il soit intégré, car cela unit ceux qui sont à l'extérieur et ceux qui sont à l'intérieur : par exemple, deux sœurs peuvent se retrouver, l'une est résidente dans l'EHPAD, tandis que l'autre fréquente le centre. Grâce à notre service de transport et d'animation, elles peuvent se rencontrer pendant la journée. Autrement, elles auraient du mal à se voir. Ou bien il y a des femmes et leurs époux : parfois, ils fréquentent ensemble, ou ils l'ont fait dans le passé, et maintenant l'un d'eux est résident. Ce mouvement permet de dynamiser la maison et les activités.

## Comment suivez-vous les malades ?

Nous concevons des activités adaptées aux besoins de chacun. Pour rendre l'approche davantage personnalisée, nous étudions leur biographie pour comprendre ce qu'ils aiment. L'aspect le plus important est que la fréquentation du centre de jour facilite le transfert vers la maison de retraite, surtout lorsque la communication verbale échoue, comme dans le cas des personnes souffrant des pathologies neurodégénératives. Malheureusement, la personne âgée atteinte de démence n'a plus la conscience de l'espace et du temps et ne reconnaît parfois pas ses proches. Les peurs augmentent et elles se transforment en angoisses. Pour faire face à tout cela, nous faisons beaucoup de formations aux thérapies non pharmacologiques. Ils sont l'outil qui nous permet de nous sentir plus confiants et compétents, car nous nous retrouvons souvent confrontés à des situations dans lesquelles nous ne savons pas comment faire. Mais l'essentiel c'est notre attitude envers les autres, comment on lui parle. On sait que, si la personne atteinte de démence reconnaît le regard, un sourire, les lieux, c'est déjà très bien. De plus, en fréquentant le centre, le personnel soignant se familiarise également avec les personnes qui pourraient potentiellement devenir de futurs résidents.

## Pourquoi soutenir la famille ?

Pour nous, l'essentiel est d'accueillir la famille sous tous les aspects. Nous travaillons non seulement avec l'usager qui fréquente le centre, mais également avec les membres de sa famille ou son conjoint-aidant. Nous essayons de les soulager du fardeau des soins quotidiens, en offrant un contexte de socialisation au malade qui vit encore à la maison. Souvent, cela retarde le moment de l'emménagement en EHPAD. Notre relation avec la famille commence par un entretien à domicile. Concrètement, nous privilégions le fait de « sortir », d'aller vers la famille, plutôt que contraindre la famille à écouter le professionnel donner des explications assis derrière son bureau de l'EHPAD. Ce mouvement permet également de faire un premier constat de la fragilité du malade, des éventuelles barrières architecturales de la maison et du contexte du quartier. Nous travaillons en réseau avec des médecins et des aides à domicile et ce sont parfois eux qui proposent aux proches de nous contacter. Le membre de la famille qui s'occupe d'une personne ayant des problèmes de mémoire se sent souvent coupable s'il n'est pas toujours présent. Ou encore, notamment dans le cas de leur conjoint, il estime que recourir à nos services signifie qu'il n'est plus en mesure de prendre soin d'eux et se sent souvent inutile. Mais au final il comprend que c'est l'opportunité d'avoir une journée pour lui, de se reposer et d'affronter les autres journées différemment. Il suffit tout simplement de rompre la glace, pour que les personnes se rendent compte que vivre seul toute la journée ça fossilise, tandis qu'être dynamique, ça aide à échapper aux pensées habituelles.

Aujourd'hui, nous n'avons plus besoin de faire de la publicité : il y a des femmes de plus de quatre-vingt-dix ans qui s'appellent pour inviter leur amie à venir chez nous. Parfois, c'est ainsi qu'elles se convainquent de venir et lorsqu'elles essaient une première fois, elles continuent généralement à venir de manière indépendante, même si leur amie est absente. C'est bien aussi pour le conjoint qui reste à la maison car, en fin de journée, il a plein de choses à entendre de son conjoint malade. Certes, le moment de la séparation peut être très difficile : il m'est arrivé de voir le mari pleurer parce qu'il laissait sa femme chez nous... effectivement, c'est un premier grand pas, très douloureux, mais ensuite tout devient plus facile.

Emménager dans une maison de retraite est toujours une décision délicate, surtout lorsqu'il y a des problèmes de mémoire. La personne qui n'a pas ce genre de problème peut choisir, mais la difficulté surgit lorsque ce sont les autres qui doivent prendre la décision. Après avoir fait toutes les démarches possibles à domicile, y compris parfois l'embauche d'une aide-soignante 24h/24, les membres de la famille prennent leur décision avec une certaine résignation. À ce stade, il est important de rester proche d'eux et du malade. Dans ces cas, nous voyons très clairement comment la fréquentation de notre centre a aidé le malade : le fait d'être capable de reconnaître un visage ou un lieu réduit la difficulté, surtout en fin de journée, soit lorsque l'anxiété et l'envie de rentrer chez soi deviennent plus pressantes, moment où le malade se met à marcher dans les couloirs avec le sac et les clés en main. C'est toujours un moment délicat à affronter avec professionnalisme.

### Un souhait ? Un espoir ? Un conseil ?

Le plus important est de montrer le plaisir que l'on a à les accueillir avec empathie. Respecter l'individualité, l'identité de chaque personne qui est porteuse d'une culture, d'histoires et d'expériences entièrement personnelles. Le premier acte de communication est l'écoute. Je parle d'écoute non en tant que simple processus auditif, mais l'écoute à travers la communication non verbale - un sourire, un geste affectueux, un câlin - visant une compréhension profonde de l'autre.

# CINQ QUESTIONS POUR... RITA PEZZATI

## PSYCHOTHÉRAPEUTE ET PROFESSEURE EN VIEILLISSEMENT

### Qui est Rita ?

Je suis psychothérapeute et je suis professeure en vieillissement à la Haute École Spécialisée de Suisse Italienne (SUPSI). De plus, autour du thème du vieillissement conscient, nous avons formé avec quelques jeunes collègues le groupe GINCO. Ma passion pour le contact avec les personnes atteintes de démence est née en 1986, grâce à des stages que j'ai effectués en Hôpital Psychiatrique Cantonal à la fin de mes études universitaires. Ces personnes me fascinaient. Depuis, je continue d'étudier et de partager mes recherches avec ceux qui vivent au contact de ces maladies. Dans les années 90, on a compris que pour pouvoir s'occuper des personnes atteintes de démence en les gardant à la maison, il fallait soutenir les membres de la famille et, à la suite de ce qui commençait à se passer dans le reste du monde, j'ai conçu et coordonné des groupes pour les familles. En outre, il y a vingt-cinq ans, avec deux médecins spécialistes, nous avons fondé l'Association Alzheimer Tessin. Récemment, je suis à nouveau membre du comité mais, par rapport à avant, je m'occupe aujourd'hui de recherche, de formation et de supervision, tout en poursuivant mon activité clinique dans le service de gériatrie de l'hôpital de Mendrisio. De plus, avec une collègue, je dirige un groupe pratiquement unique en Suisse, où les personnes ayant récemment reçu un diagnostic de démence disposent d'un espace pour parler de ce qu'elles ressentent, de leurs peurs ou de leurs joies. Je travaille également avec des personnes à un stade plus avancé, qui résident dans des maisons de retraite ou fréquentent des centres de jour.

### Quel est votre domaine d'activité ?

Nous savons désormais que les personnes atteintes de démence perdent leurs capacités cognitives liées à la pensée et à la parole. Ils ont donc moins d'expression verbale, mais restent très compétents sur le plan émotionnel et relationnel. Cependant, nous devons être conscients que les émotions leur parviennent comme une vague. Ils ne peuvent pas relier ce qu'ils ressentent à une compréhension rationnelle, par exemple en pensant : « Je ressens cela parce que j'ai peur ». Voilà pourquoi ma tâche, en tant que psychologue, formatrice et superviseure, est de former les professionnels et les familles à prendre conscience du fait que les personnes souffrant de démence n'ont pas le filtre des émotions, c'est-à-dire une sorte de « peau » qui les filtre. Ils perçoivent tout sans filtres et, par conséquent, si nous les approchons avec colère, ils ressentiront la colère... si nous les approchons calmement, ils se calmeront, même pour une courte période. Ce que la psychologie nous enseigne, c'est que nous possédons une capacité importante, appelée harmonisation émotionnelle, qui nous aide, en tant que soignants, à « rester présents à leurs côtés ». Car le grand défi, pour ces personnes qui ne savent souvent plus qui elles sont ni où elles se trouvent, est de trouver des racines temporaires dans leur identité. Et pour cela, ils ont besoin des autres.

### Comment suivez-vous les malades ?

L'élément fondamental pour qu'ils se sentent bien est la sécurité, qui est bien évidemment d'une importance primordiale pour tous les êtres humains et non pas seulement pour les personnes malades. Mon message central lors des formations professionnelles est donc le suivant : pour permettre à la personne de fonctionner au mieux, je dois être le plus calme possible. Avoir à ses côtés une personne rassurante permet aux patients d'utiliser les capacités qui existent encore, même si l'aspect cognitif est compromis. Ils retrouvent ainsi la dignité d'être eux-mêmes. Ils ne peuvent pas la retrouver s'ils ont peur, s'ils sont en colère ou anxieux. Lorsqu'ils se sentent en sécurité, ils sont comme des bijoux vénitiens : en filigrane, on peut voir leur essence, la partie essentielle de leur identité. Je rencontre des gens vraiment magnifiques ! Mais quand ils ont peur, le filigrane est opaque. Un autre élément important est le besoin de contact, qu'il soit réel ou simulé. En ce sens, nous avons constaté que la *Doll Therapy* est idéale pour les personnes ayant un score inférieur à 17 au test Minimental. Pour nous, les opérateurs dans le domaine, c'est un indicateur fondamental : cela signifie que la personne est déjà apraxique[1] et agnosique[2] et peut donc accepter la poupée empathique comme s'il s'agissait d'un véritable enfant. Avec un groupe de collègues, nous venons de terminer des recherches sur cette thérapie non pharmacologique[3]. La poupée touche le cerveau limbique, c'est-à-dire le cerveau des émotions, et fonctionne, car elle permet de réactiver les gestes bienveillants qui redonnent du sens à l' « ici et maintenant », réduisant par exemple le *wandering*, l'errance. Nous avons constaté que cela fonctionne même avec des personnes qui ne câlinent pas la poupée : les pleurs et les *wandering* d'une dame ont diminué même si, curieusement, elle ne se souciait de la poupée qu'en la surveillant à distance, sans la bercer, l'embrasser ou en la caressant. Au début, les médecins doutaient de l'efficacité de la poupée, car elle la regardait sans la toucher. Mais dans le cadre de notre recherche, j'ai interviewé la fille de cette dame et finalement ce geste a été compris : la mère, agricultrice, avait beaucoup à faire et n'avait pas le temps de dorloter ses enfants, mais elle était toujours attentive à eux et les

---

[1] Trouble neuropsychologique lié au mouvement volontaire : il s'agit de l'incapacité de faire des gestes coordonnés et dans un but précis.

[2] Incapacité d'associer une signification à une perception, c'est-à-dire de reconnaître les objets.

[3] La recherche est détaillée dans le livre: *Manuale di metodologia per le terapie non farmacologiche con le persone affette da demenza, L'esempio concreto della Terapia della Bambola Empatica*, a cura di R. Pezzati, V. Molteni, R. Ballabio, L. Ceppi, R. Vaccaro, Maggioli Editore, 2020.

arrêtait s'ils étaient sur le point de commettre une bêtise qui les mettrait en danger. Cela veut dire qu'elle les surveillait de loin. Connaissant ce détail de son histoire de vie, les soignants ont pu établir le lien et trouver la pièce manquante : les câlins n'étaient pas sa manière de prendre soin d'eux. C'est ainsi qu'elle avait pris soin de ses enfants. Et c'est ainsi qu'elle s'occupait de la poupée. C'est génial, n'est-ce pas, d'avoir des outils qui aident les soignants à comprendre l'unicité d'une personne et son fonctionnement ?

## Pourquoi soutenir la famille ?

Le soutien aux proches est nécessaire, car il est difficile de vivre au quotidien avec une personne qui souffre d'une perte de ses facultés cognitives. Pour les accompagner dans ce « voyage », il y a des lieux et des moments créés spécifiquement pour les *caregiver*. Il s'agit de groupes de soutien psychologique et/ou d'entraide. Parfois, le membre de la famille ne peut plus apprécier la relation, parce qu'il se concentre sur ce que la maladie lui a enlevé, mais si nous pouvons lui faire entrevoir ce qu'il aimait de son proche malade, c'est-à-dire le filigrane essentiel de son être, ils se sentent rassurés et retrouvent la force nécessaire pour vivre le quotidien. Habituellement, nous suggérons de fréquenter des groupes, pour qu'ils ne soient pas seuls. Parfois j'ai aussi des entretiens individuels, mais ce ne sont pas des psychothérapies car on ne travaille pas sur les aspects identitaires. Ce sont des accompagnements. Il en va de même pour les malades. Les différentes pathologies liées aux démences font peur car elles sont dégénératives et, contrairement à d'autres pathologies comme la SLA[1], elles emportent la personne qu'on aime. Et ceci est terrible. Richard Cheston parle à ce propos de l'Effet Voldemort[2]. Il entend par cela le fait que la démence emporte la vie, elle la « vole » en quelque sorte. C'est en partie vrai, mais les théories les plus modernes nient cette vision. En réalité on peut dire qu'il n'est pas vrai que la personne « disparaît » : c'est plutôt nous qui n'avons plus les outils pour la rencontrer ! Et alors, lorsque la parole comme instrument n'existe plus, le corps devient primordial. Pour trouver d'autres formes de communication, il faut savoir lire les signaux de la personne malade. J'encourage cette démarche auprès des soignants, mais il faut aussi l'encourager auprès des proches. Une équipe soignante doit être solidaire et travailler de manière ciblée, pour que la personne en difficulté se sente partie intégrante d'un groupe. Un lien familial se développe avec le temps et, si nous en avons conscience, nous pouvons faire grandir ce lien même en cas de maladie. Les décisions de soins prises par la famille sont différentes et doivent être respectées. En psychologie, la théorie

[1] La SLA, Sclérose Latérale Amiotrophique, est également une pathologie dégénérative.

[2] Cheston est professeur di Recherche en Santé Mentale à l'Université de Bristol et auteur d'études concernant les démences. Dans le cadre de ses recherches, il a théorisé l'Effet Voldemort, du nom du méchant dans la série Harry Potter.

de l'attachement nous aide à comprendre le sens de certains comportements. Je voudrais donner un exemple pratique : il y a des personnes qui ont un attachement qu'on appelle « distancié ». Elles ont donc structuré la relation en partant du fait de devoir se suffire à elles-mêmes et de ne pas accepter l'aide des autres quand ils sont en difficulté. Des études nous disent que ces personnes placent plus facilement leur proche dans un établissement, non pas parce qu'elles ne l'aiment pas, mais parce que pour continuer à être proches de lui, elles doivent « se détacher » de la partie concernant les soins pratiques, qui nécessitent de répondre à de nombreux besoins de la personne malade. C'est pour cette raison que les centres de jour sont si précieux pour les soignants. Ce sont des moments de soulagement pour la famille, qui permettent de se sentir mieux par la suite.

## Un souhait ? Un espoir ? Un conseil ?

Mon souhait, qui est aussi un espoir, c'est qu'on puisse toujours voir la personne, avant toute autre chose. Kitwood[1] a dit : avant tout, il y a toujours la personne. Mon conseil est de pouvoir acquérir les outils pour le faire, car ce n'est pas automatique et parfois on l'oublie. Pour nous approprier de ces outils et les comprendre au-delà du côté intellectuel, nous devons travailler sur la connaissance de la manière de reconnaître les émotions et les sentiments dans notre propre corps, de les nommer et de les rendre reconnaissables et activables, afin qu'ils deviennent un outil de travail dans la relation avec les personnes qui vivent l'expérience de la démence.

---

[1] Tom Kitwood (1937-1998), psychogérontologue, a créé le « *Person Centred Approach* ».

# INTERVIEWS AUX MÉDECINS SPÉCIALISTES

## CATHERINE GOEHRING – MÉDECIN GÉNÉRALISTE

*Diplômée en médecine interne générale à l'Université de Genève, après une première année de formation en Gériatrie, elle a travaillé au service de chirurgie du Centre Hospitalier Universitaire Vaudois (CHUV) à Lausanne et en médecine interne à La Chaux-de-Fonds, ensuite à la Polyclinique de Genève. Après une expérience dans les soins primaires en Bosnie après la guerre, où elle a formé des médecins et des infirmiers, elle ouvre en 2002 son cabinet privé. En décembre de la même année, elle devient directrice sanitaire d'un EHPAD, poste qu'elle occupe jusqu'à présent.*

### Quels sont vos domaines de compétence ?

Dans le cadre de mon travail, je suis confrontée tous les jours à des personnes ayant des problèmes de mémoire, aussi bien dans mon cabinet médical que dans les maisons de retraite. En fait, la plupart des résidents de ces établissements ont des problèmes de mémoire. Je suis directrice des soins dans une maison de retraite, mais je continue à suivre également les patients de mon cabinet privé qui ont été placés dans d'autres établissements. Dans ce rôle, je suis responsable de tous les services offerts à l'EHPAD, incluant le service « protégé », qui convient aux personnes souffrant de troubles cognitifs en raison de sa philosophie Carpe Diem, développée par Nicole Poirier. Cette philosophie est également suivie dans la nouvelle maison pour personnes âgées où je suis des patients ; leur personnel s'est formé avec elle au Canada et en Suisse. L'objectif de cette unité protégée est de réduire l'usage de psychotropes et de mesures de contention, avec une approche douce et sans barrières physiques.

### Quels sont les outils de votre profession ?

Il n'est pas aisé de comprendre quand une personne a des problèmes de mémoire, car il est assez rare que le patient lui-même me le signale. De manière générale, j'ai observé que, lorsqu'une personne me parle de ce genre de problème, il s'agit souvent de difficultés de concentration liées à des problèmes psychiques ou à une dépression. En effet, dans le cas de conflits intrapsychiques, la personne est inquiète, rumine et donc n'enregistre pas. Habituellement, un véritable problème de mémoire m'est signalé par des membres de la famille, qui constatent des oublis, des questions ou des comportements répétitifs. C'est pour cette raison que, lors de la consultation, je demande à voir à la fois le patient et le membre de la famille qui a tiré la sonnette d'alarme. En tant que médecin généraliste, ma tâche est facilitée car je connais mes patients depuis longtemps. Du coup, le membre de la famille s'adresse à moi naturellement, il n'y a aucune barrière qui l'empêche de m'appeler. La relation est plus intime, ils peuvent me demander, sans hésitation, d'évaluer leur proche lorsqu'ils viennent me voir, et ils manifestent plus facilement leurs peurs ou inquiétudes. Cela abaisse le seuil de la signalisation et constitue la valeur ajoutée du médecin de famille. J'agis comme un anneau... ou une porte d'entrée. Et c'est une porte toujours ouverte.

### Pouvez-vous décrire le processus thérapeutique ?

Lorsque je reçois un patient souffrant de troubles de la mémoire, accompagné du membre de référence de sa famille, je demande toujours comment les troubles se manifestent et à ce qu'on me décrive les situations. Les recevoir ensemble permet au patient d'écouter les préoccupations du membre de la famille, tandis que je peux observer et comprendre s'il est conscient du problème, ainsi que vérifier si c'est un soulagement de pouvoir dire qu'il a des difficultés, ou s'il les cache. Ensuite, je fais des tests spécifiques, mais pas trop sophistiqués. Les tests classiques incluent celui de l'horloge ou le *Minimental*. Le moment du *Minimental* est désagréable pour moi comme pour le patient, car il s'agit de trente questions assez simples et il est gênant de ne pas savoir comment y répondre. Pour cette raison, le test doit être présenté avec finesse au patient. Quelques points perdus signalent déjà l'apparition d'une démence et des contrôles plus subtils doivent être effectués, excluant les causes organiques ou les tumeurs. Je mesure certaines vitamines et fais un scanner ou une IRM. Souvent l'évaluation est pluridisciplinaire car je demande aussi l'avis du gériatre. En réalité, pour ces pathologies nous n'avons pas de traitements très efficaces, les médicaments disponibles peuvent ralentir le moment de l'entrée dans un établissement et moduler certains troubles du comportement mais, scientifiquement, ils ne sont pas très efficaces et, cliniquement, on ne sait pas s'ils ont vraiment un effet. Bien entendu, les médicaments psychotropes peuvent également être utilisés pour ce type de troubles. En général, il faut s'inquiéter lorsque des troubles ont un impact sur la qualité de vie et lorsque, dans les stades plus avancés, des problèmes génèrent des situations dangereuses : l'exemple classique est celui des plaques de la cuisinière que le patient a oublié d'éteindre. Il existe des différences entre les différents types de démence et si, au début, elles se caractérisent par une perte de mémoire, des problèmes pratiques apparaissent ultérieurement, c'est-à-dire des difficultés à utiliser des objets ou à se déplacer de manière autonome et à interagir. À ces stades plus avancés, des peurs peuvent surgir chez le patient et générer de l'agressivité.

Lorsque je m'occupe de patients dans des maisons de retraite, je me fie beaucoup à l'avis des infirmières, car en effectuant uniquement des visites ponctuelles, je ne peux pas évaluer la situation de la même manière que quelqu'un qui a l'opportunité d'observer les comportements et les réactions de jour et de nuit de la vie quotidienne. Je le répète : c'est une évaluation que je fais avec le personnel soignant, qui sait très bien observer le comportement des personnes en EHPAD.

## Qu’est-ce qui caractérise la relation du médecin généraliste avec le patient et sa famille ?

Impliquer les proches est très important, car le bien-être du patient dépend du membre de la famille et de la manière dont il comprend et gère la maladie. Il s’agit d’une pathologie qui crée beaucoup de souffrance, surtout pendant certaines phases. Pour le patient, la plus grande souffrance survient lorsqu’il se rend compte qu’il existe un problème. Est-ce qu'il s'en rend compte parce que d'autres le lui disent ? C'est une bonne question… mais je ne pense pas. Je pense plutôt que le moment vient où il comprend qu'il n'est plus capable de faire certaines choses. À ce moment-là, chacun réagit différemment : certains sont tristes, d'autres sont agressifs parce qu'ils ne comprennent pas ce qui se passe. Mais, comme cette maladie provoque également des souffrances chez les membres de la famille, il est très important de bien expliquer son évolution, afin qu'ils aient la juste perspective sur une maladie qui est vouée à s'aggraver. Même les réactions des membres de la famille sont différentes et il est difficile de généraliser : certains exagèrent dans la description des symptômes, d'autres les sous-estiment. Les gens sont différents sur le plan psychologique et leurs réactions sont différentes par rapport à un partenaire ou à un parent qui tombe malade. L'avantage du médecin généraliste est le fait de connaître la famille : c'est pourquoi on l'appelle médecin de famille et c'est un nom adéquat à la relation qui se noue. En connaissant les différents membres de la famille, le médecin peut imaginer leur réaction. La différence est dans la façon d’accepter la maladie de leur proche : il y a ceux qui l’acceptent et essaient de s'adapter, en adaptant leur comportement envers le malade, et ceux qui n’y arrivent pas aussi bien. Dans ce cas, ils essaient de stimuler intellectuellement le patient - même trop - parce qu'ils aimeraient que rien ne change et pensent ainsi pouvoir arrêter la maladie. C'est très stressant pour le patient. Mais ce n’est pas le même cas de figure que dans une école ou lors de séances d'entraînement où on améliore une situation par répétition :  une sur stimulation désespérée n'est pas une réaction adéquate. La meilleure chose à faire est de s'adapter à la situation. Je prends souvent rendez-vous avec la famille, sans le patient, pour expliquer clairement ce qui l'attend. Je m'occupe d’expliquer l'évolution de la maladie également dans les maisons de retraite, si les soignantes me signalent qu’une famille est en difficulté. Le personnel est attentif et, si la famille est inquiète ou si le patient entre dans une autre phase de la maladie, nous organisons des réunions avec la famille pour proposer un nouveau plan de traitement et de discuter des directives anticipées qui leur permettent d'agir de manière appropriée en cas d'aggravation.

## Un conseil utile ?

Je vous recommande évidemment de contacter votre médecin de famille dès l'apparition des premiers symptômes. Cependant, lorsque la maladie est confirmée, le plus important est de bien s'informer, de se faire aider par les associations actives dans la région et partager ses préoccupations avec d'autres familles dans la même situation, car cela aide à la fois la famille et la *caregiver*. Ce sont souvent les femmes qui assument cette tâche : épouses et filles, mais aussi petites-filles et belles-filles.

## GUIDO ONGARO – GÉRIATRE

*Études de médecine à l'Université de Zurich avec spécialisation en médecine FMH et en gériatrie au Waidsspital de Zurich. En 2000, il est devenu membre de l'Académie européenne de médecine du vieillissement. Après un stage de recherche à Milan, il s'installe en Suisse italienne où, depuis 2002, il occupe le poste de chef du service de Gériatrie à l'Hôpital régional de Bellinzona et vallées supérieures du Tessin.*

### Quels sont vos domaines de compétence ?

Le gériatre est le médecin spécialisé dans la prise en charge des personnes âgées fragiles. La dénomination « fragile » est importante, car l'âge ne suffit pas à définir un patient du point de vue gériatrique. Il faut la présence d'une fragilité, qui se manifeste par une propension à la décompensation ou par une somme de polymorbidités, c'est-à-dire des différentes maladies chroniques ayant un impact, souvent de nature motrice ou cognitive, au niveau fonctionnel dans les activités quotidiennes. Habituellement, les personnes qui consultent le gériatre présentent un mélange de difficultés motrices et cognitives, mais les aspects liés à la nutrition et à la polypharmacie sont également évalués, ainsi les aspects émotionnels et sociaux au sens large comme la présence ou l'absence d'un réseau social adéquat. Ceci représente, globalement, le travail du gériatre. En réalité, je suis consulté à 95% pour des difficultés liées à des problèmes cognitifs. Le déclin cognitif est un « terrain » partagé entre gériatrie et neurologie et donc, notamment en cas de doute de diagnostic, de formes rares ou lorsque je rencontre des problèmes plus spécifiques, j'oriente mon patient vers le neurologue. Ce spécialiste est le point de référence pour les patients encore jeunes qui sont confrontés à des difficultés cognitives. Il existe une bonne interaction entre les gériatres, les neurologues et les médecins de famille et l'évaluation est souvent multidisciplinaire.

### Quels sont les outils de votre profession ?

Mon outil principal est l'entretien clinique, qui consiste en l'anamnèse et l'évaluation, ainsi que la mise en œuvre de tests ou d'examens neuropsychologiques en collaboration avec le neuropsychologue. Pour réaliser l'examen clinique, il faut en fait peu de chose, en fin de compte un stéthoscope et un marteau. Pour l'examen neuropsychologique, nous utilisons des supports papier même si, en réalité, en exagérant un peu, même dans ce cas, on pourrait dire qu'une feuille de papier et un crayon suffiraient. Nous utilisons également des tests radiologiques tels que l'IRM et le TAC[1] tandis que dans certains cas spécifiques, si cela est nécessaire, on passe à une évaluation de troisième niveau dans des centres de neurologie, afin d'évaluer les résultats d'un « imagining métabolique » comme le SPECT[2] ou le TEP[3], ou bien la ponction lombaire, appelée également rachicentèse, qui recherche des marques spécifiques pour de diverses pathologies, dont Alzheimer. On s'appuie sur des diagnostics plus approfondis dans le cas de tableaux cliniques complexes, qui diffèrent des diagnostics les plus fréquents de maladie d'Alzheimer, de démence cérébrale vasculaire, de démence à corps de Lewy ou de démences fronto-temporales.

## Pouvez-vous décrire le processus thérapeutique ?

Dans la région dans laquelle je travaille, il existe une forte sensibilité à la dimension du diagnostic précoce des problèmes liés à la mémoire. Cela ne veut pas dire que je ne reçois pas de patients à des stades plus avancés, mais la majorité ne présente que des symptômes légers et cela montre qu'autant les patients que leurs familles sont particulièrement attentifs. Recevoir des personnes présentant des symptômes légers implique qu'on ne peut pas parler immédiatement d'une démence à part entière et donc, surtout dans cette première phase, je préfère proposer une approche non pharmacologique. Je discute avec le patient et la famille des mesures à adopter et je recommande de réaliser des exercices de maintien cognitif à domicile, seul ou avec l'aide d'un membre de la famille, ou éventuellement avec des services actifs de la région. La prise en charge du patient implique des réunions régulières à intervalles d'environ trois à six mois. Généralement, si le patient continue à vivre à domicile, je peux suivre l'intégralité du parcours jusqu'aux stades les plus avancés. Cependant, lorsqu'il entre dans un établissement médico-social, mon travail s'arrête car je n'arrive que rarement à leur rendre visite. Le besoin existe, mais malheureusement je suis lié à la clinique et il ne m'est donc presque jamais possible d'aller dans les EHPADs, sauf dans le cas d'une des maisons de retraite, qui est adjacente à l'hôpital. Même si je ne parviens que rarement à me ménager du temps pour une visite, que j'effectue lorsque le patient n'a plus de mobilité ou s'il y a une demande d'évaluation sur place, j'essaie de rester disponible pour une consultation téléphonique avec le médecin de famille.

---

[1] Tomographie axiale computérisée. Il s'agit d'une technique de *imaging* médicale qui utilise des rayons X pour établir le diagnostic. (Manuel MSD pour les patients, www.msdmanuals.com et Wikipedia).

[2] Tomographie à émission de photon unique (*Single Photon Emission Computed Tomography*). Elle utilise une radiation avec des ions et des rayons gamme.

[3] Tomographie à émission de positrons (*Positron Emission Tomography*). Elle permet d'identifier très tôt les tumeurs et d'en évaluer la dimension et la localisation.

## Qu’est-ce qui caractérise la relation du gériatre avec le patient et sa famille ?

Il arrive, parfois, qu'un patient me consulte seul car il n'a pas de proches pour l'accompagner. Cela devient dramatique lorsque la maladie progresse, car la personne ne bénéficie d’aucune aide. Ce partage du diagnostic thérapeutique devient compliqué car il n'est plus possible de le suivre complètement et il est nécessaire d'impliquer d'autres personnes pour organiser les mesures thérapeutiques. Heureusement, très souvent, le patient se présente avec un membre de sa famille. La collaboration avec la famille est très importante et les difficultés sont nombreuses, notamment d'ordre éthique et juridique, car les observations médicales sont discutées avec les proches. Cependant, l'importance de la famille est centrale dans la prise en charge des patients atteints de démence : lorsque les capacités cognitives diminuent, le patient a besoin d'une aide et d'une supervision encore plus grandes de la part des membres de sa famille ; en ce sens, nous avons une situation qui se rapproche de la condition de l'enfant avec ses parents. Malheureusement, nous ne sommes pas toujours en mesure de faire ce que la famille espère. Parfois, les proches attendent plus, mais nous essayons toujours d'être à l'écoute, en créant des moments de partage pour expliquer les phases de la maladie et les thérapies possibles. Chaque patient est différent et ce n’est pas un slogan, c’est bien la vérité ! Certains sont très conscients, d’autres essaient de ne pas regarder la maladie en face ou ne se rendent pas compte qu’ils sont malades. Ce qui est commun, c'est la souffrance que ce type de maladie génère, tant chez eux que dans leurs familles.

## Un conseil utile ?

Osez poser des questions, si vous souhaitez en savoir plus ou si vous avez l'impression d'avoir reçu des réponses partielles. N'hésitez pas, car le médecin est aussi un être humain. Parfois, nous, médecins, avons l'impression d'avoir tout communiqué parfaitement, alors que le patient ou sa famille n'a pas reçu le message de la même manière et a des questions qu'il n'ose pas poser.

## FABIANO MERONI – GÉRIATRE

*Après avoir étudié à l'Université de Pavie, il obtient la spécialisation en Médecine interne générale et travaille dans le domaine gériatrique avec le Dr. Pierluigi Quadri. Par la suite, il complète la spécialisation en Gériatrie au CHUV à Lausanne. Depuis juillet 2020 il est vice-primaire au Service de gériatrie de l'Établissement Hospitalier Cantonal dans la partie italienne de la Suisse. Actuellement, la majeure partie de son activité se déroule à l'Hôpital de Mendrisio, où il gère le département de gériatrie, l'Ambulatoire de la Gériatrie et en particulier la Memory Clinic du même service. Il accomplit cette activité aussi auprès du service ambulatoire de l'Hôpital italien de Lugano.*

### Quels sont vos domaines de compétence ?

À la *Memory Clinic* nous dépistons et effectuons des évaluations concernant les problèmes cognitifs. Le premier dépistage a lieu auprès du médecin de famille, à qui le patient ou les personnes de sa famille signalent un problème ou une préoccupation généralement concernant des troubles de la mémoire. Le généraliste effectue une première évaluation, il décide s'il s'agit de troubles bénins ou s'il est nécessaire de mener des enquêtes plus approfondies – parfois même sur la base du résultat du test *Minimental state*[1] - et des examens de second niveau.

Les spécialistes qui s'occupent des troubles de la mémoire sont fondamentalement trois : le gériatre, le neurologue et le psychiatre ou le psychogériatre. Les neurologues s'occupent essentiellement de patients jeunes qui ont des problèmes causés par des maladies dégénératives, vasculaires o d'une autre origine. Les gériatres, au contraire, suivent des malades d'âge plus avancé (généralement plus de 65-70 ans). Notre prise en charge est globale et peut s'étendre jusqu'à l'admission en EHPAD, ou au décès. Notre première tâche est d'accomplir une évaluation approfondie pour comprendre si les troubles perçus rentrent dans ce que nous pouvons définir un vieillissement physiologique naturel, ou si nous sommes confrontés dans quelque chose de pathologique. Je vous dis cela parce qu'il m'arrive de recevoir des patients qui se plaignent de troubles de la mémoire et ont l'impression que le déclin des prestations cognitives est dû à une maladie, alors qu'il peut simplement être dû à l'âge. Je vous fais un exemple révélateur : si un patient a 85 ans et le médecin lui demande de monter au pas de course cinq étages par les escaliers, le patient croit que le médecin est fou. Et pourtant, il ne se pose pas les mêmes limites lorsqu'il veut compléter

[1] MMSE, l'un des tests de screening pour les déficits cognitifs.

des mots croisés en dix minutes. Cet exemple montre que, si une personne surévalue les capacités de son propre cerveau « vieilli », il interprétera les difficultés comme étant pathologiques, plutôt que d'accepter le ralentissement des fonctions cognitives qui, je le répète, fait partie d'une évolution physiologique.

Certaines personnes présentent des troubles de l'attention qui se manifestent comme des troubles de la mémoire. La plupart du temps, cependant, le problème est réel. Pour réussir à être plus performants dans le diagnostic et dans la gestion qui s'ensuit même dans des stades précoces, nous devrions voir plus de patients dans les phases initiales des difficultés cognitives. Malheureusement, souvent on arrive chez le spécialiste un peu trop tard : beaucoup de patients que nous recevons ont déjà des problèmes dans la gestion de leur quotidien. En général, je préfère ne pas alarmer un patient qui présente un déclin cognitif, parce qu'il me faut avant tout comprendre si la difficulté est liée à une problématique de type pathologique et, si ça devait être le cas, quel champ cela concerne. Approximativement, je peux dire que si le patient a de la difficulté à se rendre compte de ses propres problèmes, il est plus probable qu'il présente une pathologie dégénérative : le terme spécifique est anosognosie. De cela dérive aussi le problème de motiver la personne à aller chez le médecin pour faire les tests et les examens. Les efforts de l'équipe médicale sont plus importants, car celui qui ne sent pas le besoin d'être soigné peut mettre un mur en face à nos propositions thérapeutiques. L'avantage de la Memory Clinic, qui est composée d'une équipe multidisciplinaire, par rapport au médecin de famille, est que nous avons l'expérience et la capacité d'évaluer les problèmes qui se présenteront avec le temps. Certains généralistes réussissent à suivre même cela, mais la plupart du temps, nous réussissons à mieux anticiper certains aspects. Par exemple, nous pouvons évaluer avec plus de précision la capacité à la conduite, une problématique pour laquelle le médecin de famille nous envoie un patient. Nous ne pouvons pas toujours donner une réponse définitive, mais nous savons formuler l'hypothèse d'un risque plus élevé d'accident. Un autre aspect concerne la gestion patrimoniale, surtout pour les sujets seuls, que nous pouvons annoncer à l'Autorité régionale de protection pour obtenir une curatelle administrative et les protéger des pertes et malversations. Nous évaluons aussi en détail les difficultés de gestion dans la quotidienneté, parce dans la phase intermédiaire du déclin cognitif – à savoir lorsque nous sommes face à une démence de degré modéré – apparaissent souvent des troubles du comportement et une série de problèmes qui peuvent amener les personnes de la famille à ne plus y arriver seuls, parce qu'ils doivent porter une charge trop importante d'assistance au malade : le malade est désorienté, il ne dort pas la nuit, il risque de se perdre, etc. Nous discutons aussi des directives anticipées, parce que la personne qui ne serait plus capable de faire entendre sa voix à cause de la progression de la maladie, doit pouvoir s'assurer les soins qu'il souhaiterait recevoir dans les phases avancées.

### Quels sont les outils de votre profession ?

Pour arriver à un diagnostic, on se réfère à diverses figures professionnelles. L'une d'entre elles est la neuropsychologue, une spécialiste qui accomplit des tests standardisés grâce à une série neuropsychologique apte à évaluer tous les aspects de la cognition, comme la mémoire, l'orientation, le langage, le raisonnement, l'attention ou la capacité fronto-exécutive. On exécute un test complet qui dure environ une heure et demie, en suivant les protocoles spécifiques qui enquêtent sur les fonctions cognitives que j'ai décrites. Les résultats sont évalués en prenant aussi en considération la scolarité du patient. En outre, un spécialiste en sciences motrices évalue l'équilibre, qui est souvent plus précaire lorsqu'il y a des problèmes cognitifs. Sur la base des résultats, nous avons la capacité de comprendre où se situent les problèmes qui sortent du processus normal du vieillissement physiologique. Le médecin a aussi le devoir de chercher s'il y a des facteurs qui peuvent conditionner l'apparition du trouble : je pense au trouble du sommeil, aux médicaments qui exercent une influence sur les capacités cérébrales, aux problèmes cliniques, comme les dysfonctionnements de la thyroïde o la chute du moral. Outre les examens classiques du sang, on procède à un examen de *neuroimaging*, comme le scanner cérébral ou la résonance magnétique cérébrale MRI, ce qui permet de visualiser l'anatomie du cerveau. À partir de ces examens, on peut évaluer s'il y a des zones atrophiées liées aux troubles ou des lésions d'autres types. En général, ils permettent d'améliorer la justesse du diagnostic et, par conséquent, aussi la prise en charge. Par la suite nous travaillons en interaction avec les structures sur le territoire, comme des ergo ou physio thérapeutes, infirmiers à domicile, centres de jour ou assistants sociaux de la commune qui gèrent les situations critiques à domicile.

### Pouvez-vous décrire le processus thérapeutique ?

Le processus de prise en charge thérapeutique, dans notre Memory Clinic, commence par le gériatre même si le diagnostic est pluridisciplinaire. C'est lui qui interagit avec les autres spécialistes et qui informe le patient des examens auxquels il devra se soumettre. Une fois les enquêtes complétées, le cas est discuté auprès de l'équipe composée du médecin, neuropsychologue et psychologue afin d'évaluer l'entité du trouble et, surtout, son origine et son impact dans la vie quotidienne. Par la suite, nous procédons à un « entretien de restitution » de notre évaluation auquel assistent le patient et très souvent les personnes de la famille, pendant lequel sont transmises diverses indications pour les traitements possibles. Nous avons aussi des psychologues et neuropsychologues en mesure de proposer des thérapies de stimulation cognitives et individualisées. Naturellement, si le patient a besoin d'un soutien psychologique, il pourra prendre contact avec la psychologue aux entretiens suivants. Pas tous les diagnostics ne sont possibles dès la première rencontre, c'est pourquoi il est nécessaire de faire plusieurs visites de contrôle. Par la suite nous garantissons un contrôle clinique dans le temps, en collaboration avec le médecin de famille, qui prévoit des visites individualisées selon la nécessité.

Les thérapies dépendent souvent de la cause sous-jacente du déclin cognitif. Dans les formes neurodégénératives comme par exemple la maladie d'Alzheimer, nous savons qu'il existe pour l'instant que des thérapies palliatives, car les médicaments tendent à être efficaces pour atténuer les difficultés, mais pas pour guérir de la maladie. Concrètement, ils n'agissent pas sur la cause de la maladie, mais stimulent le cerveau, en donnant la possibilité au neurotransmetteur responsable dans la transmission du message d'« accomplir au mieux son travail ». Le médecin doit bien pondérer s'il doit prescrire, ou non, le médicament, car auprès de sujets âgés et polimorbides, il peut présenter souvent des effets collatéraux. Au contraire, en ce qui concerne les personnes avec démence d'origine vasculaire, en accord avec le médecin de famille, nous essayons de contrôler les facteurs de risques sous-jacents, comme l'hypertension artérielle, le diabète, le cholestérol élevé, ou nous intervenons sur d'autres facteurs qui aggravent les troubles, comme la dépression.

## Qu'est-ce qui caractérise la relation du médecin généraliste avec le patient et sa famille ?

Un pas très délicat, auquel je tiens tout particulièrement, est le moment de la communication du diagnostic du patient. Même lorsque l'information est mauvaise, il est important qu'elle soit communiquée lorsque le patient a encore la capacité de la comprendre. Communiquer un message du genre n'est pas évident, d'un côté parce que le patient peut ne pas s'en rendre compte, de l'autre parce que la famille ne craint pas la réaction. J'entends souvent des personnes de la famille dire : « Je compte sur vous, ne lui dites pas qu'il s'agit d'un Alzheimer, ça va le rendre dépressif… ». À cela s'ajoute le fait que, pour obtenir le diagnostic cela peut prendre des mois ; et pourtant, il est fondamental afin de mettre en place une thérapie et un accompagnement à la maladie sur des bases solides.

Il est important de faire comprendre aux membres de la famille ce que signifie avoir ce type de pathologie et ce que cela implique, pour le malade et sa famille, d'y être confronté quotidiennement. La thérapie peut prévoir le soutien de centres de jour, infirmiers, thérapeutes, sans oublier les aspects pratiques, mais essentiels en particulier pour la personne vivant seule, comme les repas, les courses ou la gestion économique. En tout cas, si, en tant que médecin, je soupçonne qu'il ne s'agit pas d'un processus de vieillissement naturel, mais d'une maladie dont nous ignorons la cause précise, ce sera quand même une maladie que nous aborderons ensemble. Si le temps nous démontre que le trouble ne péjore pas, tant mieux.

Nous essayons avant tout d'intervenir sur les aspects traitables : nous pouvons par exemple améliorer le sommeil, soigner les pics hypertendus ou la dépression. Ces facteurs stabilisés, après un temps que nous estimons de six mois à une année, on refait le point : si les troubles se sont améliorés, on attribue une étiquette de « problèmes généraux », s'ils persistent, nous conclurons plus facilement qu'il s'agit d'une forme neurodégénérative. Ce qui parlera en faveur d'une dégénérescence sera la constante et lente détérioration des facultés cognitives. Dans certains cas bien spécifiques, par exemple à une ponction lombaire avec recherche des protéines pathologiques que nous trouvons dans les formes neurodégénératives. Tout cela augmente certainement la capacité de dresser un diagnostic, mais il peut être invasif. Il faut tenir compte de l'âge du patient : lorsqu'une personne a quatre-vingts ans ou quatre-vingt-dix ans, savoir ce qu'il a précisément n'a pas de conséquences thérapeutiques et ne modifie pas la prise en charge générale.

Même les personnes de la famille ont leurs difficultés. Et elles sont nombreuses. Parfois, nous les rencontrons en l'absence du patient et ils nous racontent des problèmes auxquels ils font face et que nous ne pouvons voir… par exemple, que le malade refuse d'aller au centre de jour, ou l'agitation de nuit qui ne les laisse pas dormir et dont le patient ne se souvient plus au matin… ils nous disent quand ils n'en peuvent plus. Souvent, la fatigue de la charge d'assister une personne malade se fait sentir lorsqu'elle devient dépendante en tout. Moi, je fais le gériatre, mais en réalité, parfois je fais aussi un peu l'assistant social, le psychologue, le confident… Nous devons comprendre combien de patience et de temps sont requis pour prendre soin de ces personnes ! Permettez-moi d'imaginer une situation qui peut facilement se présenter. Si, toutes les dix minutes, durant trois heures de suite, le malade demande de façon répétée la même chose, il est difficile, même pour une personne soignante et membre de la famille de ne pas réagir de mauvaise manière, si cela va jusqu'à l'exaspération. Et lorsqu'on réagit, peut-être par des hurlements ou une explosion de colère, ensuite on se sent coupable de sa propre réaction. Sur cet aspect, par chance, à la Memory Clinic nous avons des psychologues qui donnent un soutien émotionnel à la *caregiver*. Et le territoire offre aussi des groupes d'entraide et autres options de soutien aux membres *caregiver* de famille.

Disons-le clairement, la personne de la famille est particulièrement confrontée à la gestion du quotidien du malade atteint de démence, et certainement c'est elle qui subit le plus ! Pour cette raison on dit qu'il s'agit d'une maladie qui touche toute la famille, et qui induit ensuite à des décisions douloureuses de placement dans un EHPAD. Les membres de la famille se sentent coupables, ils croient « abandonner » leur propre être cher, mais nous devons veiller à éviter l'épuisement, le *burden* du *caregiver*, car si le membre de la famille n'en peut plus, alors le fragile équilibre qui caractérise souvent ces situations finit par sauter en éclats. Malheureusement, maintenir à domicile un malade devient compliqué car nous ne disposons pas de grandes ressources financières pour la gestion des maladies de la démence. Chez nous, il y a des remboursements pour les aides à domicile, parce que les interventions d'infirmière à domiciles sont reconnues, mais le temps est limité et souvent insuffisant. D'un autre côté, lorsqu'il est nécessaire d'avoir un soutien 24 heures sur 24 par l'embauche des soignantes, la dépense est à la charge de la famille. La souffrance est souvent importante, mais il serait réducteur d'affirmer que c'est la seule chose que toutes les familles ont en commun, car j'ai vu aussi s'intriquer des histoires familiales de retrouvailles ou de solidarité de la part du voisin de l'étage ou d'un ami. De même, il y a aussi le cas de l'ami qui « disparaît », à cause de la difficulté de se mettre en relation avec la personne malade. Le travail de grande solidarité, nous l'avons constaté même après la fermeture de centres de jour durant la pandémie du Coronavirus, qui a obligé l'isolement à la maison, avec toutes les conséquences du cas, beaucoup de patients. Les personnes autorisées aux centres de jour thérapeutiques se sont organisées pour aller à domicile quelques heures afin de soulager les *caregivers*.

### Le conseil de l'expert

Ne banalisez pas les difficultés de mémoire, en croyant qu'elles sont toujours liées à l'âge ! N'écartez pas la possibilité de faire des examens, ce qui n'implique pas nécessairement de se rendre de suite à la Clinique de la Mémoire. Mais surveillez certaines difficultés et parlez-en au plus vite avec votre médecin de famille. Tout cela permet d'aider, surtout celui qui n'a pas de famille pour le soutenir et qui, malgré tout, réussit à faire les examens lorsque la situation est déjà très stabilisée et compromise. Pour cette raison la famille est un soutien majeur. En outre, étant donné qu'une petite partie des troubles de la mémoire sont réversibles, il est conseillé de ne pas attendre trop longtemps pour faire les examens que j'ai indiqués, en prenant l'âge comme excuse. Je voudrais insister sur cet aspect pour sensibiliser à l'importance d'un diagnostic rapide, qui permet d'être efficace non seulement dans la prise en charge de la démence, mais aussi sur cette petite partie des troubles qui sont effectivement réversibles, mais seulement s'ils sont diagnostiqués de manière précoce.

## LEONARDO SACCO - NEUROLOGUE

*Diplômé en neurologie à l'Université de Milan avec spécialisation en neurologie sous la direction du professeur Spinnler, il a travaillé pendant deux ans au Centre d'excellence pour le traitement de la maladie d'Alzheimer à Bergame, puis pendant quatre ans en tant que chef de l'unité d'évaluation de la maladie d'Alzheimer à Hôpital de Côme. Depuis 2011, il est chef de clinique puis chef de service dans le Secteur de troubles cognitifs et d'orthophonie au Neurocentre de Suisse italienne, associé aux Swiss Memory Clinics (SMC). Son parcours débute par un intérêt pour le monde de la mémoire sémantique et des fonctions cognitives associées à des maladies comme Alzheimer, et se concentre sur les troubles de la mémoire, notamment ceux de type neurodégénératif.*

### Quels sont vos domaines de compétence ?

Les personnes qui viennent me consulter présentent généralement des troubles cognitifs à un âge relativement précoce, c'est-à-dire entre 65 et 75 ans. Les troubles de la mémoire touchent principalement les plus de quatre-vingt-cinq ans : 40 % dans cette tranche d'âge, mais seulement 5 % au-delà de 65 ans et, parmi eux, seulement 20 % développent un trouble avant 75 ans. Mon intervention se situe généralement dans cette fourchette, mais chaque manifestation est évaluée quel que soit l'âge. Notre unité s'occupe également d'autres types de troubles, par exemple ceux qui sont spécifiques aux apprentissages ou ceux associés à des pathologies comme la maladie de Parkinson ou la sclérose en plaques. Je m'occupe des aspects purement neurologiques, contrairement au gériatre qui traite d'autres syndromes comme les troubles de la marche, la fragilité et les comorbidités. Évidemment, le gériatre s'occupe également des aspects neurologiques car c'est l'un des problèmes les plus fréquents chez les personnes âgées. Dans ces cas, la frontière entre neurologue et gériatre est floue. Les nuances sont nombreuses mais, généralement, le médecin de famille est capable d'identifier les patients qui souffrent de troubles cognitifs, sans forcément les classer dans une catégorie précise : s'il reçoit un patient de soixante ans qui commence à oublier, il sait que nous sommes confrontés à un problème neurologique. La situation est différente pour un nonagénaire qui tombe ou ne voit plus correctement. Ce type de patient est typiquement gériatrique.

### Quels sont les outils de votre profession ?

En tant que membre des SMC, notre unité dispose d'un parcours défini en termes d'outils d'évaluation et de diagnostic. Nous recevons d'abord les informations du patient et de sa famille. D'autres outils dont nous disposons sont la neuroimagerie, la tomodensitométrie et l'imagerie par résonance, ainsi que la possibilité de réaliser des tests en laboratoire. Nous utilisons également une batterie de tests cognitifs pour étudier la mémoire, le langage ou les capacités visuo-spatiales. Ils durent environ une heure et demie et nous aident à comprendre s'il existe un trouble cognitif global et quels domaines il affecte. Les tests nous aident à établir un diagnostic syndromique. Cela signifie qu'on peut dire qu'il existe un trouble de la mémoire ou du langage, sans nécessairement l'attribuer à une maladie comme la maladie d'Alzheimer. En intégrant l'évolution des symptômes et l'histoire du patient aux techniques de diagnostic, la nécessité de tests plus approfondis, comme la TEP, est évaluée.

### Pouvez-vous décrire le processus thérapeutique ?

Tout d'abord, une discussion interne a lieu entre neurologues, psychologues et le groupe des Memory Clinics. Le diagnostic est discuté et les résultats et les thérapies possibles sont communiqués. Elles peuvent être pharmacologiques - dans le cas de la maladie d'Alzheimer, nous avons un médicament qui ralentit son évolution - ou non pharmacologiques. Il s'agit notamment des thérapies motrices, psychologiques ou orthophoniques. Des solutions sont également proposées pour les aspects de socialisation, comme la fréquentation d'un centre de jour ou l'aide de soignants à domicile. Un neurologue peut avoir une approche plus diagnostique ou plus thérapeutique mais, au-delà de la spécialisation, c'est le patient avec ses besoins qui guide notre intervention dans toutes les phases de la maladie.

### Qu'est-ce qui caractérise la relation du neurologue avec le patient et sa famille ?

La communication du diagnostic est un moment délicat et complexe, car, en général, la personne atteinte de troubles de la mémoire se présente accompagnée d'un membre de sa famille qui généralement accentue ou minimise le problème : il l'accentue s'il est très affecté psychologiquement, il le minimise s'il a peur de ce que le trouble signifie, ou s'il ne souhaite pas qu'on le dise au patient, car il a peur qu'il en souffre. Ainsi, contrairement à une consultation où seule la personne malade est présente, il faut prendre en compte des dynamiques plus difficiles à gérer. La personne qui souffre de troubles cognitifs peut en avoir conscience, mais, comme elle ne se présente presque toujours pas seule, l'optimisation de la communication à trois est délicate : on ne peut pas demander au membre de la famille de sortir, car il se sent obligé de gérer la situation. Mais en tant que médecins, nous devons toujours nous adresser à la personne qui nous consulte. Malheureusement, la personne atteinte de troubles cognitifs n'est pas toujours réceptive, surtout lorsqu'elle a à ses côtés un membre de sa famille à qui elle délègue tout. Chaque cas est différent, mais les personnes souffrant de troubles de la mémoire présentent ce qu'on appelle une « hésitation cognitive » : elles tournent toujours la tête vers la personne à côté d'elles pour chercher la confirmation de leurs réponses. Ce réflexe rend la communication encore plus compliquée et accentue la tendance du médecin à s'adresser au membre de la famille. Ceux qui souffrent de ces maladies s'en plaignent pourtant. C'est un manque de respect auquel nous devons prêter une attention particulière. Malheureusement, si je fais venir le membre de la famille et que je demande au patient de résumer ce qui a été discuté, je me rends compte que 90 % de l'entretien a déjà été oublié, ou pas compris. Et cela est déjà vrai lorsque nous parlons à des personnes sans troubles cognitifs, car parfois notre communication n'est pas assez claire et efficace : parfois nous utilisons un langage trop technique, ou bien nous avons tendance à ne pas être complètement explicites, afin de rendre la pilule moins amère. De plus, des barrières inconscientes sont souvent dressées, car s'il est facile d'admettre un problème de mémoire, il est difficile d'accepter l'idée que les troubles partent du cerveau. Et ce qui est encore plus difficile, c'est de nommer la maladie. Bref, cela prend du temps, surtout pour le membre de la famille. Pour le patient, la situation est différente : je ne suis pas sûr qu'il a toujours pleinement conscience de ce qui lui arrive. En conséquence, un médecin, aussi expérimenté soit-il, doit s'efforcer de comprendre comment structurer les échanges, de déterminer les besoins des patients et de gagner la confiance de ceux-ci et de leurs proches.

## Un conseil utile ?

J'ai remarqué qu'en général, après les premières consultations et surtout après le diagnostic, les gens ont tendance à se replier sur eux-mêmes pour une période plus ou moins longue. Au début de ma pratique, je craignais d'y contribuer et je me demandais si j'avais utilisé les bons mots pour le communiquer. Mais en réalité, j'ai compris que les délais d'acceptation peuvent être très longs et, même si un soutien extérieur peut les raccourcir, pendant une période d'un ou deux ans, les gens essaient de mener une vie normale. C'est compréhensible, mais plus on accepte rapidement le changement, mieux c'est. Lorsqu'on reçoit un diagnostic de maladie neurodégénérative, on est bien évidemment sur la défensive et on recherche une cause différente, une qui dispose d'un remède qui très souvent n'est en fait pas disponible. C'est normal. Par exemple, un de mes patients ayant des problèmes de perception visuelle, en changeant de lunettes, a eu l'impression que ses problèmes s'étaient améliorés et il a repoussé le problème. Cela arrive régulièrement et à tout le monde – c'est humain. Souvent, même les membres de la famille se retrouvent à soutenir les patients dans leur déni.

Cela ne veut pas dire qu'en ne s'attaquant pas à ce problème, la maladie progresse plus rapidement. Cependant, certaines thérapies pourraient être entreprises plus tôt. Je vous conseille d'accepter la maladie et de ne pas vous replier sur vous-même. Je suis conscient que chacun a ses temps psychologiques pour l'acceptation, mais il faut faire un effort pour s'ouvrir davantage aux associations qui s'occupent de ces problématiques. Cette maladie n'est pas terrible, mais on ne peut plus vivre sa vie comme avant. En conséquence, plus tôt nous acceptons qu'un problème existe, plus tôt nous pouvons agir. Il est important de partager les inquiétudes, et non pas de les cacher. J'ai découvert que la sérénité vient du fait d'accepter la situation et de la partager au sein de la famille et avec les institutions.

# SYNTHÈSE

Loin de pouvoir illustrer la richesse et les émotions de chaque témoignage, cette synthèse offre des lignes repères pour tenir fermement le gouvernail dans l'océan des émotions, des suggestions et des situations. Les approches et le partage du vécu ne sont jamais identiques et, de ce fait, lire chaque interview est enrichissant, en particulier les histoires de vie dans leur aspect exclusif. Néanmoins, les témoignages des familles et du personnel soignant présentent des caractéristiques collectives importantes, que j'ai résumées de suite. Celui ou celle qui est en train de vivre la maladie auprès d'un être cher découvrira, non sans trouver un point de réconfort, combien il a des choses en commun avec les autres personnes ayant témoigné, ainsi qu'un ensemble de sentiments et d'épisodes qui apportent du soulagement et une meilleure compréhension de la situation. Les personnes qui s'intéressent ou travaillent dans le domaine des maladies neurodégénératives trouveront des réflexions et propositions relatives à une approche humaine dans la section dédiée aux soignantes, aux médecins et aux auxiliaires socio-médicaux qui travaillent sur le territoire. La synergie complète la vue d'ensemble avec des méthodes non pharmacologiques très utiles durant le parcours d'accompagnement et de soin.

## Synthèse des témoignages des familles

Les narrations des familles témoignent de la volonté de participer à la divulgation des émotions et des difficultés rencontrées, afin d'être utiles aux autres, de les aider à comprendre et à agir de la façon la plus adaptée. Il est fait mention aussi de l'effet bénéfique de pouvoir parler ouvertement de cette épreuve et de se remémorer de leur proche avant la maladie. Parce que la maladie n'est qu'un fragment de son existence, il est demandé de le présenter brièvement. Dans un premier temps, donc, la famille évoque la personnalité de la personne malade et les moments les plus marquants de sa vie. En procédant de la sorte, il est mis en évidence l'unicité de la personne, au-delà des caractéristiques communes avec les autres dans le parcours de la maladie.

### Les symptômes et les premiers signes

Une des difficultés principales auxquelles doit faire face la famille, lorsque le début d'une pathologie liée à la perte de mémoire se manifeste, est de reconnaître les premiers signes et de les classer comme étant les symptômes d'une maladie. En effet, parfois, il peut simplement s'agir d'évènements circonscrits au contexte naturel de vieillissement physiologique. Un temps d'attente est donc nécessaire afin de comprendre si les symptômes sont irrévocables et pour qu'ils se manifestent avec suffisante clarté à la formulation d'un diagnostic. La peur nous fait craindre la maladie et nous empêche d'admettre même sa simple possibilité. Pour cette raison, un oubli ponctuel ou la difficulté à accomplir une activité sont souvent imputés à des facteurs comme la vieillesse, le stress, la décroissante capacité aux activités manuelles ou une moindre motivation par rapport à la vie quotidienne. Cela est trompeur surtout lorsque, à la suite d'évènements dramatiques ou stressants, comme les décès, les chutes ou les opérations, apparaissent l'apathie ou la désorganisation, car la famille a tendance à relier le symptôme à l'évènement ponctuel, plutôt qu'enquêter d'autres causes. Il est donc nécessaire de surveiller et, en cas de doute, de consulter un médecin. Au moment où la pathologie neurodégénérative est diagnostiquée, le « point zéro » est, en rétrospective, associé à l'évènement dramatique vécu par le patient. Cet épisode, toutefois, plutôt qu'être un point de départ, révèle ou accélère une maladie déjà en cours[1]. L'inconscience se prolonge jusqu'à l'évènement marquant et il peut arriver que, même par la suite, on reste dans une sorte de « négation », dont la durée varie en fonction du temps psychologique d'acceptation.

La tendance à sous-évaluer l'ampleur des symptômes est une caractéristique commune à presque tous les témoignages des familles. En général, vérifier la présence d'une maladie de ce type est difficile pour tous, mais en particulier pour les membres de la famille qui ne vivent pas sous le même toit : un moindre temps vécu ensemble offre en effet moins de probabilité de remarquer les difficultés du malade qui, de son côté, peut en être inconscient, les minimiser ou les cacher en construisant une série de stratégies pour les contourner. Des réactions similaires se manifestent dans la phase initiale et elles pourraient être imputées à la peur d'admettre la maladie, même si cette hypothèse est difficilement vérifiable. La présence du conjoint est d'une grande aide au quotidien, d'un côté parce qu'il/elle compense la difficulté et, de l'autre, parce que la proximité constante permet de relever les anomalies et de signaler ses propres perplexités au médecin soignant. Le membre de référence dans la famille (en général l'épouse, la fille, etc.) est un allié précieux, étant donné qu'il/elle remarque - et en réfère au médecin - si le patient a de la peine à assumer les activités du quotidien ou à nommer précisément les objets. La figure du médecin de famille est fondamentale pour

[1] Le médecin Howard Gruezner nous rappelle que la maladie neurodégénérative « atteint le cerveau graduellement et généralement les personnes réussissent à compenser les symptômes initiaux. Par conséquent, au début ni la victime ni la famille ne suspectent un problème médical. Les conséquences des dommages que l'Alzheimer provoque au cerveau, de manière lente mais graduelle, souvent ne sont pas perceptibles jusqu'à ce que la personne ne supporte plus un stress d'une certaine intensité, deuils, états de tension, qui sollicitent sa capacité d'adaptation jusqu'au point de rupture ou alors jusqu'à ce que le dommage au cerveau ait rejoint un stade avancé ». (Howard Gruezner, *Alzheimer une maladie à vivre, Guide pratique à l'assistance*, Tecniche Nuove, 1988, p. 6 – non traduit en français).

effectuer une première vérification et pour un dépistage successif auprès des spécialistes. En l'absence du conjoint ou d'un membre de la famille particulièrement présent et attentif, la brièveté et la sporadicité des consultations médicales et/ou des interactions sociales retardent les temps d'identification du problème et de la mise en place des interventions de soutien. Cela est d'autant plus vrai lorsque le patient a un niveau d'études élevé étant donné que, en général, il possède une plus grande capacité à trouver les stratégies et à se raconter de manière normale, avec comme résultat de distraire l'attention d'une possible maladie, qui semble ainsi cachée ou habilement « camouflée » par le malade. Toutefois, parfois celui-ci peut donner des signaux verbaux, directs ou indirects, à la famille, soit en toute conscience de ce qui arrive, soit en exprimant le mal être : Carmela répétait être confuse, Elide affirmait qu'il lui était « arrivé quelque chose dans la tête », pour Maria Pia la sensation était celle d'avoir « la tête un peu comme ça… ». Le mari de Lina s'apercevait de tout oublier, tandis que Luigi, Maria et Dilva sont conscients de ne pas se souvenir des évènements récents. Les « signaux d'alarme » verbaux peuvent se présenter aussi sous forme d'une expression répétée, comme : « Ce n'est pas si facile… » ou bien : « Aujourd'hui je suis un peu confuse… ».

## La phase initiale : difficultés et défis

La phase initiale[1] est vécue avec difficulté pour de nombreuses raisons. Avant tout, comprendre qu'il existe un problème ne signifie pas l'accepter. Après une période plus ou moins longue vécue dans l'incertitude, en observant le comportement de la personne qui nous est chère, les indices sont toujours plus fréquents d'une possible maladie. Les membres de la famille doivent faire face à un aspect tout autant compliqué, c'est-à-dire l'acceptation des changements qui se manifestent, ainsi que la nécessité d'adapter leurs attentes et de modifier leurs comportements. Cela est particulièrement ardu lorsque la maladie se manifeste à un âge encore juvénile et si la personne touchée était active et de caractère affirmé, étant donné que la transformation à laquelle on assiste est déstabilisante pour la famille et perturbe les équilibres préexistants. L'acceptation est plus facile ou considérée comme presque normale chez les personnes âgées. Cette première période est très inconfortable pour le malade, qui souffre en particulier lorsqu'il devient conscient de ses difficultés. Pleurs et dépression ne sont pas étrangers à cette phase et les patients touchés par une

[1] Étant donné la difficulté à établir avec exactitude quand la maladie débute, pour simplifier la notion de « phase initiale », il sera indiqué par ce terme la phase qui prend cours avec la conscience, de la part de la personne malade et/ou de la famille, de l'existence d'un problème cognitif.

forme de démence peuvent être confondus avec des dépressifs et soignés en conséquence.

Les difficultés avérées, les membres de la famille éprouvent souvent une anxiété croissante pour des actions potentiellement dangereuses pour le malade, telles que des chutes, étant donné que l'erreur de jugement ou la compromission de la capacité à accomplir une tâche déterminée peuvent mener à des situations de danger. La capacité diminuée de discernement induit à redéfinir les rôles et les membres de la famille se trouvent investis d'importantes responsabilités, dans la mesure où ils devront prendre les décisions nécessaires à la gestion quotidienne du bien-être de leur proche. En outre, lorsque le malade ne jouit pas de la présence de son conjoint, les enfants vivent une inversion des rôles qui les place dans la position du « géniteur » et qui culmine, parfois, avec la désagréable expérience d'être appelés « maman » ou « papa ». Cela est d'autant plus difficile dans le cas des enfants uniques, car ils sont seuls à porter le poids des décisions de soin, ou des soins eux-mêmes. Être le point de référence peut être lourd à vivre aussi pour les conjoints : on craint de se tromper, d'imposer trop de choses, de tomber malade ou de mourir en laissant le conjoint seul face à la maladie. De quasi tous, parvient le message quant à la difficulté dans une situation qui, parfois, est même définie comme un « cauchemar » par l'incertitude qui la caractérise. Le diagnostic peut être vécu comme une sentence. Il y a un sentiment d'impuissance et de colère, parfois de mal-être.

Il peut arriver aussi que la famille ne se sente pas suffisamment écoutée par les médecins ou soutenue par les amis et les voisins, qui sont plus enclins à sous-évaluer la difficulté car ils fréquentent le malade de manière sporadique et, par conséquent, ils ne disposent pas de tous les paramètres d'évaluation. Celui ou celle qui vit, quotidiennement, la maladie d'un être cher de sa propre famille, raconte une myriade d'évènements et de circonstances pour le moins invisibles de l'extérieur. La gestion financière devient épineuse à gérer et doit être affrontée promptement avec les décisions de soins. Cela est important en particulier pour les personnes seules, dont la fragilité les expose plus facilement aux escroqueries économiques. Pour faire face à ces aspects pratiques, un diagnostic opportun peut être d'une grande aide. Il faut aussi mentionner la croissante difficulté à trouver des aides si l'on habite dans des zones périphériques. Il serait souhaitable de disposer d'un réseau social qui soutient la famille, mais il est difficile à maintenir : avec la progression de la pathologie, les amitiés ont tendance à s'effriter. Certaines familles se plaignent du fait que cette maladie isole le malade. Pour cela, le pilier premier et fondamental reste la famille et, en particulier, la figure de la *caregiver* est un privilège pour le malade.

## Les soins : gestes, attitudes, décisions, lieux

Du fait des incertitudes qui la caractérisent, la phase initiale est délicate pour presque toutes les familles qui se sentent coupables de ne pas avoir compris plus tôt ce qui était en train d'arriver et pour ne pas avoir réagi de manière appropriée. L'inadéquation des réponses comportementales est conditionnée d'abord par l'inconscience de la maladie et, successivement, par l'insuffisante connaissance de la même. Cet aspect met en évidence l'importance de l'information. Nervosité, exaspération, réponses discourtoises ou insistances sont déclenchées par l'attente que le malade se comporte comme il l'a toujours fait, en particulier lorsque la maladie n'est pas encore diagnostiquée. La famille est un corps vivant, qui réagit, comme elle peut[1], aux changements caractériels et comportementaux du malade, avec des réponses qui peuvent donc être plus ou moins adéquates.

Après avoir posé un diagnostic, les demandes excessives diminuent, car on comprend qu'elles étaient démesurées par rapport aux capacités réelles du patient. On commence à comprendre et à accepter que la personne ne fasse pas exprès de se comporter de la sorte. On n'insiste plus, on ne prétend plus les mêmes comportements d'avant. En fait, on se trompe surtout au début . L'acceptation, la compréhension et l'information permettent de laisser la place à l'amour, l'écoute, la disponibilité et le respect. Pour faire face à la difficulté de mémoire, on trouve des stratégies nouvelles : les livres pour l'exercer, les pense-bêtes, le recours à la musique ou au chant, l'évitement de certaines dynamiques, la grande organisation nécessaire à chaque activité, une majeure patience et compréhension pour les oublis ou les répétitions incessantes. Parmi les autres attitudes innées ou développées graduellement sont citées : donner du temps, ne pas prétendre, dédramatiser et apprendre les nouveaux codes de communication que la maladie impose. La qualité indispensable est de savoir garder son calme. Mais aussi la flexibilité, l'acceptation des limites, le fait de réussir à les seconder sans mentir. Au contraire, il est déconseillé d'avoir honte de l'être cher en évitant de l'amener dans des lieux publics, ou de le soigner mal volontiers. Ce dernier aspect met en lumière une réalité souvent cachée ou sous-évaluée : tous les membres de la famille ne sont pas en mesure d'apporter du soin. En outre, il ne faut pas oublier qu'il est impossible pour une seule personne de prodiguer tous les soins nécessaires. Il faut demander de l'aide et ne pas rester seule, en faisant

[1] Errollyn Bruce, Sara Hodgson, Pam Schweizer, *I ricordi che curano*, Raffaello Cortina Editore, 1999. Dans le livre, les autrices mettent en lumière quelques possibles réactions : « Quelles sont les motivations qui poussent une femme à enfermer à la maison son mari malade ? Que signifie, pour un fils, que la mère continue à faire les choses qu'elle faisait auparavant ? » Ces autres questions montrent les peurs et les attentes qui pèsent sur les familles au moment où apparaît la maladie.

recours aux services d'aide à domicile et/ou auprès des associations ou établissements spécialisés.

Ce point relance le grand débat sur le lieu de vie le plus approprié. Les témoignages concordent sur les gestes, les attitudes et les comportements conseillés pour accompagner celui ou celle qui présente une pathologie impliquant la lacune de la mémoire – et nous en reparlerons plus en détail dans le chapitre suivant, qui synthétise les témoignages du personnel soignant – en revanche, il n'a pas été possible de trouver l'unanimité en ce qui concerne le lieu : garder à domicile ou recourir à un EHPAD ? Ceci est un signe de la centralité de ce thème, qui doit être largement débattu. Le choix est subjectif et compliqué, presque jamais exempt de doutes, d'hésitations, de revirements ou de sentiments de culpabilité.

En général, celle ou celui qui s'occupe personnellement de son être cher exprime une grande satisfaction. Néanmoins, la personne soignante principale dans la famille (appelée *caregiver*) est la « victime cachée de la maladie »[1] et présente clairement le danger d'épuisement physique et mental[2] : le risque de se laisser épuiser est élevé et il est évoqué avec des mots forts : « si tu t'épuises tu es fini… », « le cerveau s'éteint même pour nous… », « tu te détruis toi-même et tu n'es plus apte à t'occuper de la personne que tu aimes… ». La *caregiver* doit sauvegarder sa propre santé, en défendant son espace personnel. Cela implique, parfois, de dépasser la réticence à introduire quelqu'un dans l'intimité domestique et personnelle parce que, sans aide, des situations inadéquates peuvent se créer involontairement, même à domicile. Vivre avec une personne atteinte de démence est considéré comme une leçon de vie également pour les petits-enfants, mais il est très éprouvant et exige de grands sacrifices. Même les médecins mettent en garde sur la possibilité d'épuisement. La *caregiver* doit être protégée étant donné que, si elle tombe malade et qu'elle s'absente, toute la structure des soins tombe. Et il ne faut pas oublier que, lorsque la soignante principale est la conjointe (épouse ou époux), il s'agit généralement d'une personne âgée assumant une tâche éprouvante ! Il sera question de se confronter aux renoncements inhérents à la liberté personnelle, bien que perçus comme nécessaires et généralement bien acceptés. On évoque aussi la préoccupation, souvent sous-évaluée, concernant l'éventualité que le conjoint soignant puisse tomber malade ou s'accidente, évènement qui compromettrait la possibilité de maintenir la personne malade à domicile. Le transfert dans un établissement d'hébergement pour personnes âgées dépendantes (EHPAD) peut arriver même à la suite d'un évènement

[1] P. Vigorelli, Œuvre citée, p. 15.

[2] Le World Alzheimer Report 2019 rapporte que le 52% des *caregiver* interrogés ont signalé des problématiques concernant leur propre état de santé et des conséquences sur leur vie professionnelle et sociale.
(Source : https://www.alz.co.uk/research/WorldAlzheimerReport2019.pdf, p. 14).

spécifique, comme une chute ou d'autres problèmes de santé. Un argument encore peu abordé concerne la possibilité pour un couple de se transférer ensemble dans une structure comme un EHPAD lorsqu'un des conjoints a besoin de soins particuliers.

Beaucoup de familles qui ont opté pour l'EHPAD évoquent les sentiments de culpabilité et d'échec pour ne pas avoir réussi à maintenir à la maison le malade, tous éprouvés au moment du détachement et aggravés si le malade n'accepte pas le nouvel arrangement et prie de pouvoir rentrer à la maison[1]. Beaucoup d'autres membres de la famille, toutefois, apprécient et jugent positivement le travail accompli dans ces établissements, auxquels on s'adresse surtout lorsque se manifestent des problèmes nocturnes : ils peuvent être une solution adaptée autant pour le patient que pour le membre de la famille, étant donné que les services d'assistances deviennent onéreux lorsqu'il est demandé une présence 24 heures sur 24. Certains membres de la famille exhortent à voir le côté positif : les EHPAD ne doivent pas être diabolisés, car on y trouve une pratique professionnelle de haut niveau qui les rend parfaitement appropriés dans les phases les plus avancées de la maladie. En outre, les centres d'accueil de jour (CAJ) ou les EHPAD peuvent offrir la stimulation nécessaire, au niveau intellectuel et social, à travers ses activités et la fréquentation d'autres personnes. Et, lorsque CAJ est intégré à la résidence, sa fréquentation favorise l'intégration des personnes avec difficultés cognitives qui, au moment de l'entrée, connaissent déjà leur nouveau lieu d'habitation et se sentent moins dépaysées.

Il arrive souvent qu'une fois la nouvelle solution acceptée, de nombreux membres de la famille, au départ dubitatifs, finissent par changer d'avis concernant les établissements et réussissent à apprécier la sérénité ramenée à la maison bien que, dans les moments précédents et suivants la décision, nombreux sentiments difficiles à affronter sont éprouvés, dus aux peurs, aux doutes et au sentiment de culpabilité.

Ceux et celles qui restent défavorables déplorent le manque de rapport personnalisé avec le patient. Cette réalité dépend des stratégies économiques dans le domaine sanitaire, et pour cela il faut défendre le personnel. Les familles qui, par choix ou nécessité, se réfèrent aux établissements, doivent

---

[1] Une recherche approfondie menée en Angleterre a néanmoins pu démontrer que les personnes souffrant de démence, ayant été ramenées à la maison, ne se sentaient pas mieux pour autant. Le souhait de « rentrer chez soi » n'est lié qu'en petite partie au lieu physique et, au contraire, il est lié en grande partie à la nostalgie d'un bon état de santé et de bien-être. (Source: Jörn Klare, *Als meine Mütter Ihre Küche nicht mehr fand, Wom Wert des Lebens mit Demenz*, Suhrkamp, 2012). Certains témoignages de ces livres confirment l'exactitude de la recherche anglaise. Dans d'autres cas, le souhait de rentrer à la maison n'est jamais exprimé par le malade, tandis que dans d'autres cas il est même plus fort, à cause du *syndrome crépusculaire* (en anglais *sundowning*), qui peut provoquer des états mentaux brouillés et de l'agitation vers la fin de l'après-midi.

accepter le compromis et le contrebalancer par les aspects positifs. Ils peuvent compenser avec une présence active aux côtés de leur être cher.

Ceci nous fait rentrer dans le vif des questions financières. Les aides pour garantir le maintien de la personne malade à son domicile sont unanimement retenues comme trop limitées par rapport aux réelles nécessités des malades. Cette réalité, souvent reconductible aux hauts coûts pour les salaires des auxiliaires de vie à domicile, est évoquée aussi par les médecins et par les auxiliaires elles-mêmes et il n'est pas rare qu'elle amène au choix de l'EHPAD, même si elle n'est désirée ni par le malade, ni par la famille. La situation de chaque personne doit être évaluée au cas par cas, en rapport à sa personnalité et aux disponibilités (de temps et financière) des familles : dans certains cas, le maintien à domicile est préférable et des auxiliaires fiables ont été trouvées, dans d'autres cas les familles ont remarqué une meilleure qualité de vie dans l'EHPAD. Dans un cas comme dans l'autre, la question est délicate étant donné que le malade présentant un déclin cognitif est généralement dépendant du choix de la famille. Cet aspect est discuté aussi dans la section dédiée aux soignantes. Recourir aux soins en EHPAD présente des aspects positifs. En particulier, cela permet de maintenir un meilleur rapport avec son être cher, car on se concentre sur le temps partagé ensemble. De la sorte, les conflits et les préoccupations diminuent. Accepter ses propres limites est crucial. Et comprendre où est sa propre limite est tout autant important. Les familles qui ne peuvent pas et qui n'éprouvent pas le désir d'assumer les soins au malade ne doivent pas être culpabilisées. Soigner à contrecœur est contre-productif pour toutes les parties. Mais le sentiment de culpabilité reste très présent et la grande question que les familles se posent est : « En ai-je fait assez ? ».

### Sentiments et problématiques

Émotionnellement, affronter une maladie neurodégénérative est une épreuve difficile. Le malade se sent dépaysé, confus, triste, apeuré et seul, surtout s'il a perdu son conjoint. L'isolement aggrave la régression. Mais la situation est compliquée même pour les membres de la famille, car ils doivent accepter la maladie de leur être cher qui, ayant perdu dans le même temps l'indépendance, manifeste souvent aussi un changement de personnalité. Le temps de l'acceptation varie selon la personne et, pour certaines, il s'agit d'un objectif à long terme, qui ne sera peut-être jamais atteint. Malgré tout, les voix sont unanimes : accepter est le point de départ pour construire. La souffrance est souvent grande. Prédominent la rage, l'impuissance, l'insécurité, le découragement… sentiments qui s'accentuent lorsque le diagnostic concerne une personne encore relativement jeune. Mais, selon l'âge au moment des premières manifestations, de comment ces dernières progressent et des solutions de soins appliquées, dans les témoignages, il apparaît aussi des sentiments positifs de sérénité, de joie et d'amour.

Les familles ont, elles aussi, besoin d'aide. Et, souvent, plus que l'on croit. Elles sont ballottées entre trouver les informations qui leur permettent de comprendre la maladie, savoir comment se comporter et ce qu'elles devront affronter, accomplir de nombreuses tâches et se mettre à la recherche de personnes qui les soulagent de certaines d'entre elles. Et si la gestion pratique est importante, elle l'est aussi du point de vue psychologique, qui mériterait un soutien approprié. Passé le stade de l'acceptation, le sentiment de frustration perdure, de même que le fait de se sentir quasi inutile face à une maladie évolutive, le poids de devoir tout gérer – aigu pour les conjoints et les enfants uniques – la peur de ne pas savoir si l'on réussira à affronter les inconnues, un éventuel changement de personnalité ou d'actes irrationnels de la part du malade, la tristesse de ne plus pouvoir dialoguer comme avant. Toutefois, après le diagnostic, il y a aussi le soulagement de pouvoir donner un nom à certains comportements et de chercher l'aide nécessaire. Pour profiter pleinement du temps avec la personne malade, indépendamment de la tristesse de la savoir atteinte d'une pathologie dégénérative incurable, les deux pas indispensables à effectuer sont : accepter la maladie en adoptant une posture positive et trouver les solutions de soins adéquates, qui soulagent et rassurent les familles et la *caregiver*.

Plus particulièrement lorsque la parole ou le fait de reconnaître les proches se réduit, le fait de rester aux côtés du malade peut devenir un défi à accueillir. À celui ou celle qui se pose la question s'il vaut la peine de continuer à consacrer du temps à son être cher lorsqu'il atteint les phases avancées de la maladie et qu'il ne peut plus interagir de la même manière, la réponse des familles est oui. Il est important de donner tout ce que l'on peut, selon ses propres capacités, afin de ne rien regretter. Il y a des freins à surpasser, mais ils ne proviennent pas des malades, mais plutôt de notre manière de concevoir la maladie et de notre perception de ce que le malade peut encore nous donner[1].

---

[1] Dans ce sens, il est intéressant de remarquer combien la vision de la maladie se superpose à celle de la vieillesse dans la conception privilégiée par l'adulte : « Selon le ressenti commun, le concept de vieillissement tend principalement à impliquer une signification négative, de décadence, de perte et de limite [...] [et donc] le fait de vieillir n'est pas relié à l'âge mais à une manière spécifique de fonctionner [...] ». Une modalité déterminée, justement, par l' « adulte fonctionnant ». (F. Moser, R. Pezzati et B. Luban Plozza, *Un'età da abitare. Identità e narrazione nell'anziano*, Bollati Boringhieri, 2002, p. 46 – non traduit en français). Dans cette thèse de raisonnement analogue, les modalités de communication du malade qui ne réussit plus à s'exprimer à travers les codes socialement définis (essentiellement par l'usage de la langue) peuvent être considérées comme problématiques par l'adulte sans maladie. Déplacer le point de vue permet, toutefois, d'accéder à une perspective plus positive et encourageante.

## Questions éthiques et pratiques

Aux diverses phases correspondent diverses questions et problématiques. Au fur et à mesure que la maladie avance apparaissent les questions éthiques, liées à la fin de vie. Que signifie l'acharnement thérapeutique ? Est-ce de l'égoïsme de vouloir les garder avec nous ? Quelle serait la volonté du malade ? En bref : qu'est-ce qui est « juste » ? Ces questions sont abordées de manière explicite exclusivement dans deux témoignages, mais je suppose qu'elles occupent les pensées de tous et toutes. Il est courageux de les affronter en exprimant ses propres doutes ou tourments intérieurs. Comprendre quand c'est « le bon moment » est un grand défi. La problématique liée à la « fin de vie » est cruciale et induit l'utilité de dicter la volonté par anticipation, vu que, lorsque survient une pathologie de ce type, il sera demandé à la famille d'y répondre, avec les tourments qui s'ensuivent.

Cette maladie confisque une partie de l'identité de la personne et certains membres de la famille affirment que chaque moment s'apparente à un deuil, car c'est comme s'ils avaient déjà perdu l'être cher : on parle alors de « deuil blanc », pas moins difficile à accepter que la mort physique, laquelle représentera une perte ultérieure. Ce sentiment est probablement exacerbé si les membres de la famille ont vécu le détachement imposé par la décision de placement en EHPAD, et soulève la question de la dignité. Pour la famille, le parcours d'acceptation suit généralement les phases théorisées par Elisabeth Kübler-Ross[1] dans le cadre des maladies terminales : après une première phase de déni apparaissent la colère et, enfin, le marchandage et l'acceptation.

Le prix des pathologies neurodégénératives est invariablement jugé élevé en termes émotionnels, financiers et/ou de stress. Il est nécessaire de savoir s'adapter au fur et à mesure que la maladie avance car pour compenser la dépendance, cela implique que le membre de la famille soignant perde sa liberté personnelle. À l'aphasie s'ajoutent l'apraxie et l'agnosie, rendant le cadre particulièrement complexe. Les complications s'accumulent durant le parcours de la maladie, conjointes au sentiment d'être, plutôt qu'aidés de manière souhaitée, observés et jugés par les autres ; tout cela peut décourager la famille à garder une vie sociale avec la personne qui n'est plus apte à fournir le comportement socialement adéquat. Cette réaction stigmatise le malade. Toutefois, le stigmate ne se limite pas aux phases les plus avancées : certaines personnes ne désirent pas que l'on sache qu'un membre de leur famille soit victime de démence. Conseillers et volontaires de l'Association Alzheimer,

---

[1]La psychiatre suisse est mondialement connue pour sa conceptualisation des cinq phases du deuil qui traverse un malade à qui est annoncée une maladie terminale, théorie qui s'applique aussi à d'autres formes de deuil (par exemple la perte d'un membre de la famille ou d'un travail). Ces phases sont : 1. Refus et isolement ; 2. Colère ; 3. Compromis et négociation ; 4. Dépression ; 5. Acceptation. (Elisabeth Kübler-Ross, *Sur le chagrin et le deuil*, Poche, 1976-2011)

travaillent assidûment pour démonter le tabou qui pèse sur les maladies neurodégénératives.

## Synthèse des témoignages du personnel soignant et des auxiliaires socio-médicaux

Le bien-être physique et affectif du malade dépend de toutes les personnes qui, du réseau familial, social et professionnel, prennent soin de lui, c'est-à-dire la famille, la *caregiver* principale, les soignants professionnels, les volontaires et les proches aidants. Le personnel soignant est donc l'autre élément fondamental de la relation d'accompagnement. J'ai voulu dédier une section à l'écoute de celui qui a fait des soins son métier, c'est-à-dire les aides à domicile, les auxiliaires de vie, les assistantes, les infirmières et auxiliaires socio-médicaux intervenant sur le territoire en lien avec la maladie de l'Alzheimer, professionnels ou volontaires de l'Association Alzheimer. La langue française implique de les définir au masculin bien qu'il s'agisse en majorité de femmes. De ce fait dérive le choix linguistique du féminin dans la synthèse qui va suivre. Les questions qui leur sont adressées comprennent une partie technique inhérente à la profession, de laquelle émergent des gestes et des attitudes apprises avec l'expérience et la formation, et une autre partie qui touche les aspects relationnels et personnels.

### Les soins : gestes, attitudes, décisions, lieux

De la première série des questions sont émergés les gestes pratiques que les soignantes appliquent. Toutes s'accordent sur la nécessité de maintenir le calme, de rassurer, d'instaurer la confiance, de démontrer empathie et humanité et d'avoir du tact et du respect : de ne jamais faire sentir aux malades qu'ils sont inadéquats, de ne jamais les humilier, ni leur crier dessus. Pour optimiser la compréhension des aspects verbaux, il est nécessaire de créer une atmosphère calme et silencieuse. Les bonnes stratégies sont : parler à voix basse et lente, ne pas poser de questions complexes et privilégier les questions fermées[1]. Dans les phases plus avancées, la communication verbale n'est pas toujours suffisante. Par conséquent la communication non-verbale est valorisée. L'apprentissage d'une autre manière de communiquer n'est pas spontané : on y arrive en déstructurant ce que l'on connaît depuis l'enfance, afin de nous synchroniser sur d'autres ondes. Il faut faire table rase des préjugés qui entourent ces maladies et dépasser l'anxiété, la peur ou l'embarras que ces dernières génèrent, car il n'est pas possible de se référer aux méthodes usuelles de communication. À cela s'ajoute l'observation des

[1] Qui nécessitent d'une simple réponse par oui ou non.

aspects non-verbaux, comme les mouvements et les mimiques faciales, qui permettent de mieux comprendre les besoins. Ce sont des piliers des soins que les professionnelles transmettent aussi aux membres de la famille.

À côté des gestes qui garantissent le bien-être, les soignantes travaillent sur la valorisation de la personne en utilisant les ressources qui lui restent. Cela peut se faire, par exemple, à travers la musique, les activités quotidiennes ou un animal. Au lieu de déplorer les pertes, la personne qui prend soin du malade est appelée à réaliser un travail constant avec les compétences verbales, ou physiques encore actives. L'attitude mentale à privilégier est véhiculée par l'expression « voir le verre à moitié plein », recommandée aussi par les parents afin de plus profiter du temps avec leur proche. *Carpe diem*, cueillir l'instant, est l'expression clef, provenant d'une des thérapies non pharmacologiques à laquelle se sont formées les soignantes et de laquelle elles ont tiré de nouveaux instruments de travail, plus adaptés aux besoins des patients. Outre le travail pratique, le personnel est actif aux côtés des familles pour les soutenir, les consoler et les informer. Connaître la maladie est essentiel pour quiconque aurait à faire, même occasionnellement, avec des personnes atteintes par le déclin cognitif et cela est un aspect sur lequel toutes les voix des auxiliaires socio-médicaux et des médecins interviewés sont unanimes. Le secteur est en train de se professionnaliser même pour des cas de figure, tels que les auxiliaires de vie qui, dans le cas de ces patients, ont besoin d'instruments de travail adéquats et devraient être formés exactement comme leurs collègues des autres structures. L'exigence est en général celle de s'imaginer à la place du malade afin de réussir à le comprendre mieux et d'éviter les gestes ou comportements inadéquats.

Connaître l'histoire de vie est considéré comme un des instruments clefs pour contribuer au bien-être et offrir un accompagnement personnalisé, ce qui serait un objectif à atteindre même dans les EHPADs, dans la mesure où chaque malade est avant tout une personne à part entière, avec son individualité propre. L'importance de la biographie dans le cadre thérapeutique est démontrée par la réalité du terrain et cela met encore plus l'accent sur la relation directe entre le travail quotidien du soin et la recherche en histoires de vie qui caractérise cet ouvrage.

## Les satisfactions

Les satisfactions les plus importantes sont celles liées à la possibilité de correspondre aux besoins des personnes malades, de contribuer à leur sécurité et au partage des émotions. Il est gratifiant d'être reconnues pour l'approche du soin ou par le ton de la voix – plutôt que par des traits somatiques – de même, il est émouvant de se sentir appréciées pratiquement comme un membre de la famille. Tout cela rassure par rapport à l'adéquation entre son comportement et sa capacité à exprimer et recevoir des émotions. Donner un peu de soi est considéré comme une partie importante du métier. Il semble aussi clair que ce travail exige beaucoup et il est nécessaire de sentir le moment où l'implication est supérieure à ses propres forces. La plupart des soignantes trouvent leur travail prenant et impossible à mener sans une réelle motivation.

Les récents évènements mondiaux nous ont démontré le rôle primordial du personnel médical et paramédical, bien qu'il ne soit pas toujours rémunéré à sa juste valeur. Dans le contexte de maladies pour lesquelles il n'existe pas de soin de guérison autant du côté de la médecine que de la pharmacie, les soignantes acquièrent une nouvelle centralité, se situant sur le même plan de nécessité qu'un médecin, voire dans une centralité et importance majeure. Délicatesse et conscience sont les mots-clefs, étant donné que la fragilité est décuplée. Les soignantes se retrouvent investies d'un pouvoir dont elles ne doivent pas profiter. Faire en sorte que le malade se sente bien, mais aussi mettre en confiance la famille qui leur confie le malade, voilà les défis principaux. Il ne manque pas quelques regrets ou de moments de frustration pour ne pas avoir répondu de la manière la plus adéquate, par manque d'expérience ou par la complexité de la situation. L'humain n'est pas une machine qui répond toujours de la même manière et l'échec fait partie de la nature humaine.

## La relation avec la famille

La relation avec la famille est source de grandes satisfactions, car les soignantes aident concrètement dans la vie de tous les jours et, souvent, même à comprendre comment se comporter et dépasser le sentiment de culpabilité pour avoir recouru à des aides externes. C'est une synergie nécessaire, car le meilleur accompagnement est la constance dans le temps et dans les personnes dédiées aux soins. Le fait de réussir à instaurer un rapport de confiance totale, d'affection ou d'amitié avec le/la patient/e avec sa famille procure une grande satisfaction : dans le cas de soins à domicile assurés par une seule personne, comme les auxiliaires de vie, cette dernière est une référence incontournable, ce qui procure une fierté toute particulière. La *caregiver* se préoccupe du bien-être de la famille, aidée par le personnel et les volontaires de l'Association Alzheimer, qui gère les groupes d'aide aux familles.

La personne qui est du métier depuis longtemps souligne les énormes progrès effectués dans la prise en charge des patients et des familles. Les thérapies non pharmacologiques actuelles permettent de contenir les éventuelles attitudes agressives, souvent causées par un manque de compréhension de la part du soignant, ou par l'atmosphère qui génère du stress. La conscience des comportements à adopter et un lieu calme, propice et bien organisé, réduisent en nombre et en intensité beaucoup de situations difficiles. Dès qu'il y a compréhension des éléments provoquant anxiété ou peur du malade, ces sentiments néfastes peuvent être évités et la redoutable réaction agressive peut être désamorcée de façon radicale. La formation du personnel est, en ce sens, un pari des plus cruciaux. Il faut la mettre en évidence de manière capillaire, en incluant aussi le réseau des volontaires. Les soignantes avec une expérience de plusieurs dizaines d'années parlent avec fierté et satisfaction des profonds changements que la formation en thérapies alternatives de ces vingt dernières années a introduits dans la gestion quotidienne des malades de démence. Plus d'échanges internes et externes seraient appréciés pour trouver de nouvelles stratégies. L'efficacité pourrait être augmentée s'il y avait plus de personnel à disposition dans les établissements, vu que le temps est souvent subordonné aux actions concrètes et quotidiennes, tandis qu'il serait souhaitable aussi dans le cadre d'une discussion approfondie concernant la manière d'améliorer l'aide au malade. Les rythmes imposés par la maladie ne sont pas toujours compris et appréciés par les familles, qui souhaiteraient de voir leur proche plus occupé et suivi dans les structures d'aide. L'inquiétude ou le mal-être éprouvés sont réels, mais souvent disparaissent avec le temps et même, souvent, des liens forts se créent avec la structure de soins qui survivent après la disparition du résident. L'idéal serait que les familles puissent avoir confiance dans le personnel soignant comme s'il était un membre de la famille, et certains en ont fait une priorité.

Un cas à part est celui des auxiliaires de vie qui résident au domicile de la personne malade, et cela mériterait une discussion approfondie. Il est nécessaire qu'il y ait une reconnaissance juridique plus forte, sans laquelle le rôle continue à être fragile, malgré les difficultés qu'il présente. Dans les soins à domicile le rapport avec la famille est aussi important que celui avec l'assisté et les auxiliaires de vie peuvent subir des humiliations de la part de membres de la famille, ou être suspectés de manque de professionnalisme de leur service. D'un autre côté, pour le membre de la famille qui confie les soins de son propre cher atteint de démence à une auxiliaire, l'anxiété et la défiance restent présentes, car le malade ne peut pas raconter ce qui lui arrive, ni manifester pleinement son désaccord. Le niveau de confiance réciproque doit être total. La question d'éthique liée au pouvoir des soignantes revient de manière prépondérante.

Pour les professionnelles, la relation avec le malade est moins compliquée que pour les familles soignantes, car elles sont souvent émotionnellement trop investies. Malgré tout, elles aussi soulèvent la question de l'impuissance face à la maladie qui ne peut pas s'arrêter et la tristesse provoquée par le constat de la fragilité et la peur des leurs qui sont assistés. Aux problématiques éthiques s'ajoute aussi la capacité de discernement : nombreuses sont les soignantes qui croient qu'il existe jusqu'aux phases les plus avancées ce qui est démontré par le fait qu'elles remettent la confiance en eux, en s'y fiant sans crainte. Ces malades restent avant tout des sujets que la maladie change de jour en jour et ils doivent être aimés et respectés dans toutes les phases.

## Une note positive, pour terminer

Une fois qu'on accepte la situation, y compris la souffrance de voir son proche se transformer, certaines personnes ont voulu souligner que, parfois, la maladie peut unir des frères et sœurs, ou modifier les relations entre parents et enfants en montrant un côté plus doux des deux côtés et en offrant l'opportunité de réconciliation. Bien que douloureuse, elle peut être donc une opportunité d'évolution. Accompagner son être cher tout au long du parcours est le plus beau cadeau et sa maladie enseigne à vivre le présent. Les soignantes et les auxiliaires socio-médicaux sont unanimes : adapter son propre comportement et la manière de communiquer sont des précautions pratiques essentielles pour vivre et faire vivre le plus sereinement possible. La personne malade doit rester toujours « au centre » : elle ne « disparaît » pas avec la maladie, mais, parfois, elle est voilée et on fait en sorte de reconnaître sa présence. Entre les lignes apparaît le message fondamental : nous devons apprendre la langue et les instruments qui nous permettent de maintenir le lien. Cette nouvelle langue est un « code », un « autre niveau de pensée et de spiritualité » qui permet la communication avec une personne qui, « même si elle ne parle pas, elle nous écoute » : le secret pour entendre ses mots est « ne jamais arrêter d'écouter comment ils expriment les émotions ». Le degré de compréhension est un thème très délicat, car cette maladie défie notre « conception de l'intelligence ». Tenter d'évaluer et de communiquer avec les moyens intellectuels à notre disposition se révèle souvent infructueux et frustrant : la seule manière pour donner une réponse avantageuse à cette question, consiste à déplacer le regard. En effet, lorsque l'intelligence glisse sur d'autres plans, l'organe qui peut nous guider avec davantage d'assurance est le cœur.

# VADEMECUM

## Mieux connaître et affronter la maladie d'Alzheimer[1]

Lorsque le processus normal de vieillissement s'accompagne par un affaiblissement de la mémoire tel que le déroulement de la vie quotidienne est compromis, il est possible qu'il s'agisse d'une maladie bien spécifique : le trouble neurocognitif majeur. « Démence » est son nom commun. Il est important d'en détecter précocement les signes, afin de prévoir les thérapies et les accompagnements adéquats. Ce type de maladie touche les personnes de diverses manières et, à la lecture de cet ouvrage, les lectrices et les lecteurs ont la possibilité de se familiariser avec une panoplie de signaux qui, nécessairement, varieront autant que la nature de chaque personne. Il est cependant possible de décrire les symptômes principaux communs et des phases que tous les malades traversent.

Avant tout, il est utile de résumer les signaux d'alarme les plus communs, ceux qui devraient mettre en garde sur l'apparition d'une pathologie inhérente à la mémoire. Précisons que, pour suspecter son apparition, il n'est pas nécessaire de présenter tous les signaux indiqués et que, même si toutes les détériorations ne se révèleront pas des démences, il est important d'observer et de signaler ces signaux au médecin traitant, afin qu'il puisse effectuer des vérifications et poser un diagnostic.

### Signaux d'alarme

Soyez attentifs en particulier lorsqu'une personne…

1. Présente souvent des trous de mémoire et est confuse
2. A de la difficulté à apprendre, ou à se souvenir de faits récents
3. A tendance à se répéter, ou a de la difficulté à trouver les mots appropriés (par exemple : verre, fauteuil, cadre…) en se rabattant dans l'usage de mots génériques : truc, chose…
4. N'arrive plus à accomplir des actions de tous les jours, comme cuisiner ou nettoyer la maison, alors qu'auparavant cela n'était pas un problème
5. A de la difficulté à programmer ou organiser ses journées
6. Perd le sens de l'orientation dans le temps et l'espace, par exemple elle ne sait pas quel mois on est, ou alors elle ne reconnaît pas un lieu familier

[1] Ce vadémécum a été réalisé en s'inspirant des informations du site officiel d'Alzheimer Suisse, ainsi que des livres d'Howard Gruenzer et de Pietro Vigorelli (œuvres citées).

7. Ne reconnaît plus les objets, les personnes, les lieux
8. Délaisse son hygiène personnelle ou son aspect : elle porte un habit sur l'autre, comme si elle ne savait pas s'habiller, ou alors elle ne s'habille pas de manière adéquate selon la saison ou le moment de la journée
9. A des problèmes avec les calculs et de la difficulté à gérer son argent
10. Accomplit des actions ou prend des décisions inhabituelles ou dangereuses
11. Déplace ou pose les objets dans des endroits inhabituels et ne les retrouve pas
12. N'as plus la personnalité d'avant, son humeur change subitement sans raison plausible
13. Perd de plus en plus ses intérêts habituels et son esprit d'initiative, elle tend à s'isoler et paraît apathique

## Les symptômes

Les symptômes varient selon la forme de la démence. Dans les formes vasculaires il peut y avoir des troubles de la mémoire associés aux troubles du langage, de l'attention et de la capacité à organiser les activités, de même que des troubles de la marche. La progression est souvent graduelle, avec des moments d'aggravation et d'apparente stabilisation. Dans la démence à Corps de Lewy, aux troubles de la mémoire sont associés les troubles du mouvement qui rappellent la maladie de Parkinson. Les hallucinations visuelles ou auditives peuvent se manifester et la progression est graduelle, avec des moments d'aggravation suivis par des moments de stabilisation. Les démences fronto-temporales se manifestent avec des troubles du comportement et du langage et leur progression est graduelle. Le patient peut se comporter sans tenir compte des règles sociales. La forme la plus commune de démence est celle dite d'Alzheimer (60%). Elle a une durée moyenne de 8 à 15 ans.

Lorsque le problème se manifeste ou est diagnostiqué, le fait de connaître les stades de la dégénérescence permet d'adapter son propre comportement envers la personne malade. Cela favorise le respect par rapport aux difficultés auxquelles elle doit faire face et permet de l'aider de la manière la plus efficace.

## Les phases

Quatre phases caractérisent l'évolution de la maladie :

1. Phase initiale / légère : elle se présente avec des moments de confusion et de désorientation spatiale dans les lieux non habituels,

de même que de légères altérations d'orientation dans le temps. La perte de la mémoire concerne les évènements récents et ne se répercute pas sur les activités quotidiennes. La personne est encore indépendante, ou tout au plus elle a besoin d'une aide ponctuelle. Les fonctions motrices sont préservées, elle a des difficultés à trouver les mots, mais est capable de comprendre leurs sens. Les premières difficultés à gérer des activités complexes apparaissent. La personne malade peut présenter de l'anxiété et de la dépression, des peurs, de l'apathie et de l'inquiétude. Elle réduit ses activités sociales.

2. Phase modérée : la désorientation temporelle et spatiale est fréquente. Apparaît la difficulté dans l'apprentissage de nouvelles notions et dans l'accomplissement de tâches complexes (par exemple : gérer la comptabilité, s'habiller de manière appropriée…). Les troubles du langage sont plus fréquents et la personne a de la difficulté à comprendre ce qu'on lui dit. Elle peut paraître en apraxie et agnosie. La perte de l'autonomie est progressive et nécessite une assistance quotidienne.
3. Phase sévère : la personne malade a de la difficulté à reconnaître les visages et les lieux familiers et perd presque totalement la capacité à s'exprimer avec les mots ainsi que de comprendre ce qu'on lui dit. Se manifestent les troubles du comportement comme le vagabondage, la vocalisation, l'agitation, l'irritabilité. Elle est totalement dépendante même pour se laver, s'habiller et s'alimenter.
4. Phase terminale : le malade n'est plus capable de s'exprimer. Il est de plus en plus alité et glisse vers un état végétatif.

Durant la phase initiale il est important, pour celui ou celle qui s'occupe de la personne malade, de comprendre qu'il ne s'agit pas de paresse ou d'irrationalité : il n'est pas possible de prétendre qu'elle continue à gérer les mêmes tâches qu'auparavant, mais il faudrait encourager la non-dépendance, en la laissant faire ce qu'elle arrive encore à gérer, en valorisant ses compétences. Elle a encore des capacités, qui vont diminuer au fur et à mesure que la maladie avance, mais elle a besoin d'être accompagnée. Même si l'évolution de la maladie implique une perte graduée et constante des capacités, il faut l'accompagner dans toutes les activités qu'elle peut encore accomplir.

## Étapes de l'adaptation familiale

Aux difficultés énoncées, touchant la personne sujette de démence, s'ajoutent les difficultés incombant à la famille qui doit reconnaître, accepter et s'adapter à la maladie.

### Réactions du patient

Durant la phase initiale, le patient traverse en général cinq réactions émotionnelles semblables aux phases du deuil :

1. Refus et isolement
2. Rage et ressentiment
3. Marchandage
4. Dépression
5. Acceptation

La famille est également confrontée au même parcours d'acceptation.

### Réactions de la famille

1. Refus : refuser de croire qu'une personne de sa propre famille puisse être malade est une réaction très habituelle mais périlleuse, car cela empêche la mise en place des aides et crée du conflit avec le malade par des attentes désormais disproportionnées ;
2. Surimplication : la personne de la famille - et spécialement la *caregiver* - cherche à compenser les difficultés du malade en les rendant moins évidentes, en assumant toutes les tâches et en refusant toute aide. Cette réaction fait obstacle à la demande d'aide externe et peut causer des problèmes à la santé de la soignante (risque de *burn-out*) ;
3. Colère : le temps consacré ne porte pas de fruit, on se sent abandonné par le malade, on s'énerve pour son comportement incontrôlable ;
4. Sentiment de culpabilité : cela se manifeste par des questions qui commencent par : « Et si nous avions… (par exemple : compris plus tôt) ? Et si nous n'avions pas… (par exemple : fait/réagi/… ?) » ;
5. Acceptation de la maladie : on arrête de lutter. Tout devient plus simple et on peut commencer à organiser les soins.

### Comportements souhaitables et comportements à éviter

Ce type de pathologie implique généralement des temps longs et psychologiquement éprouvants. Le quotidien n'est pas facile et il est nécessaire que la *caregiver* possède certaines qualités, qui sont unanimement décrites dans tous les témoignages des personnes soignantes (de la famille ou des professionnels). Outre la patience, il est utile de comprendre les manifestations de la maladie, tout comme les gestes et les attitudes qui peuvent réduire l'anxiété et la colère des deux parties. Cela permet de se mettre en relation avec le malade de manière plus sereine et avec davantage de compréhension, sans se sentir coupable : les témoignages montrent que chacun/e, à un moment ou à un autre durant les années d'accompagnement, commet des « erreurs » que la connaissance de la maladie permettrait de réduire ou d'éviter.

Il n'est pas utile, ni pour le malade ni pour le membre de la famille…

- de considérer les oublis comme une offense personnelle (en pensant par exemple : « il le fait exprès pour m'énerver…! ») ;
- d'avoir des attentes peu réalistes sur ce que la personne malade peut accomplir et, par conséquent, lui demander de faire un effort ;
- souligner ses incapacités et se focaliser sur les pertes ;
- poser plusieurs questions en une fois et ensuite, face aux difficultés du malade, décider à sa place, peut-être même en se fâchant ;
- repousser ou avoir honte du malade s'il n'a pas un comportement approprié ;
- croire de devoir tout assumer tout seul/e, sans se faire aider ;
- rendre le malade complètement dépendant : même si les rôles se renversent, il ne faut pas prendre sa place, mais le laisser faire ce qu'il peut encore faire, en l'accompagnant ;
- mentir en disant que, bientôt, il va pouvoir rentrer à la maison ;
- lui parler comme s'il était un enfant ou parler de sa maladie en sa présence, comme s'il ne comprenait pas.

Il est important d'évaluer aussi sa propre capacité à prendre soin du malade et reconnaître ses propres limites. Impliquer d'autres personnes et chercher de l'aide est un des conseils les plus fréquemment cités. Et certainement le plus précieux.

## Quelques conseils utiles

1. s'approcher de la personne malade frontalement ;
2. l'écouter avec attention et établir un contact visuel ;
3. ne pas être pressés, commencer en communiquant les informations les plus importantes ;
4. formuler des phrases simples et parler lentement ;
5. formuler des questions fermées, auxquelles on peut répondre par oui ou par non ;
6. aider la personne lorsqu'elle ne trouve pas les bons mots ;
7. prendre au sérieux les problèmes ou les peurs qu'elle exprime ;
8. montrer de la compréhension et chercher de transmettre une atmosphère sécurisante ;
9. ne pas donner de l'importance aux éventuelles accusations, en gardant son calme ;
10. surveiller avec attention et intervenir si nécessaire pour garantir sa sécurité ou celle des autres.

Guide à la conversation heureuse[1]:

Pour maintenir la communication même dans les phases plus avancées, il est possible d'appliquer quelques stratégies qui utilisent les aspects para-verbaux et émotionnels.

- Au niveau verbal :
  - adapter et simplifier les mots et les phrases, ne pas utiliser les pronoms ou l'ironie
  - éviter les phrases complexes et les questions ouvertes
  - faire des pauses, attendre patiemment la réponse
  - exposer un seul concept à la fois
  - ne pas l'interrompre
  - ne pas corriger ou compléter les phrases ;
- Au niveau paraverbal et émotionnel :
  - éviter les lieux bruyants et accrocher le regard lorsqu'on parle
  - accompagner avec un langage non verbal (regards, gestes, tendresse…)
  - ne pas faire deux choses en même temps ;
- L'accompagner dans son monde et remémorer la jeunesse et les histoires de famille.

[1] Pietro Vigorelli, œuvre citée

# GLOSSAIRE

**Amnésie antérograde** : type d'amnésie (trouble de la mémoire à long terme) qui porte sur les faits postérieurs à l'accident (ou à la maladie) qui l'a provoqué ; les souvenirs liés aux évènements anciens ne sont pas concernés.

**Aphasie, apraxie, agnosie** : respectivement : la perte des capacités à parler, la difficulté à faire des mouvements précis et l'incapacité à reconnaître personnes et/ou objets.

**Caregiver** : la soignante principale dans le cercle familial.

**Memory Clinic** : Centre de compétence pour le diagnostic, le traitement et les consultations lors de démence ou pathologies similaires (Source : Association Swiss Memory Clinics, 2011, http://www.swissmemoryclinics.ch/fr).

**Minimental** : Le *Mini Mental Status* est un test d'évaluation cognitive et des capacités mnésiques qui permet d'aider à dépister la présence d'une démence.

**Questions fermées** : on y répond uniquement par un oui ou par un non.

**PET** : Tomographie par émission de positrons (*Positron Emission Tomography*). Elle permet d'obtenir une cartographie du métabolisme cérébral, d'individuer précocement les tumeurs et d'en évaluer la dimension et la localisation. *(Source : Hôpitaux Universitaires de Genève https://www.hug.ch/neurologie/les-techniques-dimagerie-nucleaire)*.

**Proches Aidants** (PA) : tout comme les membres de la famille, les PA prennent le temps de suivre une personne malade au quotidien et offrent de l'aide dans un contexte non professionnel.

**Syndrome du coucher du soleil (*Sundowning/sundown syndrome*)** : elle présente une série de symptômes, tels que la désorientation, un état confusionnel, la fugue, une déambulation importante, des pleurs ou de l'agressivité.
*(Source : https://www.francealzheimer.org/seineetmarne/2023/07/04/le-syndrome-du-coucher-de-soleil/)*

**TC** : Tomographie Computérisée : technique d'imaging médical qui utilise les rayons X pour le diagnostic. (Source : www.msdmanuals.com et Wikipedia).

**TEMP** : Tomographie par émission monophotonique (*Single Photon Emission Computed Tomography, SPECT*). Elle permet d'obtenir des reconstructions d'images tridimensionnelles du débit sanguin cérébral.

*(Source : Hôpitaux Universitaires de Genève https://www.hug.ch/neurologie/les-techniques-dimagerie-nucleaire).*

**Wandering** : vagabondage. Il s'agit d'un phénomène assez commun aux personnes atteintes de démence, qui déambulent sans un but précis à cause de la désorientation. *(Source : https://www.francealzheimer.org/comment-faire-face-au-phenomene-derrance).*

## Philosophies de soins non pharmacologiques

### Carpe Diem

Il s'agit d'une approche centrée sur la personne et misant sur la relation de confiance entre l'aidant et l'aidé. La relation de confiance est une relation dans laquelle une personne fournit à une autre les conditions nécessaires à la satisfaction de ses besoins fondamentaux et à la mise en place d'un climat favorable à sa réalisation personnelle. Malgré des atteintes cognitives importantes, la personne vivant avec la maladie d'Alzheimer demeure en relation affective intense avec son entourage. Elle doit, par ailleurs, avoir la possibilité de se sentir utile et acceptée, ce qui lui permettra de vivre un sentiment de satisfaction à travers des interactions sociales et une maximisation de son autonomie. Pour ce faire, la personne doit pouvoir compter sur l'acceptation inconditionnelle, la compréhension empathique et la considération positive de son entourage, qui sont toutes au cœur de l'accompagnement proposé à Carpe Diem. Cette philosophie a été créée par Nicole Poirier au Canada dès 1975. Ses quatre principes sont : favoriser la création de relations de confiance entre la personne et les gens qui l'accompagnent; viser le maintien de l'autonomie et de l'estime de soi en favorisant un cadre souple permettant à la personne de décider de son horaire et de ses activités, et en lui offrant de multiples occasions de se sentir utile en participant aux tâches domestiques, selon ses goûts et intérêts ; respecter les liens de la personne avec son entourage et favoriser l'implication de la famille dans le quotidien de son parent, sans contrainte d'horaire ; créer une réponse unique en fonction de la situation, en offrant des services adaptés à chaque personne et à chaque famille tout au long de sa maladie.
*(Source : https://alzheimercarpediem.com/lapproche-carpe-diem/lapproche-carpe-diem/)*

### Doll Therapy

La Médiation par les poupées (MP) est une thérapie non pharmacologique basée sur la théorie de l'attachement de John Bolwby, dont le but principal est d'apporter du bien-être à la personne atteinte de démence et à ceux qui en

prennent soin au niveau familial ou professionnel (aidants, travailleurs sociaux et sanitaires, aides à domicile). Les caractéristiques spécifiques de la poupée empathique, telles que le poids, la douceur ou la posture, sont conçues pour permettre au malade d'éprouver la sensation d'avoir un enfant dans ses bras, encourageant ainsi des capacités émotionnelles, qui restent actives même dans la phase sévère de déclin cognitif. Ces compétences s'expriment par des gestes de soin comme une propension innée de l'être humain à prendre soin et à se concentrer sur les besoins de ceux reconnus comme plus vulnérables. La MP agit sur le cerveau limbique, réactivant les mémoires inconscientes des gestes soignants et redonnant du sens au quotidien. Sur la base des expériences d'application créées par Britt-Marie Egedius-Jakobsson dans des contextes de soins pour personnes âgées, enfants et personnes handicapées et des expériences ultérieures d'Ivo Cilesi en Italie, le Groupe Doll Therapy Ticino a développé, mis en œuvre et validé cette méthode pour personnes âgées souffrant de démence moyennement avancée.
*(Source: Manuale di metodologia per le terapie non farmacologiche con le persone affette da demenza, L'esempio concreto della Terapia della Bambola Empatica, a cura di Pezzati, Molteni, Ballabio, Ceppi, Vaccaro, Maggioli 2020* – non traduit*)*

### Gentlecare

Il s'agit d'un modèle conçu pour modifier l'expérience de la maladie tant pour les patients souffrant de maladies neurodégénératives liées à la démence, que pour leurs familles et leurs soignants. Il a été conçu par le Dr Moyra Jones à la fin des années 1990 au Canada et repose sur l'adaptation de l'espace physique et des soins à la personne malade, plutôt que d'exiger une adaptation qui n'est plus possible. Une « prothèse » (d'où dérive le nom de prothèse) est donc construite autour du patient pour lui permettre de conserver son autonomie et de réduire les situations de stress, tout en saisissant et valorisant ses capacités résiduelles. La prothèse est composée d'une configuration d'espaces différente, ainsi que des personnes qui la soignent.
*(Source : www.gentlecare.com)*

### Validation

La méthode Validation est une technique de communication basée sur le contact empathique qui utilise des techniques verbales et non verbales pour permettre au patient de s'exprimer, quel que soit le contenu cognitif. La communication s'obtient en valorisant, en accueillant et en respectant les émotions. Ce ne sont pas des techniques qui nous aident à comprendre, mais une méthode qui nous invite à accueillir. Elle a été créée à la fin des années 1970 par Naomi Feil, gérontologue et sociothérapeute américaine. De sa pratique professionnelle, elle comprend que le patient bénéficie d'une attitude de validation envers ses besoins et ses émotions, plutôt que de tentatives pour l'orienter. *(Source : https://vfvalidation.fr/)*

# Bibliographie

*Livres*

Gilles Allali, Giovanni Frisoni, *Démence : l'essentiel.* RMS éditions, 2024

*Podcast*

https://podcast.ausha.co/en-memoires
*En mémoire(s). Là où la science rencontre les souvenirs.*

La plus grande partie des manuels thérapeutiques et des essais consultés par l'auteure (cités dans les notes) n'étant pas traduits en français, les lectrices et lecteurs souhaitant s'informer davantage peuvent contacter les associations d'aide aux familles pour obtenir une liste de ressources (papier, web, vidéo…) utiles.

*Sites internet*

*Alzheimer*
https://www.santepubliquefrance.fr/maladies-et-traumatismes/maladies-neurodegeneratives/maladie-d-alzheimer-et-autres-demences
https://france-alzheimer.france-assos-sante.org/
https://www.francealzheimer.org
https://www.reseau-alzheimer.org
https://www.alzheimer-schweiz.ch/fr/publications-produits/livres-et-brochures

*Accompagnement en Histoires de vie*
www.boboyaga.ch

## Structures éditoriales du groupe L'Harmattan


**L'Harmattan Italie**
Via degli Artisti, 15
10124 Torino
harmattan.italia@gmail.com

**L'Harmattan Hongrie**
Kossuth l. u. 14-16.
1053 Budapest
harmattan@harmattan.hu

---

**L'Harmattan Sénégal**
10 VDN SICAP AMITIE 3
BP 45034 Dakar-Fann
direction@senharmattan.com

**L'Harmattan Cameroun**
Tsinga/Derrière polyclinique FECAFOOT
BP 11486 Yaoundé
Jacques.koukam@harmattan.fr

**L'Harmattan Burkina Faso**
Villa 281, secteur 23 623, rue 14.32
Ouagadougou
zagbie@outlook.fr

**L'Harmattan Guinée**
Almamya, rue KA 028 OKB Agency
BP 3470 Conakry
harmattanguinee@yahoo.fr

**L'Harmattan RDC**
185, avenue Nyangwe
Commune de Lingwala – Kinshasa
matangilamusadila@yahoo.fr

**L'Harmattan Congo**
219, avenue Nelson Mandela
BP 2874 Brazzaville
deunovmikhael@gmail.com

**L'Harmattan Mali**
Immeuble Mgr Jean Marie Cissé
Aci Hamadallaye
BP 145 Bamako
syllaka@yahoo.fr

**L'Harmattan Togo**
Djidjole – Maison Amela
face EPP BATOME
02 BP 20680 Lomé
didieramela11@gmail.com

**L'Harmattan Côte d'Ivoire**
Résidence Karl – Cité des Arts
Abidjan-Cocody
03 BP 1588 Abidjan
harmattan.ivoire@gmail.com

**L'Harmattan Bénin**
Rue 604, (Immeuble à l'entrée
de la rue UCAO- Cite de Saint-Jean)
Cotonou
stepcorpus@gmail.com


---

## Nos librairies en France


**Librairie internationale**
16, rue des Écoles
75005 Paris
librairie.internationale@harmattan.fr
01 40 46 79 11
www.librairieharmattan.com

**Librairie des savoirs**
21, rue des Écoles
75005 Paris
librairie.sh@harmattan.fr
01 46 34 13 71
www.librairieharmattansh.com

www.ingramcontent.com/pod-product-compliance
Lightning Source LLC
LaVergne TN
LVHW011145061026
849535LV00003B/603